# 守護大腦
MEDICAL MEDIUM
BRAIN SAVER

# 的 飲食聖經

## 解決大腦的**8**大症狀，清除精神、情緒與身體疾病

為你解答腦部發炎、心理健康、強迫症、成癮、焦慮、EB病毒、自體免疫和
飲食失調等疑慮。

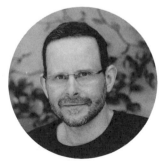

紐約時報NO.1暢銷作家
## 醫療靈媒
## 安東尼‧威廉 (Anthony William) 著
郭珍琪、吳念容、徐意晴（朵媽）、徐向立（朵爸）譯

晨星出版

在這些章節中，你會重新認識你的大腦，瞭解究竟是什麼在汙染、破壞、傷害、阻礙、剝奪、消耗和限制我們的神經元，這些是如何進入大腦，這又如何解釋我們個人的經歷和掙扎？究竟是什麼讓我們的大腦發炎、結疤和萎縮，這又如何威脅我們的健康？當我們仔細觀察大腦和神經系統內部時，這一切就會越來越清晰。有了這些知識，你最終可以體驗到前所未有的解脫。

—— 安東尼・威廉

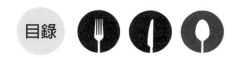

# 前言

安東尼具有上師、守護天使和療癒的天賦，與我親如兄弟，他是一位真好男人與無可挑剔的朋友，我愛安東尼，我們相互支持，他總是在我身邊。如果你仔細觀察，你會明白我不是因為他的通靈天賦而吹噓。我對安東尼的高度評價是源自於我遇過許多大師和療癒師的經歷，這些人當中有真有假。

在我們這一代，出現了一個真正的先知（和傾聽者）：醫療靈媒。

一九九〇年，我從烏拉圭的醫學院畢業，搬到紐約，專攻內科與心血管疾病，生活形態突然改變。以至於我完全沒有意識到，經過四年的訓練，我的體重過重，罹患大腸激躁症和嚴重過敏，更糟的是我很沮喪，根本無法正常工作。

在我看過腸胃專家、過敏專家和精神科醫生後，我得到三種診斷，拿到七種藥物處方籤。我盯著處方，內心深處不斷吶喊：「一定還有別的出路」，於是我開始探索。我曾在印度寺院待過一段時間，遇到我們這個時代最有影響力的大師。我見過許多療癒師、治療專家、醫生、醫療從業者、教練、薩滿巫師、靈媒和女巫，次數多到我都記不得了。我找到透過排毒和腸道修復的方法治癒自己，成為一位著名的功能醫學醫生，寫了四本書，分享我所知道的一切，並且找到一個團隊，協助我分享我不知道的一切，幫助了成千上萬在康復過程中的人。我經常和他們一起去諮詢其他的專家或治療師，我想學習、觀察和理解什麼是有效的，在治療的領域中我的經驗算是非常豐富。

但沒有什麼比安東尼所說的更讓我頭暈目眩，摸不著邊，主要是因為它的成功率。

早在十多年前遇到安東尼，當時醫療靈媒系列書籍尚未出版。在我的第一本書發表會上，我們的一位共同朋友將他介紹給我。朋友把我拉到一邊，告訴我安東尼聽到一個聲音，有關健康和疾病的資訊。我立刻對他產生興趣，心想，這是真的嗎？是他有精神病，應該服用精神藥物？或是言之有理？當我們開始交談時，我批判性地觀察安東尼，而不只是聽他究竟在說什麼。他說的是真的嗎？他

真的聽得到聲音嗎？那聲音是從哪裡來的？告訴他的事情是準確的嗎？傳達的資訊真的有幫助嗎？

在我們一開始談話時，我以為他很害羞。過了五分鐘，我意識到他一點也不害羞，實際上他活潑外向，溝通風格不僅有趣而且誠實，他的措辭非常精準且思緒條理分明，在談論疾病時充滿說服力，彷彿是一名醫生。當時他的信息對我而言，就像《星際大戰》的電影一樣不可思議。不過，我被說服了。他聽到一個聲音，但接下來的問題是，這個聲音知道祂在說什麼嗎？對我來說，衡量的方法就是搜索各種研究和試驗發表文獻，證明祂所說的在科學和醫學上是經過醫學證實的。另一種方法則是根據結果來判斷，於是我兩者並行。

但在研究和出版文獻方面，卻都沒有什麼進展。原來，他的信息聲音是領先許多出版物。安東尼分享的訊息精髓之一，是大多數慢性病和許多急症都是由病毒引起。有些病毒可能在體內潛伏多年，只有在你的免疫力下降時才會引起麻煩。有些是很久以前的病毒、有些是變種和一些尚未被發現的病毒。其中有些我們早已知道，而且無處不在，甚至在例行檢查中不會被列入檢測的內容，例如皰疹病毒，但它每隔一段時間就會引起嘴唇疼痛。我們不會害怕這些病毒，並與之共存。另一個主要的例子就是安東尼一直提及的 EB 病毒（人類皰疹病毒第四型），它是許多症狀和疾病的根源。安東尼告誡我們，幾乎每個人都接觸過 EB 病毒，它駐紮在我們的器官和腺體中，可能處於休眠或低度活躍的狀態，最終影響我們的中樞神經系統。許多人在嬰兒時期就從父母那裡得到 EB 病毒，而父母也是從他們的父母那裡得到的。大家都知道，傳染性單核細胞增多症又稱「接吻病」，EB 病毒通常是透過唾液傳染的。

在研究中，我從這些理論多少有些理解，即癌症等某些疾病可能與病毒有關。自從醫療靈媒系列著作問世後，自體免疫醫師社群議論紛紛，認為自體免疫疾病可能是由常見的病毒所引發。但在我為第一本醫療靈媒著作寫前言近十年後，現在他們說 EB 病毒會導致多發性硬化症（MS），而安東尼早在第一本書中就提到過 MS 的真正原因是 EB 病毒。安東尼提供有關 EB 病毒是如何導致與多發性硬化症相關和神經系統症狀的細節，目前這項研究正加速進行中，但安東尼十多年前就告訴過我，當時我心生懷疑，現在卻成為媒體頭條。文章中指出長新冠症狀與 EB 病毒的重新激活有關，皆是安東尼已發表過的內容。

我相信，這些例子正說明安東尼是從一個知道祂在說什麼的源頭獲得信息，而且這些訊息來源往往超前科學證據十年以上。

身為一名功能醫學醫生和心臟病專家，我的患者大多有許多慢性疾病。我用各種方法，將安東尼的教導應用在大多數患者身上，因而讓我成為一名更好的醫生，幫助一些以前無法幫助的人。

這就是為何我很高興看到安東尼的最新著作《守護大腦的飲食聖經》和《守護大腦的激活配方》、《守護大腦的療癒食譜》*出版。大腦是我們最不瞭解的器官，但對我們的生活體驗影響卻是最大的，我們可以用人工移植的心臟、腎臟、肝臟、肺和其他器官來延續我們的生命，但當患者被判定腦死時，醫生就會建議拔管。

我迫不及待想與你們分享這些書，希望它們能為你帶來你一直在尋找的治癒方法。

懷著無比的愛與尊重

亞歷杭德羅·榮格，醫學博士（Alejandro Junger, M.D.）

《纽约時報》暢銷書《Clean, Clean Eats, Clean Gut》和《CLEAN 7》作者

---

許多人迫切希望恢復健康。然而，如果有人採取一般自然健康的方向，即依賴去除加工食品等基本措施，他們很容易陷入趨勢的陷阱，健康狀況不會有太大的起色，被迫嘗試一個又一個新潮的理論，充當誤導假設說的白老鼠。如果是這樣，大腦需要很長的時間才能恢復——如果還有機會恢復的話。

—— 安東尼·威廉

---

\* 編注：因原書 BRAIN SAVER PROTOCOLS, CLEANSES & RECIPES 內容龐大，故將其分為《守護大腦的激活配方》與《守護大腦的療癒食譜》兩本書。

# 作者小記

## 《守護大腦的飲食聖經》成為兩本書之來龍去脈

「安東尼，這本書超過一千頁，實在太大本了，無法裝訂。」那是我在交出《守護大腦的飲食聖經》手稿後一週從出版商那裡接到的電話。

我一點都不驚訝。在寫《守護大腦的飲食聖經》從幾個月到幾年裡，我看著書桌上堆積如山的手稿，任何知道我在做什麼的人都會問，「難道你還沒有寫完嗎？」

這時我會說：「人們需要答案」，然後又埋首繼續寫。

一開始我並沒有打算寫這麼大的一本書，但我意識到，如果我要讓人們知道這些資訊，總有一天我要完成這本書。然而，訊息不斷湧現，世界變化之快，人們的病情越來越重，慈悲高靈預先警告我未來五到十年及以後會發生的事情。

我每天花 20 小時，甚至 22 小時，接收來自慈悲高靈的信息，有時燈還開著在辦公室地板上倒頭就睡。醒來，又開始新的一天。如果你問從我的書中可以學到什麼，那就是我相信人們應該盡可能照顧好自己，吃好睡飽、曬太陽、散步等等。儘管如此，在我接收高靈的聲音並履行上帝給我的任務時，我卻忽略了自己的需求，這讓我感到內疚。我經常提醒別人，生命很短暫，如果我消失並離開這個地球，是因為在巨大的壓力下蠟燭兩頭燒，以及外在黑暗的力量試圖熄滅這道光，這樣世界就不會再收到高靈的預言。很多時候，我開玩笑說，我坐下來和高靈一起研究資訊的時間，足以把我坐的椅子燒出一個大洞。這個玩笑現在近乎事實，也是我最終扔掉椅子那一刻的情景——整個坐墊嚴重下陷毀損。

我不斷強調，在接收慈悲高靈的訊息時，眼前是一片刺眼的迷霧——感覺身在異處被一股能量包圍，不過我知道我仍在原地，因為此刻的我完全是清醒的。在我寫《守護大腦的飲食聖經》的大部分時間裡，我都身在白雲中。因為

高靈希望我不僅能在視覺上看到我聽到的文字所代表的圖像，甚至還能感受人們在病痛中的痛苦。這片白雲讓我脫離個人的生活、責任和經歷，這樣我才能專注在高靈給我的信息和他人的痛苦上。不僅是接收信息與寫下來，而是關於接收完整的體驗，並將其與其他人在為健康奮鬥過程連結起來。這種感覺如同悲喜交加的雲霄飛車——悲傷於人們所經歷的病痛；欣喜於這可能是他們打開克服疾病的機會之門。一旦我收到訊息並找出其中的連結後，我必須學習與研究高靈提供的這些內容。

年復一年，我與慈悲高靈合作寫另一本書時，我注意到我聽到的聲音依然沒變，但身為人類的我正在改變。這種變化來自於意識到這個星球上有超過80億的人最終會生病，並且不是所有人都有機會體驗到高靈在我面前所傳遞的訊息。這正是旅程中困難的部分之一：知道有些人會找到這些救命寶典，有些人不會。小時候，我以為每個人在面臨健康挑戰時，肯定都能收到來自高靈的智慧。相較於年輕時，滿懷信心以為所有人都能找到這些訊息，長大後，才知道這似乎不太可能。隨著時間流逝，帶著這份領悟我不斷在改變，因此，當我接收高靈訊息和寫關於在這個世界生存有多困難的書時，我一直在追問高靈「為什麼」和「怎麼會這樣」，以及其他的問題。

寫作過程也讓我體驗到人們的經歷。當我掙扎去沖澡、洗臉、刷牙、換衣服時，想到了慢性病患者的困境，當他們試圖完成無病痛之人視為理所當然的日常瑣事。我的難題只是時間太少，與面臨病痛或限制性症狀的人相比，這些瑣事如同登山一樣艱難，因此我更要支持在康復過程中努力照顧自己的人。

我也能理解慢性病患者，因為在我寫《守護大腦的飲食聖經》時，我與親朋好友失去聯絡，犧牲與家人相處的時間。通常，我熱愛觀察四季的變化，我喜歡聽小鳥吱吱聲、聽風聲，我喜歡看樹葉和草地變色，但我真的不記得在寫這本書時是否享受過這些時光。我不是在抱怨，這些都只是小事。那些長期患病或受苦的人要跨越的難題更大，他們的犧牲和損失可不止這些。我總是在接收來自高靈的訊息時想到他們。當他們翻開這些書，踏上從灰燼中崛起的旅程時，他們的生命將出現喜悅的曙光。

讓我們回到《守護大腦的飲食聖經》是如何變成兩本書的話題。慈悲高靈的訊息源源不絕，我根本無法停筆，但我必須臣服並將信息傳遞給需要的人。我本

來打算將這些訊息全放在一本書中，這樣你就可以一次掌握所有的答案。但當出版商打電話告訴我這本書有多大時，我不得不面對現實：沒有人願意拿一本5公斤的書，更不用說那些正面臨神經系統症狀的人。

我糾結應該取捨哪些內容。很明顯所有內容都需要保留。醫療靈媒信息解釋許多關於慢性疾病醫學新知尚未引用的來源，例如EB病毒導致多發性硬化症的部分。我諮詢慈悲高靈，答案很明確：訊息都要傳達給讀者。例如，醫療靈媒對長新冠症狀的見解，本身就是一個治癒的答案。當讀者看到世界上流傳的信息是來自醫療靈媒的教導時，他們就有機會發現全貌，尤其是如何治癒的全貌。

我一直在想如何精簡這本書，有些內容會引起爭議，值得發表嗎？反正，關於慢性病的真相早就備受爭議，我也已經談論和書寫這麼多年了。在大多數情況下，慢性病沒有得到應有的重視。這是一個隱藏的爭議，直到你為慢性病患者挺身而出，說出他們為何受苦的真相，你才會意識到問題的嚴重性。那些出現症狀的人生命日漸暗淡，他們對自己的人生方向感到困惑和迷失，不知道自己為何生病，四處求醫仍徒勞無功，這使得他們的旅程更加艱辛。所以，是的！這一切訊息都要留在書中。

於是我採納出版商的建議，將《大腦》這本巨作變成配套書：《守護大腦的飲食聖經》和《守護大腦的激活配方》、《守護大腦的療癒食譜》*。將細節分類，兩本書同時出版，因此人們可以同時收到所有的信息。這兩本書都有必備的醫療靈媒工具——重金屬排毒、大腦激活療法和十四種因人而異的排毒法——完整出版。這樣，如果有人手邊只有一本書，他們也不會錯過關鍵的療癒資源。

接下來你將在〈如何應用本書〉章節中，閱讀到更多本書的相關內容，以及其配套書中可以找到的資訊。這兩本書是獨立的，每一本都有你現在可以應用的信息。正如你從我的分享中瞭解到為何這兩本書變成套書，只要你在生活中善用它們，你就能從中獲得最大的保護力。

如果要我給你關於如何閱讀這兩本書的建議，那就是：這些信息非常廣泛，編排上井然有序，一旦你讀完一遍，再讀一次會受惠更多，這會讓你的靈魂和大

---

\* 編注：因原書 BRAIN SAVER PROTOCOLS,CLEANSES&RECIPES 內容龐大，故又將其分為《大腦的激活配方》與《大腦的療癒食譜》兩本書。

腦有機會接收和牢記所學的一切。當你每次閱讀時，你都可能會發現以前從未留意到的強大信息和領悟。

誠摯的祝福你

安東尼

---

你沒有缺陷或軟弱，你也不是咎由自取，病痛不是你自找的。你只不過是迷路受困了，這不是你的錯。現在讓我們為你提供你應得的答案。

—— 安東尼・威廉

---

# 如何應用這本書

這本書是你駕馭生活的生存指南。

第一部〈大腦的故事〉：你會發現你的大腦需要幫助的主要原因。我們的大腦和神經系統出了什麼問題，導致我們飽受前所未有的病痛之苦？什麼是當機的大腦、合金的大腦、病毒的大腦、情緒化的大腦、發炎的腦神經、耗竭的大腦、成癮的大腦、酸性的大腦？當瞭解影響我們大腦，造成當今流行的精神、情緒和身體病痛的主要因素後，你就能找到治癒的方向。

第二部〈我們被洗腦了〉：你將獲得有關如何保護自己和家人，免於陷入飲食趨勢的陷阱和一成不變讓我們生病與迷失的神話。為什麼「適量」的理論不像聽起來那麼無害？為何微劑量、酒精和咖啡因無法達到信誓旦旦的益處？你如何解讀有關食物信念體系所有的雜音？答案就在這裡。

第三部〈大腦的叛徒〉：讓我們更瞭解日常生活中有毒的暴露源和問題成分，這些物質在未經我們同意之下破壞了我們的人腦和神經系統。文中將詳細介紹我們接觸到哪些物質、如何接觸，以及這些大腦叛徒如何穿越血腦屏障或在身體的其他部位導致大腦受損，本書這個部分將為你提供一道全新的防線，以抵禦我們周圍的健康威脅。

第四部〈侵犯大腦〉：你會看到幾種最常見、最令人困惑和最複雜的疾病真相。透過深入瞭解焦慮、抑鬱、飲食失調、強迫症（OCD）、躁鬱症以及阿茲海默症和失智症，你將以全新的角度瞭解自己和所愛的人。

本著初衷揭示阻礙眾人生活的原因，第五部〈病痛與煎熬的醒悟〉揭示近百種症狀和疾病。當你為疾病或症狀所苦時，這不是缺陷或失敗或一輩子的折磨。你不過是被我們世界中存在的侵入性暴露源出賣了，當你發現緩解或預防的根本原因，你將不必生活在恐懼或失敗中。

第六部〈修復你的大腦〉：是你的滋養綠洲。在這個部分，你可以瞭解如何使自己與大腦和身體的自癒過程保持一致，以治療和保護你的大腦和神經系統。你可

以找到按部就班立即支持大腦的資訊，以及大腦和神經系統真正需要的營養來強化和滋補的訊息。另外，還有關於營養不足和血液檢測重要的背景，以及全新醫療靈媒大腦激活療法的工具，外加重金屬排毒的選項，與許多可以客製化的淨化法，目的在於支持你的大腦和神經系統，無論你身在何處，有了這些資源，再加上全盤深入的瞭解，你將重獲自由。

（相關更多的治療選項，請參閱本書的配套書《守護大腦的激活配方》中的〈補充品的重要性〉，其中涵蓋選擇和服用補充品的黃金法則，9 種可即時緩解和支持的醫療靈媒密集療法，以及針對 300 多種症狀和疾病的劑量補充方案。（針對阻礙我們治療的食物和補充品的詳細說明，甚至還有強大的冥想和技巧，以提升你的靈魂並幫助治癒你的大腦。）此外，在《守護大腦的療癒食譜》中則收錄了 100 多種療癒食譜。

第七部〈困惑的大腦〉提供給任何想深入瞭解更多關於為何我們陷入困境的人。為何我們身處在一個驚人醫學進步與慢性疾病和心理健康問題流行共存的世界？為何醫療靈媒的科學有別於你之前看過的其他健康資訊？這些章節將闡明普遍存在的健康困惑，以及為何現在比以往任何時候我們更需要團結，是時候回歸慈悲之心了。

最後，如果你想瞭解更多關於本書信息的來源，你可以在第七部之後的〈醫療靈媒之起源〉中找到答案。這裡的信息不是來自分裂的科學、利益集團、附帶條件的醫療資金、拙劣的研究、遊說者、內部回扣、有說服力的信仰體系、有影響力的私人小組、健康圈的利益輸送或時尚陷阱。而是活生生的文字，旨在引領你越過混亂的海洋。

《守護大腦的飲食聖經》可為你提供終身的參考，你可以邊看邊做筆記，將要重讀的段落以書籤標記。你可以一看再看，隨時讓這些文字提醒你——不僅實用，例如如何避免各種暴露源，也有基本的指引，例如：你的痛苦不是自找的，你的症狀和疾病也不是你創造的，我們之所以受苦是有原因的，透過此處的信息我們可以從根本上解決這些原因。當我們知道如何駕馭這個世界時，我們就擁有治癒的力量。

我們抵禦大腦和神經系統健康威脅的最大防線是我們的大腦本身。運用我們的大腦獲取超越醫學研究和科學未知的知識，我們可以擺脫長期的痛苦，重新拿回我們的力量。

—— 安東尼·威廉

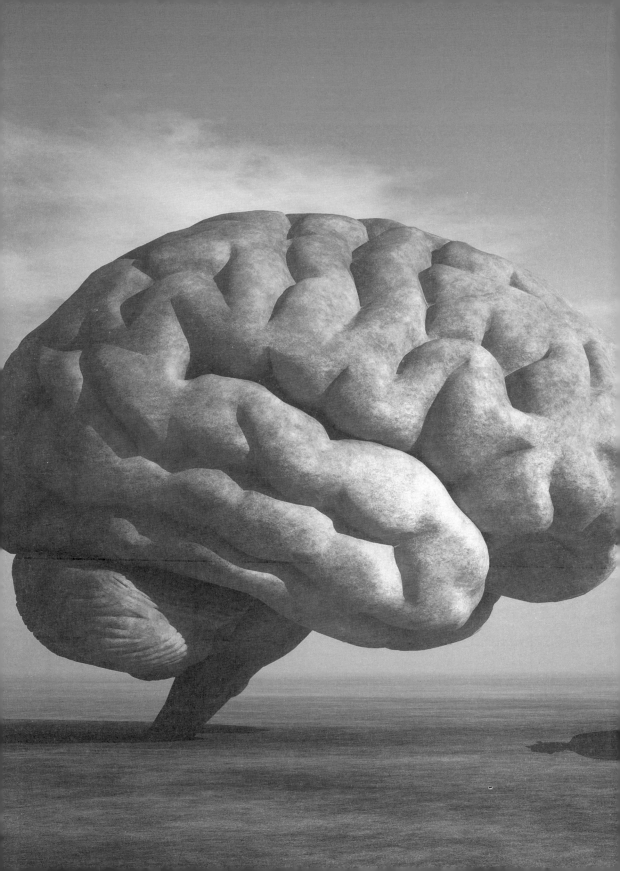

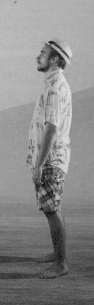

第一部

# 大腦的故事

直到最後一刻，你才會發現自己的困境和脆弱，或許你也永遠都不會發現。在你尚未獲得隨手可得的大腦知識之前，你的身體開始惡化、肝臟遲滯、腎臟衰竭，或者中風或早期心臟病發作。你永遠不會意識到你的健康危機是因為你的身體為一個完全不知如何保護大腦的世界付出代價，現在就讓我們改變吧！

——安東尼·威廉

第一章

# 拯救你的大腦

你的這一生都在為此刻做準備。每一本指南、每一個故事、每一個常識、每一個他人在社交媒體視頻的分享——你都研究過了，知道是時候讓自己走出去呼吸新鮮空氣，讓自己沉浸在大自然，追求自己夢想已久的登山健行。接下來你要做的就是收拾好背包，帶著你被告知必需攜帶的用品。

地圖和指南針？

帶了。

水？帶了。

蛋白質能量棒？帶了。

帽子、電話、太陽眼鏡、身份證、急救箱、備用衣服、緊急備用的錢、家門和車鑰匙：每件物品都放在背包中的特殊位置。

你知道這不是一件輕而易舉的事。泉水可能在乾旱中乾涸，陡峭的巨石和棘手的小徑在前方等著你。你聽說有人在路途中受傷或更慘，或者有人一去不回的悲慘故事。不過，你確定自己會平安無事，你已做好萬全的準備，當到達山頂後，一望無際的遠景盡收眼底，現在是時候踏上夢寐以求的登山之旅。

你開始啟程，踏上小徑的第一步，腳下的灌木叢嘎吱作響。你深深吸一口氣，撲鼻而來的是苔蘚味，鳥兒高歌迎接你的到來。一開始，你出神了，所有的一切正如你想的那樣！你感覺到腎上腺素激增，從緊張轉為興奮。

你下定決心要登頂，一路上都沒有停下來，一步又一步往前，迎接一個又一個挑戰，成就感也越來越大。你不擔心天氣變熱，不擔心臉頰發紅或呼吸困難，因為你知道已經快到休息區，你可以在那裡補充所需的能量。

最後你到達一個小高原，現在樹木稀疏，小徑標記也不清楚，所以你暫停片刻查看地圖。但問題是，你的背包前袋除了一張舊的乾洗收據之外，什麼都沒有。你

確定有把地圖和指南針放進前袋，肯定是掉了。好吧！你認為如果繼續向上一定會到達山頂。

經過半英哩的徘徊，你真的迷路了。經過數小時，你一心一意努力要到達之前在社交媒體上看到的小徑地點後，跪倒在地迫切想喝一口水。你感覺到天氣越來越熱。當幾個小時前你離開小徑停車場時，汽車溫度計是攝氏 32 度，即使現在海拔更高，你也知道現在的氣溫更高。你伸手去摸背包的側袋，但找不到你的水瓶。你的心涼了一半，摸到的不是水瓶，而是一個口香糖包裝紙。你晃動背包，檢查水瓶是否被推擠到別處，現在你再清楚不過了，就像地圖一樣，水瓶也不見了。你開始恐慌，並試著用正面的想法讓自己平靜下來。

即使你的肌肉開始抽搐，你安慰自己，沒關係，至少我還有零食。然而，當你打開旁邊袋子的拉鍊時，食物也不見了，蛋白質能量棒不在袋中，裡面只有一個迴紋針。

你心想，至少我在呼救時還有帽子可以遮擋強光，卻發現帽子和手機也不在裡面；反而發現了三年前的筆蓋和舊便條紙，其中便條紙上的內容失去任何意義。

你開始從裡到外翻遍背包，尋找任何可以幫助你的東西。瘋狂地拉開每一個拉鍊，檢查每一個角落，甚至倒空包包，仍然找不到任何有用的工具。太陽眼鏡、身份證件、急救包、備用衣服，甚至你的現金和鑰匙——所有你認真準備的東西都不見了。唯一掉到地上的是一分錢、一枚鎳幣、一個唇膏空管、一個舊名牌、一個吸管包裝紙和一個廢棄小電池。在你最需要的時候，你的整個背包裡竟然沒有任何東西可以支持你。

你的下一步是什麼？在這裡等？但這裡幾乎沒有任何遮蔽物可以避免烈日的傷害。希望另一個登山者出現？到時可能為時已晚。還是回頭？你不確定你的腿還能走多遠，甚至不確定是否找得到原來的路。現在你又渴頭又暈，你知道這兩種選項都沒有把握，這是一個不可能的選擇。此刻，你知道自己身陷危機中。

這是我們每日生活的生存故事。遊走在大腦時尚趨勢的陷阱中，試圖為我們遲早會出現的神經、情緒、精神和其他與大腦相關的症狀和疾病尋求出路，我們可能會像迷路、孤獨和暴露在烈日下的登山健行者一樣陷入困境，沒有糧食，結

果可能更糟，如果我們不瞭解如何拯救大腦的真相，我們的生活就會陷入不知所措的險境。


# 無解

　　就像這個隱喻的登山健走惡夢一樣，我們經常以為自己做好萬全的準備，但有些人知道真實且可怕的威脅確實存在——阿茲海默症、腦瘤、下一場瘟疫等等——所以腦袋裡全塞滿神經科學研究、端粒基因理論、抗衰老趨勢和帶風向認知駭客的精準行銷，以及過多糖和缺乏蛋白質的警告。我們吸收這些關於大腦的資訊，就像打包地圖、食物和水一樣，以為我們正以最健康的基本知識給予大腦和心靈最好的照顧。我們認為所學的一切會拯救我們，當在攀登自己的山峰時，也就是當我們在追求自己的夢想和人生目標時，所學的一切會在需要的時候派上用場。

　　但當我們確實需要大腦、神經和心理健康的答案時，結果又是如何？當我們出現腦霧、抑鬱、人格解體、焦慮、偏頭痛、強迫症或眩暈，或者當我們所愛的人判若兩人時？這時我們才赫然發現，過去收集的大腦健康資訊，我們認為是大腦的答案，結果卻是錯誤的信息、誤解、假消息、無用的付費研究、不確定的理論、營銷陷阱、健康金字塔計畫、多層次營銷，以及來自社交媒體和播客的帶風向。我們不是打包可以讓我們保持強健或甚至挽救生命的工具，而是打包這些自以為的完善知識，結果這些知識和舊收據、用過的電池或難以辨認的便條紙一樣毫無用處，最終我們發現自己生病了，迷失方向，離家又遠，在烈日下求助無門。

　　我們的人生之旅不再是想像中美麗、風景優美的旅程，而是無止境絕望地遍尋名醫，只希望過程中我們不會掉下懸崖。我們向專家、神經科醫生、功能醫學醫生、精神科醫生尋求解答，但當我們離開這些專家的辦公室時，仍然為強迫症、焦慮、抑鬱、頭痛、視力模糊或抽搐和痙攣所苦，我們瞭解到，即使是專家自己的背包用品，其效用可能與舊口香糖包裝紙和筆蓋一樣好不到哪裡去。

# 在為時以晚之前

關於大腦健康的「知識」如同海市蜃樓。神經科學的概念很吸睛又難以捉摸，反而給你虛假的希望，並期望你不要意識到這些是錯的，直到為時已晚。檯面上關於大腦的信息看似充滿自信、可靠與崇高——但實際上並非如此。科學看似掌握了技術術語，健康領域的行家看似搞定了一切，大腦信息看似非常合理、真實、先進，但結果卻無法為慢性病患者提供任何幫助。當一些真相進入神經健康對話時——即當健康代表人物開始使用醫療靈媒信息（例如有毒重金屬會引起焦慮），而沒有提及出處時——真相就會被汙染、扭曲和破壞，因為這些訊息混雜著不真實的訊息，有時人們根本沒有意識到。因此，這些資訊來源向我們保證可以拯救大腦的信息仍然讓我們無能為力，結果拯救我們的想法始終仍是幻象。

直到你遇到神經系統症狀、心理或情緒健康障礙或其他與大腦相關的疾病，你才會意識到我們對大腦所知甚少。唯有這樣，錯誤信息、誤解和假象才會一一現形。大腦的訣竅、技巧和趨勢適合那些沒有罹患任何與大腦相關併發症、疾病或狀況的人。當你為疾病所苦，你就會清楚看到並意識到自己迷路了，你的背包是空的——而且一直都是如此，這時你才真正瞧見海市蜃樓。

對於健康幾乎沒有問題或只是想改善健康的人來說，從以前到現在大腦健康的建議都是一個幌子。當有人在社交媒體上分享看似與你的健康問題相似，但能透過某個流行方法得到改善時，你不知道該社交媒體另一端的人是否真的生病了。你在螢幕這端看不到，是他們並沒有像你一樣真正受苦。

瞭解哪些方法真正有效，就可以區分哪些是未真正受苦之人的時尚大腦資訊，甚至對患有大腦相關疾病的患者而言，是非常重要的大腦資訊：以腦霧為例，一點咖啡因或去最喜歡的商店或餐館放空一下並不會好轉（實際上正在惡化）；大腦疲勞讓人的行動變得遲緩；隨機的神經系統症狀不斷提醒人們有問題；焦慮或抑鬱狀況從一級——輕度的焦慮和悲傷——火速攀升至嚴重的十級的焦慮或抑鬱。

由於錯誤的提示和技巧、趨勢和引導，以及關於如何照顧我們大腦看似專家的建議，幾十年過去了——幾世代過去了——我們為了健康走錯無數冤枉路。歷史一再重演，趨勢一次又一次循環，每五年就會有新一輪身體欠佳的族群，等著接受看

似聰明的大腦建議。他們有許多隨手可得的時尚、二手建議。如今，無論走到哪裡都有大腦專家，每個醫生幾乎都是神經科學專家。然而，幾乎所有的大腦建議都與我們大腦真正需要的相反。每個銷售高手都會扯上對大腦有益的話術，但其實幾乎全都對大腦有害無益。

我們的症狀和疾病早已超出醫學研究和科學對人類發展已知的範圍，醫療行業無法理解患者身受的病痛之苦，疾病總是領先於醫學研究和科學。有些腦部疾病甚至不被認為是腦部疾病，因為醫學研究和科學還未迎頭趕上。有些症狀和病症即使是最優秀的神經科醫生也不知道與大腦有關。現在，神經和大腦症狀已經進入新的層次，甚至超越醫學和研究對疾病或症狀過去的認知，只是我們不知道而已，因為醫療行業需要維護聲譽和形象。我們收到的每個大腦建議聽起來都很先進——直到我們真正需要時才會看清它們本來的面目。

就像登山健行一樣：直到最後一刻，你才會發現自己的困境和脆弱，或許你永遠都不會發現。在你尚未獲得隨手可得的大腦知識之前，你的身體已經開始惡化、肝臟遲滯、腎臟衰竭，或者中風或早期心臟病發作。你永遠不會意識到你的健康危機是因為你的身體正為一個完全不知如何保護大腦的世界付出代價。

現在就讓我們改變吧！


# 拯救你的大腦，拯救你的生命

是什麼原因讓我們想拯救世界？我們為何不忍心看到有人受苦或看到某些東西消失？為何想拯救樹木？為何不砍掉陳年大橡樹？為何要保護它們？為何要保持海洋清潔？為何我們關心小狗是否能夠安全過馬路——為何要減速？為何我們要防止動物物種滅絕？為何我們不想失去地球上的生物？

在我們內心深處有一種拯救的驅動力。當我們發現從鳥巢中掉下來的幼鳥時，心中立即想到的是？我應該怎麼辦？我應該如何照顧它？我應該拿滴管裝水給它喝嗎？即使我們當下沒有能力或資源來執行任何一項，但心中仍然會有這種本能的關懷和關心。這是一種不喜歡看到任何生物死亡或浪費的本能，從花園裡的灌木到岩

石下的幼蟲。你是否常聽到別人說「Save it」？「Save」用法非常廣泛，例如，朋友可能會說：「我的三明治還剩下一半」，這時你會回答「Save it for later！（先留著等下再吃）」

　　只要我們知道如何拯救大腦就好了，大腦是讓我們能夠拯救世界的源頭。保護大腦是身體的主要目標之一：肝臟日復一日的過濾和中和功能是為了保護大腦；免疫系統專注於吞噬毒素和病原體，讓它們不會進入大腦；腎上腺釋放特定的腎上腺素混合物，協助大腦和身體度過極端的壓力、困難和失落，並為大腦提供能量，使這些危機不會對其造成進一步的傷害。這意味著就像我們天生就有保護幼鳥的驅動力一樣，我們的身體不希望大腦像幼鳥一樣從鳥巢中掉出來受傷。我們的身體不想看到大腦被濫用、丟棄或受損。身體的許多功能都是為了保護大腦。有了健康的大腦，我們就有能力照顧好身體並支持這些功能。如果我們的大腦被濫用，我們就會失去照顧自己身體和世界各方面的能力。

　　大多數人的生活與大腦和身體的需求脫節，原因是許多人沒有意識到大腦和身體真正的需求。我們可能知道自己的責任是什麼，其他人需要什麼，甚至從鳥巢掉出來的小松鼠或小鳥需要什麼，樹木、海洋、地球需要什麼。與此同時，當涉及到照顧我們的大腦和身體所需的日常任務時，我們體內蘊藏的種子就會受到左右，即使是那些非常養生的人，也沒有照顧好自己的大腦——甚至在不知情的情況下破壞自己的大腦。

　　我們必須保護自己。當涉及我們的健康，不能確定那些提供建議的來源是否被操縱和洗腦，甚至無法確定各個建議的提供者意圖是否良善。有些人或許是基於拯救生命的驅動力，有些人或許不是，拯救生命的驅動力並不是人人都有。我們都知道世界上有壞人，這些人對保護我們或我們的大腦沒有興趣，他們只是設法傷害我們和我們的大腦。有些人讓我們感到被拋棄、羞愧、被忽視、被背叛，世界或許很殘酷，然而這種殘酷是來自於大腦而不是心。我們要明白這一點，這樣才能照顧好自己和所愛的人。

　　我們已經擁有拯救寶貴生命的內在驅動力，我們的肝臟、免疫系統、腎上腺：它們具有拯救大腦的天生動力。關鍵在於發現我們被誤導的作法，以便可以調整自己符合身體的使命。在拯救我們的家人、動物、海洋生物或世界的同時，也要努力

拯救自己的大腦。因為只有當我們與身體共同完成保護大腦的使命，才有可能拯救我們想要保護的所有生命——包括自己的生命。

## 等待已久的大腦

重點在於要辨認哪些是錯誤的信息，哪些是明智的信息。在當今挑三揀四，要就接受或不要就拉倒繁忙庸碌的生活中，有時我們會錯失有史以來最有價值的信息，在不知不覺中拋棄最有益的建議，卻保留了最沒有成效的建議。

誰都不想錯過真正可以拯救自己的東西，因為要付出的代價太高了。因此，我們需要明確為自己的健康做出最佳的選擇。無論你的背景如何，無論你的觀點如何，這本書是要讓你知道如何治癒、保護你的生命和拯救你的大腦，這樣你才能活出精彩有意義的人生。

你的大腦具有超出當今醫學研究和科學未知的治癒能力。你的大腦正在等你發現它需要清除外來的入侵者，例如已經進入大腦，來自工業製造的病原體和毒素；你的大腦正在等你吸收超越多數腐敗的醫療行業的信息，這些行業讓你的大腦變得愚蠢和生病而獲益。與此同時，其他放任大腦叛徒進入大腦的行業仍然受到保護，這些毒害我們大腦和身體的工業沒有靈魂可言，而你的大腦有靈魂——這意味著在治癒和拯救你的生命方面，一切充滿可能性。

## 你擁有絕對的力量

你不再迷路，不再受困於荒野中，不再孤立無援被沿途所學的理論和觀點背棄。隨著與大腦相關的慢性疾病呈指數增長，速度之快前所未有，你可以用知識來保護自己——讓自己擺脫不斷攀升的神經系統症狀和疾病浪潮。在接下來的日子裡，可以放心讓自己不要成為統計數據的一部分。

換句話說，你加入了一個療癒的運動——一個遍布全球數百萬人的社群，他們

使用醫療靈媒的信息來恢復自己的生活。這本指南是你的生存故事，你發現一直以來的誤解，以及如何走出困境的故事。這是關於你的解脫、治癒和勝利的故事。這些生存之道將與你同在，伴隨你的一生。

你是這場運動背後的力量。你的治癒故事就是拯救他人生命的故事。當你拯救自己時，你就會成為你的孩子、家人、朋友，以及任何聽過你故事的人可靠的嚮導。無論你是否知道自己幫助過多少人，你要知道你的治癒具有非凡的意義。

我們抵禦大腦和神經健康威脅的最大防線就是大腦本身。善用我們的大腦獲取超越醫學研究和科學的知識，從而擺脫長期的痛苦並拿回自己的力量。

第二章

# 當機的大腦

當我們談論大腦時，我們通常稱它為「大腦」，我們把它看作是一個圓形、單一的器官。在日常生活中，我們總是這樣看待大腦。

「我的大腦不管用了。」

「你是腦袋有問題嗎？」

「你的另一半腦袋去了哪裡？」

「我的大腦一片空白。」

「我的腦袋短路了。」

「做的好，超級金頭腦！」

「你是無腦嗎？」

我們與大腦失去連結，並將大腦視為一個獨立的系統，有時甚至完全與大腦脫節，將大腦稱為我們的「頭腦」。當有人出現情緒或身體問題時，我們可能會問，「你今天的腦袋還好嗎？」或「你今天的頭腦還行嗎？」

其實，我們應該問，「你今天的神經元還好嗎？」若像這樣對待大腦，我們就會對它的內部運作有全新的理解。與其將大腦視為一個獨立的灰質塊，不如將大腦視為一組神經元——事實上，大腦是一個包含數十億個神經元的複雜器官。即使我們稱大腦為神經元，也要清楚掌握如何保護它，同時理解它出了什麼問題。

「我的神經元？你在說什麼呢？」如果你問某人他的神經元還好嗎？這很可能是你會得到的回答。「其實是我的頭腦讓我很煩！」那是因為我們沒有被教導要如何與我們的神經元或中樞神經系統「連線」。

如果我們瞭解這點，就會明白我們在健康面臨的許多挑戰都與神經元出現問題

有關，無論是缺乏營養素和其他關鍵物質；或來自有毒重金屬、其他汙染物或病毒毒素和毒物的汙染；或由電熱和「戰或逃」或情緒傷害的強烈腎上腺素引起的神經元損傷。

當有人求助精神科醫生或治療師尋求情感或精神上的支持時，神經元往往是專家或尋求幫助的人最後才會想到的問題。與此同時，神經元與人們最初尋求幫助的原因息息相關。再次重申，將大腦視為一組神經元，甚至單一神經元，都會比將大腦視為只是「頭腦」都來得好。因為在大多數情況下，大腦是一個莫測高深的詞，讓我們偏離大腦本身的問題，使我們不再深入探究。

大家都知道，大腦可能因數百種外來的方式受傷，但最終都被統稱為「腦損傷」。此外，情緒或精神虐待或創傷也會導致腦損傷。神經科學領域才剛起步與認知這一點，更談不上真正的瞭解。即使我們瞭解所有類型的腦損傷，仍然會看到許多人還是不願意瞭解大腦內部真正的問題，這使我們無法瞭解問題的核心以及一開始如何治癒或保護大腦。

讓我們與我們的大腦脫節是一個秘而不宣的目標，我們瘋狂被洗腦，有些產業希望我們與大腦內部正在發生的事情完全脫節。如果我們指著自己的頭說，我這裡有問題，他們肯定會拍手叫好——因為如果知道更多，意味著你就會發現更多不法行為的真相，無論是在醫學界還是其他行業。對於這些幕後不可告人的醫療業來說，最好是讓知名醫療業的專家蒙在鼓裡，就像是讓患有腦部疾病的患者蒙在鼓裡，讓所有人都不知道事實的真相與來龍去脈。

瞭解你的狀況或症狀一開始就與大腦有關，並瞭解它與神經系統其他部分的關係——這些都是關鍵因素，而且往往是我們忽略的重要部分。當你將大腦視為一組神經元時，你就有更多的機會從與大腦相關的症狀和疾病中得到緩解和治癒，並從各種層面上與大腦連結。


## 神經元網絡

當涉及到大腦時，神經元幾乎代表一切。治癒與大腦相關的症狀和病症——無

論這些症狀和病症是否與大腦有關——關鍵在於對大腦內部神經元的理解。

　　神經元（一種神經組織）是神經系統進行交流的方式，使神經系統可以發送和接收信息，至於神經元則是關於輸入和輸出。

　　神經元是你的轉錄器。想像一下，你的大腦中有數十億個小人物，每個人都坐在電腦桌前，翻譯透過你的耳朵、眼睛或其他感官（如嗅覺、味覺或觸覺）傳入的信息，並試圖解讀。神經元轉錄器的工作是理解你正在經歷的事情，然後將其傳遞給大腦中下一個微小的神經元，希望信息不間斷地傳輸到下一個轉錄器（神經元），並在下一個轉錄器（神經元）獲得剛剛解讀的信息後，可以原封不動，且最好可以高效率與準確性的優化，並為大腦中下一個小人物（神經元）的接收做好準備。

　　你甚至可以將大腦想像成一艘在宇宙中飛行的微型太空船。你的神經元是太空船內數十億個微小的外星人，彼此相互交流。同時，船上還有一個至高無上的存在關注著這一切，就是你的靈魂。

　　你的感官輸入並不是神經元解讀和傳遞的唯一信息，它們還會翻譯與身體過程相關的信息。神經元適用於身體的每一項功能，神經元的健康程度決定你的身心狀況。換句話說，神經元涉及你的心理和健康。當你出現與大腦相關的症狀時，即使是最輕微的症狀，例如輕度疲勞和輕度腦霧，這是因為神經元無法將信息正確地傳遞給下一組神經元。有些東西阻礙了電力傳輸的路徑，可能是阻塞或突觸內部通路受阻，因此發出電脈衝的神經元沒有確實將訊息送達，或者未如預期到達神經元。

　　這種狀況在日常生活中很常見，你和別人談論 A 時，結果發現對方一直以為你在談論 B。一個人的神經元出現問題，意味著他們的神經元在處理信息時會產生變化，影響該人的集中注意力、聆聽或準確從對話或故事中接收信息的能力。然後那個人可能會告訴其他人一個截然不同的原始故事版本。這就是八卦和謠言如何被扭曲變成道聽途說。隨著故事傳來傳去，每傳一次就汙染、阻礙或弱化神經元一次，而故事也會越描越黑。

# 散漫的大腦

當電流通過受阻的神經元系統時，電流會變弱——這意味著大腦內的電流傳輸量不再是最大化，也就是說，一組神經元在接收到充滿電的電脈衝後，經由吸收和記錄充滿信息的電流後，透過突觸將其發送到另一組神經元的過程中，電流會減弱。而當電流減弱時，其中的信息可能會被扭曲和改變。

電流中的信息神秘難以理解，事實上，通過大腦的這些電流不只是電而已，還有電流中傳遞的信息，類似於我們今日使用的科技。一個念頭不只是存在於神經元和神經膠質細胞（腦組織）內，而是可以經由離開神經元的電流傳遞。電流可以攜帶大量的信息——因此流經大腦的電流不只是一條熱線那麼簡單。

通過大腦的電流甚至會攜帶我們不會或用不到的信息，這些訊息隨著電流傳遞，我們之所以忽略它們，是因為我們專注於該信息中的另一部分。我們試圖告訴別人從電流中接收的資訊，同時也遺漏電流中的一些信息。我們可能覺得還有什麼話要說，但不知道究竟是什麼，因為電流已經過去了。我們的同伴可能會問：「你還有什麼要說的嗎？」我們可能會回答：「有啊！但剛剛大腦太忙了，我不記得要講什麼了。」我們並沒有失憶，只是這些信息從大腦的電網中溜走，我們沒有接收到。

受損的神經元可能會改變人們的想法和感知信息的方式，因為受損的神經元意味著產生了改變、混亂和重組失敗的電流。當電流通過突觸並前往另一組神經元時，電流中的信息在進入新的神經元組之前可能會變得非常雜亂。如果該新組中的任何神經元受到損壞、阻礙或受傷，那麼電流收集的信息在離開該組神經元時會再次變得混亂。在它進入另一組神經元之前，它就已經產生變化。因此，控制我們的感受和身體機能不只是腦組織，電流本身也會控制我們的想法和身體。

最終神經元的一項工作是將信息傳遞給大腦的數十億神經膠質細胞，這是信息儲存、分類和組織所在。如果神經膠質細胞堵塞、汙染、飽和、扭曲，甚至因有毒物質和毒素而發生突變，你的神經元系統和神經膠質細胞系統之間就會斷線和崩潰，進而膠質細胞可能會失去正確儲存信息的能力。

大腦中的一些神經元（並非全部）有能力抽查和交叉對照新舊信息的能力。

在健康的狀況下，這些神經元可以無限進入神經膠質細胞儲存空間──即過去的舊信息的儲存箱，甚至是神經元受損之前的信息。這些神經元以波的形式發送電流，沿著神經膠質細胞滾動以收集信息，然後充滿神經膠質細胞信息的電流會再回到神經元。

另一方面，當電流觸及受損的神經元時，神經元的外部會發生小爆炸，有點像太陽的耀斑。這些耀斑進入鄰近的腦組織和神經膠質細胞，收集零碎的信息，然後消退並帶著混亂的信息重新進入神經元，試圖交叉對照和重組新舊訊息。由於神經元已經受到阻礙──受到某種程度的損壞──它沒有能力拼湊分散的信息，最終混亂的信息在受損的神經元中傳來傳去。

我們每個人對同一事件的經歷之所以如此不同，是因為我們受損的神經元導致信息混亂。最後，我們每個人未必能準確說明發生的一切。假設我們和朋友在湖邊露營，一道閃光劃過天空。有人可能會說：「當晚我人在現場，那是一隻螢火蟲。」有人可能會說：「我也在現場，那是一顆流星。」其他人則是認為那是遠處地平線上卡車的遠光燈。

這種對神經元功能受阻的理解，就像是為何當我們問某人今天心情好嗎，我們其實應該問：「你大腦中的電流通暢嗎？很混亂嗎？今天你的神經元還好嗎？經過一夜的睡眠，你的神經元修復了嗎？你的神經膠質細胞是否過熱？今天你的神經元是否充滿毒素？」從這個層面上探討大腦會為我們健康和福祉帶來全新的理解。

## 何謂當機

如果一個神經元被有毒物質汙染，或者因某種原因受傷或損壞而受阻，那麼通過該神經元的電脈衝所傳輸的信息會反映出這種汙染或損壞。話雖如此，神經元會相互遷就和補償。因此，即使一組神經元受到汙染難以運作，其他的神經元也會盡可能分擔承載量。

當信息透過電流從一組受汙染的神經元到達一組健康的神經元時，健康的神經元可以解讀和重組該信息的狀態，以更高效率、更導電和更準確的方式完成任務。

就像健康的神經元必須盡可能解讀通過的信息——讀取完好並嘗試重建上一組被汙染的神經元所丟失的信息。如同為何有些人在集中注意力和說話傳遞信息時看起來很掙扎的樣子。

來自受損或受汙染神經元的電流基本上傳送的是當機的資訊，想像一下你的神經元是微小的轉錄員，它們戴著微型耳機坐在電腦前，竭力聽取受到干擾的信息，但又要正確輸入資訊以傳遞信息。事實上，它們必須將這些片段不全的資訊盡可能地解讀和拼湊。這些健康的神經元努力彌補受損神經元的缺陷，結果卻是將扭曲不完整的信息傳送到電流中。

久而久之，當神經元受到越來越多的損壞和汙染時，這種補償性任務無法再勝任，最終已無足夠的健康的神經元可以完成解讀和重組的工作，於是症狀開始出現。注意力不集中、抑鬱、焦慮、記憶力減退或情緒起伏等問題——浮出水面。身體狀況也會開始顯現，包括四肢無力、身體疼痛、偏頭痛和視力問題等。神經元損傷和汙染甚至會影響我們最基本的溝通，這讓我們更難接收他人的信息，以及透過言語傳遞信息。


## 如何照顧我們的大腦

正如我們之前提及，神經元是關鍵。因此，我們如何對待與照顧神經元應該是每個人關心的議題。

做「對大腦有益」的事太籠統了。服用「補腦」補充品：這是補充品開發商的猜謎遊戲，不管是另類還是傳統的醫學理論，都沒有真正治癒疾病的答案，沒有提供問題的真正原因與解決之道，只吃一些「補腦」的東西太空洞，無法讓我們真正看到大腦問題的癥結點。

這讓我們處在一個複雜詭異的領域。醫療靈媒關於大腦內部的狀況已在世界廣泛流傳。有些投機者銷售無益大腦的產品，但在標籤上卻註明「清除有毒重金屬」或「強健大腦」或是「增強記憶」。這種行銷利用醫療靈媒對大腦問題的認知，但產品本身只提供猜謎遊戲和理論以趁機賺大錢。

如果我們真的瞭解大腦出了什麼問題，以及是什麼導致我們與大腦相關的疾病，並意識到慢性症狀和疾病許多實際上與大腦有關，那麼這個遊戲就會改變，不再是「吃營養品補腦」，而是「你的神經元被有毒重金屬、咖啡因、溶劑、香水、古龍水、空氣清新劑、香薰蠟燭、味精、DDT、石化產品、輻射和塑料等破壞而受損，你可以進行一些淨化方案來排毒、修復、活化和恢復儲備量。」

# 耗盡腦力的「健腦」技巧

誤解大腦的需求並不止於花俏的補充品，如今人人都是「健腦高人」，內容通常是如何掌握我們的想法，如何透過扭轉信念改善生活。其中有些策略是正面的，在某些情況下可以有效即時改善情緒和身體狀況，但仍然沒有提及我們病痛的根本原因。

使用這些思維技巧，我們可能會弄巧成拙，導致精疲力盡。我們努力控制思維模式，保持正面的想法，創新思維，專注於建立信心，提升覺知，以及留意我們對生活感受的看法。但我們還是疾病纏身，因為沒有人告知我們問題的根源，以及如何解決大腦和神經系統真正的生理問題。我們將所有的精力投注在糾正和對抗自己的心靈，努力使自己在精神、情感和心靈上成為更好的人。

無論參加多少課程、講座或計畫，最後每個人還是被打回原形，再次又得面對強迫症、抑鬱症、焦慮症或其他疾病，因為這些症狀從未被發現和疾病的真正原因與汙染或損壞的神經元有關。

以腦霧為例。我們通常不認為這是一種身體症狀，我們覺得無法集中注意力是自己的問題，是自身心理上的缺陷，只要想辦法克服就好。實際上，腦霧是神經元受阻的一種生理症狀，如果我們解決導致腦霧的生理因素，就可以緩解腦霧，並重新找到出路，而不必為自己的不足自責或質疑自己。我們沒有任何缺陷，但我們面臨身體各種挑戰，甚至我們對挑戰毫無察覺。

當我們受傷、生病或掙扎時，能量肯定會耗損。在日常生活中，我們需要能量運作，保持專注度過每一天，因此能量儲備量會流失，而光靠「心法」來儲備能量

實在是難以為繼。一旦症狀開始影響你的生活品質和日常生活，很快疾病會拖累一切。當我們從「駭客們」學到的大腦技術對神經元問題束手無策時（我們沒有意識到是神經元的問題），可能會覺得所有的努力都白費了。投入情感、心理和精神上的自我療癒需要大量的精力、毅力和心靈力量——尤其是我們又遇到大腦和神經系統的問題。一旦再次被觸發，如果原來潛在的問題尚未解決，我們可能會想，好吧！又來了。有些大腦快速修復技巧對這種情況非常有效，因為當我們遇到出自於大腦因素的症狀時，可以運用這些自助的技術，掌握自己的想法，感知自己的身心狀況，協助自己暫時度過難關。

　　儘管如此，如果我們真正的身體問題沒有解決或治癒，不久我們會再次回到過去的模式。特別是當我們衰老或生病，能量下降且力不從心時，模式可能會恢復或變得更糟。任何一種「掌握」大腦或思想的模式無法長久，一旦我們鬆懈，舊有的模式就會重演，回到原來的思維。或者我們的身體還是～身體精神上出現同樣的症狀，結果，我們又得重新學習自己認為已經掌握的一切——關於如何維持平衡的身心靈。久而久之，當原始問題最終沒有解決時，人們對於要保持正面積極以對抗疾病的心態會感到厭煩與疲憊。

　　光憑這些技巧，終其一生我們只會陷入無限的循環，不斷回到相同的模式，然後再試圖糾正自己的想法——導致我們產生「一切錯都在我」的誤解。我們似乎無法創造或體現我們需要或想要的東西，我們不像其他人那樣完美，他們似乎知道如何修正和調整他們的想法和心智——其實這意味著那些人的神經元沒有潛在的問題，或者他們的大腦或神經系統沒有其他症狀。最終我們會因為完全不知道病痛真正原因而感到脆弱，而別人卻沒有又或是好像沒有任何問題。

　　如果我們加入這場「我們的問題是因為我們無法透過想法改變自己」的遊戲，或透過加強意識，各種技巧和大量爬文；透過自助大師視頻，最終還是失敗。隨後我們會怪罪自己，覺得自己不夠好，無法應用這些信息，無法透過使用來自專家的信息解決我們的問題，這些專家似乎對我們應該如何看待自己的生活、想法和心靈擁有所有的答案。然而，我們之所以注定失敗，是因為這些專家不知道我們的神經元會因有毒物質的汙染而受到干擾，他們不知道這對通過大腦和神經系統的電流和信息會造成什麼影響，更不知道真正處理的方法。

# 真正的大腦治癒之道

如果我們意識到大腦真正的問題，那麼應用專家的技術和智慧來瞭解我們應該如何感知、思考或重新訓練我們的心智是無可厚非。帶著這份覺知，我們可以看到自己過去專注在：（1）致力找出真正的問題所在，以及為何我們陷入困境，同時（2）沉迷於我們從大腦或思想專家取得的「駭客健腦」資訊，讓我們在解決真正的問題的同時疲於奔命。然而，當我們治癒大腦更深層的問題後，我們的想法可以創造一切的可能性。

當有人減少每日接觸的大腦的叛徒毒素和汙染物時，我們在第三部〈大腦的叛徒〉會提及，他們正是在解決大腦和神經系統內真正的問題。當某人將第四十一章〈腦細胞的食物和填飽肚子的食物〉中提及的水果、綠葉蔬菜、草藥、野生食物和蔬菜納入飲食中時，同時遠離第三十章〈出賣大腦的食物〉和第二十九章〈出賣大腦的補充品〉，以及第二十八章〈出賣大腦的食物和補充品化學物質〉——他們正是在解決真正的問題。

當有人將本書配套書《守護大腦的療癒食譜》和《守護大腦的激活配方》帶入他們的生活時，他們正是在解決真正的問題。

當有人應用第四十五章醫療靈媒中的重金屬排毒方案時——這個方案个只可以解決有毒重金屬，也可以解決大腦背叛者的毒素，他們正是在解決真正的問題。

當有人採用第四十二章醫療靈媒的大腦激活療法，或遵循第四十四章芹菜汁的指南，或《守護大腦的激活配方》中的任何一種密集療法，他們正是在解決真正的問題。

當有人遵循《守護大腦的激活配方》中的〈補充品的重要性〉，他們正是在解決真正的問題。

當有人正進行第四十五章中的重金屬排毒淨化法，與第四十三章的安東尼大腦激活淨化法，或本系列叢書中的任何其他醫療靈媒排毒淨化法時，他們正在解決真正的問題。

這些步驟可以治癒我們大腦和神經系統內細胞和神經元真正的問題。

當生埋層面上康復後，才有餘力整理我們的想法。如果我們搞混了，認為應該

先整理想法，想法才是治癒身體的基石，那麼這時我們不妨問自己：我們究竟是想玩心理遊戲，還是想要健康好轉？

從我最初開始時，一些當時的靈性、思想和冥想大師仍然為疾病所苦而求助於我。若將醫療靈媒書籍系列和三十多年來的醫療靈媒教學與講座排除在外，那麼今日健康界的面貌將大不相同。我們會停在原點：很少人有機會發現他們大腦和神經系統病症的真正原因以及如何治癒之道；你會患上慢性病，在絕望下掙扎，看著其他類似情況的人和你一樣痛苦，而不是看到奇蹟般的康復進展。當時，許多人仰賴「我們能用我們的想法、手術或藥物來解決所有的問題嗎？豆芽、小麥草、杏仁、糖蜜、糙米糖漿、胡蘿蔔汁和綜合維生素可以嗎？去除加工食品可以嗎？」然而，如果我們想在各方面取得進展。那麼醫療靈媒方案則提供了大腦迫切需要更深層的生理治療層面。

在接下來的章節中，你將重新認識你的大腦，瞭解究竟什麼在汙染、破壞、傷害、阻礙、剝奪、耗盡和限制我們的神經元，這些是如何進入大腦，以及這些如何導致我們的病症？究竟是什麼讓我們的大腦發炎、結疤和萎縮，它們又是如何危害我們的健康？當我們仔細觀察大腦和神經系統內部時，你會恍然大悟，有了這些知識，你會體驗到前所未有的解脫。

你不是有缺陷或軟弱，也不是自討苦吃，疾病當然更非你自找的。你只是迷路受困，這並非你的錯，是對你和家人無益的整體大環境讓你受苦了，現在就讓我們提供給你應得的解答。

---

想像一下，你在夜間搭機，飛機即將降落在一個大城市，你俯瞰下面是一座充滿電的城市電網。想像一下，這些散布在數英哩外複雜系統中閃爍的燈光，與你大腦中的電流相比，這些只是小巫見大巫。

—— 安東尼·威廉

第三章

# 合金的大腦

地球上的每個人在某種程度上都有心智上的困擾，每個人在本質上都是獨一無二，因此每個人的困擾都不同。有些人認為是自己造成的問題，他們的心理試煉是自找的；有些人則認為一切是外在因素；有些人尋求治療並找到稱職的諮商師。無論如何，人生從來不是一件容易的事，各行各業的人都無法避免這些心理上的征戰，如果不是時時刻刻，那麼肯定是在一波又一波的緊張時刻中。

身為人類，我們已經投入這場戰事：為生存而戰，生活不只是艱難而已。

然而，如果在這場戰事中，還有其他東西擋在我們的前方，一個不需要存在的障礙，你甚至無法用眼睛看到，一個沒有人知道險惡的隱藏問題，那麼結果又會如何？

## 大腦內的戰場

你的大腦充滿電流。在大腦中產生的電流是透過兩種超自然力量（一種從乙太汲取能量，另一種從靈魂體汲取能量），加上身體的結構（從你受孕那一刻心臟和大腦生長的程式）組合而成，這是大腦生命力及其運作方式的基礎。

從早期的電力實驗——歷史上的鑰匙和風箏——到我們今日最先進的技術，都有一個共同點：**金屬**。在最微小的電腦晶片微觀層面到發電廠的宏觀層面，只要涉及電能，我們知道少不了金屬。金屬用於輸送和攜帶電流、調控電流、拉電流、吸電流、灌電流等。金屬可以使電路短路、形成阻尼器、轉移電流、改變電流，甚至破壞、發射或彈射電流，方式之多到科學至今尚未發現。

我們仍在學習如何使用金屬來推動科技，金屬與社會的關係密不可分。

現在，如果你的大腦充滿電流，那麼肯定會有什麼元素呢？金屬。沒錯，我們的大腦主要與金屬和電流有關。理解這一點很重要，但問題來了：這其中同時存在著好與不好的金屬。

一方面，我們的大腦可能含有汞、鉛、砷、鎘、鋇、鎳、鋁、有毒鈣、有毒銅、有毒鉻、錫等等。這些則是有害、工業化、有毒的金屬。

另一方面，並非大腦中的所有金屬都是有害的或無用的。我們必需依賴一些大腦內極為重要的金屬：微量元素。這些優質金屬包括有益非工業化形式的金、鈣、銅、鉀、鎂、鉻、鈀、釩等等，其中有益金屬之所以存在是要控制電流。

有益金屬與惡棍有毒重金屬同時存在於大腦中，因而點燃造成嚴重破壞的戰爭。活化與死亡金屬，賦予生命與奪取生命的金屬，善與惡：這是一場大腦內部的肉搏戰，在這個星球上的生死之戰，然而，這個問題一開始根本就不應該存在。

在我們進一步討論之前，我要說明所指的有毒重金屬為何。金屬有密度和原子量的分類，因此有些金屬被歸類為「重」金屬，有些被歸類為「輕」金屬。分類並非基於金屬對大腦和身體的毒性作用。他們並未告知我們，哪些體內的金屬會嚴重傷害身體、導致症狀和疾病。這就是為何幾十年來，醫療靈媒信息重新定義了「有毒重金屬」，將殘留在大腦和身體內所有工業化的有毒金屬歸類為有毒重金屬——因為任何有毒金屬造成的損害都會對人們的健康帶來嚴重的後果。

例如，鋁是一種「輕」金屬，醫療和其他行業認為是無毒，因為它不屬於重金屬類別。事實上，鋁具有神經毒性，對大腦有害——因此它是有毒，且會造成嚴重的後果。是為何我稱之為有毒重金屬的原因。

認知到這點非常重要，人們並未正視有毒重金屬的問題。將某些金屬稱為「有毒輕金屬」會讓人誤以為威脅不大，然而任何有毒金屬，不論「重」或「輕」，都是一個巨大的威脅，為人類帶來痛苦，但業界卻無須承擔任何責任。

微量礦物質是生命必需的物質，是我們身體的一部分。有毒重金屬則會削弱生命，是我們身體快速衰老和退化的部分原因。而礦物形式的優質金屬——微量礦物質——含有來自地球生命源的信息，以及來自地球以外太陽系和銀河系的生命力。這個星球是有生命的，是活的，它在呼吸。礦物質和微量礦物質週期性地落入地球大氣層。這些礦物質與我們大腦中的礦物鹽，以及將礦物質和電解質輸送到大腦的

糖一起發揮重要的作用。我們大腦中的電流依賴微量礦物質作為燃料，與此同時，有毒重金屬會削弱、燒毀、短路、扭曲、干擾、毒化和改變我們大腦原本的電流，這些電流讓我們能夠以最佳的方式思考、感受和運作。當金屬被挖掘出來用於工業時，通常會透過工業過程進行重組和改變，這使得金屬變性對人體不利。大腦中微量礦物質含量低而有毒金屬含量高的人情緒很容易激動，或者很容易因壓力而筋疲力盡，我們在第七章〈耗竭的大腦〉中會提及相關訊息。

**有毒重金屬難以捉摸。**它們無聲無息，看不見，聽不到，也摸不著邊。如果你近期接觸過，雖然你可以透過血液檢測發現微量有毒重金屬，卻無法在組織、器官、腺體和骨骼中檢測到微量有毒重金屬，但有毒金屬會永遠沉積在這些地方。（大多數人認為骨頭不透水，許多人沒有意識到骨頭是多孔的並且具有強力吸收性。導致金屬、化學物質和病原體很容易進入骨頭。）然而，體內殘留的有毒重金屬對身體、精神和身心都具有極大的支配性和控制力。正因如此，有毒重金屬會改變一個人的思維。有些人的體內含有大量的有毒金屬，這些金屬支配著他們的生活，干擾他們的思維使他們沒有能力做出決定。為什麼有毒重金屬的問題如此嚴重？因為它們不斷干擾電流，這意味著它們不斷擾亂大腦接收和傳遞信息。幕後機密醫療界仰賴我們持續接觸有毒重金屬以繼續控制我們的心智。

例如，當任何有毒重金屬落在與語言或交流相關的大腦區域時，我們就會遇到語言發展、溝通和對話的問題、語言恐懼症、說話恐懼症、妥瑞氏症或無法說話。這也會限制人們學習另一種語言的能力，能夠流利說五種語言的人，未必比難以掌握第二語言的人更聰明；有毒重金屬會抑制電流信號，使只會說一種語言的人很難學習新語言。另外，社交焦慮，在他人面前特別緊張和出汗，或者感覺無法交流——也可能是因為有毒重金屬而影響溝通。這些例子只是大腦中有毒重金屬如何影響我們的開始。

除了你將在本書中看到的有毒重金屬所有其他的負面影響之外，有毒重金屬在許多方面也是大腦抑制劑，它是大腦酶抑制劑。（你的肝臟會分泌專用於溝通的大腦酶，負責接收和表達信息。這些酶附著在神經傳導物質上，充當從神經傳導物質投射信息的微小天線，而有毒重金屬會抑制這些酶。）有毒重金屬是大腦胺基酸抑制劑；有毒重金屬會破壞牛磺酸、膽鹼和麩醯胺酸；有毒重金屬是大腦蛋白質抑製

劑——不是你從食物中攝入的蛋白質,而是肝臟專門為大腦分泌的蛋白質。當有毒重金屬進入下丘腦或垂體這些腺體會產生有毒重金屬合金,這些合金會成為激素抑製劑,從而減緩腺體中激素的產生。

你有沒有聽過,如果你對某人生氣,生氣的時間越長,那個人占據你的腦海的時間就越長?當這種情況發生時,至少你知道你被出賣了,意識到有一種情緒霸占你的心理空間,以及知道它是如何到達那裡。另一方面,有毒重金屬占據我們的大腦——在那裡肆虐——但我們甚至不知道它們的存在。如果我們不知道有毒重金屬擋住我們的去路,又該如何處理它們呢?數百種疾病和症狀都是由有毒重金屬引起的,而醫學界對此一無所知。當我們知道一切,經歷所有的逆境,我們就不再被隱藏的絆腳石絆倒我們。

移除有毒重金屬的步驟之一就是認清有毒重金屬的本質。

## 金屬如何上身

沒有人告訴我們有毒重金屬無處不在,所以我們不知如何辨別接觸源。它們比我們以為的還要貼近我們。有毒重金屬有很多途徑進入我們的體內,從呼吸、飲食、沐浴,到觸摸或塗抹在我們的皮膚上。

沒錯——只要接觸鋁箔或電池,它們的微小金屬顆粒就足以滲入我們的血液。更不用說我們從某些金屬炊具料理食物或金屬容器盛放食物和飲料中攝入的金屬顆粒。有毒重金屬可能存在於室內和室外的空氣中,尤其是當我們曝露在有毒香水、香薰蠟燭、空氣清新劑、殺蟲劑或化學凝結尾的環境中。我們甚至在不知不覺中透過某些化妝品、藥品、飲料和其他產品將有毒重金屬直接送入我們的體內。你將在第二十章〈有毒重金屬〉中找到相關訊息,以及更多有毒重金屬接觸源的資訊。

我們不斷接觸到微量有毒重金屬,不像是我們一次喝下一加侖含鉛汽油,然後因鉛中毒而住進醫院。相反,我們接觸到的是極微小、超微量的金屬顆粒,且在日常生活中不斷接觸到,它們無所不在。你可能會覺得接觸一次沒什麼大不了,就像人們認為微量的迷幻藥沒什麼大不了,因為「一切適量」是當局的建議。我們正在

「適量」被有毒重金屬毒害，看起來或許無傷大雅，直到你退一步看到全貌。反覆接觸有毒重金屬長期下來會在我們的大腦和身體中累積，直到某一刻身體出現嚴重中毒的症狀，但我們仍然沒有察覺這是有毒重金屬中毒。我們終究會老，直到某一天，在大腦中累積的有毒重金屬多到身體狀況百出，然而，我們還是想不透究竟是什麼原因造成的。

## 大腦的磁場

　　一旦有毒重金屬進入你的血液和身體，它們又是如何進入大腦呢？金屬不會無緣無故出現在那裡。相反，體內的金屬透過血液進入你的大腦時──當金屬到達與大腦交織在一起並餵養大腦的微血管和其他血管時──大腦實際上會吸收穿過血腦屏障的金屬。（即使有毒重金屬沒有被吸入血腦屏障，它們存在於大腦也會產生問題。）有毒重金屬顆粒非常小，無需費力就可以將它們吸入大腦，而且顆粒越細就越容易穿過血腦屏障進入腦細胞和腦組織，最終這些有毒重金屬會進入與累積在大腦的保護區，這個保護區是與你身心健康至關重要的神經元聖殿。

　　為什麼金屬會進入你的血液，為什麼大腦會從血液中吸取金屬？讓我們來看一下其中的前因後果。你的肝臟是身體的過濾器，然而，由於現代暴露源和現代飲食使肝臟面臨各種挑戰，因此肝臟往往變得停滯、遲緩、堵塞和功能失調。許多毒素，包括有毒重金屬，原本應該被肝臟攔截下來，而不是繼續流入血液，但最終卻進入大腦，你的大腦變成了不該成為的過濾器。

　　存在肝臟中的有毒重金屬也可能在肝臟裡氧化並排出，而這種排出的物質可能游離進入血液，最終也會進入大腦。這種有毒重金屬排出的徑流，就像有毒重金屬顆粒本身一樣，可以穿過血腦屏障。你將在第三部〈大腦的叛徒〉中閱讀到更多關於血腦屏障的資訊。

　　有些毒素在血液中來來去去，進入大腦後又離開大腦。有毒重金屬是多種毒素中的一種，卻永遠不會離開大腦。無論肝臟是否停滯和遲緩，金屬最終都會進入大腦──被磁力吸引。大腦的電流就像磁場吸引金屬。這是否意味著你的大腦正與

你作對？你不能相信它？當然不是。你的大腦，就像身體的其他部位總是想盡辦法照顧你。**大腦的電磁場有一個高效能的目的：發揮超能力以吸收微量礦物質和電解質——供給你的需要。**

由於我們生活的星球因化學和製藥工業造成的環境汙染，使得我們體內受到汙染，大腦承受著過多的壓力。我們的大腦原本不該處理每天的化學大戰，不該面對隨處可見出自工業，看似對我們有益的有毒物質。然而我們身不由己，而且情況日益嚴重。因此，大腦吸收微量礦物質等賦予生命營養素的神奇技能，最終也會吸收到有毒重金屬。

我們要知道，無論我們是否將金屬歸類為磁性金屬，大腦的電磁拉力都可以吸收。例如，鎳具有很強的磁性，但這並不意味著它比銅更容易被吸入大腦，銅實際上不被認為具有磁性，然而銅和鋁可以像鎳、鋼和鐵一樣透過大腦的電磁場被吸入腦組織。金屬在體外是否會黏附在磁鐵上並不重要，不管是什麼類型或種類的金屬，無論是有毒金屬還是無毒礦物質，大腦的磁力是一種電力，它會產生吸引所有礦物質和金屬的磁場。

當有毒重金屬沉積物在腦組織內積聚時，大腦對有毒重金屬的吸引力會更強大。這是因為更多的電流輸送到充滿金屬的腦組織中——因而產生更強大的電磁拉力，這種超自然的設計是為了吸收微量礦物質，讓原本生活在沒有工業的人類而設計的，目的是用電流吸引和點燃微量礦物質，以提高大腦的智力。相反，今日電流傳送至大腦內工業化有毒重金屬沉積物，進而產生更多的磁力，並將更多有毒重金屬吸引到已有的有毒重金屬沉積物中，這是我們最終為何受苦的不幸事實。


## 無人知曉

我們看不到有毒重金屬，直到它們引起疾病——我們僅能看到疾病，而看不到它們。換句話說，當金屬引發症狀時，我們看不到它們，只能看到症狀或症狀的影響。在整個過程中，也許我們會有一種怪怪的感覺，因為當我們身體不適時，我們往往會先感覺到有些不對勁。如果我們知道自己有什麼「疾病」，即使我們的直

覺知道導致「疾病」的原因，還是會先自我懷疑；更何況若我們不確定自己有什麼「疾病」，就會更加懷疑自己。

有毒重金屬無所不在，所有人終其一生都無法倖免，從子宮期到童年期再到成年期。從出生那一刻就帶著這些有毒重金屬，並在一生中不斷累積，但所有人都保持沉默，因為在大家都知道的醫學領域中，沒有人知道它們正在大肆破壞我們的大腦和身體。

並非醫療行業對「有毒」重金屬的毒性完全不知情，雖然人們花了很長的時間才發現鉛對我們有害，或者我們不應該在手中滾動水銀球，但最終人們還是意識到鉛對人體的傷害。大量鉛中毒是一種明顯有毒重金屬中毒的形式，它會傷害我們的神經系統，使中樞神經系統失去活力。多年來，我們已經中毒夠深，終於意識到，我們需要保護兒童免於攝入含鉛油漆的碎片，並且在供水系統中避免使用鉛材質。

我們擁有才華橫溢的科學家、專業的實驗室技術人員、醫學領域的天才，難道在醫療界沒有人靈光乍現，意識到微量有毒重金屬可能會是慢性病的問題？在診斷慢性病時，我們完全忽略少量存在的金屬。為什麼醫療界往往是全有或全無？一次性大量鉛中毒或汞中毒是我們判斷有毒重金屬中毒的少數幾種方式之一，為何所有傑出的醫學領袖和數萬億美元投入醫療業所謂的疾病成因研究，卻沒有警覺到藥物、醫療、　般家用產品和合成化學品中的有毒重金屬是精神疾病和慢性疾病的根源？反而以一種全有或全無的作法：不是大量有毒重金屬造成的問題，如鉛或汞中毒，就是有毒重金屬不可能是你長期痛苦背後的問題。

我們所知的醫療行業——大眾認知公開的醫療業——應該完全不知，他們從沒想過微量測不到的有毒重金屬累積起來會造成大問題。為什麼？因為有一個幕後不可告人的醫療業意識到有毒重金屬對症狀、疾病和痛苦有著極大的影響。

這些幕後機密醫療業甚至對公開的醫療業洗腦，當某些醫療涉及含量高的有毒重金屬。即是公開的醫療業意識到，在嬰兒、兒童和成人（包括孕婦）的醫療行為中，使用汞和鋁的含量超高。他們依然假裝沒事，對某些藥物中高含量的汞和鋁視而不見，同時向大眾提供這些治療方法。某部分是因為公開的醫療業一直不知道這些醫療中的有毒重金屬含量有多高。這些醫療受到契約的保護，旨在保護生產某些藥品幕後黑手的醫療界，並將藥品交由公開醫療業使用，並確保他們不知汞和鋁的

含量。這種安排是秘而不宣的醫療業和公開醫療業的交集點，兩者連成一線，以掩人耳目的方式相互合作，幕後醫療業和公開醫療業是兩個截然不同的世界。

與此同時，我們的大腦和身體中仍然存在微量有毒重金屬累積的問題，這是公開醫療業沒有意識到的問題。公開醫療業在某些領域不得不聽命於幕後醫療業——但從未察覺。公開醫療業的醫生可能在整個職業生涯中都不知道有一個幕後機密的醫療業在牽制他們，並影響他們的一舉一動。

幕後醫療業的目的是要確保公開醫療業不要聯想到一加一等於二：因為鉛這種有毒重金屬大量進入人體會引起神經系統症狀，這意味著我們要研究各種其他有毒重金屬，以及它們引發神經系統症狀的範圍——從焦慮、腦霧、帕金森氏症、肌萎縮側索硬化症、抑鬱症、注意力不足／過動症（ADHD）、自閉症、躁鬱症、神經萊姆症、記憶喪失、阿茲海默症和失智症等。

如果公開的醫學能夠進行深入研究——而不是在過程中被幕後醫療業阻擋——他們就會發現腦組織（神經膠質細胞和神經元）中有毒重金屬的沉積物，即使是最微小的形式，都會成為電流活動一個即時的阻尼場，這相當於電氣技術人員所說的電力消耗，意思是電力正在流失。

如果這是科技界，他們就會指派一名疑難終結者來解開這個謎團。我們的大腦存在有毒中金屬，但公開醫療界卻沒有一個疑難終結者知道：（1）有哪些金屬會降低活性；（2）它們在大腦內的位置；（3）如何解決大腦內電流阻尼的問題，或者（4）甚至不知道問題出在哪裡。如果他們更認真看待有毒重金屬，公開醫學界的研究和科學至少會開始設計醫療工具來檢測大腦內的有毒重金屬，發明先進的掃描設備，用於尋找大腦內減弱的電場和有毒重金屬引起的小阻塞，這些金屬會干擾大腦內的電流。他們會設計醫療工具以識別大腦內有哪些有毒重金屬及其含量。有毒重金屬會從大腦內每一個想法和行動所產生的電脈衝吸取能量，但無人知曉，傳統醫學和另類醫學都完全沒有意識到這一點。

從你聽到關於大腦的一切資訊來看，目前醫學對它的瞭解有多少？百分之五十？七十五？九十？我們可以假裝科學知道關於大腦的一切——百分之一百。如果我們真的信以為真，那就大錯特錯了。事實上，從古至今，科學只掌握一小部份的大腦知識：僅有 0.00001%。這就是我們知道的大腦，還有一部分等待我們

探索。有毒重金屬揭露當今我們對大腦概念不足的重要部分，其中 99.99999% 對大腦未知的部分仍有待瞭解。知道腺體和大腦的不同區域，估計大腦中有多少神經元，並繪製從腦幹延伸出來的神經圖，但並不等同於瞭解大腦的一切，這些只是皮毛而已。

大腦是一個神奇的器官，可以在對立衝突發生時改變電流：當我們遇到生活中的某種壓力時，大腦有能力改變電流模式來支持甚至保護我們。儘管這很神奇，但大腦也會因阻礙而受限。當電流通過大腦時，有時以閃電般的速度，有時以較慢的速度，它不斷與原本不應該存在的有毒重金屬相互抵觸，我們的生活品質有很大的程度是取決於大腦中的電流活動。

每個人的大腦都含有不同數量的有毒重金屬，有些人很幸運，體內某種金屬含量較少，有些人則有大量特定的金屬；有些人大腦中含有 2 種或 3 種有毒重金屬，這些重金屬在大腦中稱霸；有些人有較多的沉積物；有些人的沉積物較少。每個人都有不同的這些有毒重金屬合金混合物，沒有人的合金腦狀態是一樣的。（稍後將詳細介紹合金。）有毒重金屬在每個人身上的位置都是獨一無二——每個人在獨特的地方都有獨特的混合物。這就好像每個人的闌尾大小略有不同，位置也略有不同。與外科醫生交談，你會知道他們在進行腹部切口時，事前永遠無法預知他們會看到什麼。闌尾可能高一點，低一點，向右一點，向左一點，不同的形狀，不同的大小。不過，至少它們是在同一個區域，但對於大腦中有毒重金屬而言，位置的變化更大。

# 電熱

我們的大腦會產生大量的熱能，但這與燃煤、火爐或烤箱的熱指數不同。大腦的熱能與烤箱華氏 400 度的溫度不同，至今科技尚未發明先進的技術來測量大腦電場產生的熱指數。這是大腦在體內而不是體外產生的熱能，我們大腦中的電場非常微小且薄弱，必須以微型尺寸才能偵測到。這就像一瞬間的熱能，來得快也去得快，因此更難被發現。這種熱能不像燃煤中的火可以持續保持高溫，相反，大腦熱

能是以瞬間火花的形式出現。

當大腦的電模式產生熱能時，它是一種強烈的熱能。然而，這股熱能幾乎可以立即冷卻並消失的原因——在一切運作順利之際——是因為我們大腦內部有 3 種生理保護措施：（1）我們的頭骨和大腦之間的空間有助於冷卻大腦；（2）腦脊液中含有水和鎂可作為冷卻劑；（3）大腦中的葡萄糖也具有冷卻劑的作用。當一切運作正常且我們供給大腦所需的養分時，大腦中的電場就能不斷點燃與冷卻，並與迅速傳送的電流同步。

與此同時，大腦運作方式還有第四種自動保護措施：你的大腦會不斷換檔，不斷改變通路，使電流模式隨機應變，這讓電流通路在你從事思考或進行日常任務時所產生的電閃光有機會冷卻。你的事物繁忙多變，因此大腦路徑持續應變不間斷。

這就是為何音樂對工廠工人至關重要：因為如果工廠工人連續 10 小時做同樣的工作，則其電流模式的通路近乎相同——音樂則是提供多樣性，在他們的大腦從事重複性的任務，改變他們體內的電流通路，這是醫學研究和科學不知的領域，也是一種預防精疲力竭的方法。就如同為何人們在進行任何類型的重複性工作或運動時會聽音樂和播客：讓大腦中的電流模式持續變化，好讓他們能夠進行重複的任務而不至於倦怠。運動鍛煉計畫也開始採用這種變化技術，過去的鍛煉計畫只採用一、兩種重複模式，而現在整個鍛煉過程中可以使用 20 到 30 種不同的技術，但沒有人意識到，讓人們在運動後神清氣爽而不疲勞的原因，是運動的變化讓大腦重新連線，改變了大腦內的電流模式，從而減弱大腦內的熱能。

有時，某種體驗過於強大，以至於我們大腦無法輕易換檔，於是大腦的熱能持續存在。例如，如果某人陷入盛怒的情緒，意味著他們無法釋放個人生活中因事件而產生的挫敗感或憤怒，就像大腦受熱溫度超過極限而抓狂一樣，長期的火花使大腦內的電流模式在相同的區域持續點燃。也就是說，當某人執著於某種受害的事物時，它會在該電流路徑上持續發送一種電流模式，擊中大腦內相同的位置，一遍又一遍加熱相同的電流路徑，讓該路徑無法冷卻，而這個過程的副作用則是：大腦因反覆加熱而受損——腦組織燒焦、留下疤痕和長繭。（更多訊息請閱讀第五章〈情緒化的大腦〉。）

有毒重金屬會加劇這種燒腦的體驗，光是我們大腦中的有毒重金屬就會使我們

悲傷、生氣和情緒不穩；有毒重金屬會導致躁鬱症和狂躁症；有毒重金屬也會讓我們的情緒容易激動，隨後，當我們情緒被觸發時，大腦又會因強烈情緒的電流而升溫，於是有毒重金屬的溫度升高且持續保持熱能；大腦中的有毒重金屬如同火中的煤可維持熱能，如果某人無法擺脫挫折或憤怒，通常是因為有毒重金屬使這種挫敗或憤怒長期存在，這種強烈、持續的大腦熱能是人們所謂「發瘋」的原因之一。

## 金屬熔化

當我們的大腦變熱且涉及金屬時，有毒重金屬顆粒就會分解——金屬會熔化。當電流進入大腦時，大腦中的有毒重金屬會磨損，產生變化改變形狀，可能會腐蝕，而金屬的顆粒越小越容易在大腦的熱能下融化。當大腦中的有毒重金屬熔化時，它們會轉變成液態氣體化學成分。也就是金屬從固態變成液態氣體，因而更容易擴散和覆蓋大腦內部更多的區域。這意味著隨著大腦中有毒重金屬升溫和熔化，它們會移動，並且在長年累積下，緩慢移動到鄰近的腦組織。大腦中融化的有毒重金屬是許多疾病和症狀（例如阿茲海默症）惡化的原因之一，光是這種氣體就會使任何精神、身體或情緒的狀況日漸惡化。

隨著時間推移，大腦狀況惡化的另一個原因是更多有毒重金屬持續累積在大腦的某些區域。大腦的電磁場吸引金屬產生累積效應，使大量有毒重金屬沉積物不斷增加。沉積物越大電磁拉力就越強，意味著它不斷吸引有毒重金屬進入其中，久而久之沉積物會越來越大。雖然大腦的電磁場也會將有毒重金屬吸入大腦的其他區域，但由於這些有毒重金屬「塊」，這些金屬往往會積聚在磁場較強的區域。

當涉及汞沉積物時，它們不僅是透過電磁拉力形成。汞不需要電磁場就能在大腦中累積，因為汞相互吸引，大腦內因電磁作用和汞本身吸引而積聚的汞沉積物是一個更大的障礙。

如果我們生活中充滿紛爭和壓力，電流會以更高的強度和速度穿過我們的大腦，因為腎上腺素會增加心率並進入大腦，從而提高大腦的熱能。因此，大腦中有毒重金屬越多，熱能就越高，且金屬會保留熱量，進而形成一個惡性循環。例如，

一個凡事都看不順眼永遠在生氣或經常發怒的人，很可能他的大腦中含有較高的有毒重金屬，從而助長這種憤怒的情緒。不管任何原因所產生的熱能都會使金屬改變形狀和形式，隨著憤怒而升高的電磁場會產生更多的熱能，最終形成電磁風暴，進而熔化更多的金屬向外擴散，並有可能干擾大腦中更多的電信號，而那些熔化的有毒重金屬會散布其液化氣體，從而阻礙身體機能和訊息的交流。

人們知道壓力和憤怒對我們的大腦、身體和健康「有害」，但健康界的專家並不知道原因，他們不知道系統性的根源是什麼；不知道這個過程在大腦內部發生；不知道憤怒是以這種方式影響大腦。他們摸不著頭緒，即使有最好的神經科學技術、冥想和思維模式，對許多人來說，控制自己的心性很難──這也是為何管理壓力和憤怒模式的策略會失敗，人們被打回原型的原因。因為人們之所以痛苦是因為背後的有毒重金屬，如果不同時解決有毒重金屬的問題，即使我們試圖化解或重新整合我們的思維，最終我們都會回到過去的模式。

所有的一切可能難以想像，因為你知道大腦不可能全是閃亮的金屬塊。沒錯，你是對的，表面上看起來的確不是那樣，但請記住，大腦中的有毒重金屬是肉眼看不見的超微觀等級，可能是奈米粒子形式，甚至更小，正是這些極微小的顆粒進入並填滿腦細胞，最終使腦細胞受損。較大的（非奈米尺寸）有毒重金屬顆粒介於腦細胞之間，並非全部進入腦細胞，但它們同樣具有破壞性，會干擾腦細胞彼此之間的交流。無論是在腦細胞內還是腦細胞之間，當這些微小顆粒熔化、腐蝕、滲出和釋放氣體時，有毒重金屬更是一個棘手的問題。

當我們想像大腦中的熱能和金屬時，我們並不是將大腦想像成鐵匠鋪，用華氏二千度的高溫鍛造大塊金屬。我們談論的是奈米級與以下的金屬粒子，且數量多到數不清。這些數億顆粒的有毒重金屬在大腦中累積不需要很多年，但肉眼還是看不到。我們談論的是一種完全不同指標的熱能，況且還涉及酸性，於第九章〈酸性的大腦〉會提及。酸性大腦會改變熱度，且酸性血液讓毒素不易排出身體，進而使大腦的溫度升高。

即使我們看不到大腦內部的有毒重金屬顆粒，但隨著時間的推移，它們造成的損害往往是以令人沮喪或以毀滅性症狀呈現，有時甚至在醫學成像中可以看到有毒重金屬的影響，儘管它們未必會被識別出來。由於有毒重金屬會導致腦組織氧化，

因此在某些情況下，MRI 磁振造影或其他腦部掃描顯示灰色區域、黑點、白點、病變或腦組織損傷──但醫療專業人員並不知道他們看到的是有毒重金屬的問題。當在分析這些掃描時，醫療專業人員對他們所看到的影像毫不知情。

有毒重金屬侵入腦細胞和腦組織仍然令人非常困惑，你可能患有腦部疾病並將你的大腦捐給科學，科學家在你去世後解剖研究，但他們仍然看不到有毒重金屬。他們不會特別檢查組織是否含有金屬，這並不屬於驗屍議程。他們不會測試微量有毒重金屬，只有在非常極端的情況下，有毒重金屬沉積物才會在大腦中積聚到肉眼可以看到的程度，但它也只會被視為另一個捐贈給公開醫療業的大腦，因為他們甚至不知有這些威脅大腦有毒背叛者的存在，基本上他會把你的大腦解剖後並丟棄。（與此同時，幕後醫療業知道有毒重金屬存在於我們的大腦中，這是醫療業幕後黑手的目的之一。我們大腦中的金屬越多，他們就更能控制我們的心智，從腦部疾病中賺到更多的錢。）

讓我們話題轉回大腦中的電流。當它透過神經傳導物質通過、穿越和圍繞神經元運行時，電流不斷與有毒金屬沉積物接觸，這是一個問題，而另一個問題是：神經傳導物質對我們的生存至關重要，有助於維持大腦，它們需要純淨的環境。隨著有毒重金屬融化並釋放氣體，該金屬的殘留物會與純淨的神經傳導物質混合，導致神經傳導物質變髒，就像渾水一樣。

當電流使用這些混濁的神經傳導物質作為燃料穿過、穿越和圍繞神經元運行時，電流可能會有幾種不同的呈現方式，這取決於神經傳導物質中的有毒重金屬。每當神經傳導物質充滿任何有毒重金屬時，腦電流就會發熱。如果神經傳導物質飽和的有毒化學物質是汞，那麼電脈衝將會更暴衝和危險，部分原因是汞為變形金屬，不需高溫或操作就能分解和液化。無論是兒童還是成人，汞對腦電流的影響可能讓人表現出各種不同的行為。另一方面，如果神經傳導物質飽和的有毒重金屬是鋁，那麼當電脈衝穿過神經元時，它就不會那麼暴衝。與其他一些金屬相比，熔化鋁需要更多的熱能和時間，儘管鋁不像汞會變形，但大腦的電流仍可以熔化鋁。因為熔化鋁需要更長的時間，在熔化的過程中，電脈衝會失去強度並減弱，因為鋁顆粒就像海綿一樣會吸收電脈衝。這種電脈衝減弱會產生一系列的症狀，我們將在本書的第四部和第五部進一步探討這些症狀。

# 什麼是合金大腦

如果一個人的大腦內有很多不同的重金屬怎麼辦？許多人都是如此。如果是汞、鋁、銅、鎳，甚至還有一點鉛該怎麼辦？如果這些金屬混合在一起會怎麼樣──如果它們在大腦中彼此相鄰，且大腦因日常瑣事而變熱時，當這些金屬熔化並結合在一起又該怎麼辦？有一件事是肯定的：公開醫學科學再過一百年都不會觸及這一點，這還算好的呢！不過，當他們開始研究後，他們就會發現這些合金所引起的全身性併發症。

合金是眾多金屬的組合。工業界經常混合各種金屬，使其更堅固或更靈活、更輕或更重、更多孔或無孔、能夠耐冷熱，並產生膨脹或收縮的差異。在建造橋樑選擇鋼材時，合金是首選──工程師不會丟棄橋樑上任何的舊金屬。合金也是汽車結構不可或缺的一部分，在製作環法自行車賽的自行車時，合金也是關鍵的材料。此外，合金也可用於電腦和設備技術。合金永遠有各種組合，也有其缺陷和局限性。儘管如此，這些都是合金可運用和改善的空間，亦是合金的屬性。

合金不應該存在於我們的大腦內；不應該存在於我們孩子的大腦內，我們的大腦內沒有空間留給合金。在我們的大腦中，一切都是緊密相連，甚至腦垂體的腔室也是緊密的，其他的空間則是充滿液體。

## 潛在的腦部發炎

你的鞋子裡是否曾有東西跑進去？一團棉絨？或者，當你走在小徑上時，被運動鞋內的小鵝卵石或樹枝弄得跛腳？當你離開海灘時，你是將鞋子上的沙子拍掉，還是任由沙子刺痛你的雙腳「快樂地」向前行？我不認為你會不在乎沙子，我想你會試圖抖掉沙粒。

大腦含有有毒重金屬與合金就像鞋子裡有雜物──沒有多餘的空間容納其他東西，造成我們步履蹣跚。原因是當有毒重金屬進入大腦時，它們會產生潛在的壓力和慢性發炎：腦部發炎。這種類型的腦部發炎不同於下一章〈病毒的大腦〉中提及的因病毒及其廢物使神經發炎的腦部發炎。因有毒重金屬引起的發炎是一種很細微的腦部發炎，與一般腫脹無關。相反，有毒重金屬會產生局部發炎──位於有毒重

金屬駐留在大腦周圍微小的區域，無論是奈米顆粒還是更小的微粒。這是由於有毒重金屬對腦組織造成的傷害，就像是皮膚傷痕上可能引起的發炎，或者因鞋子內小石子導致的後腳跟發炎，而不是整隻腳腫脹。又或是鞋跟上的小石子可能不僅使你的腳後跟發炎，而是使你的整隻腳都會腫脹。

有毒重金屬，即使是最可怕的類型，也只會產生微量的發炎，然而有毒重金屬的沉積物越大——意味著越多的奈米顆粒、微粒子等有毒重金屬沉積物在大腦中累積——因此發炎狀況會越來越多且更具侵略性。這是一種醫學領域無法察覺的腦部發炎，幾乎不可能通過 MRI 或 CT 掃描檢測出來——儘管這些發炎足以產生無數的症狀。

## 合金大腦對生活的影響

只要大腦含有有毒重金屬就會導致各種症狀：不同類型的頭痛、頭部各種症狀、各種疼痛、各種虛弱和頭暈目眩、在日常生活中出現各種情緒反應，以及不同程度的抑鬱和焦慮、抽搐和痙攣、腦霧、記憶力減退、強迫症、強烈衝動和非自願行為。大腦中的有毒重金屬甚至會在我們不知情的情況下改變我們的決策。當涉及到大腦時，我們不能只是將所有有毒重金屬排出體外，就像我們抖掉鞋子裡的沙子或取出碎片一樣。而是要用正確的方法根除大腦中的有毒重金屬，**我們將在本書第六部〈修復你的大腦〉中探討。**

工業創造合金是有原因的。例如，提升技術設備，混合金屬讓我們受益，製造商會監督組合哪些金屬、如何組合以及用於什麼目的，他們知道哪些混合的金屬會使產品出現問題。然而，在我們的大腦中，無人監督進入腦內或在腦內混合的東西——因為幾乎沒有人知道我們的大腦中竟然存在有毒重金屬合金。在過去 35 年中，那些公開健康產業因醫療靈媒的教導而意識到大腦中存在有毒重金屬，但對這種合金仍一知半解，而幕後醫療界甚至不知道大腦中有毒重金屬的合金類型。

我們無法選擇自己的合金組合，這可不像是在得來速外賣窗口訂購一些銅、鉛、汞和鋁。每個人的大腦中都有獨特的合金混合物，但不知道究竟是什麼組合，甚至不知道它們的存在。儘管一個人的大腦可能含有與另一個人相同的 3 種、5 種、7 種或 10 種有毒重金屬，但就數量和比例而言可能略有不同，且它們在大腦內

存在的區域可能稍微不同，都是我們與眾不同的部分原因。我們之所以獨一無二，不僅僅是我們獨特的靈魂，還有我們獨特的人生經歷和觀點，與我們大腦中的有毒重金屬合金，它們會影響我們的行為、行動、思想、決定、感覺、記憶和自我意識。有毒重金屬甚至會改變胎兒大腦和其他器官的發育。而每個人大腦內部的合金組合完全未經授權，沒有任何監管，也沒有任何環境機構檢查能確定你大腦內的合金成分是否安全。

這些有毒重金屬合金成分對電流的反應各不相同。大腦中的電流模式將智能、信息從一個神經元傳遞到另一個神經元。決策過程的運作是神經元透過電流將信息傳送給下一個神經元。正如上一章提及，大腦中的電流不是一條發熱的電線而已，它包含從過去發生在你生活中的資訊到此刻正在發生的事情的當前資訊等豐富信息。某些有毒重金屬的合金混合物會擾亂電流中的訊息並改變記憶，這就是為何一起經歷同一個事件的人卻有不同的記憶。大腦中有毒重金屬合金改變了我們記憶經歷的方式，即使只是輕微的改變。

合金也會決定我們肉眼看東西的速度。一個人可能會說：「你看到了嗎？」另一個人可能會說：「啥？看到什麼？」這不是視力問題，而是大腦中有毒重金屬合金影響人們感知的問題。根據大腦中的混合物和位置，合金可能讓人看不到快速移動的物體，但這未必意味著看到快速移動物體的人大腦中沒有合金。實際上，可能是他們腦內的合金讓他們快速看到，同時以其他更大的方式傷害他們。或者他們的大腦中可能有某種合金，讓他們以為自己看到了什麼；也許另一個人沒有看到該物體是因為它從未存在過。這就是合金大腦讓人不解之處，症狀層出不窮，毫無脈絡可尋。自閉症就是合金大腦導致神經系統出現複雜相互影響的一個例子——一些自閉症兒童在很多方面擁有天賦，但在許多其他方面卻很挫折。

合金會影響大腦中的信息，這代表它們會影響記憶、情緒感覺、回憶甚至夢境。沒錯——合金會改變和影響你的夢境。人們經常好奇為何他們的夢境非常荒謬、模糊或離奇。這可能是因為傳輸信息的電流在通過大腦時撞擊到改變訊息的合金沉積物，從而改變信息的結構。再加上存在於大腦中你的靈魂，影響著你的夢境。綜合以上因素，你可能會做一些古怪或非常強烈的夢。如果你在移除汞填充物時，因汞填充物釋出的氣體進入大腦，你可能會夢到被困在水下或被困在一個狹小

的空間裡。或者，在夢中你正在逃離某人，並覺得你無法逃脫，跑得不夠快，或者幾乎被困住，那就是電流被有毒重金屬沉積物絆住，這種大腦的電流模式通常在你清醒時不會出現。當你睡覺時，作為睡眠修復節奏，一部分的電流會傳輸至大腦的不同位置，創造一些與你清醒時完全不同的夢境——尤其是當電流在你睡著時擊中有毒重金屬沉積物，這種現象通常不會在白天發生。

當合金用於工業時，瘋狂的科學家可以從中獲得很多樂趣，用於具有破壞性的研發；用於核武；用於導彈發射井。而地球上發現的不明合金，其中包含人類尚未創造的金屬和金屬配方，唯一的解釋就是它們是從天而降。

我們大腦中的合金有哪些？這就像聚餐一樣，每個人都帶一些餐點，但沒有人真正知道每道餐點的內容物，因為他們都把不同的食物堆在盤子裡，就像每個人的大腦中都有某種合金混合物一樣，這些合金混合物甚至可以決定一個人要為聚餐製作什麼餐點！這只是合金對大腦影響的一個例子——我們的情緒以及我們想要製作的餐點，大腦合金可能會讓一個人想帶鬆餅，另一個人想帶鮪魚砂鍋，另一個人則不想聚餐，轉而去速食店吃飯。

**合金大腦會改變思緒**。在我們的歷史上，合金大腦造就了一些聰明才智的人。儘管如此，合金大腦也有缺點，合金大腦也會造就連環殺手，就算合金帶給某人一些好處，相對的也會從他們身上帶走一些東西。即使合金以前所未有的創新方式改變大腦中的電流場，終究還是要付出代價。這個代價可能是症狀、早逝、疾病、傷害自己或他人，或者大腦運作和交流的其他障礙。

## 氧化的合金大腦

合金大腦意味著有毒重金屬進入大腦，混成一團，隨著時間的推移使組織產生變化。它們變得不穩定，產生氧化現象——腦組織可能氧化，而金屬本身也會氧化。如果你曾看過銅或青銅（一種銅合金）上的銅鏽，那麼你就會明白我所說的氧化，你或許還記得清除銅幣上綠色的堆積物。在古董界，金屬物品上的銅綠可證明其珍貴性，你不會清理它。但這是你的腦袋最不需要的東西。生鏽是金屬已經氧化的另一種呈現方式——如果你曾經看過廢金屬因生鏽而冒泡和剝落，那就可以想像這些根本就不該出現在你的大腦。銅綠和鐵鏽意味著腐蝕和氧化，代表有更多有毒

重金屬徑流浸出、釋放氣體並擴散到腦組織。

請記住，每個人的大腦合金都不同，部份原因與大腦中存在哪些合金有關。有毒重金屬的不同組合會產生不同的反應和氧化，取決於特定的合金混合物：

- 當某些金屬混合在一起時（例如，汞和鋁），氧化作用會迅速增加和擴散，產生大量鬆散的碎屑，進而導致徑流，這意味著金屬碎屑會擴散到更多的組織中。

- 當鎳和銅放在一起時，鎳比銅更耐熱，因此銅吸收了鎳原本該吸收的所有熱能，且銅比鎳往往更快分解。

- 當鉛和鋁相互作用時，它會加速鉛的剝落和氧化過程，導致合金變得不穩定。

- 銅是最接地的金屬，但當它與鉛結合時，銅的接地機制會變得激進和不可預測。當電流通過含銅鉛合金的大腦時，銅會導致更多的能量耗損，從而削弱大腦的電流網。

- 銅與汞混合會增強汞的神經毒性。銅的接地特性實際上使汞更不穩定，導致汞氧化得更快。

- 鋁可以使銅的溫度快速升高並保溫更久，意思是當大腦的電流網接觸到銅鋁合金時，鋁會使銅持續加熱──而我們大腦的電流反應原本應迅速冷卻。

- 當有毒的鈣和鋁結合時，鈣會包覆鋁並在鋁周圍堆積，並將鈣鋁合金推入大腦深處。

- 鎘和汞結合，鎘在相互作用下會釋放氣體和冒泡，進而使汞更膨脹，類似於鋁汞合金的情況。

這並不是一份占據在你大腦的有毒重金屬合金的詳盡清單。更不用說，這些例子只是描述一些有毒重金屬結合後相互作用時形成的幾種不同合金。合金也可能由大腦內 3 種、4 種或更多金屬結合而成。我們的大腦合金中可能有無窮無盡的有毒重金屬組合，而且每種合金的性質都是獨一無二的。

這些合金在大腦中的位置，就像個別有毒重金屬的位置一樣，也可能有所不同。有些人的大腦後部有較多的合金；有些人的額葉有較多的合金；有些人是在左

半部；有些人是在右半部；有些人可能在腦中線；有些人的合金「遍布」大腦；有些人的合金只集中大腦某個區塊。隨著時間的推移，合金也可能在大腦中移動。有毒重金屬合金以各種形式存在並影響數十億人的大腦。

無論我們體內存在什麼合金，以及這些有毒重金屬混合物位於大腦的哪個位置，我們都要採取行動去除有毒重金屬合金，如此一來才能開啟療癒之路。必須拯救自己的大腦，雖然去除有毒重金屬需要時間，但當我們投入時間和精力時，得到的回報肯定是超乎想像。

# 微量礦物質：大腦的和平守護者

我們別忘了，我們大腦中也有一些有益的金屬：微量礦物質。微量礦物質的存在有無數尚未被發現的原因：可以傳遞信息、預防大腦萎縮、滋養大腦的免疫細胞、使大腦保持強健，微量礦物質的益處還有許多。

### 生存的關鍵

沒有血液中的水、電解質和微量礦物質，大腦的電流場就不可能存在。如果沒有水，或者沒有微量礦物質和電解質，大腦的電流場就會減弱並最終耗盡，從而神經傳導物質、其他與大腦相關的激素以及腦組織內儲存的微量礦物質和電解質儲備量都會枯竭。也就是說，并最終乾涸，腦力減弱，這是大多數人生活的寫照。

**電本身不具生命力，它需要一個生物同伴，即是微量礦物質和電解質：金屬。**我們知道，如果沒有一些金屬原料，無論是騎自行車、摩托車、汽車、公共汽車、火車還是飛機，我們都無法旅行。同樣的，如果沒有適當的金屬——微量礦物質和電解質，電流就無法正常穿越大腦。或者想想避雷針，宇宙的奧秘就在閃電中，以及避雷針的金屬如何吸引它。天空中的閃電最初只存在於大氣雲層、水蒸氣或降水中的微量礦物質。我們體內也存在同樣的關係，即我們大腦中的電流如何尋找微量礦物質和電解質，而我們體內的水如何輸送到大腦內以幫助傳輸電流。

（順帶一提，如果有毒重金屬顆粒汙染了大氣，它們就會改變風暴模式並使閃

電的電流更具侵略性，就像有毒重金屬汙染我們的大腦，在我們的大腦中產生風暴一樣。）

微量礦物質主要的一項功能是平衡流經大腦的電流。電流會被微量礦物質吸引，這就是微量礦物質預防電流失控的部分原因，大腦的超自然電磁力將微量礦物質吸引到大腦內適當的位置和特定需要的區域。微量礦物質還可以調節電流防止電流引起的過度加熱，以便在需要時進行降溫的功能，因為與工業化金屬不同，在自然狀態下的微量礦物質會在大腦電流擊中它們時調節溫度。

微量礦物質就像過去立體音響設備上的等化器，可以根據需要提高或降低調整。微量礦物質在大腦中的角色類似於肝臟如同人體中的和平使者。微量礦物質是大腦的和平使者，它們是無聲的守護者，大腦中的電流會尋找微量礦物質，沒有它們，電流網就會停擺。

為了生活、飲食、呼吸、生存，我們必須從某處獲取微量礦物質和電解質（即使它們是最差的形式）否則我們無法生存。但問題是，我們經常從基因改造食品、經過處理的城鎮或城市用水、過度耕作沒有休耕的農田（有機和傳統），以及沒有餵養營養豐富食物的養殖動物和魚類等最劣質的來源獲取形式，這種微量礦物質和電解質僅能供給我們生存。我們接觸的優質微量礦物質和電解質越來越少，而接觸的有毒重金屬卻越來越多。

## 最大的敵人

我們大腦中的微量礦物質與我們的靈魂息息相關，蘊含著我們與月亮、星星、大氣、乙太、天堂連結的信息，超越教科書科學，超越數字，超越對或錯或好或壞。微量礦物質具有身體與形而上學存在的目的，除了巨量礦物質外，微量礦物質應該是大腦內唯一的金屬。

如果微量礦物質本身有大腦，它們絕對想不到在進駐我們大腦後與之為鄰的竟是它們的邪惡版本──有毒重金屬（工業化金屬）。當金屬被工業化後，原本微量礦物質的益處完全被破壞。例如：工業化銅，我們往往與銅混淆。我們常聽到，「銅有益，我們需要大量的銅」，然而，當銅被工業化後，也就是變成銅鍋或銅管時──它就已經變形了，原本任何有益的微量礦物質已不存在，銅鍋或銅管（或銅

製水瓶、銅製廚房工具、銅首飾等）的殘留物對人體毫無益處，在人體內已無法發揮具有活性、生物可利用的微量礦物質特性。相反，它經由工業化和變性成為一種具有破壞性的危險金屬。地球部分是由具有活性的微量礦物質組成，當它們保持在自然狀態時，只要數量與用法正確即可被人體利用。然而，鍛造金屬會去除存在於金屬中的自然地球能量，當金屬被工業化和鍛造後，它就失去其記憶。工業化的金屬對我們的身體具有毒性和破壞力，其自然的屬性已被破壞殆盡，並且失去其原本有益人類的活性。

有毒重金屬是微量礦物質最大的敵人，反之亦然。在與有毒重金屬的衝突中，犧牲的是微量礦物質，因為有毒重金屬會破壞微量礦物質的天然能量和物理活性。有毒重金屬帶有破壞性電荷，微量礦物質（它們的極性相反）則帶有有益電荷。作為中和劑，微量礦物質犧牲自己，基本上是被吞噬以試圖阻止和中和有毒重金屬的破壞性電荷。

另一種微量礦物質犧牲的方式是：由於有毒重金屬使大腦中的電流變得更熱，而微量礦物質的另一個功能是在不阻礙電流的情況下冷卻電流，有毒重金屬產生的額外熱量使微量礦物質超負荷，因而被分解。如果我們從天然來源（草藥、綠葉蔬菜、水果、野生食物和蔬菜）中獲取大量的微量礦物質，那麼它們在一定程度上就可以調控這種過熱。某些強效的微量礦物質，例如芹菜汁中的鈉簇鹽，甚至有助於化解有毒重金屬，這就是為何微量礦物質是有毒重金屬最可怕的惡夢之一。隨著時間的推移，微量礦物質仍然會耗損、減少和失去強度，因為有毒重金屬具有非常強大的破壞力。微量礦物質的作用是降低有毒重金屬的破壞力，至少帶走有毒重金屬從工業化中獲得的有毒能量。由於微量礦物質面臨如此多的挑戰，因此每天持續用芹菜汁和其他健康的微量礦物質來源為自己補充能量是有益的。

如果我們沒有用含有適當電解質和微量礦物鹽的正確食物來滋養自己，我們就很難恢復大腦內的微量礦物質含量，所以大腦會越來越熱。由於人體內的血液也可能經常充滿脂肪和酸，進而助長更多的金屬熔化和氧化，產生額外的有毒金屬碎片，與微量礦物質互相抵觸，從而減少更多的微量礦物質。微量礦物質甚至會在熔化和氧化過程中被吸收，融入有毒重金屬合金中，但這並不是壞事，因為微量礦物質有助於化解合金中的有毒重金屬。所有微量礦物質都有助於化解有毒重金屬，而

芹菜汁中的鈉簇鹽是這方面的高手，因為芹菜汁中含有完整的電解質。雖然微量礦物質的這種功能對我們有利，但相對也代表著我們會失去更多本應負責所有大腦功能的微量礦物質。微量礦物質與有毒重金屬不是一場公平的較量，因為工業有毒重金屬不應該成為我們大腦和身體的一部分。

這場有毒重金屬之戰是導致當今人類大腦問題如此多的重要原因。你可以閱讀所有的神經科學文獻，關注社交媒體上所有先進的另類和傳統健康專家，收聽所有健康播客，但你不會看到任何這些相關的問題。醫生和健康專家沒有意識到有毒重金屬存在於大腦中，也就是說，除非他們應用醫療靈媒的信息——如果有的話，但他們也不太可能透露他們是從醫療靈媒的教導中獲得的信息。倘若他們確實談論到金屬，那麼其他相關的信息在哪裡呢？答案就在這裡。

健康專家會為大腦歌頌「健康脂肪」、「魚油」、「高蛋白」，然而，如果遵循該建議則大腦中會有更多的氧化有毒重金屬。這意味著，無論這些資訊來源聽起來多麼先進，卻與治療的方向相反，例如哪些食物和補充品對我們的大腦和神經元的健康有益。業界對我們大腦中這場有毒重金屬之戰視而不見，這就是為何在這個單元，是時候讓你成為專家了。


# 超越醫療核心體系

我們從小被教導，醫療單位——即醫療機構、製藥業和整個醫療保健業——都是在守護我們，為我們謀福利，以人為本。有很多好的理由讓我們這麼認為：學校的護士在你擦傷的膝蓋上包紮繃帶；扭傷腳踝時，你的兒科醫生幫你穿上腳踝復健鞋，遞給你一根拐杖；長大後，我們聽家人和長輩生病時在醫院接受治療的經歷，包括救命的手術；我們聽說一位遠方朋友出了車禍，因急診救治而倖存；我們被告知醫學技術不斷進步，並看到報紙和其他媒體上的新聞標題。所以我們相信整個醫學都是符合我們最大的利益，並從中獲得安全感。

我們在大學裡被教導科學是權威或國王，科學甚至是上帝，科學具有所有的答案。即使我們今天面臨的瘟疫，卻一直被告知科學已經控制疫情，並且有合理的解

釋——然後，我們發現事實並非如此。有成千上萬的例子顯示，在醫學院向醫療專業人員傳授的研究和科學教義實際上是表面不實的訊息——然後再如法泡製告訴其他人。其中一個例子是帶狀皰疹病毒和水痘病毒本質上是同樣的說法，但實際上，它們兩種卻是完全不同的病毒。

當你只看表面，無法從醫學研究和科學中得到直接的答案或合理的實情。然而，在我們成長的過程中，被教育科學提供的都是有憑有據、不容置疑和經過認證，你很容易被收買，特別是當你摔斷腿，有一位醫術高明的骨科醫生幫你打上石膏讓你離開醫院。這種看得見的幫助是醫療業的煙霧彈之一，也是醫療核心的騙術之一，以一功抵百過。我們仍然被教導要相信醫學科學研究和醫療保健系統是我們的避難所、安全守護者，不會出錯，他們會照顧我們的孩子、嬰兒和孕婦。

在完美的世界中，公開醫療產業應該先進到完全瞭解我們大腦中有毒重金屬的嚴重性和複雜性。然而事與願違，另類醫學是從先知的出版著作中才能一窺究竟。即使我們很快看到「大腦中的有毒重金屬」在另類醫學界已成法則，科學研究也不是原始來源，醫療靈媒出版系列才是瞭解金屬引發相關症狀和疾病的原始知識來源。

醫療核心體制的官僚作風無人可擋，數十億美元用於科學研究，但這些研究不適用於患有慢性腦部發炎導致神經耗損和四肢無力的兒童、不適用於因大腦引起的胃腸道疾病而需要餵食的人、不適用於每天生活在腦霧或躁鬱症或自閉症的人。醫學研究和科學將數十億美元投入醫藥研究與醫療官僚機構，同時卻沒有將資金用於調查數百個慢性症狀和疾病的個案。醫療體系完全忽略慢性病中一些最明顯和最重大的發現——比如我們大腦中的有毒重金屬。

為何他們不知道這件事？怎麼可能呢？是否他們知道但完全避而不談？或者他們根本沒有發現，還是無意中發現了？是因為該產業缺乏資金、方向或是志不在此？你可以自行判斷。這是我的見解：幕後醫療業確實知道，在某種程度上，金屬可能殘留在大腦中造成問題，但他們完全迴避。大眾醫療產業並不知情，除了個人健康專家，因為 35 年來醫療靈媒的教導，大腦和器官內累積微量的各種有毒重金屬，進而導致數十種慢性症狀和疾病，他們現在開始懷疑。關於有毒重金屬的對話一點一滴慢慢出現，但內容並不完整，關於為何有重金屬、有哪些重金屬，以及重

金屬在哪些部位，這些仍舊是一個謎。

　　不可告人的幕後醫療產業不希望這些信息洩露的原因之一是，我們大腦中有毒重金屬的很大一部分是來自醫療產業本身，我們體內的汞、鋁和有毒的銅，所以他們當然要迴避這個議題。即使在多年之後，許多人已閱讀過這本書，這種情況依然會持續存在。另一個避而不談的原因是，為了改善我們大腦中有毒重金屬的情況，我們一定會主動尋求方案，最終促使我們採用極端的另類方法，因為醫療產業沒有解決方案。

　　即使醫療核心體系決定重視有毒重金屬，好讓數十億人有機會治癒，結果也會困難重重，因為沒有藥物可以去除大腦內細微但對生命有害的有毒重金屬，實際上，藥物和醫學治療本身就含有有毒重金屬。這個難題將迫使醫療體系採用自然療法，因為唯有採取自然療法才能帶來療效。一旦醫療產業轉向自然療法——如果是正確的自然療法——整個醫療產業就會瓦解，因為他們認為這不符合科學。你可以將所有的科學投入於另類療法，雖然它可能會受到某些自然權威的尊重，但對於傳統醫學體系來說，另類療法仍然擺脫不了「庸醫」的形象。更何況如果醫學界發現並承認真相，那誰來對有毒重金屬及其對嬰兒、兒童和成人造成的損失和傷害負責，甚至導致孕婦流產？他們又將如何賠償？

　　所有這一切意味著，醫療產業幾乎不可能承認，我們大腦中含有本書提及的所有有毒重金屬與其導致的症狀。相反，這一切都會被當作是遺傳，或者他們會找其他的代罪羔羊。數十億美元投入基因科學，不是為了提供我們關於為何生病的解答與治癒，而是為了知道如何複製或破壞我們的基因——醫學基因界黑暗無比，即使在這個產業工作的人也不知道這才是真正的殘局，如果不是這樣，那麼數十億美元將可用於研究大腦中的有毒重金屬，研究如何治癒或逆轉病情，以及如何去除來自藥物和藥物治療中的金屬。

　　沒錯，我們從小就認為醫療產業總是為人們著想，我們被教導醫療方案總是有解決之道，生活中有些領域確實如此。不過事實上，醫療產業謀求的是其自身最大的利益。許多慈悲的醫生雖然以患者的最大利益為考量，但他們卻束手無策，幕後醫療業讓醫生對患者的病症一無所知，所以無法提供我們解決方案。然而，當醫生跳出框架發現問題後，由於幕後醫療產業不樂見醫生的發現，因此醫生就惹上麻

煩——有時是悲劇性，甚至威脅到他們的生計和家庭的福祉。

這就是為何讓你知道很重要，現在你終於可以掌握解決方案。在本書中，你會看到有毒重金屬在各種心理、情緒和身體健康問題方面帶來的影響，這些金屬如何進入我們的大腦，以及你可以採取哪些措施的重要資訊。

如果你是那個早上醒來，總是想不透為何慢性病痛找不到解方的人，現在你明白所以了然。你正在學習解決之道，你正在瞭解真相，以便為自己和家人的健康採取行動。

透過瞭解這個關鍵事實——首先，我們的大腦充滿有毒重金屬，我們可以將它們去除以便擁有更好的生活品質——我們可以超越所謂的「健康權威」，將健康掌握在自己手中，我們更可以超越醫療體系。

---

我們看不到有毒重金屬直到它們引起疾病——儘管如此，我們仍然看不到它們；我們只能看到疾病。換句話說，當金屬引發症狀時，我們看不到它們，我們只能看到症狀或症狀的影響。整個過程，也許我們會有一種怪怪的感覺，因為當我們身體不適時，我們往往會先感覺到有些不對勁。如果我們知道自己有什麼「疾病」，即使我們的直覺知道導致「疾病」的原因，我們還是會自我懷疑；如果我們不確定自己有什麼「疾病」，我們就會更加懷疑自己。

—— 安東尼・威廉

---

第四章

# 病毒的大腦

　　當某人正在對抗慢性、反復發作、看不見、神秘、間歇性或導致生活停擺的症狀時，看遍各種醫生和醫學領域專家，甚至包括精神科，通常他們要不是得到多種診斷，至少也會有一種診斷。專家們可能會做出「你只是很焦慮」的診斷，或者「只是頭痛」，他們可能會在沒有特定病症的名稱下診斷出「自體免疫疾病」或「纖維肌痛」，卻沒有得到任何導致疾病的原因，或如何從根本原因中找到一勞永逸真正的解決之道。

　　今天，在醫學研究和科學中，有許多不同的症狀和疾病，無論看得見與否，都有許多標籤可供選擇。然而，對於以先進醫學、成就、智慧、專業知識和獨創性為傲的醫療界而言，當涉及大腦時，依然所知甚少，甚至完全不瞭解完全不瞭解，即使是最微小的症狀，也都與中樞神經有關。


## 為何發炎

　　許多人體內都有發炎的現象，我們談論的不僅是關於肘部、膝蓋、背部或大腳趾的酸痛，我們談論的是從未被發現的發炎——我們談論的是腦部的發炎症狀，從未被公眾醫療產業發現，並被幕後醫療產業故意忽視。

　　如果你是醫學專家，甚至是外行，當你聽到「腦部發炎」，你可能會立即想到是某人從自行車上摔下來，頭撞到水泥，或者某人在大學橄欖球比賽時腦震盪。也許「腦部發炎」讓人聯想車禍、電腦斷層掃描（CT）和磁振造影掃描（MRI），沒錯，上述都是一種腦部發炎。這些算是明顯的傷害，醫生知道頭部會因此產生發炎和壓力的現象，以及還有上一章〈合金的大腦〉中提及尚未被發現的因有毒重金屬

引起的局部腦部發炎。

另一種類型的腦部發炎不是因有毒重金屬或明顯損傷所致（儘管它可能與這些其他類型的發炎中的一種或兩種同時發生）。我們談論的是醫療檢測中從未發現的腦部發炎，它可能非常隱晦、非常神秘，而且對許多人來說非常麻煩，這些連醫生都不確定的神秘症狀可能會讓任何人抓狂。於醫生總結為自體免疫疾病的保護傘下——這讓醫生看起來好像醫術高明，實際上，他們也非常困惑——可能和患者一樣不解。成千上萬的人被引薦到精神科醫生的辦公室，無數的人內心不斷掙扎，認為他們的身體在搞怪拖累他們，或者是自己的意念讓自己生病，又或者因為他們是壞人或業報才會疾病纏身。從微妙到非常極端涉及身心的症狀，即使是醫學領域最優秀的專家也無法肯定這些患者究竟問題出在哪裡。

這一切的背後隱藏著一個更大的真相。人們之所以會有這些狀況是有原因的，這種腦部發炎背後的真正原因就是病毒。

有病毒的大腦伴隨而來的就是腦部發炎。不過，請不要將病毒性腦部發炎與大腦中有病毒相混淆。有些人確實感染到病毒，這些病毒找到進入大腦的途徑，駐紮在大腦內並造成嚴重的破壞。然而，對於大多數人來說，病毒存在於身體的某些部位，有時靠近大腦，有時從遠處引起腦部發炎。儘管如此，發炎只是一個解答，這只是大腦和體內真正情況的一部分。

想像一下：大家所知道的醫學（另類和傳統）站在萬年的流沙中。如果它為了協助你而試圖找出或揭露真相，它只會越陷越深，因為揭露真相意味著揭露幕後醫療產業隱瞞我們真相的所有原因。因此，公眾醫療產業會陷入困境：在幕前從事醫療工作的人幾乎沒有人意識到，如果揭露真相，醫療產業將失去所有的信譽，並且不得不放棄已經建立的基礎。為了讓大眾知道真相，所有數十億美元的研究和幕後醫療產業企圖掩蓋的煙霧彈都將被揭開。正如你在上一章中讀到有關有毒重金屬的內容一樣，當涉及病毒時，醫療機構並未像英雄一樣站出來提供我們關於病毒方面的真正答案，因為這會自打嘴巴。醫療機構唯有繼續以誤導性統計數據、研究、數字、百分比、原因和藉口的形式向我們提供非真相，以保有其英雄之尊。

因為公眾醫療產業無法挺身而出，所以我們需要站出來。良善、堅定的從業者如果瞭解真相，就可以擺脫流沙陷阱，幫助他們的病人；而那些他們正在治療，久

病纏身的患者也能全身而退。我們都應該知道，許多人的病痛背後隱藏著這些微妙、未被發現的腦部發炎。這是其中的一部分，另一個重要的部分是——為什麼他們會經歷這種發炎症狀。

當公眾的醫學專家（包括另類醫學和傳統醫學專家）試圖解釋發炎時，他們最好的解釋是穀物、麩質、凝集素、茄屬植物、加工食品、乳製品、環境汙染、壓力、陽光、糖和碳水化合物本質上具有刺激性。（有趣的是，酒精、大麻和咖啡因卻不在清單中。）當他們發現這些直接、本身就會引起發炎的理論行不通時，便推斷這些因素會迫使或觸發身體攻擊自己而引起發炎。當他們發現這一點又行不通時，便推測病原體是免疫系統啟動大腦和身體並攻擊自身的誘因。除非他們學習病原體究竟如何與腦部發炎有關的真正答案（醫療靈媒的信息），除非他們應用這些來源協助人們發現如何治癒，否則公眾醫學專家的理論只會把這個產業帶回原點：一大堆支離破碎、混亂、風行一時、誤解的拼圖碎片，但沒有重要的細節。


# 病毒性腦部發炎的原因

讓我們瞭解一下病毒性腦部發炎是如何發生，如果你熟悉我的研究，那麼你就會知道病毒常常殘留在肝臟，進而從那裡釋放毒素進入大腦；光是這一項就足以引起數百種症狀，從焦慮到身體疼痛，從皮膚灼熱到腦霧，從混亂到疲勞等等，其中有一組病毒最常引起這些症狀：皰疹病毒家族（Herpesviridae）。

公眾醫學研究和科學已識別出大約九種類型的皰疹病毒變種，然而這些變種病毒是幕後醫療產業試圖掩藏的數百種皰疹病毒變種中的其中幾種，在過去的五、六十年裡，那些在醫學領域投入無數時間的病毒學家，他們就像尋找「復活節彩蛋」一樣，時不時如奇蹟般地發現其中一種病毒，並為他們發現的皰疹病毒命名。最常見的皰疹病毒是人類皰疹病毒第四型 Epstein-Barr（EBV）、帶狀皰疹、第一型單純皰疹病毒、第二型單純皰疹病毒、人類皰疹病毒第六型（HHV-6）和巨細胞病毒（CMV）。（在第十八章〈病毒和病毒廢棄物〉中，你會找到更完整的皰疹病毒列表，以及我們如何接觸到與如何保護自己免受未來接觸的重點資

訊。）正如我在醫療靈媒系列中提及的訊息，這些常見的病毒是我們現代慢性病流行的主要原因。

皰疹病毒會在我們體內增生，有些病毒會以神經毒素的形式排出更多的有毒廢物。然後，這些病毒性神經毒素在血液漂浮，進而找到進入大腦的途徑，甚至通過血腦屏障進入腦脊液。透過這種方式，病毒性神經毒素會在大腦中產生輕微的發炎。這是理解腦部發炎很重要的一點，稍後我們會進一步探討。病毒性神經毒素是病毒引起腦部發炎的原因，不管是靠近或遠離大腦的病毒

### 飢餓的病毒

鄭重聲明，病毒是活的。在公眾的科學領域，關於病毒是死是活有待爭議。沒有人有定論，而且雙方都沒有實證。真相是：**病毒是活的；病毒是細胞；病毒會進食。**

病毒若要在人體內存活夠久以產生慢性症狀或疾病，它必須找到食物維生。病毒沒有嘴巴，無法像動物或人類一樣進食。相反，病毒是透過其細胞膜吸收燃料。為了進食，病毒細胞會產生真空效應，透過病毒細胞膜任何部分臨時吸入血液中充滿病毒燃料的水，再立即經由細胞膜任何其他部分排出該液體。如果病毒非常活躍，則需要每小時補充一次燃料；如果病毒不活躍，甚至處於休眠狀態，則需要每週或每月補充一次燃料。病毒具有將幾乎所有液體排出其細胞結構的能力，因此其再次吸入的新液體會充滿病毒燃料。當病毒活躍並定期進食時，其病毒細胞會不斷透過細胞膜排出所有內容物，從而使感染病毒的人出現更嚴重的症狀。

公眾醫療產業完全不知道病毒會進食，但幕後醫療產業知道，因為幕後醫療產業不僅餵養病毒，還讓它們繁殖，讓它們在實驗室中存活，並使用病毒選擇的食物：**它們偏愛生雞蛋、鐵和汞。**幕後醫療產業還會餵養病毒其他的食物以維持其生存，其中包括麩質、乳製品和基因改造醫療級玉米。

公眾醫療產業在病毒方面的問題之一是該領域的資金嚴重不足。即使他們願意，也沒有人能找到真相——所以他們的理論全是紙上談兵，因為他們無法徹底研究病毒，更不用說選擇一種病毒在顯微鏡下觀察。很少有醫生或科學家得到授權，他們的結果總是含糊不清、晦澀難懂和沒有定論。因此，公眾醫療產業在病毒是否

只是一股失去活性的 RNA 和蛋白質，或者它們具有活性的問題上爭論不休。許多醫學專家認為只有流感（流感病毒）毒株的病毒具有活性，即便如此，這場內部的紛爭仍然令人質疑。

公眾醫療產業必須像天文學家那樣實踐理論。作為一名天文學家，晚上睡覺時夢想著用望遠鏡可能會發現星空後的奧秘。作為公眾醫療產業的病毒學家，晚上睡覺時夢想著有一天可能會獲得贊助並真正發現病毒的作用，或者如果病毒不只是病毒。與此同時，你讓自己忙於參加會議和醫學講座，閱讀其他同事的理論論文，聽那些獲得短暫資助的幸運兒在會議上談論他們認為自己發現了什麼，這就是公眾醫療產業的殘酷現實。

幕後醫療產業則完全是另一回事。他們知道病毒會進食，他們餵養病毒、培育病毒、繁殖病毒、改造病毒，偶爾就會有漏網之魚從實驗室逃脫。自一九一八年西班牙流感爆發以來，這就是幕後醫療產業一百多年來的所作所為。幕後醫療產業對病毒的瞭解遠比幕前公眾醫療產業要多更多。

記住這一點：病毒是活的，病毒會進食，病毒是單細胞。（也就是說，病毒是單細胞活性微生物，雖然透過突變，它們有可能變成多細胞活性微生物，但我們在這裡討論的是單細胞。）這些單細胞微生物最合適的術語就是病毒細胞。當我們深入瞭解病毒如何使中樞神經系統發炎，並在此過程中導致生活大變的症狀和疾病時，病毒是飢餓的活性微生物這個現實將是最基礎的知識。

## 被汙染的大腦

腦細胞非常脆弱，非常敏感，它們必須保持純淨。與肝臟不同，肝臟是身體的過濾器，大腦本來就不是身體的過濾器，它是處理資訊的過濾器——接收來自另一個來源或人類的信息。大腦有一個複雜的精神網絡，也有一個複雜的生理網絡，這需要最高等級的絕對純度。它不是市場上那條過期的魚，眼睛籠罩一層霧氣，散發著異味，因為這條魚已成為汙染海洋的過濾器，充滿戴奧辛、汞、核廢料、石化產品和滿是藥品的污水。

我們無法透過觀察得知大腦是否因古龍水、香水、香薰蠟燭、空氣清新劑和有毒重金屬而受損。當我們的大腦開始出現問題時，我們尚未看到症狀或經歷某種狀

況。我們不能像打開雞蛋一樣打開我們的頭骨看看裡面，然後聞一聞，看看是否腐爛；我們不能使用視覺線索或嗅覺，就像我們檢查雞蛋或魚一樣，來確定我們的大腦是否變得有毒和骯髒。只有當我們經歷了數週、數月或數年的大腦症狀之苦時，才開始瞭解內部發生了什麼事。

正如你在之前章節中看到的，大腦的電流應該是純淨的；大腦中的液體（腦脊髓液）應該是純淨的；大腦中的血液應該是純淨的。因此，你的肝臟和大腦是換帖兄弟，拼命加班以預防毒素進入大腦，這樣大腦就不必成為過濾器。然而，地球上的生活並不理想，由於我們的肝臟超負荷，我們的大腦充滿來自各個領域的毒物，包括聲稱對大腦有益的處方藥、有毒重金屬、防腐劑、化學品、咖啡因，以及第三部〈大腦的叛徒〉將提及的更多內容。

大腦原本是吸收知識的海綿，但它現在卻成了吸收廢物的海綿。當血液被泵入大腦時，血液中充滿了許多不同的毒素。公眾醫學領域不想知道這一點，它最不想碰觸的就是知道大腦的毒物，因為這將揭露不為人知，幕後醫療產業暗黑的罪行、疏忽和議程，甚至可能揭露操縱這一切的黑手。

值得注意的是，一些進入大腦的毒物是病毒毒素，包括病毒神經毒素。釋放這些毒素的病毒通常來自身體的其他部位；它們可能存在於肝臟、淋巴系統、脾臟、腸道、生殖系統、神經系統，甚至骨骼系統。病毒甚至可以進駐骨髓內，許多有毒重金屬，如汞便是駐紮在此並且沉澱，這就是血液細胞和骨髓疾病的根本原因之一。不過，病毒主要是存在於肝臟中。

正如我之前提到的，這些皰疹病毒的範圍從 EB 病毒及其 60 多個變種到帶狀皰疹病毒及其 30 多個變種，再到巨細胞病毒（CMV）及其多個變種，再到人類皰疹病毒第六型（HHV-6）的多個變種，甚至超過十幾種單純皰疹和數百種其他 HHV 變種和突變，其中大部分未被公眾醫學研究和科學發現。幕後醫學研究和科學讓病毒脫逃，而公眾醫學研究和科學偶然發現了某些種類的病毒。

## 神經毒素 101

最常見的神經毒素禍首來自普通的 EB 病毒和帶狀皰疹。在這個世代，每個人的體內至少有一種形式的 EB 病毒和帶狀皰疹。這些病毒會產生大量的神經毒

素──對我們的大腦和神經系統具有毒性的化學物質。當我們餵養體內的病毒時，它們就會得到所需的養分增強和繁殖，使我們逐漸出現症狀。

雞蛋、乳製品、玉米和大豆只是其中的一部分食物，會將病毒從休眠狀態帶入瘋狂進食的狀態。其他接觸源也會成為病毒的食物，尤其是如果它們含有有毒重金屬──如香水、古龍水、香薰蠟燭、芳香劑、空氣清新劑、城市或鄉鎮自來水和紋身墨水。我們吃進的這些餵養病毒的食物和接觸到的毒素都會在肝臟中積聚造成負荷，此時病毒細胞早已進駐肝臟。隨著病毒細胞和病毒燃料同時存在於肝臟，病毒可以大吃特吃，然後複製、增長並成熟，進一步產生和釋放大量的毒物。

你的肝臟會儲存這些神經毒素，以防止它們到達大腦。然而，由於肝臟負荷過重，無法過濾和容納所有的病毒廢物，於是神經毒素和其他病毒毒物會進入血液。當你的身體其他部分試圖阻止這些神經毒素到達大腦時，神經毒素會開始在你的脾臟、肌肉骨骼組織等部位累積。一旦體內神經毒素累積後便會產生症狀，這種症狀時好時壞。例如，由於腎臟和膀胱內和／或陰部神經上積聚的神經毒素，膀胱可能變得很敏感和過度活躍。另一個例子是，肝臟和淋巴系統中的神經毒素積聚會導致體液滯留（淋巴水腫）。

我們的器官和組織並不是用來過濾神經毒素，不然它們會超負荷。最終，病毒性神經毒素會順著血流到達心臟，最後進入大腦。有些病毒，取決於它們在體內的位置會釋放神經毒素，甚至在尚未通過肝臟前就到達大腦。無論它們透過什麼路徑到達大腦，當神經毒素到達那裡時，它們就會開始積聚並充滿腦組織。這也會造成神經毒素附著並結合在主要的神經通道（例如迷走神經），（你會經常聽到這些神經以單數形式提及，如「迷走神經」。但我們的腦神經是成雙成對，這就是為何我會在這裡以複數的形式提及它們，更多詳情請參閱第六章〈發炎的腦神經〉。）

病毒的侵略性越強，它需要補充的食物就越多，因此釋放的神經毒素也會越強，且這種神經毒素會在大腦的不同區域積聚，代表我們會變得更疲勞和混沌。除了腦霧和全身神經疲勞外，大腦中的神經毒性積聚還會導致混亂、焦慮、抑鬱、刺痛、麻木、抽搐、痙攣、胸悶、頭暈、視力模糊、飛蚊症等。

在本章後半段，你將閱讀到病毒性神經毒素和由此產生的腦部發炎如何導致或影響許多其他症狀和狀況的詳細資訊，包括頭痛、偏頭痛、情緒變化、四肢無力、

狼瘡、多發性硬化症（MS）、神經萊姆病、不寧腿症候群、POTS（姿勢性心動過速症候群）、短暫性腦缺血發作（TIA）、中風和自主神經障礙。在第六章〈發炎的腦神經〉中，你還會瞭解到病毒性神經毒素如何使迷走神經、三叉神經和顏面神經等腦神經發炎，導致更多的症狀和疾病，從貝爾氏麻痺到顳顎關節功能障礙，再到神經痛等。相關更多症狀和疾病的細節，請閱讀第四部分〈侵犯大腦〉和第五部〈病痛與煎熬的醒悟〉。

## 神經毒素如何拖累我們

　　神經毒素一旦到達大腦，它們如何促使神經元發炎、大腦腫脹並引發所有的症狀？在這個過程中它們有各種不同的方式。首先，我們要瞭解神經元和神經細胞很敏感，以便讓你體驗生活中的痛苦、愉悅的感覺、聽覺、嗅覺、視覺、觸覺、味覺。也因為神經元和神經細胞極度敏感，可以輕易從電流中接收信息，其中，這些電流信息包含來自大腦的資訊，並沿著神經傳遍全身。這種敏感的神經信息讓我們能夠活用我們的身體機能，並讓我們在無法直接控制的功能中受益，例如腸壁蠕動和睡眠。

　　就像我們的皮膚很敏感，會對損害皮膚組織的物質產生反應一樣，我們的神經元和神經細胞對神經毒素也很敏感，因為神經毒素會傷害或損壞神經元和神經細胞。**這就是神經毒素：對神經細胞過敏的有毒物質**。病毒性神經毒素是酸性極強的汙染物，而病毒也是屬於高度的酸性。

　　病毒排出的神經毒素本來不應該接觸到神經細胞，在一九〇〇年代之前，病毒不會排出足以傷害和導致嚴重神經系統症狀和疾病的神經毒素。相反，神經系統症狀和狀況只是神經元和神經細胞直接暴露於大量有毒重金屬的結果。直到二十世紀初，病毒神經毒素成分才成為一個因素。在此之前，病毒還沒有適應消耗和使用這些有毒重金屬作為燃料。

　　病毒性神經毒素損害神經元的另一個原因是神經元含有信息。神經元是信息高速公路的一部分，當神經毒素充滿神經元時，它會帶著與神經元接收和傳輸相互衝突的信息包覆神經元。病毒性神經毒素包含的信息範圍很廣，從感染病毒之前到病毒的任務，再到神經毒素的成分。當帶有本身信息電脈衝擊到包覆著神經

毒素的神經元時，病毒嵌入神經毒素的矛盾信息會導致神經元過熱。從一個神經元到另一個神經元的信息應該是純淨、未被篡改過。病毒的神經毒性廢物含有相關該病毒的信息，不應該摻入通過神經元和電脈衝傳播的信息中。而神經元之所以過熱是因為神經元要解讀什麼是合法與外來入侵者的信息，因此神經元在這種過勞的過程中持續發炎。

## 時好時壞的腦部發炎

每個人對病毒性腦炎的體驗不盡相同，有些人生活中充滿愛、支持、資源；在生命早期飲食完善；較少接觸到有毒重金屬和病原體；較少壓力——因此神經毒素引起的大腦腫脹不會引起太多的症狀。或許他們的病毒量較低，飲食中電解質較多，腦內礦物鹽含量較高，由於生活壓力較小而神經傳導物質較強，腦內有較完整的糖原「儲存庫」，胰島素阻抗較小（意味著葡萄糖更容易進入大腦），大腦和身體內的有毒重金屬較少，部分原因可能是在生命早期較少接觸到暴露源。

有時腦部發炎是長期持續數年；有時是暫時性，因而導致平衡問題，且經常被誤診為梅尼爾氏症（Ménière' sdisease）。有時炎症會導致揮之不去的輕度眩暈；有些人會有時好時壞的注意力和專注問題。有些人這個月思路非常清晰，但下個月注意力和專注問題及腦霧症狀再次出現，症狀是間歇性。有時，當一個人遇到高壓、掙扎或艱困的時期，會削弱免疫系統，並導致「戰或逃」的腎上腺素爆發，為病毒的擴張、增殖和生長創造絕佳的機會，進而導致腦部發炎。隨著本章，以及第二部〈我們被洗腦了〉和第三部〈大腦的叛徒〉，你將閱讀到更多導致我們經歷這些起起伏伏的病毒燃料、觸發因素和接觸源的信息。

腦部發炎在今日的社會十分普遍。每年求醫的患者有不斷增加的趨勢，在未來幾年更會如此。然而，他們不應該只是被診斷出腦部發炎，同時也應被診斷出體內的病毒。由於之前我們已經探討過，這種情況應該不會發生。如果真實發生，並且承認人們患有腦部發炎，那麼這將揭發業界一向以來支持製藥業而不是支持患者的秘密，我們本來不該知道症狀是因病毒而起，除非是幕後醫療界故意大肆宣傳某種

病毒。導致慢性疼痛和慢性疾病流行的皰疹病毒，就是幕後醫學研究和科學在過去一百年來，以絕對機密的方式釋放到我們環境中的原始病毒。儘管其中一些病毒已被公眾的醫學研究和科學發現，但這些病毒並未被視為神經系統症狀和腦部發炎的問題或原因，病毒的本質並未被看見：這是一場生物戰。

這就是為何我們需要真相，這樣才能治癒自己：因為靠外來的幫助並不容易。現在最可能的情況是帶著長新冠肺炎或神經系統萊姆病的診斷離開診所，無論是否經過血液檢驗。（那些熟悉萊姆病真相的人都知道我的意思。對於任何不瞭解萊姆病真相的人，你會在本書的第五部〈**病痛與煎熬的醒悟**〉中閱讀到更多關於萊姆病的資訊，或者你也可以閱讀《醫療靈媒》的更新版。一些熟知醫療靈媒資訊的功能醫學博士開始朝正確的方向研究：**新冠肺炎正在觸發人體內的 EB 病毒**。他們仍然很困惑，診斷出長新冠與 EB 病毒被觸發有關——當 EB 病毒本身被觸發時，日後可能會造成迷走神經發炎，並引起迷走神經相關症狀。這些立意良善的從業者未必會遵循與提供正確的方案，COVID 病毒本身不會傷害迷走神經，但會削弱一個人的免疫系統，使 EB 病毒影響迷走神經。（稍後我們會詳細介紹長新冠肺炎）

## 解開流行性神經疲勞之謎

人們就診的其中一個原因是飽受神經疲勞之苦。當某人的免疫系統受損，並且發展出低或高皰疹病毒載量時，該病毒載量會產生大量神經毒素，最終充滿大腦並造成長期性疲勞，即使是充足的睡眠也無法緩解。

沒有人知道這種疲勞是由神經毒素引起的。傳統醫學和另類醫學都不知道這是神經性疲勞，他們會認為這只是甲狀腺疾病、神經性萊姆病、長新冠或腎上腺疾病引起的疲勞，或者他們可能稱之為 ME ／ CFS（肌痛性腦脊髓炎／慢性疲勞症候群），而不瞭解其背後的真正原因。如果醫學專家認為疲勞與 EB 病毒有關，那麼該診斷將是來自醫療靈媒出版物和教學中得到的信息，這些信息指出被觸發的 EB 病毒或其他低度病毒感染（可檢測到或未檢測到）會導致疲勞，甚至使迷走神經發炎或受損。

這種病毒性神經疲勞與日常疲勞不同。神經性疲勞是腦組織充滿病毒性神經毒素的結果，會助長發炎導致腦細胞內部腫脹——神經膠質細胞、神經元和大腦腺體

腫脹——和／或離開大腦的神經腫脹，或者是大腦外側靠近顱骨的微小神經腫脹。神經毒素還可能散布在全身的神經上，包括視神經、迷走神經、膈神經、三叉神經、陰部神經、舌下神經、顏面神經和坐骨神經，造成一開始的輕微腫脹，日後可能產生讓我們不舒服的症狀，然後繼續惡化。

隨著大腦和體內的神經細胞充滿病毒性神經毒素，這時開始出現神經疲勞的症狀，你可能會覺得自己的雙腿重達一千磅，全身疼痛，雙腳沉重舉步維艱。你很難站起來，有時甚至坐起來都有困難。你的睡眠時間變長，坐在床墊上的時間也越來越久，思緒緩慢不清，語言表達不易，連說話都成問題，因為需要太多精力，即使是淋浴也可能是一項艱鉅的任務，會耗盡你一天的能量。這些是嚴重的神經疲勞狀況，但也有較溫和的狀況。

再次重申，我們談論的不是大腦內部的病毒使神經或腦細胞發炎，而是神經毒性病毒廢物透過我們的血液進入大腦。（在某些情況下，大腦本身可能存在病毒，導致更多炎症。在本章後半段「直接病毒性腦部發炎」有更多相關資訊。）

神經疲勞之所以令人如此苦惱，部分原因在於它的神秘性。當你正在經歷這種使人虛弱的疲勞並且無法找到解決辦法時，你可能會不信任自己。外在世界告訴我們，如果我們感到疲倦，就意味著我們需要多運動或改變心態或優化睡眠，或嘗試下一種時尚的飲食或保健品。世界甚至可能向我們發出這樣的信息：我們很懶惰，或者我們的疲勞是自找的。當你瞭解這種神經疲勞是因為**病毒性神經毒素充滿大腦和神經細胞**時，你就會獲得力量並踏上治癒之路。

有了這些知識，你還可以深入瞭解神經疲勞的其中一點，這個即使是最優秀的醫生也很困惑：它可能是間歇性。對於某些人來說，神經疲勞有時並不嚴重，有時又非常嚴重。這是因為神經毒素在不同的時間點漂浮在血液中，四處遊走落在神經上。我們的身體處於不斷修復與恢復活力的狀態，儘可能自我療癒。因此，當神經因少量神經毒素而發炎時，癒合過程就會啟動，身體會試圖治癒發炎並清除這些神經毒素，於是神經疲勞症狀會開始自行緩解——直到另一批神經毒素出現，症狀再次惡化。

如果血液中存在更多的神經毒素，且這些神經毒素是由更具攻擊性的病毒產生的，那麼這場戰役就會變得更加困難。這是嚴重的慢性疲勞變成嚴重神經疲勞且似

乎不會好轉的時候。神經毒素不斷包覆神經，大腦和身體修復和恢復該區域的能力無法修補神經毒素的衝擊。

## 長期流感和長新冠

公眾醫學研究和科學從未關注長期流感，我指的「長期流感」是指某人感染流感病毒、發高燒、生病，始終無法痊癒。他們不但沒有快速康復，且在感染流感後數月甚至數年後生病、疲勞和功能失調。醫學研究和科學沒有長期流感的治療方法，長期流感已經存在數十年，一直以來都沒有被公眾醫學研究和科學重視。

長期流感是由於體內早已存在的一、兩種潛在非流感病毒被觸發，因為流感病毒將已經弱化的免疫系統推向極限，從而引發長期流感。例如，流感導致的免疫系統降低可能會激活已經存在於該人體內的 EB 病毒，全世界有數百萬人都經歷過這種與流感後有關的疾病。

公眾醫學研究和科學（另類和傳統）並沒有意識到流感是另一種潛在病毒的觸發因素，一旦流感感染解除，這種病毒就會引起持久的症狀。他們沒有意識——潛在的皰疹病毒（如 EB 病毒或帶狀皰疹病毒）的存在或流感是觸發潛在病毒的因素，並產生長期流感後症狀。由於醫學界不瞭解長期流感，因此通常流感後仍疾病纏身的那些人，最終會得到自體免疫疾病的診斷。或者，如果他們在得到流感之前已經有自體免疫疾病的診斷，那麼在流感之後，他們可能會出現更多或更嚴重的症狀，最終又會得到其他自體免疫疾病的診斷。

幾十年來，一些流感治療是持續觸發的因素，也就是激活病毒，例如觸發 EB 等病毒，進而導致神經系統症狀和疾病發生或復發。由於病毒重新被激活，導致大腦和神經系統發炎，導致人們飽受神經系統症狀之苦。傳統和另類醫學界完全忽略這一點，公眾醫學研究和科學研究並未關注流感後治療的症狀和狀況。

備受人們關注的是長新冠肺炎（又稱為長新冠）一詞。我們正在進入一個時代，有相當大比例的人口將遭受長新冠肺炎和新冠肺炎治療後之苦，這些治療將引發長期腦部發炎並降低免疫系統。就像每年的一些流感治療一樣，每年的一些新冠肺炎治療會重新啟動個體內部的病毒，這些病毒會產生與長新冠肺炎非常相似的症狀。

也就是說，有些人會因感染新冠肺炎而生病，然後由於另一種潛在病毒（例

如 EB 病毒）被觸發，進而造成內部病毒性發炎，導致無法痊癒，因為新冠肺炎使他們的免疫系統降低，從而使 EB 病毒重新觸發。此情況被稱為長新冠，或者有時被稱為帶有重新觸發的 EB 病毒的長新冠——實際上，重新觸發的 EB 病毒或其他皰疹病毒才是主要的關鍵，因為 EB 病毒或其他皰疹病毒是導致所謂「長新冠」持續症狀的原因。有些新冠肺炎的治療也會引起類似的情況，透過分散免疫系統的注意力、削弱免疫系統，使其超負荷以降低免疫系統，讓它無法抵禦體內的其他威脅。結果，免疫系統完全忽略了人體內真正、更大的威脅，例如引起腦部發炎的皰疹病毒。

有關長期流感和長新冠更多資訊，請參閱第五部〈病痛與煎熬的醒悟〉。

## 病毒最愛的食物

當我們瞭解許多症狀時好時壞的來源是病毒燃料時，我們就能掌握腦部發炎症狀最終的控制權。餵養病毒喜好的食物越多，就越容易繁殖，我們的症狀就越嚴重。透過清除大腦和身體中病毒喜歡吃的食物和毒素，我們可以開始餓死那些對我們健康造成嚴重破壞的病毒。

病毒性腦部發炎的程度各不相同。正如之前提及，影響發炎程度的一個因素是病毒或病毒株的侵略性。病毒的侵略性越強，其釋放出的神經毒素就越強。此外，病毒的階段也很重要。如果病毒處於休眠或感染的早期階段，病毒引起的發炎症狀將比處於晚期階段的病毒少，隨著時間推移，病毒會在體內累積更多的活性病毒細胞，當病毒細胞越多，它們排出的神經毒素也就越多。

另一個因素是病毒燃料：一個人經歷的腦部發炎程度大多是取決於病毒（無論是侵略性病毒株還是中度至輕度病毒株）在體內找到什麼食物來養活自己。以下是一些最常見可滋養病毒的食物，以及它們如何導致病毒及其症狀發展。

（有關病毒燃料更多的例子，請參閱第三部〈大腦的叛徒〉。）

## 麩質

麩質是病毒最喜歡的食物。當病毒以麩質為食時，病毒可以增殖——生長、繁殖並產生更多的病毒細胞。然而，麩質本身並不是有毒物質，這就是為何有人吃麩

質不會出現任何症狀或狀況的原因；他們體內的病毒可能還在休眠狀態，並且才剛開始以麩質為食。麩質在被病毒消耗和排泄之前不具毒性。因此，當病毒以麩質為食時，即使病毒因為吃最喜歡的食物而數量不斷增加，從病毒中排出的廢物，也不會像病毒在食用含有毒性的病毒燃料（如汞和銅）後所排出的廢物那樣含有劇毒。

麩質還是有問題，因為它會滋生病毒，增加病毒細胞的數量，從而產生更多的病毒副產物和廢物，導致全身發炎，即使有時是非常輕微的發炎並伴隨非常輕微的症狀。病毒以麩質為食時排出的神經毒素仍然具有神經毒性，且這種神經毒素確實會引起大腦和神經發炎，儘管與其他形式的病毒燃料相比規模較小。有時是因為病毒處於早期階段，只會導致非常輕微的發炎和症狀。不過，隨著病毒的發展，吃麩質後出現的發炎和症狀會隨著時間的推移而惡化。

由於病毒在以麩質為食時大量複製，因此停滯和遲緩的肝臟充滿病毒廢物，從而導致輕度疲勞、腦霧和體重增加等症狀。

## 雞蛋

雞蛋是病毒的完美食物，病毒喜歡雞蛋勝於麩質。雖然雞蛋本身是一種無毒的食物，但它們肯定不是對人體最好的食物；因此，多年來所有的心臟病都有關於雞蛋的警告。雞蛋還會刺激和延續病毒的生長和複製，這是因為這些病毒最初是在機密實驗室的雞蛋內培養。更多的病毒細胞意味著病毒更有可能找到並以體內的劇毒物質（例如杏水中的化學物質）為食，反過來又讓病毒釋放更具毒性有害的神經毒素，從而加劇大腦和神經發炎。以雞蛋為食的病毒所產生的神經毒素並不是毒性或破壞性最強的神經毒素，不過，它們的毒性比以麩質為食的病毒所排出的神經毒素更強，因為隨著病毒攝取小雞體內的天然激素和未發育的蛋白質，這些身體本來就陌生的物質（激素和蛋白質），在從病毒中排出後，對身體而言不僅陌生且還帶有毒性。

來自雞蛋的病毒性神經毒素也會導致肝臟變得停滯和遲緩，這意味著淋巴系統也會變得停滯和遲緩，因為淋巴系統的乾淨度和肝臟一樣。與麩質不同，雞蛋的脂肪含量很高，較高的脂肪意味著更濃稠的血液，這表示血流停滯和血液中的氧氣更少，從而使病毒得以繁殖。氧氣可以讓病毒變得溫順，脂肪則是屬於強酸性，會使

血液變酸性，而酸性的環境會助長病毒大量繁殖也因為酸性增加，血液會變得更黏稠，毒性也更強。擁有更多的病毒細胞意味著這些病毒更有可能找到有毒重金屬作為食物，如汞和其他物質。

當有人說：「我的祖母九十歲了，她吃雞蛋也沒事啊！」其實不然。如果你和那位祖母交談，她可能會告訴你她正在服用多種藥物，治療纖維肌痛、關節炎（甚至可能是類風濕性關節炎）、腦霧、記憶力減退和體重增加，並且長期這裡痛或那裡不舒服。沒錯，也許她早年吃雞蛋沒有問題，然而，隨著時間的推移，她體內的病毒會以雞蛋為食，症狀也會陸續出現。

人們可能長年吃雞蛋但症狀不多，然而，當症狀開始出現時，他們不會連想到症狀與雞蛋有關。在症狀出現之前，病毒在這些人的體內靠他們食用的雞蛋慢慢滋長，他們的症狀正是這些病毒造成的。有人可能會說：「我可以吃雞蛋，我很好啊！」與此同時，她們被診斷出患有多囊卵巢症候群（PCOS）、前列腺癌、乳腺癌、子宮內膜異位症、流產或生殖問題，但他們從未聯想到雞蛋，更不用說他們還有某種程度的大腦和神經發炎，這些發炎是因為病毒靠雞蛋繁殖時所排出的神經毒素引起的。隨著病毒細胞的數量從它們攝取雞蛋後持續增長，這些病毒細胞更有可能在體內找到毒性更強的病毒燃料，並且可能會對中樞神經系統造成可怕的後果。

## 有毒重金屬和日常生活中的毒素

每個人的器官，包括大腦中多少都含有汞。體內的病毒細胞越多，意味著汞有更多的機會在肝臟、脾臟、胰腺、生殖系統、腸道、心臟或大腦中游走。如果一個人的汞毒性很低，並不代表他們不會在某個時刻，接觸到一定劑量的汞足以餵養之前以雞蛋為食的病毒菌落。一旦那個病毒菌落消耗了汞，病毒細胞就會分泌一種強大的神經毒素，而不像病毒以麩質和雞蛋為食時所分泌出的較溫和神經毒素。

這種來自以汞為食的病毒產生的強大神經毒素與其他神經毒素不同——因為汞本身就具有神經毒性，一旦它在病毒細胞內被處理，汞的結構就會改變，轉化成甲基汞，這意味著汞的顆粒更小，能夠輕鬆進入人體的每個部位，並輕易穿過血腦屏障。這種神經毒素會充滿大腦，導致大腦不同區域發炎和引發各種症狀，這種發炎的症狀比起來自麩質和雞蛋的病毒性神經毒素更為嚴重，這意味著某人因汞病毒性

神經毒素引發的症狀也會更嚴重。

　　病毒喜歡汞，因為最初實驗室是用汞來保存病毒。在不為人知的實驗室中進行研究和培養時，汞基防腐劑是讓病毒保持活力的溶液，因此病毒學會了適應汞，並將其作為食物。

　　汞並不是唯一一種讓病毒性神經毒素產生問題的有毒物質，任何有毒重金屬都會。為工業用途製造的任何溶劑或化學品也會產生強效的病毒性神經毒素，包括插電式空氣清新劑、髮膠、其他護髮產品、古龍水、香水、香薰蠟燭、傳統家居清潔用品、傳統洗滌劑、織物柔軟劑、乾衣機灰塵（指洗衣化學品、空氣清新劑、香水和從烘乾機通風口噴出的古龍水）、香水、化妝品、織物上的新有毒化學品、新衣服和家具上的殺菌劑、殺蟲劑、除草劑和汽油煙霧。以上所述都可以為病毒提供燃料，產生劇毒的神經毒素，並引起腦部發炎。

　　值得注意的是，體內的病毒廢物越多，免疫系統就越弱，病毒更有可能通過血流到達大腦，在大腦中尋找病毒食物。更多的病毒廢物和導致的免疫系統降低，也意味著病毒有更多機會進入脊髓液，以另一種途徑進入大腦，儘管大多數病毒是透過血液而不是脊髓液進入大腦。你也可能出現使人衰弱的神經系統症狀，例如神經性萊姆病或多發性硬化症等症狀，但此時病毒仍未進入大腦，這是因為該病毒可能會從身體其他部位釋放神經毒素，這些神經毒素非常強大，以至於當神經毒素到達並進入大腦時使神經元發炎，從而導致虛弱症狀的出現。

　　值得注意的是，某些人的大腦和身體可能含有較多的汞，但病毒或病毒細胞的數量卻很少，原因是他們沒有吃大量助長增生的雞蛋、麵筋或其他背叛大腦的食物，如乳製品和玉米。因此，病毒的數量仍然較少，不太容易找到汞沉積物。即便如此，正如你在第三章〈合金的大腦〉中所讀到的，你仍然會出現汞沉積物的症狀。

## 病毒燃料的完美風暴

　　如你所見，病毒、病毒燃料和神經毒素如何加乘，影響一個人在症狀上的細微差別。雖然汞是一種病毒燃料，但它不是病毒的首選食物，因此它不會造成病毒大量繁殖。然而，如果病毒因為存在的其他燃料（例如雞蛋、麩質、乳製品和玉米）

而增殖，病毒細胞的數量就會增加到足以尋找汞和其他有毒物質來進一步為自己提供燃料。大量的病毒細胞意味著病毒在尋找更多食物來源時，有機會在四處遊走，因此更多的病毒細胞往往會更廣泛地散布全身。這是（1）透過食用雞蛋等食物增加病毒數量和（2）在你的系統中有足夠的汞和／或其他日常毒素供給病毒食用的組合，進而導致大量強效的神經毒素，因而引發更嚴重的症狀和狀況。

## 病毒複製

為了全面瞭解病毒的大腦，我們更要瞭解當我們不採取本書和《守護大腦的激活配方》中的抗病毒方案時，病毒是如何在我們的體內複製。

病毒會無所不用其極來維持生命，它們會適應、重新調整和改變複製的方法以求生存。今日的病毒都經過改造，在近代史上是新生的病毒。這一切始於二十世紀一開始的 20 年。在一九〇〇年代之前，病毒是溫馴的，未經人類改造。在許多嚴重缺乏淡水的地區，它們或許看起來並不溫順；當一個人連續兩年只吃一種穀物，缺乏新鮮水果或蔬菜，也沒有新鮮乾淨的飲用水和洗澡水時，溫順的病毒就不會那麼溫順了。此外，當時維生素 C 等補救方案也不普遍，這就是病毒如何在營養、食物供應和淡水匱乏的地區紮根，瞭解一九〇〇年代之前病毒的這些背景極為重要。

當談到病毒如何複製時，各種不同的理論眾說紛紜。專家們經常使用「DNA」、「RNA」和「蛋白質」等術語使病毒看似與遺傳有關，他們故意將病毒引至與基因相關的方向，因為那是資金的流向。他們試圖說服我們，病毒是基因物質的片段，我們的基因與病毒基因有關，而這些病毒不具活性。他們要我們相信病毒不是真正的問題所在，它只是導火線，一切源自我們的「脆弱」基因。其中一種理論認為，病毒附著在我們的基因上，並存在於我們的基因中，當你觸發基因時，就可以喚醒病毒。無論哪一種趨勢理論當道，當涉及病毒時，他們都離不開遺傳學。

病毒與基因無關。病毒是我們接觸到的獨立實體，隨後病毒試圖在我們身上終老，病毒是存活在我們體內活生生的小蟲子。

病毒也是複製高手。一旦進入我們的體內，病毒細胞的數量就會增加，不斷創造自己的複製版。引起腦部發炎的病毒種類繁多，而且不同病毒的複製方式也不同。以下是病毒如何複製的一些範例：

**病毒複製方法 1**：病毒進入人體細胞，然後在人體細胞內複製。隨後人類細胞爆裂，於是複製的病毒從爆裂中傳播。

**病毒複製方法 2**：許多病毒透過病毒細胞相互接觸進行複製。病毒細胞需要相互接觸，以激發相關病毒細胞內的刺激激素，這種刺激激素會啟動病毒細胞在其細胞膜內開始複製的過程。每個細胞膜都會膨脹、擴張，然後爆開，隨後產生多個新的病毒細胞。（每個爆裂的病毒細胞變成了死去、有毒的病毒屍體。這些病毒屍體會在器官中形成黏稠的膠狀物，使人生病。）一旦從老舊病毒細胞中釋放出來，新生的病毒複製品就會立即出動尋找食物。這種病毒以衰敗和死亡的人體細胞，以及這些死亡人體細胞中的任何汙染物為食。當一個病毒細胞完全成熟時，它會尋找另一個成熟的病毒細胞作為夥伴，重新開始繁殖的過程。

**病毒複製方法 3**：某些病毒無法進入人體細胞或自行複製。為了複製，這些病毒需要受精，這是一種類型病毒的複製方法。雖然病毒沒有雄雌之分，但對於這種類型的病毒，病毒細胞確實可以相互授精。為此，病毒細胞會相互交流，最終在體內找到彼此並結合以進行受精過程。一個病毒細胞使另一個病毒細胞受精，之後受精的病毒細胞將卵子釋放到血液或器官中。這是突變過程的一種方式。如果是同一病毒但不同突變的兩個病毒細胞結合在一起，它們在受精過程後的後代將不同於母體病毒。雖然後代病毒細胞會與母細胞相似，但還是會有些微的突變。

**病毒複製方法 4**：這種類型的複製不需要受精或刺激激素。某些種類的病毒附著在人體細胞組織上，以單個病毒細胞釋放病毒卵。當病毒細胞成熟並接近其生命週期結束時，病毒細胞會在其自身產生卵子，並試圖找到可以注入這些卵子的人類宿主細胞。這些病毒可以刺穿並注入 6 顆到 50 多顆卵子到人體細胞中，隨著病毒卵孵化，人體細胞膨脹爆裂後，孵化的病毒細胞就會向外擴散。

**病毒複製方法 5**：當這種類型的病毒老化，生命即將結束時，它的老舊屍體和病毒細胞外殼會脫落以複製自己的更新版本。這是一種轉化病毒，透過細胞轉化進行複製。

**病毒複製方法 6**：當病毒細胞達到成熟末期即將死亡之際，它會透過排泄的化合物釋放信號，表明它處於生命週期的末期。隨後，許多其他病毒細胞收到信號後會蜂擁聚集在成熟病毒細胞周圍等待受精。一旦病毒細胞受精，簇擁的病毒就各自散開，受精的病毒細胞會開始尋找人類宿主細胞。每個受精病毒細胞會將一個卵子注入一個人類的宿主細胞內，然後每個卵子便在每個人類宿主細胞內孵化，這是一種緩慢複製的病毒。

這並不是病毒如何複製的詳盡範例，只是常見的例子。請記住，公眾醫學研究和科學仍未發現大多數與病毒複製相關的資訊，至今他們仍在爭論關於病毒基本性質的理論。

對於需要病毒細胞相互接觸或受精的病毒複製方法，一個單獨的病毒細胞可以在沒有另一個病毒細胞的情況下在你的體內生活，靜待你接觸到同一種病毒的另一個病毒細胞。例如，如果某人接觸到一個 EB 病毒細胞，該病毒細胞可能會休眠兩到三年，直到該人接觸到另一個 EB 病毒細胞，此時病毒可以開始複製並產生症狀。也就是說，當某人接觸到一種病毒時，他們通常不會只接觸到一個病毒細胞，他們會暴露於多個病毒細胞，從幾十個到數百個不等。

無論病毒使用什麼方法增加其病毒細胞的數量，病毒能複製的唯一方法是人體中存有病毒的食物。新生病毒需要人體細胞內的燃料來源才能生長——這就是為何要不斷回顧上一節〈病毒最愛的食物〉中的資訊並提醒自己，**如果我們願意，我們可以餓死病毒且阻止病毒複製。**

此外，病毒還需要弱化的人體細胞才能進入——缺乏供給的細胞。如果人體細胞因咖啡因、醋和鹽而脫水，並且體內沒有足夠的維生素 C、鋅和其他微量礦物質，那麼它就是一個容易受到病毒攻擊的脆弱細胞。另一方面，如果人體細胞夠強壯、水分充足、富含植物化學化合物、維生素 C 等抗氧化劑、褪黑激素、礦物質、鋅等微量礦物質，以及來自水果、草藥、綠葉蔬菜、野生食物和蔬菜的多種抗病毒化合物，那麼病毒要侵入人體細胞可不是那麼容易。當病毒試圖侵入健康的人類細胞時，病毒可能會放棄並尋找更弱的細胞。由於試圖闖入健康細胞的過程可能要花一段時間，病毒要耗費更多的能量，且甚至可能在過程中喚醒免疫系統揪出試圖進入人體細胞的惡棍。

# 直接病毒性腦部發炎

在〈病毒的大腦〉中，我們一直談論最常見的腦部發炎形式，這是一種生活在身體其他部位的病毒間接導致大腦感染。全球數以百萬計的人都患有這種未被發現的病毒性腦炎，生活飽受病痛之苦。

正如之前提及，與病毒進入大腦的情況。以下是這些較為罕見和極端的病毒性腦部發炎的案例，其中，病毒直接使大腦發炎：

有時病毒在大腦內處於休眠狀態，不會引起太多的問題，儘管大腦中休眠的病毒仍會引起輕微的神經系統症狀，因為它會釋放一些汙染物。當大腦中的休眠病毒被觸發後，或者當活躍的病毒進入大腦並引起急性感染時，就會發生爆發性急性病症，例如格林—巴利症候群（Guillain-Barré syndrome）或類似中風的病症。這種爆發性的急性病症可能是病毒細胞直接傷害腦細胞，同時將病毒神經毒素直接釋放到大腦中。

當病毒進入大腦，或者當大腦中休眠的病毒被觸發時，它會使大腦的特定區域直接發炎，導致神經元和髓鞘的神經損傷，如果這種損傷在腦成像上看得到，結果可能會被診斷為脫髓鞘多發性神經炎或腦炎。但請記住，腦成像對髓鞘的神經損傷的診斷尚不明確。在許多情況下，醫學專家認定的腦損傷實際上是汞和鋁的氧化沉積物，這些沉積物汙染了神經鞘、腦組織或神經系統組織。不過，大多數時候，他們看不到大腦中的任何異狀。

通常，大腦本身的病毒感染是急性且嚴重，往往被診斷為腦膜炎，即使病因不明，人們也會在醫院裡待上幾週。順帶一提，腦膜炎只是當前感染引起腦炎的一個術語，即使沒有人確定是細菌性或病毒性感染，即便進行脊椎穿刺，他們也可能不知道，診斷結果都是來自理論和醫生的看法。

當涉及慢性疾病或急症變成慢性疾病時，脊椎穿刺幾乎沒有必要，且能提供的醫療線索或見解少之又少。當醫療業意識到它可以進行脊椎穿刺時，脊椎穿刺就成為一種既定程序，而不是實際提供答案的途徑。脊椎穿刺會對脊髓造成不必要的傷害，脊椎穿刺已經過時，而且脊髓液的分析也不先進，醫療業應該停止進行脊椎穿刺，除非他們學會開始檢測脊髓液中相關汙染物和病毒副產品，但他們

並沒有這樣做。

由於大腦中活性病毒感染的嚴重發炎，患者可能會出現發燒和嚴重的神經無力、持續性偏頭痛、頭部受壓或頭部灼痛，症狀可能因病毒感染在大腦中的位置而異。而且，區分大腦內部病毒引起的神經系統症狀與身體其他部位的病毒擴散到大腦的神經毒素引起的症狀之間的差異並不容易。例如，有時人會感覺到發燒，即使溫度計讀數顯示他們沒有發燒，他們的頭部也會有灼熱的感覺，這是一種內部神經發熱的案例，可能在大腦中沒有病毒的情況下出現，而是因大量神經毒素進入大腦使腦組織發炎，或者由於大腦中的病毒直接損傷神經而出現發燒但沒有發燒的症狀。發冷但不發燒是神經毒素對腦組織產生影響的症狀；頭部沉重、頭脹等可能是大腦中的病毒攻陷那裡的神經的症狀，也可能是病毒性神經毒素的症狀。

## 負荷沉重的免疫系統

我們的免疫系統時時刻刻都在守護我們。我一直強調身體對注射維生素 $B_{12}$ 的反應就像如臨大敵一樣。例如，如果將維生素 $B_{12}$ 注射到手臂或腿部，而不是靜脈注射或口服，接下來要面對的就是接踵而至的各種災難，進而導致腦部發炎。我們的身體有一個安全機制，任何破壞皮膚且留下異物的方式都會被視為敵人，身體會針對異物產生抗體。如果透過靜脈注射，身體則不會將其視為異物，這就是靜脈營養療法不同於 $B_{12}$ 注射的原因。當 $B_{12}$ 或任何其他類型的營養素，甚至藥物透過靜脈進入血液時，身體不會將其視為敵人，除非它是真正的毒藥。

如果 $B_{12}$ 注射破壞真皮進入肌肉，然後釋放到肌肉中，留下 $B_{12}$ 或任何防腐劑，一旦注射損傷越深，身體就越有可能反抗並產生抗體或過敏。反抗可能意味任何異狀，從對 $B_{12}$ 輕微過敏；到身體創造、處理或轉化 $B_{12}$ 的能力完全崩潰；或身體將 $B_{12}$ 視為敵人，導致發炎症狀，包括大腦發炎。此外，注射 $B_{12}$ 會降低免疫系統，讓病原體乘虛而入，增加病毒性神經毒素發炎。那些曾經注射過 $B_{12}$ 的人應該改用含腺苷鈷胺和甲基氰鈷胺形式的口服 $B_{12}$。（避開氰鈷胺素。）$B_{12}$ 靜脈注射也可以，但口服 $B_{12}$ 是最好的形式。

同樣適用於透過注射給予抗生素和過敏針劑。如果針頭比真皮更深並進入肌肉，則身體更有可能將抗生素或過敏針劑視為敵人，並針對該抗生素或過敏針劑產生抗體、耐藥性或過敏。（沒錯，過敏針劑會引發更多過敏。）

美容注射也會發生同樣的情況。雖然美容注射通常只在真皮下，但美容注射損傷確實會發生，針頭一不小心太深入，最終直接刺入結締組織、主要神經或更深的血管和血液中。當這種情況發生時，身體會將美容注射物質視為敵人，並可能對其成分（例如常用的肉毒桿菌毒素）產生抗體、抵抗力或過敏。最初的趨勢是為 40 到 50 多歲的女性進行美容注射。今日，10 幾歲和 20 多歲的年輕一代也會接受美容注射，她們提早 20 到 30 年接觸這些物質。同樣地，她們多了 20 到 30 年的時間，累積對注射劑和美容填充劑的抗體和過敏反應，為免疫系統帶來額外的負擔，從而削弱和降低免疫系統，使得常見的日常病毒（例如 EB 病毒）提早引發腦部發炎。

類固醇注射通常深入肌肉和結締組織，這就是為何許多人對類固醇注射過敏的原因。身體最終會將類固醇標記為一大威脅，因為它不是透過靜脈進入靜脈內，而是通過針頭進入肌肉和結締組織。

任何透過這種途徑進入人體的物質都有可能引起敏感，並與某人正在努力解決的其他症狀（例如病毒）發生衝突。我們的免疫系統已經背負著病毒的重擔——你在本書中讀到的許多症狀都是由病毒引起的發炎所致，而免疫系統正在努力控制這些病毒。從體外注射而不是靜脈注射的治療會產生併發症，因為身體的免疫系統會受到干擾。免疫系統此刻正試圖分辨毒藥、毒素或外來入侵者是朋友或敵人，然後決定身體是否需要產生抗體或化合物來抵抗，以保護大腦和其他器官。然而，當免疫系統承受這種壓力時，病毒可能會趁機作亂。在這之前，免疫系統可能已經控制了 EB 病毒、巨細胞病毒、HHV-6、HHV-7、單純皰疹第一型、單純皰疹第二型或帶狀皰疹，然而隨著免疫系統分身乏術時，這些病毒可能會重新觸發。

# 腦部發炎的前景

醫學界開始關注腦部發炎，彷彿這是一個全面完整的解答。在第一本《醫療靈媒》書中關於病毒導致發炎的前衛真相，引起了醫學領域極大的興趣。那些身為公眾人物並瞭解醫療靈媒信息的醫生們，開始談論腦部發炎及其可能的原因。醫學研究和科學尚未發現潛在、微小的病原體發炎，這些公眾醫生假裝這些信息是經過研究——但事實並非如此。他們採用醫療靈媒發表的有關病原體引起炎症的信息，但沒有引用其來源，好像他們無所不知，像是這些信息的代言人。有些正直的醫生會註明引用醫療靈媒出版物作為其來源，其他所謂的公眾人物則是假裝可以理所當然使用這些訊息，在自己的平台上使用卻沒有註明來源。同時，他們在使用腦部發炎的醫療靈媒信息時會省略其中的關鍵部分，或者扭曲內容以配合他們自己的議題。

瞭解這點對你來說很重要，這樣才可以保護自己免受錯誤信息的影響，因為這些公眾人物操縱著醫療靈媒的信息。當公眾醫生甚至健康愛好者從醫療靈媒出版物中獲取有關腦部發炎的信息時，如果不註明出處，這就會誤導人們以為醫療界早已發現這些訊息。實際上，醫學研究、科學和醫學院並沒有意識到這種微妙的病毒性腦炎。公眾人物會找一篇與他們在這裡學到的資訊不相干的研究，或往往只是理論的研究報告，來製造一種錯覺，即他們是站在醫學研究和科學的一方。無論如何，他們還是會引用那篇論文或研究將其作為誘餌，但他們真正使用的來源是醫療靈媒發佈的資訊。

倘若承認數百萬人有潛在細微的腦部發炎將是醫學領域的一大突破，但也會讓數十年的大腦研究和文獻信譽全失。我瞭解醫學研究和科學，也瞭解另類醫學和傳統醫學領域，如果他們檢測到這種微妙的腦部炎症，他們不得不將其歸咎於遺傳學或自體免疫理論。這就是一些公眾人物已經在做的事情：說服我們腦部發炎（他們通過醫療靈媒才真正瞭解）是身體由於各種觸發因素而攻擊自身（這不是腦部發炎真正的原因）。他們說身體本身的免疫系統攻擊大腦因而產生大腦發炎，這就是我所指的扭曲信息的意思，這就是醫學領域的極限，因為醫學已陷入困境。

我們正走向一個慢性病將被重新定義的時間點，因為世上有超過一半的人將患

有嚴重的神經系統疾病，大多數會出現腦部發炎。未來幾年，人類免疫缺陷病毒（HIV）的感染率也會增加。越來越多的人將飽受免疫系統降低之苦，從而使 EB 病毒、帶狀皰疹、HHV-6 和單純皰疹病毒等其他病毒，產生更多的慢性腦部發炎和自體免疫性疾病的病例。醫學研究和科學，無論是公開還是幕後，只要方向正確和適當監測，都可以造福人類。然而，當不是為了公共安全，而是出於貪婪和險惡而被濫用時，最終可能會導致人類滅絕。

我們已經目睹了過去一百年來世界上發生的一切，當時經過工程改造的病毒逃脫實驗室並進入人群，此刻我們才明白，醫學研究和科學在某些方面並沒有考量人們的安全。

當你瞭解為何飽受病毒之苦的知識後，你就會獲得治療工具和洞見來扭轉你的體驗，並開始不受病毒大腦影響的生活，遠離醫療界五花八門的混戰。

第五章

# 情緒化的大腦

如果有人告訴你他們從不情緒化，那麼他們很可能是以下四種情況之一：

他們不知道自己在說什麼。

他們沒有說實話。

他們藉由說服自己——從不情緒化——來處理自己的情緒。

他們身邊的人可能以更強烈的方式表達自己的情緒，所以相較之下，他們認為自己一點都不情緒化。

即使一個患有人格解體的人，聲稱自己很麻木，什麼都感覺不到，周圍的人也會把這種沒有感覺或無法表達的狀態稱為「無感」的情緒狀態。

人的情緒是天生的，許多人會試圖控制自己的情緒，不想變得情緒化。他們擔心情緒是一種弱點，或者擔心自己的情緒失控，在別人面前崩潰；又或者擔心如果他們說錯話或表達自己的觀點，周遭的人會產生情緒反應。在我們身處的世界中，情緒化已非常普遍，每個人都承受來自各方面的巨大壓力。我們的情緒正以前所未見的方式入侵和左右我們，你將在這個章節閱讀到更多的資訊，這些因素讓我們的情緒變得混亂、不穩定，並干擾我們原本要傳達的信息。

所以很多人都被誤解了。他們的行為、言語、意圖、情緒狀態——被周圍認識、幾乎不瞭解他們或根本不瞭解他們的人誤解。本章不是要打擊一個人的弱點，撕裂一個人，然後從頭開始重建，並按照其他人希望的方式塑造。不是要符合別人的期待而重建自己，或者將自己變成別人希望你成為的樣子。因為，當我們這樣做時，可能會在不知情的情況下，摧毀我們良善、重要、甚至是關鍵的品質和情緒的力量，而不知道它們寶貴的價值。**我們要瞭解自己的情緒而不是批判，要互相支持而不是互相傷害。**本章是關於理解為何我們會情緒化——當我們情緒化時，內在究竟有何變化——因為這些知識可以保護我們免受情緒的傷害。

# 人是情感的動物

　　試圖藉由告訴人們關於他們的小我、指出他們在情緒上的缺失和弱點，並說服人們是他們的信念創造疾病以改變他們——這些都不是心理、精神、身體或情緒健康的解決方針。支持和提升一個人的情緒、靈魂和精神狀態，同時提供他們情緒修復的工具，與下意識教導是他們不好，或他們犯的錯誤使他們成為一個壞人，又或是，因為他們不夠好所以要改進，是截然不同的。

　　我們的情緒隨時都在變化，畢竟我們是情緒化的動物，其中有些人的情緒反應更加激烈；由於公眾醫學研究和科學沒有解決方案，有些人的情緒反應很大，會以強烈的方式表達。每個靈魂都是獨一無二，每個人都有自己的情感源頭，我們都曾經歷過不同的情感傷害，並且在處理人生經歷、感受、看到或聽到的事情時因人而異。情緒諮詢能幫助人們度過創傷和修復的過程嗎？可以。但並不適合所有人或者在各個方面能提供幫助。由於人與人之間的差異，有時有人會尋求心理學家、精神科醫生、精神分析師、治療師、精神顧問、生活教練或諮詢師的支持，並且不得不到處求醫。不同的專業人士對人們的情緒有不同的理解和反應，這都會影響正在經歷並試圖處理情緒的人的體驗，而且也決定了這個人是否獲得最適當的機制和管理工具，以及是否能從專業人士那裡獲得最大的幫助。

　　正如之前提及，情緒起起伏伏隨時都在變化，有些情緒很溫和；有些則很極端。人們以各種方式處理情緒——無論是跑步、大聲尖叫、扔東西、崩潰和哭泣、責備某人、責備自己、與人保持距離、需要人陪伴、與世界隔絕，或者假裝沒事。這不是關於如何透過成為一個更好的人來解決情緒問題，也不是關於如何處理、應對情緒的方式。事實上，無論你多麼冷靜，都有可能會發生一些讓你情緒波動的事件。此外，如果你說你需要「搞定」自己，這是在批判自己。許多人責怪你情緒化，他們想控制你的情緒反應，無論是透過藥物、植物性精神藥物、詭詐的技術，還是神經科學或精神領域的時髦用語。

　　說到神經科學，人們認為它在過去 30 到 40 年裡快速發展，這是一種錯覺。神經科學目前仍然停留在理論——當你聽到先進的主張時，你聽到的是「理論上，這

就是大腦模式的運作。」發表一項「神經科學」的聲明，讓人們覺得這是還不瞭解的秘密時，這讓我們覺得，哇！他們掌握了一些我還無法理解的東西。

神經科學很有趣，但這不是讓人們在飽受病痛時復原的答案，他們到處求醫，用盡各種方法。即使有最先進的情緒和心理健康方法——包括神經學家和另類神經科學模式——大腦在慢性疾病和長期情緒困擾（如躁鬱症、緊張、抑鬱、創傷後壓力症候群和焦慮）方面真正的運作機制尚未被發現。大腦中真正發生的一切都被忽視了，因為大腦掃描技術不夠先進，無法發現病因。即使你做 MRI（磁振造影）或 CT（電腦斷層）掃描，也找不出大腦的問題所在，接下來你會開始尋求神經科學方法緩解。你認為問題一定出在你的信念、你的思維，你必須找到一種方法來修正你的想法，才能有所好轉。所有大腦科學的真正目標應該是——理解需要採取什麼措施來保護你的大腦——但卻被忽略了，神經科學在這方面甚至連邊都沾不上。

我們不能忘記過去醫學研究和科學如何處理心理健康，這些令人憂心的歷史，以及留下令人擔憂的遺害。慢性疾病和長期情緒問題一直以來困擾著醫學研究和科學，心理健康的神秘促使人們以「先進科學」之名採取激進的方法：例如，試圖治癒年輕女性焦慮症的腦葉切除術。這種技術是透過手術切開神經連接，有時甚至從前額葉皮層和其他額葉組織中去除大腦物質，在理論上，這些是處理和隱藏情緒的組織。當手術完成後，患者不會再因任何類型的極度焦慮、情緒爆發、神經症或精神病而「反應過度」。腦葉切除術的另一個目的是避免患者情緒起伏（我們稱之為躁鬱症／雙相情感障礙）或「情緒激動」。一九四〇到七〇年代的年輕女性，如果行為「異於常人」就可以進行這種手術。其中許多人被迫進行手術，有記錄的案件數以千計，其他無記錄的更是不計其數，這些女性進行小部分大腦切除或手術改造，好讓她們可以安靜下來，這是一種常見的做法。再次重申，這是所謂的「先進」醫學研究和科學——而且只是醫療業和醫科大學涉及的一些重大災難中的一個典型例子。這可不是五百年前的歷史，而是發生於我們這個世代。且今天仍在上演，這個過程在不為人知的醫學研究和科學的幕後，甚至公眾的醫學研究和科學中。今日，如果你的行為被認為失控，你的家人仍然會帶你就診並強迫你服用大量的藥物，且嚴格規定不得停藥，無論患者是否真的需要，突顯出關於大腦的任何「解決方案」更要三思的重要性。

此刻，你可能處於情緒穩定，一切都在你的控制下。然而，天有不測風雲，生活總有不如意的時刻，或人生遇到逆流，又或是遭受到攻擊，你必須要停下來。無論是日常動盪帶來的壓力，還是每十年風水輪流轉，最重要的部分是保護你的大腦，這樣不管它面臨何種逆境，都能得到所需的東西。人們現在需要的是答案，知道真正造成大腦問題、神經系統問題、慢性疼痛問題、情緒問題、精神健康問題的真正原因——以及如何保護大腦。因為你想保護你的大腦，就像你想保護生活中的任何其他東西一樣。

## 關於情緒工具和技巧的真相

當然，我們可以做呼吸練習、瑜珈、另類療法、冥想、肯定和正面思考，不過，我們知道自己為何仍然痛苦、生病、掙扎和大腦出現症狀嗎？不，我們毫無頭緒。

你可能會從「我很好，沒有生病」的角度來閱讀這篇文章。如果精神、情緒或身體症狀尚未影響你的生活品質，那麼這些技術似乎應該可以提供你所需的一切，無論是在生活中保持心理健康，還是在情緒上應對慢性病帶來的身體不適。你要知道：此刻生病的人曾經和你一樣，他們可以告訴你：「直到疾病找上我，我才明白那裡真的沒有答案。這些技巧只是讓我更忙，在某些情況下幫助我堅強面對情緒反應、情緒爆發和憤怒的問題。」

人們生病或飽受精神或情緒困擾的真正原因，以及如何治癒的真正答案，與過去和現在的所有技術和信仰體係大不相同。表面上，有些技術和信仰體系看起來像是新知，可能是我們一直在尋找的答案。不過實際上，現在的技術和信仰體係只不過是新瓶裝舊酒，並沒有太大的變化。

最大的改變是用社交媒體重新包裝。尚未生病的年輕一代利用他們的外表、裝模作樣、光鮮亮麗的生活方式和看似真實來展現顯化、冥想、早晨例行公事、寫日記、積極思考和呼吸等技巧——彷彿這些技巧就是他們享有健康特權的原因，但這些只是假像。這些人之所以能夠塑造出這種閃亮、成功的形象，是因為

他們擁有資源，他們天生麗質具有特定的體型和外貌。你看不到的是，這一切背後是混亂的情緒，非但身心不平衡，甚至只在乎自我，陷於極度焦慮。他們可能還沒有任何健康問題，而且仍然不清不楚。相反的，他們用光鮮亮麗的外表來行銷，而在他們非社交媒體的那一面，很可能是在服用抗焦慮藥物，且人際關係充滿問題。

當年輕一代用光鮮亮麗的形象提倡正面思考，並傳遞「我就是這樣一路走過來」的信息時，都是只是老調重彈，只要有過這種經驗的人都知道。過去，當有人重新包裝或重提一項舊技術並大力推廣時，那是因為他們在生命中有過四處求醫的經歷。如果有人公開傳授這些技巧，他們是可靠的，打從心底希望可以幫助其他人。然而現在有一波與真實性無關的重新包裝浪潮，它是關於閃光燈、營銷和促銷，是關於「光鮮吸引人的亮麗包裝，看看我，這就是為何我會這樣的原因。」

這些社交媒體可能會吸引到某些人買單，很可能是喜歡他們的氛圍、個性、體型、年輕和自信的族群。飽受病痛之苦的人，無論是有意識或無意識，心裡可能會想：我想要擁有和他們一樣的體型、自信、那種神氣活現的英姿，我想要成為那種人。他們二十出頭，可以穿任何想要穿的衣服，擁有令人稱羨的生活方式。哇！他們之所以有那樣的體型和生活，是否要歸功於他們所推廣的冥想和工具？不管他們賣什麼，我全都買單。許多照單全收的人毫無察覺，不知自己陷入了這些迷思。有些人知道自己上勾了——但他們仍然無法自拔，因為光鮮亮麗的外表太迷人了。

這並不意味著我們否定身心靈健康的療法和技術，也不意味著你不該應用它們，如果你是這方面的愛好者，在這些技術中，有許多對你是有幫助的。然而，**當你的身心因病痛飽受折磨時，你需要的是如何治癒的核心關鍵，而不是讓你忙碌的周邊工具。**尤其是當涉及你的大腦，你需要核心的知識和工具先協助自己恢復健康——然後讓自己保持健康、安全和身心平衡。一旦你應用核心的知識和工具，你就可以參與某個對你來說有意義的方案或技術，並讓自己真正樂在其中。

當你生病時，你可能很難應用這些工具。當你的迷走神經和膈神經發炎，且有胸悶、高度焦慮和驚恐發作的情況時，你如何進行呼吸訓練？當你的身體發炎時，你如何進行規律的運動和鍛鍊計畫？當你非常疲憊和嚴重腦霧時，你如何思考？當

抑鬱症困擾你時，你如何保持正面積極的想法？我們必須尊重那些飽受病痛之苦的人，因為這些工具不適用於長期受苦的階段。

從思想和情緒技巧方面，我們被告知我們的身體症狀和疾病是因為情緒，這實在是太離譜了。恰恰相反的是：我們的精神和情緒痛苦是來自生理方面的原因。如果我們解決了大腦和神經系統的生理需求，在各個層面上就得以到緩解。


# 燒腦

想像一下，在夜間搭機，即將降落在一個大城市，你俯瞰下面燈火通明的城市電流網，分布在數英里之外廣大複雜系統的閃爍燈光，與大腦中產生的電流相比，這只是基本款。正如第二章〈當機的大腦〉中提及，當我們談論大腦時，實際上談論的是一個廣泛且複雜的神經元網絡。

由於大腦中的電流，大腦內部始終都在發熱。在第三章〈合金的大腦〉你知道大腦中的熱能，現在我們要深入瞭解，你的每一個想法，執行的每一項任務，與任何人的每一次交流，大腦在瞬間都會產生熱能。任何震撼你的事件，無論好壞，腦內電壓都會上升，一開始或許是120，事件發生的當下就上升至220；接下來想像電流上升至420而不是220。這種電壓與我們的電源線規模不同，它是一種存在於大腦內的電壓指數，醫學研究和科學至今對此仍毫無所知。

人該如何應對這種大腦熱能取決於大腦中有哪些儲備量。他們的神經傳導物質是強還是弱？他們的褪黑激素含量高嗎？葡萄糖足夠嗎？我們大多數人的大腦中都有充足的氧氣，即使是不運動的人。補水也很重要，他們的水分充足嗎？他們是否有足夠的微量礦物鹽——這裡指的可不是速食中的食用鹽，而是礦物鹽。

大腦內還有什麼？合金大腦的問題？腦內的有毒重金屬導致大腦的電流網自行產生熱量？有毒化學品和背叛大腦的食物？甚至還有一開始針對情緒相關疾病的處方藥物？曾經用過的搖頭丸、死藤水、大麻、迷幻蘑菇或酸（所有這些都含有大量有毒重金屬）？感情上受創，以至於那股熱能一直燃燒至今？大腦是否因體內病毒而發炎？所有這些凶素都會促使大腦熱能升高，除非他們真正給予大腦所需的束

西，否則無人倖免。情緒治療不僅僅是一種精神狀態，而是實質的大腦生理狀態。

不幸的是，所有關於專家熱門的大腦話題討論都沒有這些信息。這些專家當然會嘗試提供工具，發表各種優化大腦的理論，然而，如果對我們大腦內部發生的一切毫不知情，那麼他們所提供的工具和理論就無法提供真正、持久的緩解或保護。

## 發熱時刻

在我們的人生中總會遇到困難的情況——背叛、失落、心碎、孤獨、抗爭，所有人都無可避免要經歷這些過程，不管是何種方式。我們在情感上受到傷害，但生理方面的創傷完全被忽視。我們需要解決大腦生理核心力量的問題，這樣一來，無論我們在情緒上有甚麼經歷或是念頭，大腦內在的核心力量都可以走出情緒傷害的陰影。

當我們失落或被背叛時，我們的大腦可能會受傷——尤其當大腦缺乏它需要的東西。傷害大腦的部分原因不是單純來自信任破碎，而是當此類事件發生時，大腦內的火花，這把火促使大腦升溫，是一種強烈的電熱。早在二百年前，就有「火冒三丈」這個詞；早在三百年前，人們就會用「惱火」來形容一個人。

這並非表示要表面上看起來很生氣或憤怒，大腦才會升溫。有時當情緒沒有表現出來時，大腦中的火焰往往比以往任何時候都燃燒得更旺。你可能因背叛而受傷躺在床上，沉默不語，看到你的人甚至都不知道你很沮喪——此時你的大腦內卻燃燒著熊熊的火焰，進而導致過熱。（稍後會詳細介紹更多關於這種體驗背後的電流模式的資訊。）

由於公眾醫學研究和科學只瞭解大腦的冰山一角，所以這種大腦熱能無從測量。如果一千年後地球仍然生機盎然，而不是一塊漂浮的廢石。無論科學有多麼先進，我們仍然無法得知關於人類大腦的一切，因為大腦有靈魂和其他部分交織在一起，科學永遠不會有這些答案。

儘管無法測量大腦過熱的情況，但就像觸摸到熱爐而灼傷一樣真實；就像將熱咖啡灑在腿上一樣真實；就像赤腳走過滾燙的停車場去海灘一樣真實。當我們經歷任何類型的情緒困境時，大腦在當下會立即升溫，可能發生在任何人生命中的任何時刻。

甚至當人們只是對眼前的任何情況感到沮喪時，也會使大腦升溫。這把火會產生不同等級的熱能，但無論熱能大小，它都是在燃燒。

如果你聽過自燃現象，實際上它與這種電熱有關。當某人體內有一種非常特殊的組合，導致血液中的氨含量升高時，大腦電流網的火花就會引起燃燒。請記住，發生自燃的起因源自於很多的錯誤。首先，（1）腐敗的蛋白質在腸道內腐爛和血液中其他的發酵來源（來自消化不良和食物在腸道內發酵），所有都會使血液中的氨增加；（2）慢性脫水，即血液中的水分永遠不足；（3）高脂肪飲食導致的高血脂。然後，如果大腦的主電流網過熱（由於大腦內的毒素，以及缺乏電解質、微量礦物質和葡萄糖），導致大腦持續發熱，電流網會產生火花並抓取氨。飲酒會增加一個人自燃的機率，如同吸菸也是一樣。

腦熱也可能讓人感覺即將抓狂失控。很多人在經歷這個過程時都會懷疑自己，心想「我要瘋了嗎？」但他們不會發瘋的。這時他們大腦情緒中心的腦組織正急速加熱，最終在某個時候熱能散布到大腦所有的區域。通常當大腦情緒中樞存在著有毒重金屬和其他化學毒物時，這種情況就會加劇。

壓力、失落、創傷和背叛也同樣會燒腦。我們談論的不只是每隔一段時間的憤怒，也談論日常生活的挫折。例如，開車上班快遲到了，途中塞車或遇到紅綠燈而導致大腦發熱；溝通困難導致大腦發熱；參加虛擬會議導致大腦發熱，因為視訊通話往往會有一種無形的壓力，無論是因網路連接不穩定而導致延遲、參與者互相交談，還是當我們覺得這種方式無法確切傳達訊息時，我們會傾向提高音量、增加面部表情或強調肢體語言。

對慢性病患者來說，腦熱的情況使他們的生活更是雪上加霜，因為他們臥床不起。他們太累了，無法起身做運動，分散注意力以擺脫困境。很多人為了逃避壓力，透過從事自己喜歡的活動來減輕壓力和焦慮所產生的腎上腺素，讓自己精疲力竭，這樣才不會讓自己想到頭暈目眩。但患有慢性病的人沒有這個選項，當你被困在床上時，可能會胡思亂想，因此大腦燒得更旺，這就像是火上加油，因為長年臥床已讓你力不從心。

即使一切美好和樂時，大腦的熱能仍以不同的程度燃燒著，產生不同的熱量。因為當我們很開心時，大腦仍然很熱。不同之處在於大腦的冷卻機制——稍後會探

討——通常足以緩解這種類型的熱能。這也是為何患有慢性病的人很難體驗到生活中的小確幸，同時也是為何在醫院裡的重症患者無法在生日當天有太多的訪客，因為這會使他們的大腦產生過多的熱能。

即使我們沒有生病，快樂產生的大腦熱能也會讓人筋疲力盡。我認識一些人，他們說喜歡派對上的每一個環節，整晚都聊得很開心，但第二天感到筋疲力盡。如果你問他們是否願意第二天再重來一遍，他們大都不願意。因為盡情玩樂會讓大腦發熱——你可能會因為「玩過頭」而精疲力盡。世界上有些人有本事隨心所欲玩樂，但最終他們需要「休假」，或者幾天無所事事的「放鬆時間」，加強自我保健，以平緩美妙旅程中所有的興奮熱度（這就是一種自我照顧）。無論你是誰，生活多麼幸運，你仍然需要保護和照顧你的大腦。

我們所指的解決方案不是壓抑自己的情緒，反正我們也控制不了情緒。不過，我們可以透過穿越情緒這個過程提升自己——當情緒來襲時，我們可能搞得世界天翻地覆，但這並不意味著要切斷情緒。**生命是一段充滿變數的旅程，我們的人生是自己的，與他人無關。**然而，如果你看看其他人的生活，他們表面上似乎過得很好，讓我們以為他們對自己的人生很清晰。在公共場合展示最美好的一面，不過在幕後，他們可能比我們更容易陷入情緒漩渦，身處一段糟糕的關係中，經歷朋友的背叛，事業低迷。他們覺得自己不斷向下沉淪，再一次被困在萬劫不復的萬聖節派對上，又一次落馬，又一次情緒中毒，我們只是看不到他們的這些掙扎。

在人們再次陷入情緒風暴之前，有些人確實會一帆風順一段時間，有時甚至在離婚或生活大混亂前都風平浪靜很多年；有些人的平靜歲月則沒那麼長。無論哪一種，逆境最終都會來臨，如果我們不知道自己的情緒大腦發生了什麼事，逆境就會成為我們最大的敵人。在任何時候，如果我們沒有做好大腦防護，當大腦發熱時，我們就會受到影響。當我們以為自己正在為情緒和身體健康採取正確的步驟時，這些挫折可能會讓我們非常困惑。我們甚至不知道，這些步驟可能不是在情緒風暴中，增強大腦和維持自身能力的適當方法。無論一個人做了多少次冥想，或他們克服何種情緒困境，如果他們不考慮大腦熱能，他們的大腦就無法得到任何保護，日後很可能會因小挫折和困境而受阻。

我們可能會被每隔幾年的嚴峻挑戰所累。無論生活中的大小事件，我們的大腦都會燃燒發熱。提前做好萬全的準備是對大腦的終極防禦和保護，讓我們能夠堅持穿越任何情感上的打擊或痛苦，甚至是經歷前所未有的喜悅。歸根結底，留意我們的情緒大腦並不是為了避免生活的起起落落，而是學習讓大腦冷靜下來，預防它「燒壞」。

## 有毒之火

　　大腦如何以及為什麼會發熱？這種熱能有何作用，是壞還是好？

　　壞處是熱能會殺死腦細胞──我們不想快速失去腦細胞。腦細胞越純淨，該腦細胞在高溫下存活的能力就越強；因為需要更熱和更持久的熱能才能破壞腦細胞。當腦細胞受到汙染，充滿日常毒素和有毒重金屬時，腦細胞會升溫加快，並且長時間保持在高溫下。當腦內的毒素越多，腦細胞就更容易導熱，加上毒素覆蓋在腦細胞內的細胞膜上，導致散熱不易。如果腦細胞倖存，熱量也會使腦細胞停止運作，直到腦細胞復原。不過，乾淨的腦細胞可以輕鬆透過細胞壁釋放熱量，也就是說，在一段時間內持續加熱也會使乾淨的腦細胞暫時停止運作，進入休眠的狀態，直到加熱停止或改變，因為人會改變他們的想法或轉移目標，休息一下，給自己一些放空的時間或睡覺。過熱的腦細胞進入休眠是由於腦細胞具有預防大量腦細胞立即死亡的關閉機制。在這種休眠狀態下，腦細胞會等待機會恢復活力、補充能量，以便再次發揮作用。

　　很多時候，當一個人處於極度壓力或情緒困擾時，腦細胞幾乎沒有恢復的機會。這就是為何那些正在經歷關係上不斷爭吵或情緒虐待的人，可能會向好朋友尋求幫助，抱怨他們的經歷讓他們生不如死。這些信息不僅僅是關於某人在關係中因長期受虐或起伏的痛苦情緒而遭受的靈魂傷害。這個人也在經歷腦細胞自動關閉，進入休眠的狀態，其中一些腦細胞甚至在過程中死亡。

　　當大腦變熱時，腦細胞不只會休眠和衰亡，與此同時，有益大腦的化學物質也會減少──其中包括數十萬種重要的大腦功能化學物質，這些化學物質充滿我們的大腦，但仍未被醫學研究和科學發現和記錄。雖然其中一些化學物質在大腦內具有抗熱的作用，但它們的作用有限，最終這些化學物質在派上用場後會被燒

毀。此外，大腦內還有一些大腦化學物質是出於其他健康原因而存在，當大腦變熱時，這些特殊類型的化學物質會助長大腦變得更熱。例如，大腦中與激情和創造力有關的化合物，是無價的大腦化學物質，可以幫助我們創造、接收靈感和表達自己。在創造力方面，我們大腦的電流網不設限，因此這些化學物質會變得更熱，我們的大腦會為了我們的成長而點燃、點亮探索的火花。這些知識說明當我們體內存在許多傷害大腦的物質時，這些與創造力有關的化合物就會受到損害，從而阻礙我們的創造力。

你是否聽過化工廠爆炸，大火燃燒了幾天或幾週，消防局只能任其燃燒而不是試圖將火撲滅？那是因為在極高溫下燃燒，其中的有毒物質助長了火焰。與此同時，大火也會釋放有毒物質，即使最好的呼吸器也無法保護消防員免受這些物質的傷害。我們大腦中的神秘化學物質是來自天然來源、身體產生的有益化學物質，以及來自外在接觸充滿大腦的有毒化學物質的組合。當我們的大腦點燃情緒之火時，你不會像發電廠裡的火那樣燃燒起來，你的火氣是數以千計的大腦化學物質（無論好壞）相互作用在身體內悶燒。

如果夠幸運身邊有人陪伴，此時要做的不只是試圖緩和情緒。然而，許多人孤立無援，找不到慰藉。即使有人真的出手相助，告訴他們一切都會安好，這並不意味著他們會感受到安慰。當我們身處傷害、背叛、憤怒或痛苦的怒火中時，我們的大腦可能因情緒之火的熱能嚴重受損，以至於我們無法看清事件的真相。

## 你不是壞人

如果我們表達憤怒、沮喪或痛苦等情緒，會覺得自己很軟弱。市面上的自我成長策略往往傾向於「我們可以改變你，也許你有一些缺失導致這些情緒，我們可以讓你成為更好的人。」這種自我啟發通常會指出你的缺點並暗示你哪裡不好。即使這並不代表你是一個壞人，但這是一種學習不做出反應、學習邏輯思考、學習冥想來控制情緒，因為你無法控制外在的世界，只能控制自己，然而，這仍然沒有解決促使你尋求自我提升的大腦生理問題。

任何指出「你就是問題所在」的方法都讓人挫敗，就好像在傷口上灑鹽，讓他們覺得無法控制自己的情緒，甚至讓他們覺得自己的情緒反應是自己引發的。這些

自我啟發的方案從未告訴人們，他們的大腦中存在有毒物質，是這些物質讓他們的情緒之火持續燃燒並失控，這才是真正問題所在。

特別是如果有人花時間練習這些自我激勵的技巧，不久情緒再度爆發失控，為此他們會感到失敗並且放棄。他們從未意識到，即使這些小竅門有助於改善生活，它們仍不足以解決核心問題，這無關乎失敗。他們嘗試的訣竅永遠只是臨時補丁。當補丁脫落時，他們的情緒再次飆升是完全可以理解，因為他們沒有熄滅潛在的火焰——他們沒有撲滅火苗；沒有帶走燃料；沒有修復傷痕；補丁只是降低火焰，讓它悶燒一陣子。他們被指責為「投射」，被告知他們將自己的痛苦和憤怒投射在他人身上，要他們「停止投射」。因此，他們嘗試自我啟發的技巧和各種改進的方法，努力成為更好的人，但當他們情緒爆發的那一刻，他們又被指責將自己的痛苦投射到他人身上，然而，他們真正在表達的是，他們大腦的生理需求沒有得到滿足。

當一個人情緒受苦時，他們知道一定有原因，他們才會以這種方式處理傷痛，只是他們不知究竟是什麼。有時，莫名的憤怒和沮喪讓人感覺更糟，好像他們肯定不是什麼好人。如果有人被診斷為躁鬱症（雙極性疾患），仍然無法解釋內在發生了什麼才導致發病，這個人知道他們大腦中出現的狀況遠比他們從治療師、醫生或精神導師那裡得知的資訊還要複雜，事實的真相遠不只於此。

情緒緩解不是搞定一個人或平復他們的情緒狀態；不是要讓某人成為更好的人；與試圖塑造或改變某人，以及他們是誰無關。這是關於去除大腦內的有毒化學物質，這些化學物質是助長火焰燃燒得更旺的燃料；是關於恢復和供給大腦內抑制火焰並讓大腦發揮最佳功能的優質化學物質，讓人們有更多的戰鬥力，這樣他們才能從自我啟發的技巧中受惠。為了讓我們可以好好體驗這些技巧，並持之以恆——我們必須先解決大腦的生理需求。


## 滅火工具

我們的大腦時時刻刻都需要氧氣。沒有氧氣，我們就無法生存。人腦充滿電

流，電脈衝在氧氣周圍流動。實際上，電脈衝需要氧氣供給，因為電火花需要氧氣才能在大腦內部產生，所以重要的是大腦內要有充足的氧氣。此外，氧氣本身易燃。例如，你不能將氧氣罐放在火焰旁。營火的設計要讓更多的空氣流通，這樣火焰才會燃燒得更旺、更明亮。這些基本原理也適用於大腦內部。

因為氧氣易燃，所以必須同時有其他應變之道，以防止電流過熱而失控。隨著氧氣的流動，我們血液中的水在大腦的大部分區域循環，部分負責抑制大腦火焰的熱能，並持續冷卻大腦。另外，我們還要依賴血液中充足的葡萄糖，因為葡萄糖有助於冷卻腦細胞和組織，這些只是我們的大腦如何控制電熱的開始。

## 恰到好處的平衡

為了支持大腦電流網，你的血液需要保持氧氣、葡萄糖、水、電解質（由常量礦物質、微量礦物質和微量礦物鹽組成）、胺基酸、神經傳導物質、維生素 B12 和健康水平腎上腺素混合物的平衡。氧氣、電解質和微量礦物鹽使電流網周圍的電流保持活躍；水和葡萄糖則是冷卻在電流網上產生熱量的火花，同時滋養每個腦細胞；胺基酸可以滋養腦細胞，使腦細胞強壯，如此一來才能處理電流；維生素 B12 有助於腦細胞修復；神經傳導物質則是依靠電解質和微量礦物鹽來保持強度。

你可以問自己：水合作用對降低大腦內的熱量有影響嗎？長期脫水會產生負面作用嗎？飲食中攝取充足的葡萄糖重要嗎？再次重申，這些供給大腦的元素要恰到好處，你必須要有適當比例的葡萄糖、水和氧氣。人們不停地呼吸，所以有足夠的氧氣，但如果他們不攝取葡萄糖和水，大腦就會失去平衡。當人們鍛鍊或做呼吸練習時又同時進行間歇性斷食——這意味著他們沒有攝取適當的葡萄糖，而且可能還會攝取咖啡因使自己脫水，但同時間又增加身體的含氧量——這使得體內的葡萄糖、水和氧氣比例更懸殊，導致電流火花燃燒更旺而來不及冷卻。

我們也可能用其他的方式打破這 3 種基礎供給的平衡。例如，喝過量的水。如果你一次喝下幾加侖的水，最後你會「淹死」自己。也就是說，我們傾向於用過少的葡萄糖和水，而不是過量的葡萄糖和水，來破壞血液中的葡萄糖–水–氧的平衡，從而使氧氣的比例過高。

同時，我們需要其他腦電流補給的適當平衡，包括電解質、胺基酸、神經傳導物質和健康水平的腎上腺素，對於保持情緒平衡和穩定至關重要。

然而，當我們因為受到傷害、收到壞消息或感到震驚而變得情緒化時，最不會想到的是，我該如何照顧自己、照顧我的血液、我的腦脊髓液和我的大腦？我該如何保持葡萄糖和水的平衡，使含氧量保持穩定，並且不會燒毀大腦內的電流網？我們不太會想到應該要找一種含有葡萄糖、電解質或微量礦物質的食物。更遑論是未雨綢繆，考慮萬一衝擊來臨，我該如何準備？該如何讓大腦達到標準？

相反，當我們正因衝擊生活的消息而困擾，第一個反應就是震驚，不吃不喝。然後東想西想，猜測別人說什麼、不相信聽到或看到的消息，期待這不是真的，在這種緊張害怕的情況下，我們的呼吸會加快。我們可能會尖叫、哭泣、冷漠以對，或者透過運動來控制焦慮，最終吸入大量的空氣，大量氧氣，卻沒有為我們的血液提供平衡這些氧氣所需的物質。我們喝下更多的咖啡因，所有這些都導致更多的腎上腺素。我們流失血液中的葡萄糖、水和電解質，於是電流網運行的溫度比原本更高，讓處境變得更加困難，因為我們試圖在非常混亂的情況下保持平衡。

在這種情況下釋放的腎上腺素已超出日常溫和的健康水平。每當出現問題且大腦受到威脅時，腎上腺素就會成為後盾的應急燃料，在這種情況下，我們需要更強烈的腎上腺素混合物，無論是來自「戰或逃」的壓力或是因咖啡因等興奮劑引起的。腎上腺素可以取代並克服氧氣流失，讓一個人存活。例如，如果有人溺水逐漸失去大腦的氧氣，這時體內會釋放腎上腺素充滿大腦，讓這個人暫時保持足夠的生命力，以便脫離危險。正如本章後半段即將提及的內容，這些激增的腎上腺素是大腦電流火花的燃料，會使大腦的熱能升高。

順帶一提，雖然電解質是維持大腦電流運轉的一部分，但缺乏電解質會導致情緒混亂和不穩定，從而使大腦溫度上升。因此，當某人的電解質不足，他可能會情緒低落。如果這個人因此感到沮喪或害怕，那麼他的腎上腺素就會激增，而激增的腎上腺素會撞擊電流網，進而取代不足的電解質、微量礦物質、常量礦物質和維生素 $B_{12}$。最終，電解質不足而導致大腦過熱。

以下是血液中腦電流供應不平衡的實際情況：如果某人已經有嚴重的焦慮症，並且飲食失衡，缺乏血液中葡萄糖和水平衡所需的飲食，然後經歷某種情緒動盪，

這時他們的腎上腺素會升高，葡萄糖和水會減少，呼吸加快，以便讓大腦注入更多的氧氣。然而，在沒有葡萄糖和水抑制溫度的情況下，氧氣和腎上腺素的增加會使大腦電流網的溫度升高，甚至導致換氣過度。這時電流網的火花會更熱、更不規律，甚至暴衝。當發生突發狀況時，電流網會移動到不該在大腦中出現的地方，使人們完全不知所措，引發驚恐發作或當機反應遲鈍，蜷縮在床上崩潰不起。

## 呼吸保健法

我們經常被教導使用呼吸練習來調節情緒。某些類型的深呼吸和呼吸練習確實有其效果，但呼吸練習並非人們所想的那樣。人們沒有意識到，氧氣過多也是一大問題。即使我們處於缺氧的世界，但我們也處於飲食中缺乏必需營養素的世界。如果大腦內其他供給物質，如葡萄糖、微量礦物鹽和水等無法保持平衡，那麼向大腦輸送氧氣則會使腦內的電流網升溫，進而對大腦和身體造成創傷。最重要的是，人們經常在做呼吸運動的同時攝入咖啡因（咖啡因會增加腎上腺素），這使得他們的大腦和血液更加失衡。

與許多健康趨勢一樣，呼吸練習是給那些身體還好或輕症的人。如果症狀尚未影響你的生活，你可以進行呼吸練習並從中得到樂趣。如果你有病在身，呼吸練習無法讓你痊癒。呼吸練習對焦慮症患者來說非常困難，甚至會使大多數焦慮症患者病情惡化，尤其是那些迷走神經敏感的人，可能會導致胸悶等神經系統症狀。呼吸練習不會使狼瘡、神經性萊姆病、濕疹、纖維肌痛、帕金森氏症或多發性硬化症消失。你可以運用簡單、溫和的呼吸技巧——如果這對你有幫助，同時你要補充水分，攝入足夠的葡萄糖、電解質、微量礦物質和鎂等常量礦物質，並且盡量遠離咖啡因。

## 助長火苗的脂肪

另一個破壞血液中腦電流供應微妙平衡的因素是脂肪。如果某人在飲食中攝取大量的脂肪，他們血液中的含氧量就會降低，同時葡萄糖難以進入細胞，因為產生胰島素阻抗。胰島素阻抗並非糖尿病患者的專利，當人們攝取大量脂肪時就會出現胰島素阻抗的現象。

你原本以為氧氣減少大腦的電流網也會減少，一開始是會減少——直到緊急信息自動發送到腎上腺後並釋放大量的緊急腎上腺素，以稀釋流經大腦血液的脂肪，藉此拯救大腦。

這種「戰或逃」的腎上腺素激增會加速心率，促使人們呼吸更深，將更多氧氣吸入血液。由於腎上腺素也有血液稀釋劑的作用，且肺部釋出大量氧氣，因此氧氣能夠進入大腦。

因為有些人可能感覺不到這種腎上腺素激增。而有些人可能在**攝入脂肪後會感覺到腎上腺素激增**，因為會有興奮感。

無論哪一種，我們的大腦越來越熱，比以往任何時候都高。以前，我們缺氧，血脂值較高；葡萄糖值較低。然而，發出的緊急信號彈帶來腎上腺素，試圖矯正這種不平衡，在短時間內，我們同時獲得大量的氧氣和腎上腺素，導致大腦燃燒得更熱。現在，隨著腎上腺素激增而降溫，以及你的系統緩和後（這可能在數小時後），血脂再次充滿血液，氧氣值再次降低。進入大腦的剩餘腎上腺素和氧氣所產生的熱量仍然留在腦內，部分原因是我們仍在應對胰島素阻抗，**意味著葡萄糖無法到達腦細胞所需的程度使大腦降溫**。此外，我們還有一個問題，即血脂使大腦絕緣，這使得大腦散熱所需的時間更久，因此大腦持續發熱的時間變得更長。

這種脂肪一腎上腺素的熱循環可能一天或一晚發生多次。人們沒有意識到飲食中過多的脂肪，反而他們正享受其中的快感。他們從食用脂肪基食物而獲得的救命腎上腺素可能會讓他們困惑，以為他們的食物選擇是正確的，讓他們認為他們的渴望是正常的。事實上，他們從吃高脂肪食物中獲得的「愉悅感」是來自腎上腺素激增，使他們迷失，不知道自己的真正需求，也不知道自己需要什麼，因為他們不知道大腦血液中氧氣 – 葡萄糖 – 水 – 電解質的微妙平衡是必要的。這種「愉悅感」要付出代價；因高脂肪食物而經歷的大腦起伏會使人情緒失衡，可能是極度敏感、漠不關心、缺乏同情心、易怒、好鬥還是悲傷。基本上，當大腦中出現這種不平衡時，有些人可能會情緒暴走，進而帶來持續的挫敗感，使得大腦內的火焰燃燒更旺，為日後的中風埋下伏筆。（本章稍後會詳細介紹。）

如果沒有這些內部的問題，我們處理情緒的衝擊原本應該更快復原。我們的大

腦生來充滿韌性，但正因為大腦內部暗藏的生理問題，使大腦逐漸喪失這種韌性。

# 情緒傷害

當我們說在自己生命中曾受過情感創傷和留下傷痕，這種描述比我們認知的還要貼切。當我們說「心痛如火焚燒」，我們是認真的，因為當我們經歷沮喪或創傷時，可能會因為產生的強烈熱量，使大腦的情緒中心受到傷害（無論我們是否表現出情緒）。然後，這些腦部創傷會影響我們的思維、感覺和行為。

## 燒傷的腦組織

例如，當你躺在床上想著某人說的中傷話，或者發生你無法控制的不公不義之事，或者你在一段關係中因背叛而受到傷害，你無法釋懷，滿腦子都在想這些揮之不去。這種大腦電流的模式不只在大腦周圍和整個大腦內旋轉和循環，實際上，大腦的部分電流模式可能已無法循環，因為傷害造成一個聚焦點，並驅動電流精確定位到你的大腦情緒中心特定的區域，使這種經歷的想法根深蒂固和怨恨日益加深。在這種情況下，你很難轉移焦點——扭轉你的大腦電流回到正常的循環模式——因為發生的情緒傷害太震驚和傷害太深，以至於你大腦的大部分電流模式當下只處於一種思維模式、一個方向、一個領域，最終形成一種執著。這種傷害性的經歷可能成為一種強迫性的循環，在你的腦海中一遍又一遍地重播，於是某個區域會產生高溫並導致灼傷。

一個人若想改變這種大腦模式可能需要一週的時間。即使他們試圖起床、散步、跑步（如果身體還有能力），或者透過提高工作效率讓自己忙碌，他們的電流模式仍會繼續轉移到同一個受傷的區域，這個人會不斷回想過去的背叛或其他形式的情感傷害，試圖弄清楚究竟哪裡或為何出錯，以試圖修復或解決問題，於是變成一場扭轉大腦電流網的戰鬥，且過程非常艱辛。

假設情感傷害與一段關係有關。在接下來的幾天裡，你試著過生活，起床、洗澡、做飯，但你和對方分享的每件事都會提醒你所受的傷害，所以你大腦中的

電流模式不斷往受傷的腦組織方向前進，變成一場戰鬥，一場需要療癒情感的抗戰。背叛或其他傷害的嚴重程度，有多少大腦背叛者（如有毒重金屬）在場煽風點火，你的大腦是否做好萬全的補給來承受所產生的熱量，以及接下來你將提供大腦多少補給品來協助癒合，所有一切都決定了日後的傷口大小、恢復的情況以及癒合的速度。

當我們的情緒平復後，必須記住大腦的生理組織可能會因電流模式的強度進入大腦情緒中心的特定區域而受傷、產生疤痕、灼燒，這時大腦組織急需治癒。

大腦組織本應充滿糖原（儲存的葡萄糖），應該是柔軟具有彈性如海綿狀，不應該是硬的。電流不易穿過硬化的大腦組織直接到達預期的神經元。當大腦組織因情緒傷害過熱灼傷時會變硬──過熱的腦電流會在腦組織中形成老繭和疤痕組織，導致大腦組織的特定區域失去如海綿般有彈性特性。神經元甚至會被困在這種硬化、長滿老繭的大腦組織中。

當大腦組織充滿毒素和毒物（包括有毒重金屬、石化產品、香料、味精和咖啡因），並且因情緒傷害和血液中的高脂肪而不斷過熱時，腦組織硬化的機率就會倍增。充滿有毒物質的大腦，即使沒有電流的衝擊，大腦組織的彈性和柔軟度也會變弱。此外，當大腦的電流網到達這些區域時，大腦中的毒素和毒物會使大腦升溫，尤其是缺乏葡萄糖或糖原保護的大腦組織。電流會轉化毒素，使它們對大腦組織的傷害更大。這意味著這些毒素和有毒物質在初期就會促使腦組織硬化，但在情感創傷之前不會形成老繭組織。不過，當強烈的情緒使大腦中特定的電流通路溫度升高時，一場完美的風暴就此成形。這條過熱的通路將電熱精確定位到大腦的特定區域，如果毒素和毒物也在同一特定區域，那麼硬化的可能性就更高──腦組織灼傷、長繭和布滿疤痕──甚至也會波及到神經元。

當涉及情緒傷害時，我們要特別留意有毒重金屬。正如第三章提及的〈合金的大腦〉，有毒重金屬對大腦熱量和電流模式影響重大。由於金屬導電和導熱，當腦組織中存在有毒重金屬時，你的大腦會變得更熱，從而加劇大腦組織的傷害。這意味著我們需要更多的耐心和更積極的治療，透過本書第六部〈修復你的大腦〉中的療癒指南，供給大腦所需的營養素，如果需要，你可以參考本書的配套書《守護大腦的激活配方》中更多的實用方案。

## 靈魂的保護機制

　　情緒事件也可能涉及靈魂方面的因素。當可怕的事情發生時，你的靈魂——通常位於你的大腦中——會彈出身體之外，以保護你的靈魂免於某種程度的傷害。有些人可以感受到這種靈魂出竅的體驗，從遠處甚至高處看著自己。這是一種安全機制，使你的靈魂不必經歷背叛或失去的全部痛苦。

　　你可能聽說過無頭雞邁克的超自然現象。邁克是一九四〇年代的一隻雞，它在頭被砍掉後仍存活一段很長的時間。至於為何會如此，有很多眾說紛紜的理論。當這個故事流傳開後，全世界數百名農民開始試驗性地砍掉雞的頭，成為一種狂熱，並嘗試從各種不同的位置砍下雞的頭，因為人們難以置信。有些農民們把雞頭砍得更高，保留比邁克雞更多的雞脖子和腦幹，藉此想看看他們的雞是否也能活下來。當時，超過十萬隻雞被斬首，沒有一隻活下來。以下是沒有人知道邁克雞是如何活下來的解答，以及為什麼它與此主題有關：雞是有靈魂的，通常存在於它的大腦中，如同我們的大腦。在這隻雞被砍頭的痛苦時刻，它的靈魂離開了它的大腦，並未在其身體死亡時，飄入乙太中，而是進入雞的身體，因此賦予了肉體額外的生存意志，以及靈魂從雞的大腦中所收集的智慧。也就是說，邁克雞之所以活著，是因為它的靈魂進入了它的身體，賦予了它的身體意志力和大腦智慧。

## 波折起伏的關係

　　當情緒傷害一再重複時，大腦的某個區域基本上會受到強烈電流刺激的衝擊。

　　關係是發生這種情況最明顯的一個例子。正如我們之前提及，當某人經歷分手時，大腦的情緒中心會產生大量的熱能。如果這對伴侶重歸於好，關係修復，情況好轉……不久又再次分手？大腦情緒中心同一區塊才修復好的神經元又再次受到衝擊——這就像對中樞神經系統組織進行電擊。如果這段關係持續像坐雲霄飛車一樣大起大落，和好之後又再次波折起伏，情感創傷將繼續衝擊相同的情緒中心。當關係在最痛苦的時刻，靈魂會彈出身體外觀察並等待事情平息，以便再次回來。

　　當這種模式成形後，大腦情緒中心的神經傳導激素會開始收集信息，預期下次可能的衝擊。這會使人對下一次分手、爭吵或出軌的時機變得非常敏感，因而徒增

更多的情緒反應和痛苦。這種敏感反應的嚴重程度取決於大腦缺乏多少營養素，以及靈魂和大腦對過去關於信任和其他分手、爭吵和欺騙有哪些記憶。這些舊傷是你現在過敏的一個重要原因。因為，當我們談論情感創傷時，我們談論的是大腦組織的損傷，這些舊傷口可能會再次撕裂，並因新的情感傷害而再次受創。

這不是「過度情緒化」。而是一個人對反覆情緒和大腦損傷所產生的大腦反應。大腦情緒中樞中受損的神經元正接收來自神經傳導激素化學物質的信息，因為它們試圖發出警報以阻止這種情況，此時就要看個人的能耐了。當你變得越來越敏感並達到極限時，你覺得如果不改變，肯定會造成嚴重的傷害，或者發生嚴重的錯誤，變得一觸即發，以至於你覺得如果繼續留在這段關係中，會受到無可挽回的傷害。當這種情況發生時，在老繭和燒灼的組織對大腦情緒中心和靈魂尚未造成太多傷害之前，如果他們還有選擇，有的人可能會永遠離開這段關係。

## 情緒性中風

當大腦缺乏所需的補給時，中風的機率就會增加。如果大腦的營養素不足，大腦就會越來越脆弱。當一個人的病毒感染率升高，加上營養、食物和水分的不平衡，再結合大腦中有毒重金屬和化學毒物，以及生活中的情緒衝擊或壓力，此時中風的機率將大大提升。我們談論的不只是典型的中風，指血液流向大腦　種易於診斷的類型，而是結合以上因素，一種無法診斷的情緒性中風，即使任何 MRI 或腦部掃描都無法檢測到發生在大腦情緒中心的傷害。

對於情緒性中風，醫生不會發現大腦中任何生理中風的跡象（即使這是一種大腦的生理狀況），因此他們可能會將你的情緒性中風症狀歸類為焦慮症或任何類型的精神障礙，取決於醫生和你的症狀。情緒中風有何症狀呢？其中包括無法清晰思考、有人和你說話時驚恐發作、全身麻木、害怕與任何人交流、無法做出決定、失去時間感、執著於說不上來的錯誤、害怕任何新事物、害怕外出，以及面對壓力不知所措，內在有種說不清的感覺讓你覺得自己無法承受壓力。

有些人的情緒性中風可能很輕微，有些人則非常嚴重。你可能在短時間出現受壓的反應，但很快克服，因為你的大腦得到或擁有所需的供給，隨後大腦自行治癒。否則，你很難復原，你的症狀可能會很明顯或持續很長一段時間；你對任何壓

力的反應可能會一直存在，因為情緒傷害更為嚴重，且大腦需要更多的供給來保護自己和治癒。

情緒中風時大腦內會出現什麼狀況？大腦情緒中心的微小血管會暫時受損。由於背叛、困境、失去或其他創傷，首當其衝是承受大腦電熱的腦組織變硬，使神經元反應過度。千萬別讓這種情況成為你絕望的原因，當你給予大腦所需的供給時，一切就會好轉。


# 激動的情緒

腎上腺素以電流方式增強大腦的運作。當我們遇到任何情緒波動時，無論是好是壞，無論是一段新關係、新老闆，還是與同事的情誼；無論是因為去度假而興奮，還是有空做我們喜歡的事情；無論是去滑雪還是騎摩托車——我們做任何事情都與腎上腺素有關。

## 火上添油的腎上腺素

當我們有美好的體驗時，腎上腺會釋放腎上腺素。當腎上腺素觸及到電流時，它會成為易燃物。健康的腎上腺素有助於為電流網提供燃料。醫學研究和科學至今尚未發現——腎上腺素充滿專為大腦內的電流網設計的受體化合物。當這些化合物撞擊大腦的電流時，它們會像螢火蟲一樣發光並點燃，或者像小蟲擊中電蚊器一樣。腎上腺素是必需的，在少量健康的範圍內，我們每日的生活和工作都少不了它。

腎上腺素的運作與氧氣不同。雖然腎上腺素會像氧氣一樣在體內燃燒，但它燃燒的速度更快、更具侵略性、熱能更強烈。儘管水（水合作用）和葡萄糖對於解決腎上腺素引起的大腦升溫非常重要，但腎上腺素引起的火苗光靠水和葡萄糖卻難以壓制。想像一下，你正在經歷一些美好的事物：從斜坡上滑雪下來，你的腎上腺素正在分泌，因為你即將撞到一個所有人都事先警告過你的棘手小坡，如果你誤判了，就會摔得四腳朝天。單單為了這項挑戰的刺激感，就值得從斜坡上

滑下來。當腎上腺素在美好的體驗中衝擊電流網，你會感到興奮且頭腦清晰，讓你進入「全神貫注」的境界。當你的腎上腺開始分泌腎上腺素並充滿你的血液，這時所有的腎上腺素「燃料」都會到達你的大腦並點燃大腦內的電流網，比起你在淋浴、刷牙或去洗手間時溫和衝擊大腦電流網的腎上腺素更為強烈。

如果遇到不開心的時刻，不好的經歷，背叛，情況又會是如何呢？你從閨蜜的訊息中才發現，這麼多年來，她一點都不瞭解你？你向她傾訴一切，你所有的軟弱、弱點和秘密，她就好像從未聽過一樣，對你而言，這是一個天大的打擊。腎上腺會釋放化學物質，一種強烈的腎上腺素混合物會在背叛的那一刻為你提供動力，進入你的大腦撞擊電流網並產生火花，讓你的思緒更清晰，有力量克服大腦中已有的心理障礙或較小的傷害——這樣你才能在這種充滿挑戰的情緒體驗中快速振作。腎上腺素之火有助於你開創新的天地，讓你進入更安全的境界和新的體驗。

這種腎上腺素之火也說明為何當一個人經歷一段情感體驗後，他們會非常疲憊，以至於幾個月都難以復原。當腎上腺素從電流網中消退時，悲傷、抑鬱或大腦疲憊的感覺可能會加劇，這就是為何恢復需要很長一段時間，以及有些人為何無法復原。如果大腦遇到酸性、營養不足、毒物和毒素，那就更難從情緒打擊的強烈腎上腺素激增中復原。

## 年輕的回復力

年輕時遇到了困難，長輩們經常會說，「留得青山在，不怕沒材燒」，或「別擔心，下一個會更好」，或是「沒上那所學校沒關係，會有更好的學校」，又或是「沒有人邀請你去參加舞會也沒關係，明年祝你好運！」當我們年輕時，恢復的速度確實比較快——因為大腦中的毒素較少，而且腎上腺尚未完全發育，所以當我們情緒來時，只會釋放有限的腎上腺素。

這並不意味著年輕的你不會感受到強烈的情緒或受到情感上的傷害，這時你的腦電流仍然很活躍，腎上腺素也會釋放，但你還是會感到傷痛。例如，青少年的初戀變調可能具有毀滅性。關鍵在於：腎上腺素不像成人那樣會助長火勢，提升大腦的熱能，因為兒童和青少年有腎上腺尚未發育完全的控制機制。發育不全的腎上腺

釋放的腎上腺素比發育完全的腎上腺素少，這可以保護年輕人的大腦——預防大腦過熱，因為年輕人的大腦還未完全發育。儘管年輕人血氣方剛年輕氣盛，在當下往往比成年人更難接受挫折，但較少的腎上腺素使大腦升溫的熱能有限，因此他們通常更容易恢復元氣。此外，這種有限腎上腺素的釋放也有助於預防兒童成癮。

早期的你生命中可能受到情感傷害，隨後帶著這份傷痛進入成年期，且日後漸漸浮現。這些傷口通常在三十歲左右或之後開始顯現，此時成人的大腦已經完全發育，這也是為何許多人莫名害怕過三十歲生日。當你的大腦完全發育時，你會開始自省，於是傷口逐漸浮出水面。

當你年輕時，你的腎上腺不會像成年人那樣充滿血液。年輕時的這種保護措施讓你可以快速振作重新開始，讓你在短時間內恢復，讓你的大腦進入一種模式，「當我回想起，我不會將這一晚媽媽或爸爸不讓我去參加派對而放在心上。」我們需要更多的腎上腺素才能為完全發育的大腦和身體提供動力，尤其是體內已經累積了數十年日常的毒素和其他大腦背叛者。

我們經常看到年輕人情緒暴衝，讓人難以捉摸。事實上，對於一個沮喪並對某種情況做出情緒反應的孩子來說，其大腦中的腎上腺素火力甚至仍遠不及一個表面看似冷靜，不為所動的成年人體內腎上腺素水平的皮毛。當我們看到孩子表現出極端的情緒反應時，通常是因為他們大腦中有毒重金屬含量較高，以及胰島素阻抗導致血糖急劇下降的結果。

隨著年齡增長，當我們缺乏非常重要的化學物質時，這些化學物質會隨著年齡增長而在大腦內日益減少——包括葡萄糖和糖原儲備量——我們的大腦會因毒素、有毒重金屬和脂肪變得越來越厚，因為我們不知道如何因應，無法對症下藥，並採取必需的恢復方式。當上了年紀，我們不僅遇到更多的問題，與年輕時相比，此時體內有更多的腎上腺素刺激大腦，且恢復能力不如以往。成年後，我們的腎上腺完全發育，不再擁有尚未發育完全的腎上腺的保護控制機制。當腎上腺素釋放充滿全身、進入大腦並點燃電流網時，它會引發強烈的熱量燃燒。

# 毒素籠罩的情緒

大腦內的日常毒素和毒物是大腦受阻很大的因素之一，其中包括情緒障礙。如果大腦的某個區域籠罩大量的毒物和毒素——從有毒重金屬到溶劑、塑料和其他石化產品、藥物、空氣清新劑、香水、香薰蠟燭等——這個被大腦背叛者充滿的區域可能會進入休眠模式。這並不意味著我們會睡著，而是我們大腦某個區域無法發揮最佳功能，因此我們要依賴大腦中較不渾濁和未被毒素堵塞的其他區域，這也代表我們的大腦功能將受到限制。

當大腦的情緒中心被毒素和毒物填滿和汙染時，我們就更要仰賴大腦的其他區域，進而導致我們很難與人有情感上的交流；我們不瞭解自己的情緒狀態；我們很難表達自己的感受和情緒，同時也很難管理自己的情緒。毒素和毒物堵塞了我們大腦的情緒中樞，我們會變得極度情緒化而不自知。

我們的夢境會很激烈緊繃，情緒上起伏很大，一個又一個的夢境不斷地將沉睡的情緒喚醒，因為身體正試圖治癒大腦的情緒中心，我們透過夢境療癒許多情緒。大腦情緒中樞毒素較多的人，往往會夢到溺水、在水中、在水中玩耍或被困在水中——無論是海洋、游泳池、湖泊還是河流——因為他們的情緒狀態在某種程度上是被毒素淹沒。他們可能夢見逃離人群，當有人試圖殺死或傷害他們時無法逃脫。雖然這些夢境可能有其他含義，但很多時候是因為大腦情緒中心的毒素。

# 平心面對我們的康復時程

當我們生病時，我們會開始數饅頭，計算我們生病的天數，如果生病持續一段時間，甚至會計算多少小時，從幾週、幾月到幾年。每當我們想起生病的月份和年份時，我們的情緒會因此而波動。許多人會想起剛生病時身邊的人、當時的工作以及承諾，時間對我們的情緒大腦有極大的影響，就好像情緒大腦直接與時間有關。當然，即使我們無病無痛時，每天還是會擔心時間，我們的任務和計畫都有時間表。然而，當我們生病時，情況開始轉變，對時間會有不同的看法。我們會說「應

該要變好了」，或是「我應該感覺好一點」，又或是我們會聽到「時間到了，你就會好起來。」

時間是疾病的一大議題，當我們生病時，我們覺得自己正在失去，時間從身邊流逝。一開始在情緒上，我們覺得還好：「是啊！我已經生病一、兩個星期了。」然而，當久病不癒，時間的指針變得越來越沉重，你沒有好轉，反而變得更糟，現在時間變成了與醫生的預約和護理時間表。時間是關於你有多少能量，**你有多少空間在疾病纏身時做你需要做的事情**。當我們生病時，生活上的變化會造成許多不便，一切變得困難重重，因此我們必須放慢腳步。

我們的情緒大腦為我們的康復日訂好時間表：「我必須在這個日期之前痊癒。」之後：「我應該好了。」我們被困在一場時間之戰，我們的情緒大腦希望我們在某個時間痊癒，我們的身體卻還沒有準備好治癒，因為它沒有得到它需要治癒的供給。即使有最好的專家和最好的診斷，也無法發現我們身體真正的問題。

當我們把自己放在治癒的時間表上，一旦結果不如預期，我們會失望，然後視為失敗：「我在大學第二學期之前未能痊癒。」「我在大三之前還不能痊癒。」「在我應該回去工作之前，我還不能痊癒。」「我在婚禮前還不能痊癒。」「在我孩子一歲生日前，我還不能痊癒。」失敗症候群開始出現。「為什麼我沒有康復？我怎麼可能還沒好呢？」我們覺得自己沒有快點好起來回歸原本的生活。當我們生病太久後，時間似乎越來越模糊。到了某個時間點，我們不再算時間，只會記錄過程中的重大轉折點，努力讓自己身體好轉已成為一個漫長且耗時的過程。

你要信任身體的康復能力，不要被疾病的時間療程打擊而失去信心。當我們生病時，在情緒上會執著於時間，其中一些是好的，一些則是無益。部分原因是我們過去的經驗，我們習慣於工業化的時間表，無論做什麼，都覺得自己在浪費時間，我們覺得自己要「準時」完成所有的事情。當我們生病時，這種機制仍然在運作，但我們需要轉換，大腦的情緒中心需要接收新的信息。我們不能被過去日常工業化的時間表所困，我們不能將那個時間表應用在治療過程上，必須學會區分這兩者：工業化時間表和我們的自然康復時間表。

# 每個人都想痊癒

每個人都想痊癒。沒有人不想治癒；沒有人願意生病或飽受情緒之苦。沒有人害怕痊癒；沒有人害怕治癒而暗中阻礙自己好轉。身為人類，我們想要治癒，我們想要長生不老，希望盡可能長久保持最佳的健康狀態。

然而，業界利用我們的一絲信任，對我們洗腦，讓我們忍不住做出傷害自己的事。我們對健康的渴望如此強烈，試圖尋找為何有害的東西或是對我們有益的答案——我們還會尋找各種驗證，證明傷害自己對我們有益。這讓自我破壞看起來像是我們天生情緒的一部分，是我們想傷害自己，實際上並非如此。

我們不會因為想讓自己生病而自我破壞。我們之所以自我破壞是因為被教導並習慣於自我破壞，實際上我們已經養成了這種習慣。另類醫學狂熱，以及從上到下的健康產業鏈，總是迎合這種自我破壞的洗腦，經常利用他們的憑證來操縱我們的信任。他們建立自己的社交媒體管道，並在十五分鐘內就能提供五個提示，而在這五個技巧中，你幾乎可以找到至少一個為「自我破壞」提供驗證和保證的建議。

這種洗腦式的自我破壞，讓我們試圖尋找背書，證明「適量」做一些有害的事無傷大雅。（在第十章〈適量的陷阱〉中你會讀到更多相關的內容。）對於輕症的人來說，這些自我破壞的作法通常是日常生活的一部分。咖啡、醋、酒、比薩、油炸和油膩的食物——當我們聽到這些對我們有害時，我們就會尋求那些認同「適量對你有好處」的人。我們不想面對事實，不想承擔因醋引起的骨質流失、酒精引起的肝臟疾病、咖啡因引起的腎上腺問題，所以我們始終逃避這些才是疾病的真正原因。這就好像業界在我們體內置入一個機器人，它想找到背書讓你可以慢慢摧毀自己，即使那是我們最不樂見的一件事。

我們想要健康強壯，長生不老，但這是有條件的。其中之一是「我要吃黑巧克力、喝咖啡、醋、葡萄酒、香檳和鹽。你不能阻止我，你不能告訴我不可以吃這些東西。因為我會找到一位健康權威，他說我可以吃所有這些東西，再加上未經加工、陳年乳酪、草飼奶油、綠茶、抹茶、康普茶和雞蛋，我會聽話照做。這帶給我一種舒適、溫暖的感覺，讓我有理由可以做一些確實會破壞身體的事。我甚至會說服自己，我的身體喜歡它，我的身體很好，我的身體需要它。」這種洗腦和反應融

入了我們大腦的情緒中心，而且還特意針對女性。

然而，大腦的情緒中心能耐有限。當你生病或在身體、心理或情緒上遭受痛苦時，一種一開始就存在於大腦情緒中心的生存機制就會啟動。這個生存機制說，「不對，我聽說這對我不好，我要調節我的身體，我太痛苦了——我現在非常不舒服，你不能亂來。我不能再亂吃了。」一旦你發現這樣對你不好，就知道是時候要遠離咖啡因、醋、鹽和巧克力。你知道時候到了，有某種東西在你的大腦情感中心重新連接說，「我不能再毀掉自己，我不能再找背書來支持我做一些傷害自己的事情。我被玩弄太久了，我不想毀掉自己，我要活下去，我要治癒。我不再害怕痊癒，現在是時候了。」

受夠了，這種應該停止的力量存在於每個人的內心。這是你堅定立場，真正找到自己的一刻，回歸自己與身體緊密合作。即使是社交媒體視頻中最伶俐的推銷員，或者電視廣告中最狡點的脊椎按摩師、醫生或營養師，也無法再讓你進入那種機器人模式：「我要面帶微笑地摧毀自己，想到就很開心，因為我的身體值得且也需要我供給的東西。」過去的洗腦，操弄你的信任，向大腦情緒中心發送信息，推翻關於身體真正需要的常識和敏感度，對你已不再有效。即使你周圍的人都被洗腦了，他們會挑戰為難你，當你開始嘗試健康飲食、變得健康、身體好轉時，這時你知道如何堅守自己的立場。

當時機到了，這就是你重生的時候。這是最終擺脫精神和情緒痛苦的重生，走出這兩者之間的痛苦扭轉你的人生。

第六章

# 發炎的腦神經

腦神經發炎在不明慢性疾病中有很大的影響。正如我經常提及「不明疾病」的範疇多到讓人意想不到。我們認為，如果已知病症之名——例如焦慮、疲勞、端坐性心搏過速症（POTS）、眩暈、貝爾氏麻痺、神經病變或眼部偏頭痛——那麼對醫學研究和科學來說就不是一個謎，但任何飽受慢性病痛之苦的人都知道其實不然。為你的一連串症狀找到病名，並不等同於知道為何會出現這些影響生活的症狀。無論你是在確診、誤診還是未確診的情況，你都可以從瞭解腦幹和腦神經中找到答案。

## 腦神經之謎

腦神經包括迷走神經、三叉神經和顏面神經等。腦神經從腦幹延伸出來，許多慢性疾病的症狀都源於這些腦神經。如果腦神經發炎——因病毒性神經毒素、化學毒物和有毒重金屬等毒素，甚至是身體受傷——此時症狀就會出現。你的腦神經也會因神經元發生的變化而受到影響。大腦中受損、受汙染或發炎的神經元也會向腦幹和腦神經發送扭曲、改變的信息，進而引發症狀出現。

### 病毒性神經和腦幹發炎

大多數慢性病患者的腦神經並不會直接受到傷害，而是長期處於發炎的狀態。長期病毒感染，如 EB 病毒、帶狀皰疹、單純皰疹病毒第一型、單純皰疹病毒第二型、HHV-6 或 HHV-7 等可能會引起腦神經發炎。正如稍後將提及的內容，這種病毒性發炎可能會發生在腦幹（腦神經的源頭），或者在腦神經的任何區塊。

當一個人的腦神經暫時受損時——例如，任何形式的頭部損傷——如果此人同時有慢性病毒感染，那麼這些腦神經就不容易癒合。當腦神經受損，細小的纖維根毛便會磨損受傷的神經區域，如果此時發生輕微 EB 病毒、帶狀皰疹或單純皰疹病毒等感染，這些病毒會附著在腦神經磨損的根毛上，導致長期的腦神經發炎，甚至在傷後久久不癒，更可能駐紮在神經受損部位，就像頭髮上的蝨子。有些變種病毒還會深入神經，導致炎症加劇，因為病毒排出的神經毒素是來自神經深處。

### 受汙染或發炎的神經元

　　有時腦神經本身沒有發炎，但你可能會出現腦神經的問題。這些問題情況，在於腦神經接收到來自大腦其他發炎或受汙染區域的信息。

　　例如，你的迷走神經沒有發炎也可能會因電傳導異常而引發心悸、異位心跳、心律失常和心房顫動（AFib）。當醫生找不出你的心臟問題，但你有這些心臟症狀時，很可能就會是電流的問題。流經迷走神經的電流充滿了來自大腦上層的混亂信息，其中一組神經元被大量的大腦背叛者汙染，無論是有毒重金屬、充滿有毒重金屬的香水、地毯或衣服上的化學物質、殺蟲劑，還是來自身體某處病毒感染的病毒性神經毒素，這些混亂的信息傳遞到迷走神經後，結果就造成心律不整。

　　這是第二章〈當機的大腦〉中提及的神經元受損。如果腦幹受體的神經細胞群從大腦中的神經元接收到扭曲的信息，那麼扭曲的信息就會傳到腦神經，進而干擾某些運動功能。


## 解開謎團

　　腦神經症狀如此神秘，並且在醫學研究和科學上有許多誤解的主要原因是，一個人可能什麼發炎都有一點。他的大腦中的某組神經元可能受到汙染和／或發炎，這些來源包括有毒重金屬、病毒性神經毒素、味精、香薰蠟燭、香水、空氣清新劑、地毯和衣物化學品、紋身（一種有毒重金屬汙染）或咖啡因。同時，他們可能還有因病毒神經毒素（或更罕見的直接病毒感染）和／或腦幹中的有毒重金屬汙

染而引起下腦幹、中腦幹或上腦幹發炎。然後，還有因病毒和病毒神經毒素可能會引發腦神經的任何地方出現慢性發炎。一個人的大腦、腦幹和腦神經可能同時發炎——或者多過一個以上的發炎。

發炎的位置差異很大：

例如，迷走神經可能在下半身（在腹部）和中間（在胸部）發炎，但上半身（在腦幹）沒有發炎。

或有些人腦幹可能在特定區域發炎較嚴重，從而刺激源自該區的腦神經發炎。

或有些人的大腦特定區域發炎比較嚴重，導致傳送到腦幹和神經的神經元信息受到扭曲。例如，有些人的大腦左半球或右半球、額葉、枕葉、顳葉、丘腦或小腦發炎可能較嚴重。如果炎症發生在內分泌腺（下丘腦、松果體或腦垂體），那麼則會對鄰近的腦組織造成壓力，擠壓到周邊腦組織中的神經元並影響神經元傳送到腦幹和神經的信息。

發炎的精確位置因人而異，甚至會隨著時間的推移而改變。大多數時候，這是醫學檢查中無法檢測得知的發炎症狀。

## 腦神經發炎的症狀

腦神經發炎的位置決定了一個人的症狀（例如刺痛和麻木、疼痛、僵硬或燒灼感）；以及這些症狀在身體哪些部位（例如舌頭、牙齦、下巴、太陽穴、頸後部、兩眼之間、後腦勺、頭頂、胸部或胃部）；還有它們影響身體哪些功能（例如吞嚥或腸道蠕動）。

不明的腦神經症狀還包括視力模糊、眼睛無法聚焦、眼球活動異常（包括眼睛周圍肌肉）、視力障礙、下巴疼痛、舌頭灼痛、頸部疼痛、頭痛、偏頭痛、顏面抽動、頭部抽動、耳膜脹痛、全身性嗡鳴聲、腦內脈動感、灼熱感但沒有發燒、平衡問題、頭暈、感覺頭部受到電擊、吞嚥能力喪失、口齒不清、聽力喪失、顏面下垂、顏面無法運動、顏面各個部位疼痛、下巴歪斜、顏面拉扯感（例如鼻子、眼睛或前額）、頭部和顏面不規則抽搐、噁心、磨牙、牙痛、牙齦痛、咀嚼困難、嗅覺喪失、味覺喪失和沒有皮疹的不明瘙癢，即使抓癢也不會消失。腦神經發炎的這些和其他症狀可能是由腦神經某處的發炎引起的，但也可能是由連接腦神經的腦幹發

炎引起的。

　　發炎其實是這些症狀的次要原因，真正引起發炎的主因為低度或高度病毒感染和／或有毒重金屬和其他化學製品。（工業界在化學製程中添加有毒重金屬，進一步改造化學品。）大多數時候，炎症是病毒和有毒重金屬的組合，特別是因為有毒重金屬和其他日常毒素可為病毒提供燃料，因而產生毒性更強的神經毒素，隨後進一步刺激神經使症狀惡化。

　　發炎的主因可能影響許多區塊的多條腦神經。例如，2條不同的腦神經可能同時發炎，進而導致多種症狀。或者腦幹發炎嚴重，以至於影響2到3條腦神經。例如，腦幹發炎會同時壓迫三叉神經和迷走神經，因此可能出現顏面下垂、下顎疼痛和磨牙，並出現眩暈、頭暈和胸悶。

　　膈神經和腦神經不同，它們從脊柱分支出來。然而，它們從腦幹接收的信號類似腦神經接收的信號。當顱神經發炎時，膈神經通常會出現痙攣和抽搐。當膈神經發炎時，胸部可能會出現焦慮或緊張的感覺，或上背部疼痛，手臂和肩膀刺痛或麻木，或是上半身皮膚深處瘙癢且不易緩解或舒緩。

## 樹枝狀效應

　　最常發炎的腦神經為三叉神經、顏面神經、迷走神經、前庭耳蝸神經、視神經、嗅覺神經和舌下神經。

　　正如我之前提及，我們的腦神經是成對的，這就是為何在此我以複數形式提及它們。你經常會聽到人們以單數形式提及這些神經，即「迷走神經」（the vagus nerve），就好像它是一條貫穿身體的神經繩索。我之所以用複數提及「迷走神經」（vagus nerves）是因為有一對迷走神經分支源自你的腦幹，就像有一對三叉神經等。這個用辭提醒我們，神經的作用比我們意識到的要複雜得多。

　　腦神經就像樹枝，症狀可能更加複雜，但也可能讓我們免於更大的痛苦或病變。人體的特殊設計在於如果一條神經或一條神經分支受損，無論是因病毒性發炎、有毒重金屬或化學物質，還是受傷，該神經的另一分支有可能受到的傷害較小或根本沒有受傷，讓人們有機會運作、調養、恢復和治癒。樹枝狀系統讓疼痛不會全面性擴及頭部、顏面、頸部和軀幹周圍，而是局限在特定區域。儘管特定的神經

發炎點可能會很痛，甚至極度疼痛，但這種局部疼痛使患者可以忍受病情，讓人們有機會在某種程度上還能生活，甚至可以治癒。

例如，可能有一條發炎顏面神經，造成該顏面神經暫時麻痺而導致顏面下垂，而另一條顏面神經則運作正常，因此顏面下垂只會局限在一側，這就是腦神經的樹枝狀效應。

三叉神經痛也會有類似的經歷。有的人可能會下巴和臉頰疼痛，而不是眼睛、太陽穴或前額頂部疼痛，因為三叉神經只有兩條分支的區域發炎。

或者有人可能一隻耳朵的內部深處或外部疼痛，甚至痛到碰不得，而另一隻耳朵卻沒事。這種疼痛背後的原因可能是顏面神經或前庭耳蝸神經其中的一條分支發炎。

如果腦神經的兩條分支都因腦幹受到急性病毒感染而發炎，那麼疼痛會遍及頭部、顏面、頸部和軀幹的所有區域，而不只是局部。有時這種疼痛是暫時性，在幾秒鐘後會轉移位置，然後又再度轉移，疼痛點不時分散，直到病毒感染緩解，腦幹發炎症狀才會減輕。


# 認識迷走神經

所謂「迷走神經」不僅是一條粗大直線延伸的神經，也是一對較大的神經，從頭部向下延伸到軀幹。迷走神經的大小和範圍使它們比較短的腦神經更為複雜，這就是它們在此要特別說明的原因。

## 迷走神經網絡

我們可以想像迷走神經的網絡結構如同葡萄藤，就像其他腦神經一樣，迷走神經從腦幹延伸後一分為二，成為兩大分支。其中一條迷走神經分支可能發炎，另一條迷走神經分支則沒有發炎，這是保護人類機制的關鍵。也意味著，如果其中一條迷走神經全面發炎或受損，另一條迷走神經仍然可以運作正常，讓我們仍然保有一線生機。

醫學和科學研究尚未發現迷走神經的全貌，許多面向仍有待探索。未來的一項發現是迷走神經再生（VNR）：也就是如果符合條件，迷走神經的某些部分可以自我再生。醫學和科學研究還會發現迷走神經的解剖結構因人而異，每個人的迷走神經都不同。例如，並不是每個人的迷走神經分支在軀幹中是完全連接在一起。有些人的兩條分支只是交叉接觸，實際上並沒有連接，而且每個人的迷走神經長度也不同。這一發現將帶給醫療業一大壓力，因為在機器人手術中，以程式設計來執行手術的機器人會因此傷害患者的迷走神經，但神經長度的計算因人而異，無法事前預測。醫學界將開始發現迷走神經的長度、生長、大小和行進方向，將顛覆以前假設固定的認知。

迷走神經由細小的神經細胞鏈和神經細胞串組成，迷走神經不僅是一條實心神經，其中有交織複雜的神經細胞。（這與其他腦神經的運作方式相似，但不完全相同。）這種複雜性對我們有利。當迷走神經發炎時，它可能會影響迷走神經內的多條線，但不會影響所有神經線，這意味著發炎不會擴散整條迷走神經，但也代表如果神經鏈發炎轉移，症狀也會跟著轉移。如果是急性發炎，發炎可能會破壞其他神經鏈；或者發炎在迷走神經某個區域上下移動，進而壓迫和擠壓不同神經細胞鏈，導致輕微不時偶發幻覺般的症狀。這讓很多人在向醫生解釋他們的症狀時覺得自己好像瘋了。儘管如此，這些幻影症狀與個人主要明確的病症，並不像整條神經發炎症狀嚴重，讓人飽受病痛之苦那麼複雜。

由於迷走神經的大小和範圍，當腦幹發炎並影響迷走神經網絡時，迷走神經總體上出現的症狀會比其他腦神經更廣泛。這些由腦幹發炎引起的迷走神經症狀可能包括胸悶、喉嚨緊繃、輕度頭暈、失去平衡感、消化不良、焦慮、胸悶、吞嚥困難（即使是輕微的）、深呼吸困難、喉嚨痛、噁心，以及有時心跳不規律。當迷走神經發炎源自上層，例如來自腦幹本身，那麼所有症狀可能都會出現一點。其中一種是神經性哮喘，這是一種非肉眼可見的氣管發炎哮喘，是因發炎的迷走神經和／或其他腦神經引起的吸不到空氣的感覺。

隨著炎症在腦幹中時好時壞，從輕微到嚴重，迷走神經網絡上的一些發炎會減輕或加劇。炎症的輕重取決於一個人的睡眠是否充足，因為當你睡覺時，你的身體會試圖治癒發炎的神經，而你的免疫系統則在對抗病毒。其他影響發炎的因素包括

個人的壓力大小，飲食是否正常或失控，以及運動量的多寡，這些變化都很重要。

　　在發炎較輕的當天，你可能仍然會感到胸悶，但腹部區域的壓力或疼痛減輕，焦慮緩和，並且沒有眩暈、平衡或頭暈的問題。如果腦幹發炎加劇，你的感覺會很強烈，且所有症狀都會很明顯。病毒性發炎與有毒重金屬和腦幹內部（靠近迷走神經）的日常有毒化學物質結合後，可能會同時出現大大小小各種不同的迷走神經症狀。

　　在許多腦幹和腦神經發炎的病例中，感染並不在腦幹或神經本身。病毒感染（如 EB 病毒或帶狀皰疹、單純皰疹病毒第一型或單純皰疹病毒第二型）是在肝臟甚至脾臟內。無論病毒感染在體內的哪個部位，如果它釋放病毒神經毒素，那麼這些神經毒素就會透過血液傳播進入腦幹和迷走神經網絡區域，進而造成更多的發炎和症狀。

　　只要是神經毒素使迷走神經發炎，就會產生發炎熱點，而該熱點很可能導致眩暈、頭暈或胸悶。病毒也可能附著在迷走神經網絡上，釋放病毒神經毒素，同時也會在該處產生熱點。如果病毒附著在迷走神經的較高位置，某人可能會出現嚴重的眩暈、行動困難、噁心、寸步難行，就好像在船上一樣，走路跌跌撞撞，或者躺在床上感覺天旋地轉，甚至嚴重到嘔吐。

　　迷走神經是將信息傳遞到肺、心臟、胃和腸道的通道。當我們大腦的神經元受到有毒重金屬、咖啡因、味精、石化產品、化學香料、病毒性神經毒素或其他大腦背叛者的汙染時，它們會破壞這種信息流。也就是這些汙染物會干擾神經元向下發送到腦幹的信號，進而影響迷走神經等腦神經原本應傳遞的信號。（在極少數情況下，腦組織會因直接病毒感染而發炎，這也會干擾神經元的信息傳遞。）當受汙染的信息傳遞從神經元沿著迷走神經傳播到心臟和腸道等器官時，訊息就會被扭曲且不穩定，因為信息來源的神經元受到汙染。這就是為何有人在沒有任何心臟瓣膜阻塞或其他心臟問題的情況下出現電脈衝心跳問題。另一種可能發生電脈衝心跳問題則是因為腦幹在迷走神經出口處發炎。來自大腦神經元的信息在腦幹中暫時被阻斷後積聚，之後這些累積的訊息將以高強度離開腦幹，隨後撞擊心臟的迷走神經，導致其他地方心悸和痙攣。

　　這也是為何有些人可能有腸道疼痛、痙攣或蠕動問題，通常得到的診斷為胃輕

癱，但其實胃腸道沒有任何生理上的問題。大腦中受到汙染的神經元——無論是充滿咖啡因、味精、有毒重金屬、石化產品、化學香料、空氣清新劑、地毯化學品、衣服上增添的有毒化學品（如殺菌劑）還是其他汙染物——都會向大腦發送扭曲的信號，然後沿著迷走神經的網絡，一直傳送到迷走神經網絡與小腸或結腸相連的地方，這一切都可能只是由於神經元汙染而發生，迷走神經甚至沒有發炎；或者許多時候是結腸、小腸或胃附近的迷走神經發炎；又或者迷走神經因低度病毒感染產生的病毒性神經毒素而發炎，甚至是迷走神經本身的一部分受到溶劑或有毒重金屬汙染。不過，這兩者也可能同時發生——神經元汙染影響向迷走神經傳遞信息，同時迷走神經發炎使腸道問題惡化。

## 迷走神經癒合

若要治癒任何類型的迷走神經問題，你可以透過以下方式解決各種症狀：

- 減少和消除對有毒重金屬、空氣清新劑、香水、香薰蠟燭、古龍水、香精洗滌劑、織物柔軟劑、味精和其他傷害大腦物質的接觸，你將在第三部閱讀到更多的相關信息。

- 運用本書第六部〈修復你的大腦〉中的支援降低病毒感染。

- 針對你的症狀應用本書的配套書《守護大腦的激活配方》制定補充方案（如果你找不到針對你的特定症狀或狀況的補充方案，你可以使用腦神經炎症和／或迷走神經問題補充清單）。

- 學習如何恢復神經本身。

讓我們談談最後一個部分：如何恢復我們的神經。瞭解迷走神經的運作以及如何保健，甚至治癒。迷走神經需要什麼營養？迷走神經如何才能最有效地吸收這些營養？迷走神經是由神經細胞組成的，神經細胞是所有細胞中最渴望糖的細胞，換句話說，神經細胞需要葡萄糖。

當你試圖治癒迷走神經疾病時，關鍵在於沒有胰島素阻抗。去除或減少飲食中的脂肪基食物是消除胰島素阻抗的一種方法，這樣來自純淨碳水化合物的葡萄糖就可以輕易進入神經細胞，而無需經過層層關卡。每一種營養素——每一種維生素、

礦物質、微量礦物質、電解質、胺基酸、植物化合物、抗病毒和抗菌化合物、抗氧化劑和花青素——只有在與葡萄糖結合後才能進入神經細胞。當葡萄糖到達時，神經細胞會敞開吸收，這是神經細胞吸收營養物質的唯一途徑，因此營養物質需要葡萄糖的助力，這也是人們獲得維生素 B12 的唯一途徑。如果有人因吃高脂肪食物而導致胰島素阻抗，代表葡萄糖無法輕易進入神經細胞。

　　與此同時，業者和醫生被教導富含葡萄糖的食物有害人體，如水果和馬鈴薯，導致人們對茄屬植物和水果心生「糖分過多」的恐懼。由於知識不足，醫學界無意中阻礙了人們康復的機會。因為飲食中缺少足夠的生物可利用葡萄糖和過多的脂肪，無論人們攝入多少維生素 B12 和其他營養素，都難已進入神經細胞進行恢復。對於慢性病患者來說，事關重大，因為在療癒的過程中，時間是分秒必爭。

## 迷走神經運動之興起

　　因為公眾醫學研究和科學無法解釋為何世界上有數百萬人患有焦慮、抑鬱、慢性疼痛、運動能力喪失、癱瘓、腦霧、混亂和許多其他症狀，導致大眾在已知的醫學研究和科學之外尋找答案。換句話說，這衍生了一些千奇百怪的方式來分散人們的注意力，並期望從中找到補救的方案。這就是為何迷走神經小道專家和技術成為一種趨勢。雖然有些技術對某些人來說可以暫時緩解，但這些技術對大多數人的神經而言具有刺激性。

　　幾十年來，醫療靈媒訊息認為焦慮與迷走神經息息相關，這在健康界引起了共鳴。該信息指出，迷走神經發炎會導致許多與焦慮有關的症狀，由於這些信息是在個人之間傳遞，因此遺漏了一些重要的細節。例如，病毒性神經毒素、有毒重金屬和傷害大腦的化學物質會刺激迷走神經並導致焦慮等症狀，其中包括胸悶、不明的喉嚨緊繃、呼吸困難即使肺部健康狀況良好、不明的噁心、焦慮，甚至胃扭轉絞痛，以及手臂、肩膀和腹部有刺痛和麻木感。當人們漠視迷走神經與焦慮相關的醫療靈媒概念時，關於迷走神經如何發炎並持續發炎的重要細節就會被忽略。結果，我們就以為必須靠體能鍛煉來修復迷走神經。

　　最常見的自助法是呼吸技巧和旨在支援迷走神經的特定身體運動，以消除焦慮。這個出發點是好的，當我們找不到答案時，我們可不想坐以待斃，這些技術可

以讓許多人動起來，積極主動以獲得一些緩解。

對於那些從未做過迷走神經運動的人呢？或許他們已經 80 歲了，沒有令人衰弱的焦慮症或其他與迷走神經相關的症狀——而且他們不需要做任何特殊的迷走神經運動來保持這種狀態。不過，他們仍然有一些健康問題：也許患有骨質疏鬆症；在 20 年前切除了膽囊；患過癌症並存活下來；做過背部手術，但從未有過迷走神經症狀。他們之所以沒有出現焦慮和其他神經系統症狀，是因為他們的迷走神經沒有病毒性發炎，大腦的某些區域也沒有有毒重金屬，也不像人們經常會遇到的狀況：大腦內剛好有導致發炎的有毒重金屬混合物，再加上神經性病毒發炎，且位置就在迷走神經區域內。

暫時、快速修復的補救措施，如運動，人們希望透過轉移、強化或調理迷走神經來緩和焦慮，但這無法解決根本的問題，也就是醫療靈媒資訊強調的，造成人們焦慮或其他症狀的原因與迷走神經有關。我不反對以各種創意的方法改變人們的心境，或試圖緩和因迷走神經發炎的焦慮，但我們必須謹慎以對。大多數參與這些做法的人最終反而使病情惡化，因為他們可能在其他使迷走神經發炎的原因（如帶狀皰疹、EB 病毒或單純皰疹病毒）之下，透過刺激或試圖控制迷走神經而使神經受損，導致神經變得異常敏感。

旨在平息或緩解焦慮，特別針對迷走神經的溫和運動也是未知數，對有些人有效；對有些人則無效。我們必須謹慎小心任何迷走神經的運動。許多人確實有大腦、腦幹和腦神經發炎的狀況，他們在經歷幾次迷走神經「鍛鍊」或以任何方式調整後，他們的神經不容易恢復，就算尚未出現許多發炎症狀的人，只是進行一些對輕微焦慮無傷大雅的運動。這是因為所有症狀都是由病毒和／或有毒重金屬或其他傷害大腦的物質，如農藥、殺蟲劑和殺菌劑引起的。

下次當你看到流行的貼文或視頻強調迷走神經鍛鍊是解決方案時，請記住你在這裡讀到的內容。再次重申：迷走神經問題很敏感，你要小心處理迷走神經網絡，以正確的方式對待它，提供它需要的東西，才能擺脫讓它生病的根源。許多腦部發炎或腦神經發炎且患有慢性疾病的人沒有節外生枝的本錢。他們的儲備量很低，他們的神經因真正的原因長期發炎，他們的焦慮因真正的原因造成生活的困擾。那些症狀輕微，生活還未被症狀搞得天翻地覆的人——可以嘗試這些運動，藉此減緩焦

慮，如果你願意，你可以稱這些為「迷走神經運動」。對於那些生活在病痛之下的患者則不適合這些運動，因為許多的方法根本無濟於事，甚至在短時間毫無作用，反而直接使病況惡化。

當迷走神經發炎時，無論是在腦幹還是沿著神經本身，在進行鍛煉時，我們很可能更容易傷害發炎區域。人們不瞭解迷走神經，因為醫學研究和科學沒有關於迷走神經發炎的原因資訊，甚至也沒有意識到我們生活在迷走神經和／或其他腦神經的發炎中，這可能讓我們陷入困境，因為由病毒神經毒素發炎的敏感迷走神經，會在我們嘗試刺激或轉移時惡化。

為了你的健康，你最好要瞭解迷走神經、三叉神經和顏面神經等神經是如何發炎的，從炎症的核心解決這些問題，從內到外治癒——並慎選任何暫時性從外到內的補救措施。我們的目標是應用本書和《守護大腦的激活配方》和《守護大腦的療癒食譜》的資訊解決迷走神經問題和發炎的根源。

第七章

# 耗竭的大腦

想像一個正在排水的游泳池，同時間的另一頭，水正從水管流入。你想在泳池裡游泳——你熱得要命，滿身是汗迫切想清涼一下，但水從池中流出的速度比填滿的速度還要快。

當補給品到達大腦的速度比大腦消耗它們的速度慢時，即是我們會遇到的狀況。如果營養素、植物化學化合物、抗病毒化合物、抗菌化合物、常量礦物質、微量礦物質、微量礦物鹽、維生素、葡萄糖、電解質、輔酶、生物鹼、抗氧化劑、花青素、多酚和神經傳導物質離開大腦的速度比我們補充的速度快時，我們的大腦如何能發揮最佳的功能？這是大腦耗竭的基本原理，供需關係。補給品不足和倦怠之間的關係遠比我們知道的更加密切。

## 耗竭的代罪羔羊

傳統醫療業總是喜歡迴避真正的問題，即導致人們慢性病的真正原因。他們不斷宣導耗竭理念，將任何事物都歸咎於耗竭。久而久之，人們就不想再聽到他們的問題原因是身心耗竭——就像人們不想再聽到自己的健康問題是基因一樣。人們需要真正的解答，由於醫學研究和科學尚無慢性病的真正解答，於是精力耗盡則成為一個很好的代罪羔羊，一張免費的通行證。

身心耗竭肯定是真的，但醫學無法解釋到底為何走到這一步。另類醫學仍然認為自體免疫性疾病是身體攻擊自己，這是來自傳統醫學的觀念，不管是過去或是現在，仍然只是一種理論。基本上，另類和傳統醫學都認為自體免疫疾病的原因是來自於自己。

「身心耗竭」另一種說法就是錯在於你。言下之意是你太弱了，吃不了苦，你需要休假，你太遜了。我們也可以從他人對待我們的方式中略知一二：「你太累了，讓我們找其他人來做這項工作，他們從不喊累，他們比你強多了。」

以下是耗竭診斷的過程：我為什麼生病？我哪裡不對勁？我要看哪一科？噢，我什麼都看了，但我還是沒有好一點。我到底怎麼了？所有的方法都試了。我做了腦部掃描、核磁共振成像，我已經看第五位醫生，這種益生菌和這種寄生蟲清除劑都沒有用。我究竟有什麼問題？哦，原來是身心耗竭，好吧！我終於找到答案。

這個「答案」乍看之下很有道理，但過了大約 10 秒、一個小時或一、兩天就不再那麼有說服力。為什麼我會身心枯竭呢？你不斷問自己。為什麼別人能處理的事，我卻力不從心呢？如果你夠幸運，有足夠的資源來休假或有一、兩週的假期，你會發現即使休假後，仍然沒有好轉。你開始意識到所謂的「身心耗竭」只不過是將注意力放在表面上，而不是內在真正發生的事情。

身心耗竭不應該是唯一的診斷，應該還有更深層的問題：病毒性發炎、有毒重金屬、其他毒物和溶劑、味精沉積物、缺乏葡萄糖、缺乏礦物鹽、神經元受損、缺乏神經傳導物質、腎上腺併發症，以及如咖啡因等業界向我們推銷的藥物使我們養成惡習。耗竭應視為多種因素的相互作用，導致大腦缺乏維持強健身體所需的營養素。

## 供給與需求

大腦是一個複雜的電流網。在那個電流網上，不需要一切完美無瑕，我們有發揮的空間——如果我們有足夠的補給。當我們有適當的儲備量，我們就有犯錯的餘地。當供應量不足持續一段時間後，大腦恢復其專業功能所需的能力就無法在一天或一週內完成，因為耗竭不會在一天或一週內成形，早在這之前就會有許多跡象。

一旦我們出現徵兆，我們就已深陷其中。對於某些人來說，在你看到耗竭的跡象之前，你可能已身心耗損多年。即使我們沒有遇到考驗、壓力、困難、工作量增加或需求增加，我們也會有身心枯竭的狀況——因為這與供給不足有很大的關係，即使生活平靜，我們也會有匱乏的情形，如果我們沒有適當的知識和工具為自己補

充能量和滋養自己。

耗竭的重點在於我們的供給速度是否可以比消耗的速度快。我們能否能快速滿足大腦的需求，提供大腦所需的一切物資以免供不應求。

當我們的大腦缺乏所需的供給時，問題就來了。然而，避免大腦匱乏並不是一件簡單的事，可不是提供大腦真正所需的東西那麼簡單，也不是遵循一些大腦營養的流行理論或想法即可。雖然飲食中缺乏適當、生物可利用的營養素是關鍵之一（我們很快會討論這個主題），但這並不是我們大腦匱乏，導致耗竭和健康欠佳的主要因素。我們是否為大腦和身體提供足夠正確的成分來平衡因壓力耗損的需求？無論這些是每天或偶發的壓力；無論是輕微還是強烈；無論是情緒事件、體力消耗、趕工；甚至是流感。我們的大腦是否得到充足的支援來維持、恢復和補充其儲備量？當你的血液試圖向大腦輸送急需的養分時，許多人甚至在養分到達大腦之前就已用盡。部分原因是其他器官和腺體也迫切需要營養素，如果它們也出現短缺，它們就會從運往大腦的寶貴資源中提取。保持大腦強健，取決於這些重要的關鍵成分是否可以及時到達大腦以支持其重要的功能。

接下來，我們必須視身體為一個系統。有時問題不在於營養素本身或大腦激素的營養成分。而是在不知情的情況下，是否在體內營造一種與我們想為大腦提供充足能量的環境背道而馳？在第九章〈酸性的大腦〉中，你會瞭解到「酸性」也是其中之一。另外還有補充水分——我們的水分是否足以讓血液適時將補給輸送到大腦？在第五章〈情緒化的大腦〉中大致瞭解了慢性脫水的危險性，很快我們會深入瞭解更多細節。此外，我們還要考慮氧氣問題——我們血液含氧量的多寡？

更重要的是，我們身體的其他部分是否運作正常可以支持大腦？我們的肝臟是否因高脂肪飲食、病毒承載量和／或殘留日常生活中許多毒素而變得遲緩和停滯？如果是這樣，那麼正如我們即將在本章深入探討的主題，肝臟儲存營養並將其轉化為適合大腦的生物可利用形式的能力就會減弱。最重要的是，高脂肪飲食會導致血液中的多餘脂肪產生胰島素阻抗，阻礙細胞吸收寶貴的葡萄糖，而糖可以將營養物質帶入腦細胞，脂肪則恰好相反。

事實上，你可以透過血液檢測來測量你的營養水平，即使結果顯示一切在健康範圍內，但你的大腦（和其他器官）可能仍然有匱乏的問題。因為血液含有營養物

質，並不等於它們會到達大腦和身體所需的區域。營養物質可能會懸浮在血脂周圍，在你的血液中排徊並失去功效，最終隨著尿液排出體外。

　　除此之外，還要想想，我們可能做了哪些事來抵消我們試圖帶給自己的好處。例如，內服碳酸氫鈉（小蘇打）、木炭和黏土療法，目的是在治療念珠菌，理論上認為這有助於大腦吸收營養，實際上卻適得其反。這會使腸壁窒息，抑制其吸收營養的能力，不然這些營養可以輸送到大腦以支持大腦的功能。（請參閱第二十九章〈出賣大腦的補充品〉中更多關於破壞我們療癒的補充品信息。）


# 大腦缺乏的營養素

　　大腦依賴的三大營養素分別為葡萄糖、微量礦物鹽和維生素 $B_{12}$。此外，你的大腦還依賴於關鍵的腦激素、適當的水合作用、特定胺基酸、抗氧化劑、鎂和鉀等微量礦物質、植物化學化合物、輔酶、生物鹼、花青素、抗病毒和抗菌化合物以及多酚。這些大腦運作所需的營養素不足在今日非常普遍，這為倦怠、成癮、記憶力減退、腦霧、混亂、恐懼症、強迫症、抑鬱以及注意力不足等問題埋下伏筆。在此我們將聚焦在葡萄糖、微量礦物鹽、維生素 $B_{12}$、腦激素和水合作用。少了這些成分，一些更深層的問題，如有毒重金屬和其他有害大腦的毒素與病原體將會造成更大的傷害。


## 缺少葡萄糖

　　葡萄糖（糖的一種形式）並不算是一種營養素，雖然我們可以稱它為營養素，但它不同於支持我們大腦和身體健康的維生素、礦物質、微量礦物質和其他營養成分。為何葡萄糖與其他營養素不同呢？葡萄糖其實是大腦的食物來源，你的大腦靠葡萄糖運作，你會在第三十九章〈大腦的組成成分〉中閱讀更多關於它的關鍵作用。

　　葡萄糖可以冷卻腦細胞和腦組織。我們的大腦原本應儲備充足的糖原儲備量（儲存的葡萄糖），以備不時之需或以應付當我們長期缺乏充足新鮮葡萄糖時可以提供。但很多時候，是我們儲存的糖原消耗殆盡，一個典型的例子就是以錯誤的方

式進行間歇性斷食，在數小時內攝取大量咖啡因卻沒有足夠的葡萄糖，而是單靠腎上腺素運作。

由於我們的葡萄糖和微量礦物鹽儲備量低，大腦內的溫度急升，腎上腺素接管成為電流網的燃料。因為缺乏葡萄糖儲備量使我們更容易受到情緒的衝擊——無論大或小的問題，壞消息和微不足道的背叛。正如第五章〈情緒化的大腦〉中提及，如果我們在面對情緒波動時沒有足夠的葡萄糖來冷卻大腦，我們的腦組織就會灼傷，導致結痂和形成疤痕組織，這是身心耗竭的真實體驗。幸運的是，腦組織可以癒合、修復和復原，不過這需要正確的工具與時間，且更需要瞭解大腦真正的運作方式。

## 缺乏微量礦物鹽

電導體是大腦功能的另一個重要部分。**電解質是大腦中的電導體**，微量礦物鹽則是這些電解質成分。因此，微量礦物鹽是大腦重要基礎的一部分。大腦中的微量礦物質比必需脂肪酸更為重要，少了微量礦物鹽，電流就無法通過腦組織。（這些微量礦物鹽與食物中的添加鹽不同，千萬不要混淆。接下來我們會有更詳細的說明。）

並非所有電解質都是一樣的。來來去去的電解質很快就會用完和消失，從大腦中流出或因電流而蒸發。這些電解質由鉀、鎂和鈉等常量礦物質組成。之後還有基礎電解質：即可持續較長時間的電解質。微量礦物鹽正是這些基礎電解質的成分，它們附著在神經傳導物質上，有助於預防它們脫水。這些電解質不會引起極端和突發性的升溫，它們就像防火盾牌一樣，幫助神經傳導物質反射熱量。由微量礦物鹽組成的這些電解質也不會瞬間耗盡，因此可以持續一段時間。

只有在電解質和微量礦物鹽源源不斷的情況下，大腦中的電脈衝才能連續運行。如果大腦的某個區域完全缺少電解質和微量礦物鹽，那麼該區域的電荷就會大幅減少。結果，有些人可能會腦袋一片空白無法思考。他們感覺有某個想法在腦海裡，但就是想不起來。

腦細胞不同於體內的任何其他細胞；大腦神經細胞也與體內的任何其他神經細胞不同，它們需要大量的微量礦物質來運作，而體內的其他神經細胞則不需要那麼多的微量礦物質。

請記住，鹽與具有生物可利用度並具有其他礦物質的微量礦物鹽不同。食用鹽

類似於食用加工糖。加工糖並不是大腦需要的糖，它缺乏大部分的礦物質，在進入體內後會變質。加工鹽同理它沒有鈉周圍的微量礦物質結構，因此當進入人體後會造成脫水，無法提供大腦所需的物質。

　　岩鹽和海鹽無法解決微量礦物質缺乏的問題。如果有人要吃鹽，雖然岩鹽和海鹽比一般食鹽是更好的選擇。但它們的成分已經改變，因為它們已從自然的狀態中分離出來，濃度過高。例如，海鹽的成分之所以產生變化，是因為它是從水溶液中提取而來。雖然海鹽比一般的食鹽含有更多的礦物質，但由於提取自海水，少了海水中的礦物鹽，仍然沒有足夠的礦物質。再加上海鹽的濃度就像岩鹽一樣，在進入人體時會產生鹽衝擊效應。鹽衝擊會警示身體有問題存在，這使得岩鹽和海鹽中的微量礦物質生物利用度降低。而我們可以從檸檬和芹菜汁等具有療癒來源的食物獲得最好、最俱生物利用度的微量礦物鹽。

　　神經傳導物質激素需要微量礦物質才會更完整，它們之間相互合作。大腦內缺乏微量礦物質會導致任何類型的症狀和病症暫時復發，因為電流穿過微量礦物質缺乏區域的腦組織斑駁點，這些斑駁點卡在大腦電流通路上，造成電流受阻，產生不一致的電流，導致某人在接收信息或表達自己、口頭傳遞信息或書寫信息方面遇到困難，且大腦中的有毒重金屬和病毒性神經毒素更使這種情況惡化。

　　大腦中的微量礦物質越少，腦組織就會越熱— 因為微量礦物質可以保護腦組織。微量礦物質可以調控大腦的熱度，而葡萄糖則可以使大腦降溫。如果一個人極度缺乏許多微量礦物鹽，同時間也缺乏電解質，那麼當他們上腦時，他們很可能會感到頭疼。這是因為電流通路附近的腦細胞因信息傳輸而過度升溫，且少了微量礦物質在這些特定區域舒緩與降低腦熱。這種電流通路過熱導致有些人以放空暫停運轉來補救這種情況，造成腦組織過於冷卻，因為微量礦物質鹽缺乏，大腦無法適度調節熱量。腦組織從過熱變為過冷，即使當有人試圖放空，頭腦仍然不停打轉。腦熱波動會使人的思緒一下子清晰一下子混沌，或者該動腦時卻又完全放空，完全「脫線」。過熱和過冷都會使電流網的能量流失，基本上這是在消耗大腦的能量。

　　當一個人的大腦有充足的微量礦物質，可以自行選擇讓頭腦冷靜下來時，這個過程就會不一樣。因為微量礦物鹽可以調節大腦中的熱能，所以不會出現過度降溫的劇烈波動，他們可以輕易轉換自己的想法。

## 缺乏維生素 B₁₂

維生素 $B_{12}$ 是大腦的必需品，主要原因是維生素 $B_{12}$ 可以強化腦組織，使組織能夠承受電流。大腦中的每個細胞生存都需要維生素 $B_{12}$，它是延長腦細胞壽命所需的營養素。維生素 $B_{12}$ 旨在嵌入腦細胞壁中，以便在腦細胞中毒或受損時快速修復細胞。

正如我們所知，你的大腦會因為電流而變熱，可能來自情緒困擾或情緒衝突的衝擊；可能來自解決問題或生活、工作或學校的壓力；可能來自運動，當你的大腦對你的每一個舉動都保持高度警覺時，它會向全身的每一塊肌肉發送信號。你的腦組織隨時在運轉，大腦每個細胞中有多少可用的維生素 $B_{12}$ 就決定了大腦從任何挑戰中恢復的能力。

為了達到最佳的恢復成效，每個腦細胞必須達到其 $B_{12}$ 容量的 60% 或更多，且 $B_{12}$ 必須具有生物可利用性。$B_{12}$ 可溶於腦細胞，最容易吸收 $B_{12}$ 的兩個器官是肝臟和大腦。如果腦細胞的 $B_{12}$ 低於其容量的 60%，則該腦細胞會受到輕微的損傷。如果腦細胞的 $B_{12}$ 容量低於 30%，則損傷會更大。如果腦細胞的 $B_{12}$ 容量低於 5%，該腦細胞就會受到嚴重損害，且腦細胞壁可能無法修復。

負面想法不會消耗腦細胞中的 $B_{12}$；正面想法也無法補充腦細胞中的 $B_{12}$。然而，負面經歷（背叛、失信、失落、人際關係、世界悲劇）會消耗腦細胞中的 $B_{12}$，甚至正面的經歷也會耗盡腦細胞中的 $B_{12}$。幸福、喜悅、歡樂、玩耍 —— 例如，滑雪旅行和其他快活的假期、新關係、新機會、新生兒、新工作 —— 都需要 $B_{12}$。如果你的腦細胞中缺乏 $B_{12}$，你可能會因為玩得太盡興而筋疲力盡，且不容易恢復；你可能會因為太開心而精力用盡，需要再一次休假；情緒掙扎也會有同樣的下場；如果你的腦細胞缺乏 $B_{12}$，你會感到身心俱疲難以恢復。

實際上食物中的維生素 $B_{12}$ 含量很少，$B_{12}$ 缺乏症與鋅缺乏症一樣普遍。你從肉類、雞蛋、奶酪或其他動物產品中獲得的 $B_{12}$，與真正進入你的腦細胞，協助腦細胞達到最佳運作模式的 $B_{12}$ 不同。來自動物的 $B_{12}$ 是專為動物的大腦，不是人類的大腦而設計的，它的輔酶與人類的不同。你的血液檢測可能會顯示你的 $B_{12}$ 值標準或超過，但這並非腦細胞所需的 $B_{12}$，更不用說血液測試只能測量血液中的成分，無法測試腦細胞中確實含有多少 $B_{12}$，以及腦細胞 $B_{12}$ 的種類（可利用或不可利

用），甚至是腦細胞利用了多少 B12。

你大腦中存在的 B12 仍然是你在十年前從花園裡採摘的那一片歐芹產生的，這要歸功於「崇高維生物」（elevated biotics）。我們在農產市場購買或自種的食物中含有崇高維生物。當我們攝取這些食物時，崇高維生物會進入我們的迴腸（小腸的一部分），促進維生素 B12 生成。一旦維生素 B12 在我們體內產生，我們的肝臟就會成為它的儲藏室。在大多數食品和補充劑形式中，維生素 B12 必須透過肝臟轉化才能產生甲基化。然而，我們體內迴腸中透過崇高維生物產生的維生素 B12 則無需轉化，且只儲存在肝臟中。如果我們的肝臟功能不佳，代表我們無法儲存維生素 B12，也無法轉化外部來源的維生素 B12，使其更易溶解和可用於腦細胞，因此我們會因肝臟停滯、遲緩而缺乏維生素 B12。

當我們用力踩汽車的油門時，我們得靠螺母和螺栓的強度將汽車牢牢固定在一起，這樣車身才不會解體。當我們使用大腦時，維生素 B12 就是維護它的螺母和螺栓之一。由於每個人的經歷和接觸源不同，有些人會更快耗盡體內的維生素 B12。在某種程度上，每個人都缺乏維生素 B12，每個神經細胞都必須含有一定量的維生素 B12，但我們在日常生活中都缺乏維生素 B12。許多人的神經細胞的維生素 B12 容量甚至還不到 30%，因此我們飽受病痛之苦，而身心耗竭就是一例。

缺乏維生素 B12 還會左右神經性慢性疾病對我們影響的速度，以及某些症狀持續的時間——即使在該慢性疾病的核心根源（例如 EB 病毒）被消除之後。當你在康復期，由於缺乏維生素 B12，神經修復可能需要更長的時間。

## 缺乏腦激素

大腦中許多與溝通和喜悅平和有關的激素是源自腎上腺。關於腎上腺對大腦的作用，醫學研究和科學尚未觸及皮毛。除了分泌生殖激素外，我們的腎上腺還會產生一些神經傳導物質激素和用於大腦功能的激素化學物質。當我們身心耗竭、腎上腺功能低下時則會導致大腦激素化學物質缺乏。

我們的肝功能在最佳狀態下也可以產生一些大腦化學激素。正如我們及將提及的內容，大多數人的肝臟並未發揮最大的功能，因此停滯、遲緩的肝臟會造成大腦激素缺乏。

大腦內還會產生一些神經傳導物質化學激素，且可以不斷複製，以匹配特定的神經元。也就是說，當神經元細胞發育時，匹配的神經傳導物質會隨之產生。如果我們缺少生成這種神經傳導物質化學激素所需的成分，我們就會缺乏這些化學激素，以至於神經元無法發育完全。（大腦其實還有一種神奇的能力，是即使在面臨嚴重缺乏時也能自行發育神經元。）

　　理論上，腸道會產生神經傳導物質是錯誤的。在某些情況下，我們攝取的食物會透過腸道提供神經傳導物質激素或大量的神經傳導物質組成要素。例如，褪黑激素是一種抗氧化大腦激素，存在於某些食物（如櫻桃）中，但這並不意味著褪黑激素來自於腸道。神經傳導物質會透過腸道輸送，但不是由腸道直接產生。雖然我們攝取的食物可以成為支持神經傳導物質化合物生長的基石，但腸道本身並不會產生神經傳導物質。我們的大腦、肝臟和內分泌系統（包括腎上腺、下丘腦和松果體）有助於神經傳導物質產生，而不是我們的腸道。

　　如今我們凡事過於簡化，什麼都歸咎於腸道。人們不知道自己為什麼生病，但認為腸道是禍首，因為另類醫學正給每個人洗腦，將問題全推給腸道，小腸和結腸是一切疾病的根源。他們不斷給人們洗腦，因為他們自己也被洗腦了。與此同時，另類醫學教育人們飲用大量咖啡、其他形式的咖啡因、葡萄酒和 CBD 油（大麻二酚油）。我們在關係中接觸彼此的體液、然後又接觸到以為是自我保健的香氛蠟燭和香水中的危險化學物質，但我們都不當一回事，反而認為腸道是問題所在。此外，咖啡本身就像電池酸一樣，會破壞腸道中每一種有益的活性微生物，儘管任何付費研究都指出並非如此，不過，假使你的腸道會產生一種神經傳導物質，它的存活率也不高。更何況當咖啡因和酒精進入大腦時，它們會破壞大腦中的神經傳導物質。這種對「腸道至上」的過度簡化加上洗腦，排除其他行為所導致的致病因素，使得另類醫學陷入困境。也顯示醫學界目前面臨的絕境，他們試圖合理化人們身心耗竭和其他慢性症狀的原因。

## 慢性脫水

　　你的大腦需要水分，它會透過血液吸收水分。如果你的血液缺水，大腦就會知道。血液中的水與葡萄糖是大腦冷卻機制的一部分，你需要血液中的水來攜帶葡萄

糖。水有助於稀釋血液，以便及時將葡萄糖輸送到大腦，這樣大腦才不會挨餓。如果血液中的含水量不足，即使攝取富含葡萄糖的食物，最後到達大腦的葡萄糖也無法達到適量。不過，這是雙向的，因為水也需要葡萄糖才能發揮作用：水對大腦的冷卻作用只有在足量的葡萄糖下才會起作用，同時，你還需要血液中的水和葡萄糖來攜帶電解質和微量礦物鹽，這些調節劑可以讓大腦正常運轉而不會過熱或過度活躍或遲緩。

當談到慢性脫水，不僅是關於我們是否飲用含有電解質的水，而是關於我們對水的需求。飲用不含電解質和微量礦物鹽的水，並不意味著透過血液流向大腦的水不含電解質和微量礦物質，血液中的水可以吸收從食物中供給血液的電解質和微量礦物質。

與慢性脫水更相關的問題是「血液的濃稠度」，如果你的血液太濃稠，並且血液中沒有足夠的水 —— 那麼，不管水攜帶多少電解質或微量礦物質鹽 —— 到達大腦的水量不足，是造成慢性脫水的主因。不管現代人有沒有意識到，人人幾乎都是高脂肪飲食，導致他們的血液相當黏稠，這使得葡萄糖和水更難以達到大腦最佳化所需的量。當你一開始就沒有獲得足夠的水分，且血液中充滿咖啡因或「戰或逃」的腎上腺素，再加上肝臟停滯和遲緩（意味著你的肝臟充滿有毒物、毒素、有毒重金屬和致病副產物）時，由於咖啡因和腎上腺素會促進脫水，因此很難避免慢性脫水。黏稠的血液無法維持適量值的葡萄糖、微量礦物鹽、電解質和氧氣，當我們長期脫水時，腦細胞很容易缺乏營養素，從而使我們容易精疲力盡。

# 肝臟是大腦最好的朋友

當我們經歷一段關係破裂時，我們會受傷，我們會傷心。當我們經歷背信或背叛時，或經歷創傷的事件，情況也是如此。為了讓你度過難關，大腦中的大量儲備量會被耗盡，這是由於你所面對的創傷性事件或困境所導致的電流風暴。當你的大腦承受這些挑戰壓力時，神經傳導物質會脫水，甚至會被吞噬和破壞。神經通路的化學物質供不應求，同時間化合物、胺基酸和酶消耗殆盡。葡萄糖、糖原、電解質

和微量礦物質快速被消耗。最重要的是，我們經歷這種創傷時，會不知道如何支援大腦，我們不但沒有努力恢復大腦的儲備量，反而暫時不吃不喝讓自己挨餓，或狂喝咖啡、吃巧克力、冰淇淋、披薩、薯條、蘇打水、壽司、甜點和外賣，在不知不覺中造成大腦更大的壓力，從而使腎上腺素激增。

我們的肝臟是用來儲存營養物質——備用葡萄糖、備用礦物鹽、備用電解質、備用植物化學化合物、備用腦激素等——以備危機時刻使用。當大腦耗盡其供應量，肝臟就會釋放大量儲存的營養物質到血液中以到達大腦。問題在於：大多數人的肝臟都停滯不前，因此沒有備份。

請記住，即使肝臟有備份，但當你經歷分手、背叛或其他創傷，寶貴的大腦資源消耗速度仍然快於肝臟補充的速度。即使在最好的情況下，大腦儲備量也需要時間恢復。所以我們不想因肝臟耗盡而拉長恢復的速度，因此讓大腦恢復健康的一部分就是讓肝臟恢復健康，若要強化大腦，其中一部分就是要強化肝臟，讓它擺脫停滯狀態並恢復儲備量，這樣一來，每當出現危機時，我們的肝臟都可以做出快速反應，至少能補充大腦的一些損失。

人類永遠處於營養不良的狀態。一開始我們就吃了不該吃的食物長大，到了成年，又被教導吃一些不適合人類吃的食物。童年和成年時期，我們被訓練轉為攝取高脂肪的慰藉食物和興奮劑，結果變成當我們精力耗盡時，我們會依賴這些慰藉食物和興奮劑。許多人剛開始感到不對勁——掙扎、腦霧、情緒不穩或無法思考、眼睛疲勞、大腦神經疲勞——他們做的第一件事就是服用興奮劑。隨後，當他們的腎上腺素激增渾身是勁，無論是來自興奮劑（例如，每天的精神藥物成癮，如咖啡因）還是來自生活的戲劇性事件，他們都會尋求人類一開始就不該接觸的高脂肪「慰藉」食物。

為什麼這些食物不像表面看起來那麼無辜？首先它們對耗竭或耗竭背後的原因無益，且這些食物不僅沒有支持的作用，甚至還會加劇耗竭、阻礙肝臟和大腦。然而，我們被教導這些食物可以讓我們得到慰藉、放鬆或恢復活力。在第三十章〈出賣大腦的食物〉和第二十八章〈出賣大腦的食物和補充品化學物質〉中，會發現更多關於食物和食品化學物質如何阻礙我們的訊息。

肝臟是我們的營養庫——植物化學化合物、抗病毒和抗菌化合物、微量礦物

質、常量礦物質、酶、激素、葡萄糖等。當我們的肝臟因高脂肪飲食（無論是來自劣質脂肪還是優質脂肪）變得停滯和遲緩時，我們的肝臟就會失去對大腦所需的關鍵營養物質進行分類、轉化、加工和甲基化的能力。也就是說，高脂肪飲食是我們營養素缺乏的主因。當我們痴迷於獲取 omegas 時，我們會耗盡體內其他的營養素，創造出酸性環境使大腦萎縮，並讓關鍵的微量礦物質和植物化學化合物從我們的大腦，甚至從我們的頭骨中流失。讓我們打開天窗說亮話：沒有人缺乏 omega 脂肪酸。來自魚、乳酪、堅果、種籽、堅果油、種子抹醬、酪梨和酪梨油等來源的 omega 並不能彌補你之前流失的營養素。

## 失去寶貴的儲備量以面對生活中的變數

即使當關鍵的養分確實到達大腦並擁有儲備量，代表大腦具有隨時可用的急需穩定劑，如營養素和植物化學化合物，但我們仍然要考慮「戰或逃」的時刻。當我們腎上腺素激增時，這對我們的大腦供應儲存量有重大的影響。腎上腺素氾濫會灼傷腦組織，而儲備中的營養物質和植物化學化合物有助於保護你，並大幅減少過量腎上腺素的有害腐蝕性所造成的損害。

當大腦儲備用於日常思考、情緒、談話、玩耍、完成任務、承擔責任、過生活和創造實現夢想時，大腦很難保有完整的儲藏箱。此外，我們也會利用這些寶貴的儲備量在緊急時刻求存。在掙扎、困難、挑戰的艱難時期：每當發生這些時刻，我們的腎上腺都會釋放腎上腺素，這些腎上腺素會迅速進入大腦。腎上腺素在大腦內可快速燃燒，與大腦中的電流相互作用，就像汽油燃燒火焰一樣。

大腦的火焰讓你存活，幫助你渡過難關，快速做出決定保護自己。然而，如果你一直處於這種狀態，且持續一段時間，那麼所有進入大腦的供應品都將耗盡——甚至在它們成為儲備量之前，供不應求，無法彌補正在失去的東西。

「戰或逃」機制是生活常態，我們經常會遇到，只要我們知道如何恢復和補充大腦的儲備量。但我們傾向於做相反的事情。當生活一帆風順，我們有更多的時間，卻往往不會建立大腦的儲備量。反而，這時的我們會沉迷於惡習：雖然咖啡因

成癮、間歇性禁食、極端高溫活動（如高溫瑜珈和長時間高溫桑拿）、極端身體冷卻療法、酒精、抗抑鬱藥。我們沉迷於對大腦未必有幫助或支持的食物和活動，咖啡因飲料本身就對大腦的儲備量具有極大的破壞性。咖啡因讓我們陷入一種虛假的危機狀態，每天都處於「戰或逃」的狀態，即使周圍的一切實際上安然無事，但這種情況會慢慢剝奪大腦的營養儲備量。

## 複雜因素

　　許多人迫切希望恢復健康。然而，如果有人遵循一般的自然健康方向，依靠去除加工食品等基本措施，很容易就會陷入趨勢的陷阱，困在不知能否能康復的未知，被迫測試一個接一個流行的理論，充當誤導假設的小白鼠。如此一來，大腦需要很長一段時間才能恢復——如果還能恢復的話。

　　正如本章提及，大腦耗竭因素很複雜。許多面臨健康問題的人都有病毒性發炎、神經性疲勞、有毒重金屬、其他毒物和溶劑、空氣清新劑、香水、香薰蠟燭、古龍水、織物柔軟劑、香精洗滌劑、衣物化學品和味精在腦組織內沉積，更不用說還有長期對咖啡因成癮和酒精的依賴。

　　當人長時間身心耗竭，他們可能會感到沮喪或焦慮，有些人可能會出現一些人格解體或腦霧。如果他們有潛在的因素，比如大腦中有毒重金屬（每個人都有），症狀就會更明顯。大腦中有毒重金屬的含量、它們的組合以及它們在大腦中的位置，決定了人們在耗竭時會獲得什麼樣的額外「紅利」——例如，抑鬱症伴隨一點焦慮。

　　接下來是病毒性腦部發炎。患有輕微病毒性腦炎的人會比沒有病毒性腦炎的人更快耗盡營養素。對於沒有病毒性腦炎的人來說，耗竭已經夠難受的，更何況因 EB 病毒、帶狀皰疹、單純皰疹病毒、HHV-6、HHV-7 或巨細胞病毒等低度病毒感染而導致腦部發炎的人更容易出現大腦耗竭。這是因為當腦組織斑塊因病毒性神經毒素而輕微發炎時，已經對神經元、神經傳導物質、腦神經和腦內分泌腺產生抑制和壓力。其中發炎和症狀的程度大小，取決於大腦中發炎的位置，因此每個人經歷

的耗竭大不相同。

當某人的大腦因病毒感染而發炎時，與沒有因病毒神經毒素而發炎的人相比，會需要更多的補給，因為神經毒素會使神經元膨脹。腫脹的神經元正在不斷嘗試自我修復，因此需要更多的供給，而大腦中患有病毒性發炎的人更需要 2 倍的葡萄糖量。

如果患有病毒性腦部發炎的人沒有得到適當的飲食建議，症狀就會惡化。如果一個人被告知要採取高脂肪飲食，這將大幅減少大腦的氧氣，而氧氣有助於抵禦病毒感染、恢復腦組織和新生腦細胞。此外，高脂肪飲食還會抑制葡萄糖進入腦細胞。

只有處理大腦中的病毒性發炎和有毒重金屬，我們才有可能逆轉大腦耗竭，且同時朝著逆轉病毒性發炎和減少有毒重金屬的方向前進。重點是，那些還有其他併發症的人需要更多的時間與協助。


# 恢復真實的自我

我們大都認為管理我們的念頭是解決耗竭之道。用積極正面的信念和冥想來控制我們的腦電波，我們的神經通路被認為是解決身心枯竭的關鍵。沒錯，這可能有幫助。然而，如果大腦的生理功能喪失，那麼冥想、創造性思維，正面信念、有效率的思緒、快樂的念頭，甚至實現目標和夢想等都難以成功。許多身心俱疲和困惑的人，在尚未找到解決辦法之前，他們會尋求這些心理實踐法，希望擺脫所有的身心不適。但靠自己的心理實踐法成效畢竟有限，一勞永逸的辦法是解決大腦中的供需缺乏，以及大腦內營養素消耗速度快於補充速度的成因。

身體倦怠問題的關鍵根源必須解決：我們的神經傳導物質變弱和脫水、神經元萎縮、電脈衝減少、大腦浸泡在酸性中，以及葡萄糖儲備量正在流失。這些使得透過自我照顧、愛、積極思考、創造性思維和重新調整信念以平衡心靈的努力更加困難，因為症狀背後總有生理的因素。

大腦擁有充足的電解質、微量礦物鹽、葡萄糖、維生素 B$_{12}$ 儲備量、神經傳導物質、健全的神經元以及電脈衝火花，還有極少的有毒重金屬、香料、味精、咖啡因和酒精，我們就能體驗到最好的冥想。然後重新連接思維模式和觸發器，連接當下的存

在，進而強化大腦。只有在大腦供應平衡之下，我們才能擁有效率的思維。

　　大腦耗竭的人如果缺少大腦健康的關鍵要素，就會發現要扭轉不健康的思維模式很難，因為大腦無法靜下來，這就是為何有倦怠跡象的人更難冥想、集中注意力，甚至不相信自己。

　　沒錯——大腦中的關鍵微量礦物質有助於支持我們相信自己。正如第五章〈情緒化的大腦〉中提及，一個強健的大腦有助於保護我們免於情緒傷害，保護我們免受情緒觸發。當一個人因為困境和疲憊而變得暴躁、易怒和無力，感覺不適或身體欠安，他們很容易被激怒。如果他們狀態很好，沒有疲倦、沒有煩躁、充滿活力、思維清晰，那是因為他們的大腦有所需的營養，且沒有腎上腺素、咖啡因或其他癮頭，那麼他們就更能駕馭觸發因素。當一個能夠即時轉念的人在情緒被觸發時，他們可能馬上就能平息，或者他們會拍拍你的背說：「不用擔心，我完全理解。」

　　大腦耗竭可能會搞得你天翻地覆質疑自己，變得不認識自己，甚至不是自己。我們感到挫敗，懷疑自己是否是一個好人，懷疑自己在做什麼，懷疑自己人生的方向，懷疑人生目的，甚至懷疑自己的存在。不過，你的軟弱不是因為這些原因，你之所以身心耗竭也不是你的想法所致，而是來自生理因素。

　　在我們大腦急速升溫的情況下，大腦耗竭會成為一種模式。我們可能會很暴躁、發脾氣、精神崩潰，甚至強迫症發作。我們的大腦引擎燃燒旺盛，只要一丁點火苗就能引發火災。當你處於虛弱狀態，大腦儲備量很低時，我們會以不同的方式處理和記錄外來的訊息，那團火一觸即燃。即使表面上你很冷靜，沒有任何身體反應，因為暴怒那不是你的作風，但你的內在反應可能很強烈，你的大腦內一把熠燒的火正在蔓延，當這種情況一遍又一遍發生時，由於大腦養分供應不足，此模式並非由你造成，而不是你自己造成的模式。只要一點風吹草動，你就會嚇一跳，大腦也會嚇一跳，這種模式可能會過熱，進而使儲備量迅速耗盡。

　　醫療靈媒的工具，例如你將在第六部〈修復你的大腦〉中找到的工具，以及《守護大腦的激活配方》中的耗竭方案，旨在治癒你的大腦並保持大腦強健，恢復大腦養分供應的速度比大腦消耗的速度快，消除不應該存在於大腦的生物危害，這是預防和解決缺乏和耗竭的關鍵，也是為何你在醫療靈媒系列中找到的工具是緩解和恢復真實自我最有效的原因。

# 第八章

# 成癮的大腦

　　當我們想到成癮，會聯想到鴉片類藥物氾濫、街頭毒品和酒精、戒癮熱線和戒癮中心，以及戒酒和恢復計畫。我們看到有人因成癮而經濟困窘；因成癮不僅自己，連同愛他們的人生活一片混亂。其中有很多理論：年輕時的艱辛、犯過的錯誤、同儕壓力、不良影響，現在連基因也扯進來，也就是個人的癮頭是因為天生就帶有成癮的基因。

　　每當你看到這些歸咎於基因的理論時，明智的做法是保持開放的懷疑態度。遺傳理論通常是用來掩飾差勁的研究報告，讓人覺得是個人基因纖維的問題。換句話說就是：「我們沒有真正的答案。」遺傳理論讓人覺得成癮是無可避免，或者無法修復，就像要從這場戰事解脫注定會失敗，因為根源是你的 DNA。但重點來了：遺傳成癮仍是一個未經證實的理論，並非是一種突破或硬科學（接下來會有更多關於遺傳學的信息）。

　　成癮的問題更深層也更普遍。它比吩坦尼（fentanyl 類鴉片止痛藥）、海洛因、古柯鹼、酒精、藥丸和香菸本身還要嚴重。我們內心深處都有一種癮頭，如果你認為自己不可能有任何成癮的行為，那麼你肯定是在否認。我在這裡談論的不只是酒精和毒品，成癮包括生活中的各種面向。你有沒有聽過：「每個人都有惡習難改」？這比我們知道的還要真實。

　　習慣性只吃一種最喜歡的食物或膳食可能是一種癮頭；處處表現得好像對自己很好的樣子，這可能是一種癮頭。你可能對電子產品成癮；你可能對電視成癮；你可能對開車、爭論或在互聯網上發表有害言論成癮；對運動成癮；購物成癮或沉迷於刺激腎上腺素的遊戲（如高空滑索、懸掛式滑翔或高空彈跳）。

　　你可能沉迷於一直張望前門，頻繁查看你的鄰居；你可能沉迷於熬夜或整夜不睡，藉口是「那時比較安靜，我可以做很多事情」；可能沉迷於收藏——寵物、古

董，或任何東西——因為你覺得你的收藏總是少一件；可能沉迷於囤積，不想扔掉任何東西；可能沉迷於凡事要井然有序，以至於一件小事脫軌會讓你抓狂痛苦。

或者你可能有更嚴重的癮頭：咖啡因上癮。除了咖啡、紅茶和康普茶之外，巧克力、可可、抹茶和綠茶也含有咖啡因。對有些人來說，不管他們是否意識到，咖啡因正在控制著他們。當早上的咖啡因逐漸消退，中午出現「顫抖」是很常見的，於是到了下午你又再喝咖啡。咖啡因是一種公認、普遍的成癮，但沒有人會質疑它，儘管它會引起嚴重不適。我們經常笑談咖啡因成癮，「我的家人知道在我早上還沒喝咖啡前不要打擾我。」但我們很少聽到咖啡因其實是一種精神藥物。

其他嚴重的癮頭包括性成癮、賭博或超速駕駛。對香薰蠟燭、空氣清新劑、香水和古龍水成癮也很嚴重。這些類型的合成香精對健康有害，它們實際上是由化學公司設計的，具有令人上癮的特性，這樣我們就克制不了繼續購買它們的衝動，繼續汙染我們自己和周圍的世界。

並非所有的成癮都是負面，有些是正面的。你可能沉迷於睡個好覺，沉迷於對健康有益的嗜好。你可能沉迷於戶外活動，正如我們將在本章後半段介紹的，我們可以將成癮的本能活用在這些方式來協助自己。

如果我們的癮頭對我們有害無益又該怎麼辦？如果我們不知道真正導致嚴重、危險甚至破壞的成癮原因，我們的成癮本能很快就會危害身體健康。


## 成癮的始末

過去，成癮被認為是個人對物質本身的問題，主要是對非法物質的成癮。之後，過度使用鴉片類止痛藥等合法處方也是一種成癮。在許多情況下，人們最終無法自拔是因為他們處於痛苦之中，而醫療業在不瞭解慢性病的情況下以鴉片類藥物作為解決之道，因此錯不在於這些人，但他們經常受到指責。

在人類歷史上，我們經過很長一段時間才將酒精視為一種癮頭，但我們仍然不在意。如果你是好飲之徒，你就不會認為這是一種癮頭。通常一個人在經過多次酒駕，在街邊長椅上醒來狂吐到幾乎往生，或者多次進入急診室，身邊的人開始會說

「嘿！也許你有酒精成癮的問題」。在當今世界上，美酒配佳餚令人垂涎，以至於幾乎不受指責，直到成為癮頭問題才會浮現。通常有人是在酒精摧毀了他們或其他人的生活後，才靠十二步驟終結酒癮惡夢，我們稱這些極端的人為「癮君子」和「酗酒者」。

有些人會說，他們只在社交場合喝酒，或只和朋友一起喝酒，或是只在週末喝酒，或者每晚只喝一杯來合理化他們的癮頭。同時，由於酒精會與我們的系統相互作用，因此酒精會讓人上癮。（請閱讀第十二章〈酒精〉以瞭解更多關於酒精的信息。）酒精是一個典型的例子，說明隱晦的成癮行為如何受到社會規範的保護。

我們一直想與成癮撇清關係。從歷史上看，人們認為成癮的人通常是那些缺乏意志力或意志薄弱、精神缺陷或缺乏內在力量的人，對此顯然沒有同理心。

人們認為問題還是在於意志力，看著一個在吸毒、酗酒、賭博或購物成癮中掙扎的人，心想，我們要如何重塑和改變這個人呢？他們一定很軟弱。那些深陷癮頭的人通常被認為是麻木或與現實脫節，有時成癮甚至被歸咎於愚蠢，這是不正確的，聰明人也會上癮，而且，人人都是「聰明人」，每個人都有自己的癮頭。

最近，成癮被視為是一種疾病——這更貼近事實，即大腦內部正在發生某些事情，也解釋了為何將某種物質帶入體內或從事某種活動會引發依賴性。這種大腦反應解釋了為何有些人一開始會接觸咖啡因或其他令人上癮的物質或活動。

沒有人知道大腦產生什麼反應導致讓人成癮的全部真相，將其命名為疾病並不意味著人們已經瞭解。它之所以被認為是一種疾病，是因為不斷反覆出現：一個人無法克制重覆同樣破壞性癮頭的慾望。如果一種癮頭明顯具有破壞性，且世上大多數人都沒有這種程度的癮頭，那麼就會視它為一種疾病。這就是為何酒精是在模糊地帶：因為許多人都是癮君子。再一次，一個人要在酒精毀掉他們的生活後，才會正視其為成癮疾病，稱之為酗酒，因為每個人都在喝酒，但並不是每個人都吸食古柯鹼、海洛因、迷幻藥或其他街頭毒品。

不是每個人都在服用迷幻蘑菇。有些像這類讓人上癮的物質，少部分的人會接觸它們，所以我們可以更清楚觀察他們如何成癮的循環。當我們看到有些人即使在戒斷和清醒後，仍然無法克制癮頭，這時我們會確定這已是一種疾病。對於某些物質就沒有這個灰色地帶，例如每週末只吸一點海洛因。社會大眾可不會接受每晚來

一杯海洛因這樣的儀式，就像有些人每晚喝一杯酒一樣。像海洛因這樣的藥物會讓人迅速成癮無法自拔。

　　雖然酒精比較溫和，但還是可能被濫用，且會越陷越深。在那之前也有一個灰色地帶。你可以每晚喝一杯酒，這算不上是一種疾病——因為大家習以為常，幾乎所有人都喝酒，我們不認為這是一個問題。只有當某人第十次酒後駕車（或在酒後駕車時受傷；或被發現在飲酒時辱罵家人；或因酗酒而失去家人和朋友），最終進入戒酒中心滴酒不沾，生活恢復正常，結果不久後又坐在公園的長椅上，手裡拿著一瓶酒裝在牛皮紙袋裡——只有少部分的人願意將其視為一種疾病，甚至需要費心關照，而不是缺乏意志力或道德喪失。在這種情況下，我們看到這個模式不斷重複，人們深受其害，於是才開始接受成癮與大腦有關，即使我們仍然不理解其餘的部分。

# 真正導致成癮的原因

　　事實上，有四大原因容易導致成癮：

1. 有毒重金屬和其他傷害大腦的物質
2. 大腦缺乏營養素，尤其是葡萄糖、糖原和／或微量礦物鹽
3. 情緒傷害，無論是在生命早期還是晚期
4. 早期接觸咖啡因（無論是在子宮內還是在嬰兒、幼兒或兒童時期）

　　有些人可能只接觸其中一種或多種的組合。例如，光是大腦中的有毒重金屬就會讓人上癮，即使生長在資源豐富的幸福家庭也一樣。或者有些人可能在處理大腦中的有毒重金屬的同時，他們也要處理其他大腦背叛者或營養缺乏或情感創傷，從而養成該人獨特的癮頭。有毒重金屬在藥物濫用和其他危險成癮中影響非常重大。

　　值得注意的是，上述四種原因是成癮的主要原因，也就是大多數人成癮的原因。早期接觸藥物和酒精也會導致成癮。在懷孕和哺乳期間，即使是少量飲酒也可能導致成癮。儘管如此，由於人們意識到懷孕和哺乳期間藥物和飲酒的風險，因此這種成癮原因並不常見。然而，以巧克力、綠茶甚至咖啡的形式使用咖啡因，在懷孕或哺乳期

間很常見。此外，我們還會不時給孩子們巧克力，這就是為何早期接觸咖啡因會在本章特別提及，再加上其他三個主因，這些成癮原因我們早已習以為常。

綜合各種成癮的原因有：有毒重金屬和其他有害大腦的物質、營養素缺乏、情緒傷害、早期接觸咖啡因，甚至早期接觸藥物和／或酒精。這是每個人都有的共同點，無論導致成癮原因的特定組合、類型為何、程度大小為何，其中的共同點就是腎上腺素。

# 腎上腺素成癮

若要瞭解為何成癮，一定要先瞭解腎上腺素。當我們對某種物質或活動上癮，基本上我們是沉迷於它所觸發的腎上腺素。讓我們來看看它的運作機制，從第一種成癮原因開始：有毒重金屬和其他大腦背叛者。

## 腎上腺素 + 有毒重金屬和其他大腦背叛者

幾乎地球上所有人的大腦中都有潛在的有毒重金屬，有些人的有毒重金屬量較少，有些人較多。當腎上腺素充滿腦組織時，它幾乎就像是這些潛在有毒重金屬的解毒劑，因為（1）腎上腺素就像臨時救兵，讓信號更容易在金屬內和周圍傳播，以及（2）腎上腺素具有臨時抗發炎作用，可舒緩有毒重金屬引起的腦組織任何區域的輕度發炎。因此，當某種物質或活動觸發腎上腺素激增時，這讓我們感覺暫時擺脫潛藏在大腦中的有毒重金屬，隨後我們希望繼續以觸發腎上腺素的任何物質或活動尋求這種快感。

別忘了：有毒重金屬並不是我們大腦中唯一的毒素。大腦背叛者對大腦來說也是劇毒。除了有毒重金屬之外，可能還有多種化學毒物和酸、塑料、輻射和／或其他在大腦中循環並駐紮在腦組織中的大腦背叛者。味精沉積物、有毒鈣沉積物和鹽沉積物會在大腦中形成結晶，從而阻礙大腦中的電流通路。腎上腺素感覺就像是大腦中任何毒物超載的甜蜜救兵。就像有毒重金屬一樣，腎上腺素是透過修復電流障礙，並暫時舒緩因毒性超負荷導致的輕微腦部發炎，作為一種暫時解毒劑。大腦中

的毒性超負荷就會讓人容易上癮，因此大腦中的毒素越少就越不容易上癮。

成癮來源有些會明顯引發腎上腺素激增，有些則不太明顯。例如，有些人會濫用藥物，有些人則沉迷於激烈的爭論和對抗，使得他們有危機感，因此腎上腺素激增。

許多人在不知情的情況下，透過運動治癒由有毒重金屬引起的輕度腦部發炎或輕度焦慮或抑鬱。運動產生的腎上腺素提供暫時緩解，這就是運動成癮的緣由。

有些人的健康狀況很差，無法進行大量運動，因此他們無法透過運動激增的腎上腺素來控制有毒重金屬對大腦的影響，即使身體健壯的人也會發現光靠運動效果有限，因為我們無法透過整天運動來抑制焦慮和抑鬱。有些人經常求助於藥物咖啡因，藉此產生腎上腺素，無論他們是否意識到，有時甚至在運動前攝取咖啡因。

不管使用什麼物質或活動，沒有人意識到，他們使用的物質或活動作為觸發腎上腺素激增的工具，目的是暫時緩解大腦中的有毒重金屬和日常毒素。一個人的有毒重金屬負荷程度是決定成癮和依賴腎上腺素作為快速解決方案程度的要素之一。

## 腎上腺素 + 缺乏營養素

當我們的大腦缺乏關鍵補給，是另一個尋求腎上腺素的緩解的理由：協助我們克服不足。大腦中關鍵補給的短缺是我們今日接觸暴露源和飲食的常態。日復一日在大腦缺乏葡萄糖、糖原（儲存的葡萄糖）和微量礦物鹽的情況下——更別說還有缺乏胺基酸和大腦激素——這些都會造成傷害。我們沒有被教導要維持體內的葡萄糖水平並儲存糖原；我們沒有被教導要用芹菜汁和綠葉蔬菜等來源的微量礦物鹽來滋養我們的神經傳導物質。相反，我們經常以高脂肪、高蛋白飲食作為常態——代表我們在不知不覺中以腎上腺素來填補大腦急需的供應不足。因此，大腦供應不足會激發我們的癮頭，因為我們會用物質和活動來刺激腎上腺素激增。

順帶一提，高脂肪飲食本身就是一種癮頭。每當我們攝取脂肪，我們的腎上腺都會釋放一種腎上腺素混合物，使我們的心臟有力量應對脂肪中的濃稠血液。腎

上腺素也是一種血液稀釋劑，這也是為何攝入脂肪讓我們快速感覺良好，但無法持久。一旦良好感覺消失了，我們又會再次攝入脂肪，因為我們渴望那種興奮的感覺。脂肪真的會讓人上癮，它們是糖癮的真正原因，我們將在本章後半段說明。

## 腎上腺素 + 情緒傷害

當一個人經歷情感創傷，無論是在成長過程中還是在日後的生活中，這都會導致大腦情感中心阻塞，出現疤痕組織、血管停滯、血管發炎、組織硬化，甚至是輕微的組織流失，腦組織開始從內向外縮小。這些任何其中一種障礙都可能導致腎上腺素持續需求以緩解障礙。

其他因素會增加我們對腎上腺素的渴望。例如，由於持續的情緒需求和壓力，有些人的大腦可能會產生高電流輸出，導致電流網溫度過高，再加上腦組織充滿酸、酸性血流和酸性脊髓液。而有些人的大腦情緒中心區域可能會出現輕微發炎。這些因素中的任何一種都會使症狀惡化，因而更加迫切需要腎上腺素。

腎上腺素有時也有舒緩的作用，具有抗發炎的效果。如果我們大腦的情緒中心因情緒困擾或持續起伏的強烈電熱而結痂，腎上腺素可作為急救之用，讓我們暫時得到緩解。我們對腎上腺素成癮，因為它可以舒緩我們結痂的腦組織，基本上可以治療大腦中的炎症。反過來，我們可能會對觸發腎上腺素的來源成癮——比如咖啡因、酒精、巧克力、性、抗爭和脂肪。

## 腎上腺素 + 早期接觸咖啡因

無論是否還有其他原因，早期接觸咖啡因是成癮的另一個隱藏原因。我們讓小孩吃巧克力，是一種咖啡因。如果懷孕或哺乳期的人食用巧克力、咖啡、咖啡飲料、綠茶、紅茶、可可或康普茶，這時嬰兒就會接觸到咖啡因。當嬰兒、幼兒和兒童因早期接觸這些來源而對咖啡因上癮時，日後可能就會成為所有其他癮頭的基礎。

咖啡因成癮是腎上腺素成癮——當我們對咖啡因上癮，我們是對被它刺激而釋放的腎上腺素成癮。（對其他藥物和酒精成癮也是如此：他們是腎上腺素成癮。）咖啡因行業希望孩子在很小的時候就上癮，甚至在出生之前。這就是巧克力如此受

歡迎的原因。孕婦現在改喝綠茶，因為她們被告知綠茶對健康有益。與此同時，嬰兒在子宮裡每天都在經歷戒斷症狀，這為一生的癮頭埋下了伏筆。一旦寶寶出生後，如果媽媽哺育母乳，母乳中的咖啡因會使寶寶晚上睡不好。

如果孕婦承受著巨大壓力，比如失去親人，也會導致腎上腺素激增。子宮內的嬰兒在充滿腎上腺素的情況下，不久因激增的腎上腺素消退又不得不經歷腎上腺素戒斷。這是另一種早期成癮接觸源的形式，嬰兒在懷孕期間經歷腎上腺素的大幅波動，就像接觸咖啡因導致腎上腺素起伏一樣，懷孕媽媽經歷一段巨大的壓力可能會為日後的成癮埋下伏筆。當孩子在早年遇到創傷時，情況也是如此。例如，虐待會引發強烈的腎上腺素激增。在大腦發育的早期形成期，可能使孩子更容易成癮以尋求更多的腎上腺素。

請牢記這些信息，如果你的寶寶或孩子在早期經歷過這些接觸源，你就可以將重點放在改善營養並盡可能遠離大腦背叛者。

## 可持續的解決方案

隨著時間的推移，腎上腺素會造成傷害。雖然它可作為一種臨時安撫劑，但它本身具有腐蝕性——尤其是當我們依賴頻繁激增的強烈腎上腺素混合物。腎上腺素激增有助於修補大腦背叛者所造成的耗損，透過提供大腦不足的能量，和／或舒緩受阻和發炎的腦組織，這是一種急救系統，旨在讓我們在危機的情況下保持活力。然而，大腦中反覆激增的腎上腺素，還有身體的其他部位，是不可持續的，這種耗損會從女性的體重增加、情緒不穩定、疲勞、衰老和脫髮中呈現出來。

與其日復一日依賴這種緊急腎上腺素系統，不如直接解決我們剛剛提及的成癮底層的潛在需求和問題：有毒重金屬和大腦中的其他汙染物（包括味精、鹽和鈣沉積物）；葡萄糖、糖原和微量礦物鹽等關鍵資源缺乏；腦組織阻塞，例如大腦情緒中心的結痂組織；以及生命早期接觸咖啡因。你可以參考本書和《守護大腦的激活配方》來解決你的大腦需求。

# 糖癮：顛覆你的想法

我們所說的糖癮嚴格來說並不是種癮頭，它與其他成癮物質屬於不同的類別。與我們的大腦和身體不需要的尼古丁、味精和咖啡因等物質不同，糖（葡萄糖）是不可或缺的，我們的大腦和身體需要糖。雖然加工糖不是理想的選擇，但我們不會為了激發腎上腺素而攝取糖，就像尋求一些成癮的活動和物質來激發腎上腺素。我們需要糖是為了要讓葡萄糖直接進入大腦，而抑止葡萄糖進入大腦的是同時存在於血液中的脂肪所引起的胰島素阻抗。因此，即使我們已經攝入糖，還會想要更多，因為我們的腦細胞沒有接收到大部分糖，這就是為何很難對加工糖和精製碳水化合物（如白麵包）進行「適量」的原因。

在第三十三章〈飲食失調〉中你會瞭解更多之間的細微差別。重點是，加工糖成癮會促使其他類型的成癮永久化，無論是其他食物成癮或處方藥依賴（最常見的是抑鬱症、焦慮症、過動症或躁鬱症）。為什麼？我們經常發現自己對糖上癮，部分原因是我們試圖「醫治」（treat）——這裡所指的不是享受式的「善待」（treat）自己，而是有治療（treatment）的意義。由於大腦缺乏葡萄糖和糖原儲備量，我們下意識會試圖自我治療。如果我們想真正擺脫對加工糖的衝動，我們可以透過減少飲食中的脂肪，並加入富含生物可利用葡萄糖的食物（如水果）來代替脂肪，以及利用本書及其套書中的其他醫療靈媒治療方案來支持我們的大腦，從而解決大腦葡萄糖和糖原缺乏的問題。

# 關於基因和成癮的真相

我們很容易相信成癮是遺傳的理論。我們觀察世代相傳的成癮家族血統，成癮存在於基因中似乎是合乎邏輯。即使成癮在一個家族並非代代相傳，我們仍然被告知這是遺傳。例如，如果爺爺有酗酒問題，而任何家庭成員染上了酒癮，我們就會聽到，「你是從爺爺那裡繼承了這種基因。」有人可能會問，「如果是遺傳，為什麼媽媽沒有酒癮而我卻有呢？」這時他們會被告知，「哦！是隔代遺傳。」因為我

們不知道成癮的真正原因，所以遺傳成癮說似乎是很好的答案。

成癮不是這麼簡單，因為成癮不是遺傳。我們被告知它是遺傳，因為這個答案大家很容易接受，但基因絕不是成癮的正解。

成癮看起來像是遺傳的原因，是因為成癮確實可能代代相傳，因為這些家庭成員（1）由於共同的生活環境而有相同營養缺乏和情緒波動的經歷（2）由於共同的生活環境而接觸到相同的有毒重金屬和其他大腦背叛者（3）遵循相同的早期接觸咖啡因的模式，和／或（4）因為相同的有毒重金屬和其他汙染物透過他們的血統傳遞下來。

然而，這些並非常識，所以當我們看到關於成癮和基因的標題趨勢時，我們認為這是合乎邏輯的。我們看不到彼此大腦中的有毒重金屬和其他障礙物。我們可以看到的是成癮對人們的影響，看到人們如何在成癮中掙扎，成癮對生活的影響，以及成癮如何在家庭中重演。我們還可以看到成癮的人的身體特徵，以及他們可能與成癮祖先具有相同面向。從中我們得出一個結論，「你們的鼻子和耳朵長得很像，因此你一定是遺傳了他的成癮基因。」

遺傳學與神經科學屬於同一個領域。遺傳學和神經科學就像是非常崇高的醫學領域，以至於我們認定它們的研究肯定超出我們的理解和認知，因此它們提出的神聖理論不容質疑，特別是遺傳學和神經科學攜手合作，就像成癮一樣──如果你聽到遺傳學，甚至表觀遺傳學和基因決定了神經化學和神經生物學的理論時，那麼關於成癮根源的質疑，基本上都已「劃下句點」。人們認為提出這些術語的理論家肯定是正確的，不是嗎？

將成癮歸咎於基因是很大的錯誤。一方面，當你將成癮歸咎於某人的基因，這散發出無法解決的潛意識信息。如果你相信基因是成癮的原因，那麼你可能會覺得這是困獸之鬥，甚至覺得沒必要嘗試，因為在你的腦海深處，覺得這是一場注定會失敗的戰鬥。如果我們接受基因導致成癮的理論，那麼對於如何修復基因並擺脫成癮問題，該理論有何解套的方案？你完全束手無策，這就是將成癮歸咎於基因最大的缺點之一，你如何打敗基因？你肯定會失敗，你的基因終究會贏。

將成癮歸咎於遺傳的另一個局限性是，它可以成為成癮和屈服的藉口。有的人可能會這樣想，我會繼續抽菸或喝酒，因為醫生說這是我的基因，當作不用努力戒

斷的好理由。

更不用說當我們將成癮歸咎於基因，就忽略情感傷害、虐待、掙扎和困境的影響。「這不是成癮問題的原因」、「這不是因為生活困境情感受創的影響」，當你被告知這一切都是基因在作祟，你會開始懷疑自己，懷疑你所遭受的創傷是否真的會讓你成癮。

當我們聽到像基因這種術語，這聽起來像是一門權威科學。請記住，是否是基因問題仍然是一種理論。迄今為止，沒有任何科學研究證實這種情況是否真正發生或是問題的所在。這可不像科學家打開了基因窗口，然後觀察到基因導致上癮那麼簡單。科學甚至還無法證明基因是否有可能因環境改變而轉變，以適應正在發生的情況。這是一個有趣的理論——如果基因真的可以被觸發或打開，結果會是如何？但這也只是一個理論而已。

不管用什麼術語，只要談到基因和成癮都是理論。我們必須小心那些未經證實、沒有合法研究支持的理論。基因研究常見的情況是，一旦對某個基因進行研究後，日後就會出現與研究本身無關的理論，隨後該研究被引用，儘管它與其他人提出的理論完全無關，除了這兩者都有提到基因的事實。

醫療界投入數十億美元研究基因，讓我們以為遺傳學研究的目的是解決我們的問題並努力幫助人們治療疾病。然而，恰恰相反。幕後醫學有意利用基因研究尋找促使我們生活和健康惡化的方法，以從中獲利。即使在公眾醫療業中研究基因的人意圖純粹，他們的工作也會被利用瞞騙。基因研究不是為了幫助他人、解鎖我們的基因和改善我們的生活。雖然幕後醫療業還未達到目的，但基因研究歸根結底是一種慾望，利用基因來尋找控制人性和人類的方法。

記住，當你聽到假設和理論（即使看似科學），認為成癮是基因造成的，請嚴謹以待。如果成癮歸咎於基因，那麼問題的根源就可以歸咎於某人生命 DNA 的纖維——這樣一來公眾醫療業也不必進一步尋找答案，也不必冒著可能暴露幕後醫療行業不可告人之事的風險。

# 日常成癮

我們成癮的本能背後是什麼？這不是因為我們有缺陷或身體系統錯誤。正如我們在本章開頭提及，並非所有的成癮都是不健康的。展現生命的潛能、擁有夢想、抱負和願景、擁有愛、快樂和幸福，這些都會讓人上癮。即使是最簡單的生活小事——看日出、看日落、散步——也會讓人上癮。我們可能會沉迷於極為健康的生活事宜。

與其他成癮一樣，正向的成癮歸結為腎上腺素。醫學研究和科學尚未發現，我們的腎上腺會產生 56 種不同的腎上腺素混合物，以應對不同的環境和情緒。這些腎上腺素混合物中有一半以上用於日常情況（包括快走、與陌生人交談、洗澡／游泳和做夢等）。這些腎上腺素混合物可以讓我們再次感受美好愉悅的感覺，也是人們之所以沉迷於對健康有益的優質睡眠、健康嗜好或戶外活動的原因。這些日常腎上腺素混合物比用於應對危機的刺激性腎上腺素混合物更溫和，且它們是在較平和的情況下被激發——而更溫和的腎上腺素混合物在溫和的情況下轉化，可為我們的大腦和身體提供更有益和更持久的體驗。

我們需要健康的成癮和活動來刺激腎上腺素。因此，當我們以不健康的作法刺激與耗盡我們的腎上腺素儲備量，將無法從健康成癮和做法中獲得最大的效益。如果因身陷不當的行為而需要腎上腺素，我們將不會擁有最美好的感覺、體驗、感受，甚至不會擁有最好的能量，且這種不健康的成癮甚至會拖累其他健康成癮為他們帶來的好處。

我們也可能沉迷於據說是健康但實際上不健康的行為。可能會被不健康的做法愚弄，因為它們讓人容易上癮，且我們從其腎上腺素激增中獲得快感。不要因為許多成癮看似支持生命、有益於生命、健康和延長生命，就以為我們聽到的一切都是健康的。

「一切適量」大家耳熟能詳，我們以此作為嘗試任何事情的藉口。若要理解為何「適量」被誤解，並瞭解有些人為何因適量而成癮至無法節制，你將在本書的下一部中找到有關該主題的完整章節。在第二部〈我們被洗腦了〉中，你將深入探討三個主要範例，說明致癮物質（迷幻藥、酒精和咖啡因）如何與大腦產生相互作

用，即使是微量。

　　無論你是否發現自己身陷咖啡因、毒品、酒精、尼古丁、味精、性愛、藥丸、賭博、抗爭、購物、電子設備、電視、熬夜、香薰蠟燭和其他香水、無益食物、囤積、組織、工作、運動、行為脫軌，或任何其他物質或活動的癮頭，這都不是你個人的錯。如果你從來都不是那種只喝一杯酒，或者只抽一支菸，或者只服用規定劑量類鴉片藥物的人，這並不是因為你很脆弱。其實你很堅強才能走到這一步，在大腦迫切需要支持下還能走得這麼遠，這些從來都不是關於「聰不聰明」，現在有了這些成癮的真正新知識，你就可以利用這些智慧協助一直在呼求你幫助的大腦。

第九章

# 酸性的大腦

另類醫學和傳統醫學對慢性病瞭解甚少。傳統上，另類醫學只有幾點解釋慢性症狀和病症：（1）酸性導致疾病，（2）腸道可能出現問題並成為疾病，（3）你的免疫系統可能會出現併發症，以及（4）你可能有營養不足。這些是另類醫學模式的黃金法則，甚至是現在傳統醫學加另類醫學的混合模式。他們將這些「法則」打包成一個魔法盒，希望你夠幸運能在治療中痊癒。

這對於醫學模式的發展而言，並不是一種負責任的態度──因為公眾的另類醫學和傳統醫學社群仍然看不到導致慢性病的原因，除非他們以前學過醫療靈媒信息或引用醫療靈媒訊息卻未註明出處。另類醫學及其混合模式一開始就強調酸性會導致疾病。但問題來了：主張酸性體質與疾病有關，這只是冰山的一角，不是整座冰山。

有人知道是什麼讓我們的體質變成酸性嗎？因為幾乎所有的理論，另類醫學和傳統醫學在慢性病方面的解釋都是錯誤的。在這方面，他們完全誤解酸性在我們健康中所扮演的角色，同時也誤解如何因應之道，原因是他們誤解了究竟是什麼讓我們的體質呈酸性和鹼性。在生活中被視為鹼性的飲食、排毒、補充品和補救方案實際上讓我們的體質呈酸性。在他們宣導「酸性導致疾病」黃金法則的過程中，他們與自己試圖解決問題的作法完全背道而馳。

## 脂肪是酸性

另一種醫學理論認為，加工食品、加工糖、速食和油炸食品會使體質變成酸性，也是疾病的主因。這些訊息來源聲稱，解決酸性問題的方法是吃健康的天然食

品和大量健康的脂肪，你會認為這是很好的解決方案。然而，真正病入膏肓的慢性病患者是無法透過簡單改變用看似健康的飲食來康復。他們無法復原的原因之一是沒有人知道他們如何致病，即使他們被診斷為念珠菌、小腸細菌過度生長、腸道菌群問題、微生物基因體問題、寄生蟲、纖維不足、水量不足、蛋白質缺乏、草酸鹽、凝集素問題、糖分過多、甲狀腺腫、果糖不耐受和食物過敏等問題。上述這些仍然無法回答他們為何生病，所以那些飽受慢性病之苦的人，最終身陷在健康的脂肪和健康的蛋白質（脂肪含量高）中。無論是純素、植物性或動物性飲食，結果都一樣。花生醬、雞肉和魚肉、堅果和種子類、乳酪、牛奶和雞蛋都是高脂肪、高蛋白。事實上，脂肪，包括健康脂肪都是呈高度酸性。

因此，過去十年另類醫學的「解方」之一——增加健康脂肪的攝取——基本上這是違背其酸性是疾病根源的理論。更神奇的是，我們這十年就這樣浪費了，成千上萬的病人誤入歧途。沒錯，有些人可能透過擺脫加工食品和更多運動或開始鍛鍊而有所改善，特別是如果他們一開始沒有慢性疾病。若他們在改變之前唯一的抱怨是超重和行動遲緩，伴有輕度疲勞和一點頭痛，那麼鍛鍊和不吃加工食品就足以讓他們健康好轉，直到更多症狀出現或心臟病發作或中風發生。大多數患有慢性病並嘗試以這種方法的人依然生病，且失去十年寶貝的時光。另類和傳統醫學系統，以及那些遵循這些法則的從業者，他們的目標就是攝取大量脂肪，基本上是讓每個人在不知不覺中因肥胖致死。

高脂肪和適量脂肪飲食含有大量的脂肪——我稱之為脂肪基。這些包括堅果、種子、堅果醬、芝麻醬、其他種子醬、堅果奶、豆奶、燕麥奶、椰子油、橄欖油、芝麻油、其他油品（無論是健康還是不健康）、酪梨、生起司、巴氏殺菌起司、牛奶、奶油、其他乳製品、雞肉、牛肉、豬肉和魚。無論是植物性脂肪還是動物性脂肪，脂肪都是酸性物質。這些食物中的脂肪會產生酸性，原因有以下六個：

1. **脂肪是酸性。**脂肪的濃稠度給人一種不是酸性的錯覺。儘管它們不會灼傷你的舌頭——脂肪在舌尖的感覺光滑如絲——但脂肪的酸性很強，應該被視為純酸。脂肪含有酸性化合物，當脂肪進入人體後，其酸鹼值會降低。脂肪含有磷，磷在體內是呈酸性。想想「脂肪酸」這個詞：它們的組成成分使它們成為一種酸。脂肪中的三酸甘油脂酸性很強，它不需要像血液測

試中測量到極高的酸性就會引起酸中毒等問題。

2. **脂肪讓毒素不易排出身體。**脂肪會吸收毒素，使脂肪比原本的狀態更酸。

3. **脂肪促使血液中的水分流失，從而導致慢性脫水。**血液中的水分流失使得酸性物質更難以排出。脂肪會吸附血液中的酸，脫水意味著與酸結合的水更少，因此更難將酸性物質排出。

4. **脂肪會使血液變濃稠。**這會導致腎上腺釋放腎上腺素到你的血液中，目的是稀釋脂肪，這樣你的心臟就不必過度用力汞血，所以氧氣仍然可以到達你的大腦（因為脂肪會稀釋血液中的氧氣）。不過，這種腎上腺素的氾濫具有極強的酸性和腐蝕性，在血液中的脂肪需要腎上腺中最酸的腎上腺素混合物才能稀釋，因為腎上腺素必需發揮類似於膽汁的作用。

5. **脂肪會引發胰島素激增。**當你攝取脂肪基時，身體會產生大量胰島素以收集血液中的任何糖分，並將其輸送到細胞中——因為脂肪會阻礙糖分進入細胞，胰島素的工作則是將糖分而非脂肪送入細胞。如果你的胰腺沒有大量釋放胰島素——葡萄糖很可能無法輕易到達你的大腦，你的大腦就會開始挨餓。當你進食時，胰島素必須在你攝入的脂肪周圍遊走，然而，胰島素又是另一種強酸性的物質，當體內產生更多的胰島素，就會產生更多的酸，因為脂肪使胰島素停留在血液中的時間比原本應該存在的時間更長。胰島素原本從胰腺中迅速釋放出後，附著在糖上，並將糖運送到細胞中，它不應該停滯在血液中，被困在脂肪中。胰島素在我們的血液中有保存期限。與其他激素（包括腎上腺素、性激素和甲狀腺激素）一樣，如果胰島素在血液中停留的時間過長，它就會開始失效，從而產生更多的酸。

6. **脂肪促使膽汁激增。**為了應對飲食中的脂肪基，你的肝臟必須產生大量的膽汁來分解和分散血液中的脂肪，讓一些脂肪可以被身體利用。其他無用的脂肪如果不是儲存起來就是丟棄，但情況並非如此。我們原本只該吃身體可以利用的脂肪，但由於攝入過多的脂肪，結果變成一場大災難。有一些脂肪被儲存並滯留在肝臟和身體的其他部位，有一些脂肪經消化道排出。膽汁的工作是盡可能去除攝入的脂肪，每天將其從腸道排出體外，這需要大量的膽汁，而膽汁呈強酸性。

換句話說，飲食中的脂肪，甚至是健康脂肪——是體質呈酸性的主要原因。脂肪本身是酸性，且脂肪會阻止其他酸和酸化劑離開身體，同時觸發酸性腎上腺素、胰島素和膽汁的釋放——這些天然物質是我們生存必要的元素，但我們不應該每天多次被這些物質淹沒。攝取適量到大量的膳食脂肪是我們酸化自己最不自覺的一種方式。

## 極度酸化劑

除此之外，我們還加碼更多的酸性炸彈——也就是醋等極度酸化劑。幾乎每個人都經常食用醋，無論他們是否知道。大多數餐館的菜餚、家常菜、天然食品店的「健康」即食包以及加工食品、莎莎醬、辣醬、調味品、芥末、蕃茄醬、骨頭高湯、泡菜、燒烤醬、壽司和許多湯品都含有醋。再加上醋也用於另類療法，例如基於蘋果醋（ACV）的療法。醋的醋酸本身對身體就具有腐蝕性，更不用說我們在不知不覺中用脂肪酸來酸化自己。

接下來是咖啡因。咖啡因本身是高度酸性，它會促使腎上腺產生過量的腎上腺素，而腎上腺素本身就是酸性。這意味著咖啡、紅茶、綠茶、抹茶、巧克力、康普茶以及咖啡因藥物和產品都會提高身體的酸性。

這些只是基本常見物品。藥物、汙染物、酒精、香水、空氣清新劑、香味蠟燭、烘衣除靜電紙、其他織物柔軟劑、香味洗衣粉、薰香、古龍水、香精和其他接觸物質也是酸化劑，它們會以自己的方式增加體內的酸度。

有毒重金屬也具有極強的酸性。正如我在本書之前提及，它們不像食物中的微量礦物質。有毒重金屬經過工業化後成分已被破壞，這使它們的酸度增強。光是有毒重金屬存在於大腦和身體就能造成酸性環境，更何況它們還是導致酸性身體系統病原體的食物。當有毒重金屬氧化、滲出、排氣和生鏽，在這個過程中會殺死更多的腦細胞和體內其他細胞，而死亡的細胞也會產生酸。

你將在第三部〈大腦的叛徒〉閱讀更多有關有毒暴露源的資訊。

# 酸性如何影響我們

這就是我們體質如何變成酸性的真相。酸性體質如何讓我們致病？

## 促使骨質流失，大腦萎縮

酸性會使身體產生一連串反應，因為身體必須釋放寶貴的礦物質來緩衝酸，這種反應遠比乳製品中的有毒鈣造成骨質疏鬆症還嚴重。你剛剛讀到的所有酸化源對身體的多重酸性作用會促使骨骼和牙齒中的礦物質流失，但這些礦物質原本不該流失。體內的酸性環境會導致我們將鈣從尿液中排出。簡而言之，當我們的身體呈酸性，我們的骨質和牙齒會從尿液中流失。這時如果沒有補充適當的鈣，如檸檬等生物可利用來源，那麼我們將永遠無法中和血液中的酸，從而預防鈣、鎂、鉀、錳、鉻、二氧化矽、硒、鉬的滲出，以及阻止我們骨骼和牙齒的其他珍貴礦物質和微量礦物質流失。（另一種抗酸工具是第四十二章〈安東尼大腦激活療法〉中「神經腸道酸性安神激活飲」配方。）

這就是為何你會經常聽到那些 40 多歲的人在冰上滑倒，他們很容易同時摔裂頭骨與臀骨的意外，原因就在於身體累積一生的酸度。相較之下，一個 20 歲的人若以相同的力量滑倒並撞到地面，很可能連骨折都不會發生，然而，骨頭會隨著時間的流逝而疏鬆。

這和大腦有什麼關係？如果我們的體質呈酸性，基本上，我們每天早上排尿時都會排出鈣，於是我們的頭骨會越來越疏鬆。當我們的頭骨變得稀疏時，我們的大腦和頭骨之間的差距就會擴大。與此同時，一生的高脂肪飲食會使大腦缺乏糖原，加速大腦老化，導致大腦萎縮更快。酸性和營養不足也會導致腦萎縮，因此隨著時間的流逝，我們的大腦浸泡在酸液中會略微萎縮，並失去關鍵的微量礦物質和植物化學化合物，因此大腦與頭骨的差距也會更大。酸性是加速大腦和頭骨分開的元兇之一。大腦和頭骨之間的空間越大，由於中空的屬性，頭骨就更容易骨折，更不用說酸已經使頭骨本身的骨頭變薄了。

慢性病的致因並不是酸性環境。沒錯，如果一個人的胃酸過多，他們的骨質會流失且大腦等器官會萎縮。然而，即使在這種情況下，他們仍然可以過著相對無病

的生活。慢性疾病真正的原因是病原體的活動，也就是病毒和細菌。

## 助長病原體茁壯

病毒會在酸性環境、免疫系統降低的環境中茁壯成長。原因是：酸會耗盡大腦和身體中珍貴的微量礦物質（本質上是中性到鹼性），微量礦物質原本應該保持免疫系統強健，免疫細胞以微量礦物質為食，且微量礦物質是構成免疫細胞成分的一部分。酸會降低我們的免疫系統，因為有毒的酸會削弱、灼傷和分解我們的免疫系統。

許多人只因為處於慢性酸性狀態而失去免疫細胞。由於酸性環境，我們的大腦和身體中的微量礦物質含量偏低，於是病原體伺機而動。另外，正如第四章〈病毒的大腦〉中提及，酸性環境助長病毒大量繁殖，因為隨著酸度增加，血液變得更黏稠且毒性更強。病原體在有毒的酸性環境安然生存，尤其是脂肪導致的酸。此外，醫療靈媒信息一再強調，從病原體釋放的病毒神經毒素、病毒外殼和其他副產物會產生更多的酸。

病毒和細菌等病原體也會因食用雞蛋、乳製品和麩質等食物而大量繁殖。雞蛋、乳製品和麩質會在體內自行產生酸度。同時，這些食物會滋養使神經發炎並造成慢性疾病和慢性神經發炎的病原體。病原體在高脂肪環境中成長，我們吃的食物越油膩，無論是否為健康脂肪，血液中的氧氣就會越少。我們血液中的天然氧氣量是一種病毒抑制因子，可以抑制病原體，因此血液中的氧氣越少，病毒和細菌就越容易繁殖。

## 有益酸的流失

腸道看似每個人問題的根源，原因是當我們失去鹽酸（有益酸），腸道中的環境讓無益的酵母、黴菌、真菌和細菌過度生長，產生有毒的酸。鹽酸是一種鹼性酸，當胃腺分泌鹽酸，它的化學成分一開始呈酸性，但當它離開胃並進入十二指腸和小腸道，它的成分則會變為鹼性。

（順便一提，食物中也有好酸的來源。檸檬和其他柑橘類等療癒性食物，在進入人體時呈強鹼性，因為它的成分來自鹼性礦物質，如有益的鈣、鉀和微量礦

物鹽。）

我們的胃腺產生的鹽酸會破壞腸道中的病原體，但我們卻因高脂肪飲食、咖啡因、醋和酒精破壞我們的胃腺。基本上，我們在削弱胃腺生產鹽酸的能力，反過來又讓更多無益的真菌、酵母、黴菌、細菌和病毒在腸道中茁壯成長，因而產生更多的壞酸，並產生問題。

然後，我們又透過高脂飲食促使腸道產生更多的壞酸。再次重申：脂肪，甚至是健康脂肪，都會促進酸性，也是營養不足的禍首之一。每個人都被洗腦要透過健康脂肪獲取必需脂肪酸，造成他們在不知不覺中使自己缺乏其他所有維生素、礦物質和其他營養素。營養物質只有在與葡萄糖（糖）結合，並在胰島素驅動下才能進入細胞。脂肪會阻礙營養物質進入細胞，甚至阻礙腸道對營養物質的吸收。時尚飲食聲稱綠葉蔬菜搭配脂肪一起吃可以增加蔬菜營養素的吸收，其實結果正好相反。（原因請閱讀第三十九章〈大腦的組成成分〉。）

## 錯誤的測試

另類醫學使用酸鹼測試以確定患者的體質是否呈酸性，他們沒有意識到，在如何解讀結果方面他們已經被誤導：

當在酸鹼試紙上看到鹼性讀數時，他們以為這代表這個人的體質是鹼性，他們沒有意識到鹼性讀數可能是代表該人的身體呈強酸性，以至於他們正在流失所有鹼性礦物質。

或者你是呈酸性，最終可能轉變成鹼性，但酸鹼測試會顯示酸性──因為你正在排出酸，這是療癒的一部分。

我們不能單純斷定每次酸鹼測試都應該與讀數相反，因為另一種情況是你長期處於酸性狀態，以至於體內沒有鹼性礦物質。在這種情況下，當你確實呈酸性時，你的酸鹼測試讀數可能呈酸性。

沒有人能從酸鹼測試中知道體內真正的情況，該結果是否與某人的身體環境相符，還是相反？最重要的是，沒有人知道最佳測試酸鹼讀數的時間，或者一個人的

飲食如何影響測試。一天中也沒有最適合的測量時間可以找到答案，所有這些都意味著酸鹼測試並不可靠，依靠酸鹼測試就像追逐幻影一樣，徒勞無功。

## 酸性遊戲

我們可能整天都離不開酸性。一個簡單的事實是，體質呈酸性本身並不指某人會因慢性疲勞而臥床不起；一個人的頭骨變薄，大腦萎縮，髖關節已經更換兩次，這並不意味著他們會經歷另類醫學與酸度相關的各種症狀和疾病。而是需要留意的致病因素，以及免疫系統如何因酸化劑和養分不足而崩潰。酸性的大腦和身體，讓我們的健康更容易受到病毒的影響，也就是說，更容易發生大腦、腦幹和／或腦神經發炎——以及可能導致生活不便的症狀。然而，酸性不是疾病的原因，酸性是為病原體提供適宜的環境，這些病原體才是疾病的真正原因。

另外，正如第三章〈合金的大腦〉中提及，酸性大腦會影響我們大腦的熱度，因為酸性血液讓毒素無法輕易離開身體，從而使大腦溫度升高，其中有幾個影響：使我們更容易受到大腦中有毒重金屬的影響，這些重金屬會因大腦過熱而熔化、移動並形成合金，並且會被酸本身氧化和腐蝕；酸性大腦的熱度增加會加劇情緒受創的打擊，使人們更難從中恢復過來。酸性會使大腦熱度升高，導致大腦內營養不足，使我們更容易身心耗竭。

將任何健康問題歸咎於酸性本身就是誤解、忽視，甚至完全沒有意識到所涉及的其他因素。另類和傳統醫療業甚至不瞭解酸性。我們被洗腦，認為酸性體質是自己的問題，就像我們不知如何營造體內的鹼性環境，這就是我們痛苦的原因。與此同時，醫療業卻在推動一項遠離非鹼性的計畫，他們提出調整這種情況的飲食和方案使我們的體質反而變得越來越酸。

酸性大腦和身體使我們更容易受到當機的大腦、合金的大腦、病毒的大腦、情緒化的大腦、發炎的腦神經、耗竭不足的大腦和成癮的大腦的影響，但酸性本身並不是原因。我們也沒有從任何宣稱「酸性導致疾病」的黃金法則中，學到如何真正使自己的體質呈鹼性。為了找到解決之道，我們需要實踐這些知識，將真正的鹼化

劑帶入我們的生活，同時去除其他因素——例如病毒、有毒重金屬、酸化食物和飲料，以及其他有害大腦的叛徒——這些因素讓我們的大腦飽受病痛之苦。

你的大腦就是電流。大腦中產生的電流是透過兩種超自然力量（一種從乙太接收能量，另一種從你的靈魂接收能量），再加上一種生理成分（你的心臟和大腦的設計，從你受孕那一刻就開始成長）組合而成。這是大腦生命力及其運作的基礎。

—— 安東尼·威廉

# 第二部

# 我們被洗腦了

直到你遇到神經系統症狀、心理或情緒健康障礙或其他與大腦相關的疾病，你才會意識到自己對大腦一點都不瞭解。唯有這樣，錯誤的信息、錯誤的作法、掩蓋事實的騙局才會變得清晰明朗。

—— 安東尼·威廉

第十章

# 適量的陷阱

　　所謂的適量並不適合每個人，只是允許我們做一些對自己有害無益之事的藉口。我們的身體不喜歡「適量」。然而，身體受限於我們的潛意識和表意識，被我們的想法左右，很多時候會受傷或被說服去接受不想要的東西。不過，我們的自由意志會驅動我們跳出生活的框架，在我們沒有得到真正的解答前，我們會不斷嘗試自我療癒。

　　人們可能會犯兩種錯誤。第一種，在學校考試，答錯幾題是非題；可能因為粗心大意而答錯；可能數學計算錯誤。在此類型的錯誤中，我們並非出於自由意志，或者更明確地說，我們不是故意的。在此例子中，擁有自由意志的是設計題目的單位，而我們的自由意志是坐下來填寫考卷，嘗試回答問題。

　　第二種，我們可能會做出波及靈魂的錯誤：這與精確計算、公式或單字的選擇無關，而是運用我們的表意識進行決策過程的錯誤。這些錯誤超出我們埋首苦讀、準備考試和記憶的數字與回答問題的範圍。在做出這類型的決定時，我們的靈魂會受到影響，這些是我們因自由意志而犯的錯誤。

　　當我們生病時，診斷檢查的過程類似於學校的測驗。醫生開出診斷書和藥物，一個又一個測試，與吃不完的藥。我們的自由意志是看醫生做檢測和治療，就像我們的自由意志是完成學校的考試。我們做核磁共振成像、電腦斷層掃描、驗血等，但健康仍然沒有好轉，反而陷入無解的困境。就在某天夜裡，我們坐在家中，告訴自己真的要治癒，要找到答案，要以前所未有的方式運用自由意志為身體找到答案。我們發現，答案不是非黑即白，不是一場單憑記憶回答問題的測試。這不是孤注一擲，相反，尋找健康的答案是一段旅程，如同尋找真愛。當我們孤獨時，我們渴望找一個伴侶分享生活點滴，但在某些情況下，這也可能讓我們陷入絕望。就像尋找愛情一樣，在尋求治癒的過程中，重點不在於健康報告看起來多完美，這些甚

至毫無意義。最終我們都要承擔風險，由於靈魂別無選擇，只好聽從意識的決定，隨波逐流任由擺佈，即使這對我們的靈魂和大腦與身體來說並不是最好的。此刻，如果我們的意識受到同伴壓力、說服或制約，遵循與治療不符，甚至干擾治療的信息或方案，那麼我們可能就會犯下錯誤。

## 與本能相反的制約

「適量」就是其中一種。「吃一點沒關係」、「你想吃什麼就吃什麼」、「你需要平衡一下」。我們被告知，只要在「合理」的範圍，那些有問題的食物，如微量用藥、咖啡因，甚至酒精，對我們都有好處。所以我們姑且一試，但不管我們知道與否，最終反而讓我們的療癒過程適得其反。當我們的病情不見起色，我們會責怪自己沒做好而不是怪罪於這些物質。我們甚至很執著的終生奉行，即使它們正在傷害我們。我們經常忍不住找自己、大腦和身體的毛病，以至於自責成為我們的內建程式。

適量無法定義。即使你在字典中找到「適量」的解釋，它還是無法精確衡量。它沒有一個明確的定義，因為每個人的耐受度不同，對某個人來說的適量很可能會危害另一個人的生命，不管是酒精、迷幻藥，還是食物都是如此。對堅果過敏的人可能會因他人的「適量」而致死。

我們經常聽到關於食物適量的話題。選擇適量攝取某種食物是因為你明知這種食物吃多或經常吃可能不安全。所以我們選擇用「適量」的作法縱容自己吃那些食物。我們心知不應該每天吃油炸、油膩的食物，或是每天吃蛋糕、餅乾和甜甜圈，甚至大量食用這些食物。一直以來，我們知道這不是健康的選擇，可能會導致某種併發症，所以就使用「適量」的說法，說穿了就是允許自我放縱或自我破壞。

我們經常聽到「飲酒不要過量」這個詞，也許你也常掛在嘴邊。與任何其他物質一樣，適量飲用酒精帶給我們一種陶醉、安全、溫暖的感覺，所以允許自己飲用自認為適量的酒精，這其實是一個隱憂。有的人每天喝酒稱之為適量；有的人在下午喝酒也認為這是適量，因為他們早上不喝酒，每個人對酒精的適量程度不同。有

些人可能只在週末飲酒,有些人可能每晚喝一杯;有些人可能每個月一次喝到爛醉,對他們來說,這些都是「適量」。我們用適量這個詞掩飾酒精成癮,好像它是保護我們免受傷害的盾牌。與此同時,我們讓那些承認自己是癮君子的人與我們格格不入或像是犯錯,但其實並非如此。(請閱讀第十二章更多關於酒精的內容。)

## 適量的起源

即使我們更瞭解,知道不要食用對身心靈有害的食物,身邊的人或媒體也會告訴我們可以適量攝取,有時是直接告訴我們;有時是有意無意傳達「適量」的信息。無論我們走到哪裡,總是有這些建議。

適量並非新的概念,這可以追溯到數百年前的人類文明——人類很容易因食物生病而衍生出一些制約。「凡事適量」的概念起源於古代,當時人們開始放縱自己盡興吃各種食物。就在及時行樂之風興起時,適量的概念成為一種克制的方式,幾世紀以來已深植在我們的意識中:如果我們沒有被教導飲食要小心並有所節制,不管是哪些食物、吃的時間點、為何吃或者攝取量,我們可能會害死自己,這其實是一種自我保護的方式,甚至早在「適量」這個詞尚未出現之前,就已經有這個概念了。

然而,現在「適量」已不是用來保護我們,而是成為毒害自己的通行證。無論我們想放縱一下或傷害自己,我們可以大言不慚地說,我們只是「適量」。但我們其實有工具、知識和資源讓自己免於踏上這條路。

我們很難打破適量的觀念,因為它已經深植社會。如果你選擇對抗適量說,你可能會受到譴責。那些不想戒除習慣和生活方式,停止攝取對他們健康有害食物的人可能會懲罰你。當你決心改變時,那些放縱自己,沉迷於明知對自己有害的事情的人會感到不安甚至受到威脅。當你開始賦予自己力量,掌握自己的健康,並意識到某些食物和物質,即使「適量」也無法合理化,這都會讓他們感到不舒服。這些適量擁護者非但沒有質疑自己的做法,反而將矛頭指向你的飲食不平衡。他們的心裡越不舒服,就會更用力揮舞「適量」的旗幟。

## 自由成長的機會

我們很聰明，且靈魂充滿智慧。當我們接收到正確的治癒知識，很可能會有所領悟。如果我們長年為疾病所苦，看穿所謂的盲目健康教條，就能看出這裡的信息才是真相。就像多年的關係出錯後，找到一位靈魂伴侶，無論是倏忽還是緩慢，我們領悟到，那些過去讓我們在絕望中扭曲自己的關係，並不是因為我們本身的缺陷而出錯。就像健康的關係，真正的療癒可能會推動我們成長，如果我們給自己成長的機會，就等於給自己治癒的機會。

另一方面，當我們將適量的作法應用在毒藥和毒素時，我們就走火入魔了。現在，我們遵照一開始就有問題的「適量」標準，放縱到一發不可收拾的地步。這就是你將在接下來的章節中讀到的內容。你在第八章〈成癮的大腦〉中發現了為何我們很容易沉迷某些物質和活動。在本書的第三部〈大腦的叛徒〉，你會看到許多所謂健康的東西其實並不健康，即使只是少量攝取。

在閱讀第三部之前，我們將深入第二部〈我們被洗腦了〉的三個例子，說明我們被告知「適量」對我們有益的物質——微量迷幻劑、咖啡因和酒精——實際上會與大腦和身體產生交互作用。之後，我們將探討為何與食物信仰體系抗爭終究是一場必敗之戰。有了這些知識，你可以將自己的靈魂從這些制約中解放，讓自己有機會成長和治癒。

第十一章

# 微量用藥

由於「只要適量就沒問題」的理念，近年來植物類迷幻藥越來越普遍，成為一種流行趨勢。

今日，我們對健康界所謂的植物性藥物感到困惑，將有毒物質冠上植物性藥物一詞似乎是一種趨勢，如此一來就可以當作不具毒性或甚至沒有危險。「植物性藥物」的標籤就像擋箭牌，允許業界使用含有對身體有害的化合物成分，我們以為只要列入植物藥類別中，該物質就具有免疫力，且被認為是一種安全、可行的治療方法。

實際上，植物性藥物應該是水果、綠葉蔬菜、藥草、野生食物和蔬菜等，它們不是那些改變心智或刺激腎上腺素的植物化合物來源。「植物性藥物」應該是黑莓、野生藍莓、檸檬香蜂草、迷迭香、生薑、百里香、芹菜、菠菜、香菜和香菇等，而不是用來美化迷幻蘑菇、死藤水，甚至可可、抹茶和其他綠茶，為它們開後門的標籤。


## 與毒共舞

我們在另類醫學或傳統醫學的問題，與我們在辨別什麼是真正植物性藥物的問題一樣，正如沒有人知道為什麼有人會有慢性症狀和疾病；沒有人知道為什麼有人會有焦慮、抑鬱、躁鬱症或強迫症；沒有人知道為什麼有人會出現腦霧、疲勞或本書提及的無數神經系統症狀。醫學界可能都將之歸類為「自體免疫」，但這不是答案。「自體免疫」仍然意味著我們不知道為何有人會出現這些症狀、狀況或健康問題。

這一切都又回到猜謎遊戲。傳統醫生不知道你為什麼會患抑鬱症，但會開抗抑鬱藥給你。另類療法醫生不知道你為什麼會患抑鬱症，但會提供你更好的飲食、規律的運動、遠離加工食品的建議，以及服用一些維生素 D、綜合維生素和一些魚油的指示。雖然並非每位醫生都會給你這些建議，但無論什麼建議，他們始終不瞭解你病痛的真實、潛在原因。或許有些醫生認為是腸道問題導致你的抑鬱症，可能與念珠菌、小腸菌叢過度增生、腸漏症或微生物基因體有關；有些醫生認為是體內化學物質失衡——神經傳導物質的問題，例如缺乏多巴胺。無論如何，這仍然是「我們不知道你為什麼生病，我們不知道你為什麼會有抑鬱症或任何慢性疾病。」的結果。

這種猜謎遊戲的技倆使人們對迷幻藥物和微量用藥開始感興趣。有人在遍尋各種解方和答案後，最終都走向植物性藥物暗黑的大門。多年來我一直強調，不要因為某些東西傳承自古老傳統就代表它是安全或完美的。我已經聽過無數次：許多家庭求助於我，因為他們的兒女參加死藤水或其他迷幻藥儀式差點命絕，至今仍然飽受腦損傷之苦。死藤水或其他迷幻劑的捍衛者會說，這是主持儀式引導人的問題，所以你必須小心選擇適合的引導人。

我並不是不尊重參與死藤水儀式，或是使用原住民靈性治療技術的人。原住民文化也有種植香蕉和各種香草，如香草豆、肉桂、薑黃和生薑等香料，這些是無毒且具有療癒作用。雖然其中一些有使用限制，大量使用可能具有刺激性，但不會危害生命。我們的大腦、免疫系統和身體不會將它們視為敵人。此外，無論我們是否屬於原住民文化，人人都可以種植、食用和使用毒性草藥，因此許多非原住民人士成為提供迷幻藥的引導人或從業者。

在這裡我要強調，那些苦苦尋找慢性病解答的人會不顧一切嘗試任何方法，在過程中受到更大的傷害，使生活和病情惡化。有些人可能會自認倒楣，當作又是一場學乖的經驗談，不願正視背後真正的原因，聲稱「這是他們人生必經的過程」。然而，這對任何人來說都是一種傷害，都會產生負面的影響。或許，甚至沒有人意識到，他們的大腦健康日漸惡化是因為這次經歷後，隨著時間推移所導致的負面效應，或是因為每次迷幻藥物體驗後造成的影響。

# 微量用藥：行銷迷幻藥的新話術

近年來，迷幻藥界變化很大。過去服用高劑量迷幻藥的濫用情況已不常見，因為出現許多嚴重的傷害，所以現在有新的術語：微量用藥。我們用「微量」一詞，以為這樣我們就能控制，讓我們可以安心使用。對人類心理而言，「微量用藥」代表有科學根據，從某種意義上來說，似乎是某些科學上的建議，已有某些研究證實有效，可以放心使用。然而，正如你對科學研究的瞭解，這些都不過是結合不斷嘗試猜謎遊戲的理論。

將藥物使用標記為「微量用藥」讓更多人以為很安全，藉此吸引更多那些認為如果沒有經過科學評估和監控，將永遠不會使用的人。這已不再是一小群人在沙漠中圍著營火喝一整碗迷幻藥。現在的行銷手法看似將科學應用在迷幻藥上，假藉這種策略吸引更多的族群。

微量用藥就像是一個防護罩，讓人以為提供治療並使用微量用藥的人懂很多，他們非常聰明或受過良好教育，也許在某種程度上是對的。提供微量用藥技術的人對這個理論非常瞭解。然而，即使你對遊戲很瞭解，它終究只是遊戲。仍然有一些人因迷幻藥而受傷，例如，那些接受偏頭痛微量用藥治療的人最終情況更嚴重，且還出現其他更多的症狀。

迷幻藥讓身體處於危機狀態。當我們安然度過危機時，我們在某些方面一定會改變。就像在高速公路上發生十輛汽車連環追撞的事故，你的車翻了兩、三圈，你在輕微腦震盪的情況下從車裡走出來，但你身邊的其他人卻不幸身亡。當我們從任何危機中倖存下來，我們都會產生一些轉變，這就是靈性上的改變。當我們用某種使身體陷入混亂的有毒化合物來誘導自己，在藥物消退後，我們會覺得自己在靈性方面有所成長。


## 掙扎求存的癮頭

任何劑量的迷幻藥都會有一段成癮的過程：「我們是如何走過來的？那真是一

段了不起的旅程！」、「我的靈性導師告訴我，透過這個過程，我成長很多」以及「我想我已經準備好要再做一次」。其中一個迷幻藥令人上癮的原因是，當毒素進入我們的血液，體內的腎上腺素會激增，因為身體會釋放一種類固醇化合物來緩和，這樣大腦、心臟和肺部就不會承受太大的衝擊。只要是迷幻藥，任何劑量都一樣，即使只是微劑量也不例外。當我們的大腦中毒，它會向腦幹發送緊急信號傳送給腎上腺，尋求腎上腺來拯救大腦，隨後腎上腺會釋放強烈的腎上腺素混合物以阻止中風和血栓形成，同時還要稀釋血液，利用類固醇化合物的屬性疏通因毒素而緊縮的血管。

這時候為何我們需要稀釋血液的作用？因為我們的免疫系統會將毒素視為外來入侵者，因此在入侵者到達大腦、心臟和肺部等身體最關鍵的部位前，免疫系統會試圖阻止它。我們的免疫細胞會吞噬毒物而形成血塊，這是免疫系統內建的知識和信息，為了保護我們不惜承擔風險。我們的免疫系統知道這種類似煤油成分的腐蝕性物質（腎上腺素）會在幾秒鐘內溶解凝塊，分離免疫細胞並打開血管通道減少收縮，讓毒物離開大腦和身體。

雖然，腎上腺素不是煤油也不是油漆稀釋劑，但它具有類似的特性，所以可以溶解和分解逐漸成形的血塊。因此，當免疫系統聚集在毒物周圍——在這種情況下，也就是迷幻藥——並試圖將其吞噬和吸收時，大量的白血球細胞會聚集在有毒化合物周圍，形成團塊，進而卡在血管中，轉變成血栓，隨後腎上腺素進場開始分解這些團塊。

這就是迷幻藥成癮的混亂過程，即使是微劑量的迷幻藥或任何其他有毒物質都無可避免。原本釋放到血液中的腎上腺素是要稀釋血液，並保護大腦免受化學化合物的衝擊，但同時間卻也讓大腦充滿腎上腺素，而且這些有毒化合物（例如在迷幻藥中發現的化合物）會攻擊神經傳導物質和神經元，讓人產生幻覺。我們的大腦之所以與這些物質產生效應（腎上腺素激增和迷幻效果）是因為它們具有毒性。

這一波腎上腺素激增的快感消退後，我們的身體需要恢復期，因為體內的有毒化合物正在消散，而我們撐過來了。這與派對上喝得酩酊大醉，整晚在浴室裡嘔吐，然後第二天從宿醉昏迷中度過，然後再恢復過來不同，但也有相似之處。無論哪種物質讓你的身體進入求存模式，這種派對會讓你永生難忘，經歷會烙印在你的

意識中。但讓我們刻骨銘心的派對並不能治癒抑鬱、焦慮、腦霧、疲勞或神經系統症狀，它們只會讓這些症狀惡化。

最可悲的是：一個二十多歲的人不知道自己為什麼生病，看過無數醫生，嘗試無數藥物，但在精神上或身體上都無法得到緩解，於是在困惑中誤入標榜「可以治癒身心靈」的迷幻世界。你沒有治癒是一回事，所以你服用一些垃圾維生素，嘗試一系列動物蛋白和植物性飲食，嘗試一些不同的療法和治療技巧，嘗試傳統藥物。結果你仍然毫無起色，但至少都比陷入迷幻世界，相信自己之所以有病是因為靈性上的障礙還好。

當我們花了大把時間，身心俱疲但沒有成效或解答，下一個容易打動我們的即是「就是你，你才是問題的所在。這是靈性上的議題，一個心靈和情感上問題。迷幻藥會扭轉你的內在議題，為你帶來靈性上的成長，帶你踏上解決問題的靈性之旅，從而讓身體和情感獲得療癒。」

如果我不瞭解健康的真相，遍尋名醫後在情緒、心靈和身體上仍然受苦，我可能也會落入與其他人相同的陷阱。這不是任何人的錯，我不是指責任何人在這個過程和旅程中所做的決定，我只是想讓正在尋找答案的人知道，流行的術語微量用藥和迷幻藥物並非可行、有效的治療方向。一個身心靈飽受病痛摧殘的人如果使用迷幻藥，他們的症狀只會變得更糟。

你可以在本書後半段看到健康欠佳與健康尚可的概念。對於健康尚可的人，也就是說他們在平常沒有什麼症狀的情況下，可能會嘗試迷幻藥，因為他們沒有安全感、缺乏自信或感到迷茫，這時，他們受到這些物質傷害的機會可能比較小，取決於他們參與迷幻藥的次數和頻率，因為他們的生活尚未受限於疾病。然而，如果患有慢性疾病的人，例如胰島素阻抗、痤瘡、輕度抑鬱或焦慮，或者醫生認為的「賀爾蒙失調」，那麼，迷幻藥物將對他們造成較大的影響。更嚴重的是長年飽受病痛之苦的人，被診斷出患有多種疾病，有三十種，甚至五十多種不同的症狀，在這種情況下，迷幻藥可能會對他們造成立即的傷害，從而導致更多的症狀產生，使已經存在的症狀惡化。這些身心脆弱的人是很好的例子，向我們說明迷幻藥是有害無利也無濟於事。

# 所有的癮頭都是始於微量用藥

我們離不開「適量」的制約，微量用藥只是「適量」的新術語，有些人決定一天喝一、兩杯咖啡，而不是一天喝十杯，他們稱之為適量。有些人服用較小的劑量，而不是一劑到底的迷幻體驗，他們稱之為微劑量。問題在於：有誰能明確指出對所有人的「適量」究竟是多少？一個人的「適量迷幻藥」劑量與另一個人差異很大，這是因人而異。

當我們將「適量」一詞轉換為流行的術語「微量用藥」，這讓我們聽起來好像有那麼一點科學根據，好像是經過審查，可能很適合我，因為我不想做太過激烈的事情，所以我喜歡微量用藥的說詞，聽起來這正是我需要的。

這就像有些人第一次紋身。除了紋身含有有毒重金屬外，我對紋身沒有任何意見。不過，它們可能具有令人上癮的物質，所以我以此為例。我們先從小紋身開始，一個蝴蝶紋身或幾個字、一段經文或一句話，身上紋上讓我們有感覺的字或圖案。大多數人不會從全手臂或全身紋身開始，在紋身工作室度過一整天。那是後來的事，一旦我們對紋身上癮，無法自拔，我們就想繼續紋身。反正這不是第一次紋身了。你會說，「好吧！我要試試這個，我要刺這個小圖案。」這就是紋身微量的開始。

在某種程度上，每一種癮頭都是從微劑量開始。我們第一次接觸酒精可能只喝幾小口啤酒，或許到了第三次喝啤酒，你就能喝下半打。一開始，我們抱著微劑量的心態。雖然有些人是「要喝就喝個痛快或滴酒不沾」，對於大多數人來說，微劑量聽起來很合理。沒有人會想在參加第一次死藤水派對就喝下一整碗死藤水——儘管許多人在沒有意識到的情況下一次喝下大量死藤水或迷幻蘑菇。

# 無可挽回的代價

許多人都希望可以控制我們放入體內的東西。微劑量讓我們誤以為自己可以控制，我們的意識和思維可能與身體和靈魂真正需要或想要的不同，甚至是違背。我

們可能會說，「微劑量是可以控制，是謹慎的，我要用這個來治療。」我們的生理大腦和心靈並不這麼認為。大腦會說：「不要讓毒藥進入這座聖殿。不管那種迷幻藥在現在或在歷史上是否流行都不重要，總之就是不要讓毒藥進入神聖的殿堂。」

我們大腦裡的聲音——我們的靈魂——在說，「不要縮短我在地球上的時間，減緩你的靈性的成長。」我們的表意識和潛意識可能被矇騙；我們的潛意識和表意識可能會受到同伴的壓力、說服、打動或制約而參與我們的身體和靈魂不想參與的迷幻藥或其他物質的活動。

所以記住，當有人使用微量用藥這個花哨的術語時，實際上他們是使用長年被誤解的術語：適量。「更頻繁服用較少的劑量」聽起來似乎合乎邏輯也很合理。當你身處困境低潮，考慮微量用藥似乎情有可原：「我們以更頻繁但少劑量，而不是在一個晚上喝下一整碗迷幻藥，尖叫和嘔吐後，全身無力和精氣盡失，直到再來一次。」微量用藥是你以為不用付出代價的旅程，但實際上，你要付出的是終極的代價：你的健康。

---

大腦的技巧、竅門和趨勢實際上只適合那些沒有罹患任何與大腦相關併發症、疾病或症狀的人。當你疾病纏身，一切真章自然浮上檯面。

—— 安東尼・威廉

---

第十二章

# 酒精

幾世紀以來，直到今天，我們總是把喝太多酒的人與說話含糊不清、無法直線行走、無法清晰思考或口齒不清聯想在一起，我們稱之為喝醉。如果情況更嚴重且出現嘔吐或醉倒，我們則稱之為酒精中毒。但我們真的知道當血液中充滿大量酒精時會發生什麼事嗎？不知道，我們從來都不知道。

我們只能假設，因為醫學研究和科學也只是假設，血液中含有的酒精越多越容易導致這些行為和症狀——酒精本身會影響大腦產生這些行為。事實上，沒有人確切知道酒精對大腦的影響，也不清楚何謂酒精中毒，以上那些行為只是某人喝酒時大腦產生變化出現的一面。

酒精的影響從所謂的有點「醉意」開始，有些人說酒精有助於舒緩心情，讓他們可以暢所欲言；有些人說幾杯啤酒下肚後讓他們很放鬆；有些人說葡萄酒讓他們飄飄然。然而，酒精是如何使他們放鬆、舒緩或飄飄然？

## 酒精的把戲

正如我們在本書不斷提及，你的大腦要依靠葡萄糖生存，如果大腦缺乏葡萄糖，長期下來大腦會處於飢餓的狀態。如果葡萄糖從血液清除且未進入你的大腦，那麼在短時間內，你的大腦可能會衰竭。酒精一直在玩弄你的大腦，因為大腦認為酒精是可以利用的糖，就像你吃下含有碳水化合物和糖的食物所產生的葡萄糖。的確，**酒精是甲基 - 糖**（methyl sugar），一種糖的混合體，但更多的是汽化糖而不是可利用的糖。酒精的本質是糖，但此糖非彼糖。

由於酒精偽裝成糖的老把戲，使大腦錯把酒精當成急需的葡萄糖，所以一錯再

錯。血液中的酒精越多，大腦就越難利用血液中真正的葡萄糖來源，且酒精會支配大腦中剩餘的葡萄糖儲存量。

肝臟是葡萄糖主要的儲存庫。它的工作是根據大腦的需要穩定持續釋放葡萄糖。有時候，當我們在飲食中沒有攝取糖分、葡萄糖、果糖或任何種類的碳水化合物，我們就會陷入血液中葡萄糖不足的狀態。在這種情況下，你的肝臟會釋放葡萄糖，以確保大腦不會挨餓，也包括在你長時間不進食的情況下。記住，沒有葡萄糖，大腦就無法生存。這就是為何有人在進行喝水斷食時，他們的大腦可以在這種經歷中倖存——因為肝臟在這時會及時補上，為大腦釋放充足的葡萄糖。大腦中的糖原儲備量和肝臟中的葡萄糖儲備量決定一個人可以斷食多久。然而，現代人並不是每個人的肝功能都很好，有些人的葡萄糖儲存庫可能會因為肝臟遲緩或停滯而變得很小，因此，飲酒對肝功能不好的人影響更大。這也是為何有人會說，「我的酒量不好」或「他一喝就醉」因為他們的肝功能不好，尤其是上了年紀以後。

不管一個人對酒精的耐受度如何，當飲酒量夠多時，結果都是一樣。當你喝酒，它會開始毒化和麻痺肝臟，而肝臟是防止酒精進入大腦的防禦機制。當你喝醉，或者你稱之為微醺階段，無論多麼輕微，你的肝臟已經達到保護大腦的飽和水平。當我們談論「適量」酒精，我們忽略了這個關鍵點。

管多少量的酒精都具有毒性，不所以肝臟會盡可能吸收所有的酒精。當你的肝臟被酒精毒害，它就無法釋放葡萄糖。即使有人有大量的葡萄糖儲存庫，最終肝臟也會因酒精而癱瘓，因為肝臟必須吸收大量的酒精，造成它無暇且無力釋放葡萄糖。

同時，酒精會排擠血液中的所有葡萄糖，讓自己成為大腦首選的燃料，因為酒精看起來像葡萄糖。酒精是葡萄糖和糖的副產品，是糖的鬼魅偽裝成葡萄糖，所以大腦成為酒精鬼魅下的犧牲品。隨著更多的酒精進入大腦，若有人會出現越來越多喝醉的行為，一旦真正達到酒醉的地步——說話含糊，無法行走——這意味著大腦已經開始挨餓。關鍵是：我們與酒醉和酒精中毒有關的大多數症狀不只是因為酒精本身，而是大部分是大腦開始死亡的症狀。

你在晚上或白天喝的酒越多，大腦吸收的葡萄糖就越少。如果我們認為保持大腦最佳的狀態需要 100% 的葡萄糖進入大腦，那麼飲酒則會使葡萄糖的百分比降至

5% 到 10%，具體取決於某人的酒醉程度。就像把魚從水裡撈出來，看著它在沙灘上喘氣，因為它吸入的是氧氣而不是水，然後再把它放回水裡，重複幾次。在這個過程中，魚仍然會存活，但它會被迫進入生存模式而付出代價。這與經常喝酒的人情況類似，只有足夠的葡萄糖進入大腦維持生命，但儲備量實際上太少，以至於大腦無法正常運作，你變成一個會走路說話，但大腦正瀕臨死亡的人。

酒精控制葡萄糖進入大腦，不僅是因為肝臟中毒和癱瘓，無法釋放足夠的葡萄糖進入大腦，也是因為大腦選擇酒精而不是葡萄糖。這並不是因為大腦需要酒精，也不是因為酒精對大腦有益，是因為大腦再次被騙了，以為酒精是最容易獲得、最可行的葡萄糖形式。

## 酒精中毒的因素

酒精對大腦的影響不只是因為糖效應讓大腦缺乏寶貴的葡萄糖，酒精實際上是一種毒藥，作為毒藥，它確實具有令人陶醉和弱化的作用。然而，當某人喝下第三杯酒時說話含糊不清，是因為大腦開始缺乏葡萄糖而挨餓，失去了運作的能力。

嚴重的酒醉狀況，有些人會醉倒、昏睡，「酒醉睡死」的過程就像一場俄羅斯輪盤自殺遊戲，如果大腦因酒醉得不到任何葡萄糖，大腦其實可能會餓死，讓人在睡夢中死去。或者因酒精中毒（與缺乏葡萄糖無關的酒醉），他們可能會嘔吐。由於大腦正因缺乏葡萄糖垂死中，因此神經無法發揮最佳功能，且在大腦失去更深層的葡萄糖儲備量時，迷走神經會癱瘓，這意味著有人可能會在睡夢中嘔吐導致窒息而死亡。

在飲酒之夜前，攝取足夠富含葡萄糖的食物並採取低脂肪飲食很重要，這樣才能擁有足夠的新鮮葡萄糖儲存量。這也是那些說：「我今天是空腹喝酒，我一整天都沒吃東西」的人，為何一下子就會喝醉，即是酒精的立即效應。我們以為腦袋出現嗡嗡聲、微醺是大腦喝醉了，其實這是大腦缺乏葡萄糖的嗡嗡聲。由於肝臟開始清除酒精，所以不再釋放葡萄糖，而且因為一整天沒有吃東西，他們的血液中也沒有新鮮可用的葡萄糖。對於確實吃過東西的人來說，當他們開始喝酒，酒精對他們

的影響需要一段時間，因為至少他們還有新鮮的葡萄糖供大腦使用。

若要達到真正酒精中毒的程度需要大量的酒精，換句話說，酒精的毒性多少會造成有些人的症狀，但大部分都是因為大腦缺乏葡萄糖。

如果酒醉只是因為酒精中毒，那麼症狀就很單純：噁心、嘔吐、頭暈、頭痛，雖然很不舒服，但神志仍然清醒。不過，由於大腦同時挨餓，導致運動功能喪失、口齒不清和其他說話困難，不清楚別人在說什麼與胡言亂語。由於大腦的葡萄糖越來越少，陷入生存的邊緣，於是大腦特定的區塊開始自行關閉。

## 錯誤的宿醉療法

宿醉就像酒醉一樣，一部分是缺乏葡萄糖，一部分是酒精中毒。最糟糕的恢復方法是第二天又喝酒。儘管這是大多數人的建議，但這是完全沒用且最糟糕的選擇，不會讓你擺脫宿醉，因為你又再一次讓大腦缺乏葡萄糖。

人們往往在飲酒後的第二天會人吃一頓，原因是他們的大腦需要葡萄糖。根據飲酒量的多少，大腦昨天差點因缺乏葡萄糖而餓死，所以現在大腦向全身發送信息，表明它迫切需要立即獲得大量葡萄糖。與此同時，有些人可能仍然因酒精感到噁心與胃不適，仍然無法進食。宿醉的反胃有一部分是來自酒精的毒性。

許多人不會喝到反胃和嘔吐，但他們會找食物讓自己清醒過來。就在他們喝酒的那天晚上，他們會在凌晨兩點或五點時，找一家小餐館或去得來速點一堆煎餅加楓糖漿、吐司、雞蛋、培根、鬆餅、薯餅、漢堡、薯條、炸玉米餅或捲餅，或者第二天吃大量的食物。最常見的說法是「吸收酒精」，甚至在聚會或酒吧飲酒時，同伴會說：「你要先吃點東西墊底才能吸收酒精。」沒有人意識到的是，酒後進食才是讓大腦獲得葡萄糖，擺脫飢餓狀態重新運作的方法。

由於我們誤解大腦和身體的運作機制，我們仍然沒有攝取大腦真正需要的食物——因為我們增加脂肪的攝取量。這是一大錯誤，我們選擇碳水化合物和脂肪的組合，而脂肪會抑制碳水化合物的葡萄糖進入大腦。例如，用油、奶油和動物油脂煎炸薯餅會抑制馬鈴薯中的葡萄糖進入大腦。再加上隨後的胰島素阻抗，身體必須

更努力將糖和脂肪分開，這樣糖才能到達大腦和身體其他急需的部位。通常我們不會食用香蕉或木瓜等水果，或攝取菠菜、其他綠葉蔬菜或芹菜汁等來源的礦物鹽來幫助身體從宿醉中恢復。相反，我們會吃一盤含有油脂的雞蛋；或者我們會吃酪梨吐司或堅果醬燕麥片——酪梨和堅果醬都是脂肪，它們會阻礙吐司或燕麥片中碳水化合物葡萄糖的吸收。總體來說，披薩餅（同樣是糖加脂肪）通常是喝一整晚甚至一天酒後最受歡迎必吃的選擇。

## 求存激增的腎上腺素

為什麼大腦缺乏葡萄糖會讓人上癮——換句話說，為什麼酒精會讓人上癮？因為隨著大腦失去維持生命的燃料來源，腎上腺素會突然激增。進入大腦的酒精越多，大腦就越缺乏葡萄糖，因此腎上腺素也會釋放越多，這種腎上腺素對每個人會產生不同的影響。有些人變成憤怒的醉漢；有些人坐在地上哭泣或大喊大叫。

當我們說酒精壯膽讓人滔滔不絕，我們真正看到的是瀕臨餓死的大腦正在使用腎上腺素。每當我們處於任何危險，我們的腎上腺都會釋放腎上腺素混合物，希望改變血液中的化學成分，藉此提供我們任何的援助。當大腦內的燃料用盡後，腎上腺素會成為備用的燃料。但別忘了，腎上腺素本身就是一種癮頭，我們喝得越醉，大腦就越缺乏燃料，身體釋放的腎上腺素也會越多。

這種腎上腺素激增通常會根據個人的生命經歷而有不同的影響。當腎上腺素釋放時，每個人都會感受到不同的情緒。生命中的經歷和創傷往往會在幾杯酒下肚後冒出來，這就是為何每個人在喝酒時都會有不同的情緒感受。有些人說酒精讓人放鬆，有些人說酒精讓他們偏頭痛，有些人說酒精讓他們悲傷和沮喪，有些人說酒精讓他們快樂，有些人說酒精帶給他們力量、能量和勇氣。這完全是關於個人對腎上腺素激增的反應。有些人在開始喝酒時精神振奮——興奮、尖叫，在喝第一輪啤酒時大喊大叫，無論是為體育賽事歡呼還是只是慶祝歡樂的時光。

人們稱之為「歡樂時光」是有原因的。當你喝完第一杯酒時，那種感覺就是大腦飢餓時腎上腺素的激增。如果我們理解這一點，我們就不會大喊「乾杯！」而是

「我的大腦快餓死了！我的腎上腺將釋放大量腎上腺素來維持我的大腦活力！同時，我要感受一下酒精中毒對大腦的影響！總而言之，這將為我帶來一個美好的夜晚！」到最後，這個夜晚很可能會變調，後果就不是那麼美好了。

---

大腦的情緒中心無法再承受了。當你生病或在身體、精神或情感上遭受極大的痛苦，我們的生存機制就會啟動，這是一種存在於你大腦情緒中心的內在機制，一開始它就在我們的體內。這種忍無可忍的力量存在於每個人的內心，這是你放慢腳步的一刻；這是你真正找到自己的一刻，當你與自己的身體合作緊密連結。當這一刻來到，這就是你重生的時候，終於可以擺脫精神和情緒上的痛苦不再掙扎，進而改變你的人生。

—— 安東尼・威廉

# 第十三章

# 咖啡因

早在二十世紀之前，咖啡因就已經存在。然而，在二十世紀，咖啡因才開始普及，因為人們的身體運作機制早已大不如前。

慢性病的流行在一九四〇年代激增，醫生辦公室擠滿出現神經系統症狀的女性新病例，這是醫生前所未見的症狀。與此同時，咖啡因以各種形式做廣告，史無前例的多。因此，當女性和一些男性患有抑鬱症、焦慮症、慢性疲勞、疼痛和酸痛、頸部疼痛、下巴疼痛、偏頭痛、不寧腿症候群、暈眩、強迫症、精神萎靡、不適、性慾減退、心悸、體重增加、熱潮紅和盜汗等，咖啡因業者利用人口健康狀況下降的優勢，趁勢投入大量的資源。

這些症狀讓人漸漸失去活力和動力，一開始大多是女性和一些男性，他們失去一九二〇至一九三〇年代人們健康的水平，為了把握這一波的慢性病浪潮，咖啡因業者讓人們對興奮劑成癮。

與此同時，製藥業開始將咖啡因作為一種成分幾乎加入所有的藥物中。一九四〇到一九五〇年代生產的大多數藥物都含有咖啡因，這種情況持續至今。咖啡因行業不僅在飲料界稱霸，同時也跨足製藥界。

回到一九四〇年代，製藥界呈現健康的景象。你可以走進藥房，坐下來吃冰淇淋汽水和巧克力布朗尼，同時等待你的處方配藥。通常藥店很小，由全鎮或全村都認識的一、兩個人經營。同時，咖啡、茶、巧克力也被認為是健康的產品。當時幾乎沒有人料到，這兩個看似小而健康的產業——製藥和咖啡因——以深植於小鎮、家族企業的形象，實際上已經爆發成為巨大的業界怪物，而且透過他們的業務早已吞噬無數人的生命。

罹患慢性病的人數從未減少。隨著歲月的流逝，這些數字只會越來越多，而伴隨著慢性病患者人數攀升的趨勢，咖啡因產業也逐漸擴大中。

慢性病其中一部分是無法清晰思考——大腦混沌，例如腦霧、意識模糊、過動症、注意力不集中和無法專心。隨著這些症狀在一九四〇年代及以後爆發，這影響了全世界的工作效率。於是咖啡因產業使出渾身解數，確保全世界的每家工廠、工作場合和公司都能喝到咖啡和茶。在一九四〇年代之前，大多數人不喝咖啡，甚至不喝紅茶。人們大多在早上喝開水、一杯柳橙汁或牛奶。一般人不會以茶作為早上的飲品，咖啡更是不常見。

大多數上班族起初並沒有對咖啡因上癮。由於咖啡因產業大肆宣傳，恰逢工作環境出現的大腦問題，於是人們被咖啡吸引。隨著越來越多人出現神經系統問題後，更多的錯誤也陸續發生。下午 2 點鐘或 3 點鐘濃濃的睡意，人們打瞌睡，或者在工作中感到疲倦或頭昏眼花，於是下午 3 點鐘需要提神一下成為新現象。接下來連早上 11 點鐘也會精神不濟，這時也需要提神。沒有人意識到，在一九四〇和五〇年代的這場困境之戰，是源自於仍然困擾我們至今慢性病流行開始的階段，這也是我們咖啡因成癮的開始階段。

## 自行判斷

幕後醫療產業製造了導致慢性疾病的病原體，並在大眾間傳播。他們還讓我們接觸有毒重金屬，導致未來幾十年，甚至數百年的疾病產生，這樣醫療產業才有源源不絕的「錢途」。當這一切布局好後，幕後醫療產業與咖啡因產業達成協議，讓人們的癮頭不減反增，藉由咖啡因緩和與隱藏我們的症狀，以及隨著年齡增長加劇我們的老化，一點一滴奪走成人、青少年，甚至兒童和嬰兒的青春與活力。

咖啡因產業並不像表面看起來那樣。咖啡因產業不是你以為的精細烘焙、公平貿易和可持續發展的家庭式咖啡店，就像菸草業不是家庭式雪茄店，有來自世界各地的雪茄，店員可為你點燃一支，你就可以享受到美味的菸味。咖啡因產業有時給我們一種有益健康的錯覺，但實際上它是一個有系統武器化的產業，擁有智囊團來控制和計畫你的一舉一動。咖啡因產業必須依賴於你在未來消費咖啡因產品和含有咖啡因的藥物。

（咖啡因甚至被用於戰俘酷刑的實驗中。他們將咖啡因注射到人體內，看看它是否能作為吐真劑，並測試如何將戰俘逼到崩潰的邊緣。通常戰俘會在座位上心臟病發作或在注射後倒地死亡。）

咖啡因產業智囊團的目的是確保咖啡因產業日久不衰，他們的首要目標是讓新生嬰兒接觸咖啡因，因為這樣可以確保下一代的咖啡因消費者。與此同時，製藥業的智囊團也為下一代製定對咖啡因上癮的策略，因為製藥業可以利用咖啡因來掩蓋慢性病流行的嚴重程度。

咖啡因的地位神聖，堅不可摧。你無法破解咖啡因怪物，它就像一個邪惡的惡魔，一個變形者、一條海蛇、一台機器。如果咖啡因讓你成癮，歡迎來到咖啡因的世界！


# 利用母親之便

為了接觸新生兒，咖啡因產業的策略是讓懷孕和哺乳的母親持續懷孕前的咖啡因癮頭。幾乎所有女性在懷孕期間都會食用巧克力，這會導致嬰兒對咖啡因上癮，咖啡因產業於此作為策略的一部分。孕婦現在被告知，懷孕期間可以喝咖啡、抹茶、綠茶，甚至是康普茶，因為這對她們的健康有益。咖啡因產業透過各種管道傳遞這種訊息，以至於另類醫學產業也推出了綠茶、可可、康普茶和孕婦抹茶，連另類醫學業也成了咖啡因產業的宣導者。

有些孕婦會在分娩前停止攝入所有的咖啡因，然後在餵母乳時開始攝入咖啡因。如果她在哺乳期間飲用含咖啡因的飲料、巧克力或可可製品，那麼母乳中就會含有咖啡因，對嬰兒來說就是接觸咖啡因，進而造成咖啡因成癮。如果媽媽們知道咖啡因產業正在以這種方式利用她們，她們肯定會感到震驚，並即刻行動做出改變。

在懷孕期間喝咖啡、抹茶、康普茶或綠茶並不是媽媽個人的選擇，這是受到該產業制約下的選擇。咖啡因產業可是投資了數十億美元來瞭解媽媽和女性的思考模式，並預知她們的下一步。

# 我們生活中的咖啡因

　　二十一世紀的女性正遭受各種腦部疾病的折磨，慢性病也比以往任何時候都還要多，其中，神經系統問題占第一位。這意味著對咖啡因的依賴也比歷史上任何時候都大，我們陷入一個困境，由於中樞神經系統各方面的問題，女性在沒有咖啡因的情況下難以正常工作，而男性也比歷史上任何時候都更容易受到中樞神經系統疾病的困擾，因此他們也要依賴咖啡因才能正常工作。

　　當外在沒有危機時，咖啡因會讓你的身體每天處於備戰狀態，導致讓你對真正的「戰或逃」情況麻木。我們習慣了每天咖啡因的「戰或逃」狀態，當真正危險的情況發生，即使在最危急的情況下，也會變得反應遲鈍。這種遲鈍的反應可能有助於或破壞我們的生存。

　　咖啡因還會降低全身的免疫系統，使大腦更容易受到病原體和毒素等入侵者的攻擊，因為持續的「戰或逃」機制導致腎上腺素不斷激增。腎上腺素的強烈衝擊會挑戰免疫細胞，使其生產力降低甚至殺死免疫細胞。

　　所有這些「戰或逃」的機制也意味著咖啡因每天都會削弱腎上腺。由於許多生殖激素是由腎上腺產生，隨著時間推移，這種弱化的過程累積起來會造成激素失衡和性慾減退。你不僅失去寶貴的生殖激素，還會失去負責頭髮生長的特定激素，導致女性頭髮稀疏。許多處於這種情況的女性留意到自己頭髮稀疏或掉髮，甚至被診斷為禿髮，卻從未意識到之所以出現這種情況，是因為腎上腺缺少一種特定的激素——在許多情況下，咖啡因的攝入是原因之一。

　　與此同時，業者投入大筆資金研究咖啡因，試圖證明咖啡因產品中的抗氧化劑與其他類型營養素的存在，未來還會有更多相似的研究。業界知道，如果他們繼續投入更多咖啡因正向的研究，或者繼續研究咖啡因，會促使人們消費更多的咖啡因產品。

## 難產

　　強而有力的分娩取決於強健的腎上腺，攝入咖啡因會削弱腎上腺，尤其是女性。

腎上腺素是孕婦之所以能將嬰兒推出子宮和陰道的力量來源。這種推動力需要大量腎上腺素來利用肌肉核心的力量並保持強壯的神經，腎上腺素會向大腦傳遞信息，**讓大腦觸發每一塊肌肉中的每一條神經，以便獲得將嬰兒推出的力量。**

通常，女性每天都會因使用咖啡因而使腎上腺處於「戰或逃」的狀態。如果腎上腺功能沒有達到最佳狀態，或者腎上腺因多年服用咖啡因而變弱，那麼與腎上腺功能強大的人相比，分娩的過程會更加困難。

雖然，有些女性的腎上腺經常處於備戰狀態，即使服用咖啡因也仍然相對強健，但對大多數人來說並非如此。許多女性的腎上腺已受到壓力源、環境和生活困境或日常生活起伏的挑戰；工作量、人際關係、潛在的慢性疾病或焦慮等症狀和疾病，如果腎上腺沒有機會治癒和修復，這些都可能使腎上腺耗損。

因此，有些人的腎上腺素可能已經大不如前，他們用咖啡因來補充力量和能量度過每一天，而這些能量是來自他們的腎上腺。當我們使用咖啡因，我們是用它來觸發自己的腎上腺素，這意味著我們正在消耗腎上腺寶貴的儲備量。

經常使用咖啡因會導致腎上腺功能減弱，而且通常會使分娩和分娩時間增加 1 至 3 倍或更多——很多時候會導致剖腹產。因為腎上腺沒有足夠的力量釋放足夠的腎上腺素來觸發大腦即時發佈的警報，這些警報會向肌肉內的神經傳送信號，以獲得推動嬰兒的力量。分娩的持續時間和難度通常取決於腎上腺的強度，而咖啡因會削弱腎上腺的強度。

## 促使腦細胞脫水並加速老化

咖啡因本身就是一種利尿劑。不管是抹茶或其他綠茶中的咖啡因；完全含咖啡因還是不含咖啡因的咖啡；康普茶或可可中的咖啡因，這些全都是利尿劑。無論汽水或其他軟性飲料中的咖啡因，它們仍然是一種利尿劑。

咖啡因的利尿特性不同於其他利尿劑。一些來自天然植物性的利尿劑可以排出淋巴系統、肝臟、腎臟甚至腸道等區域無用、無益性的液體，但咖啡因沒有任何這種功能。它不會排出體內無益的液體，咖啡因只會使我們的細胞脫水，排出有用的液體並破壞細胞重要的液體成分。

咖啡因尤其會使大腦脫水，排出腦細胞中的液體。咖啡因是一種精神藥物，可

以進入神經膠質細胞等腦細胞，迫使這些神經膠質細胞中的液體成分改變。這非但不會對神經膠質細胞或任何類型的腦細胞進行排毒，反而在細胞脫水的過程中使細胞中毒，並且在脫水較嚴重的細胞內留下大量毒素。這類似於水的蒸餾過程：當你加熱水時，水蒸氣會蒸發，許多毒素則留在體內。

這讓我們想到咖啡因和腦熱。咖啡因的精神藥物屬性會產生更熱的腦細胞——當咖啡因存在時，電場燃燒會更旺盛。這會助長排水的過程，因為腦細胞內的溫度產生變化，液體被迫離開腦細胞。咖啡因往往會使溫度升高並保持熱度。（我們在生活中可以看到這一點：一杯咖啡比一杯不含咖啡因的茶保溫更久，因為咖啡因會保留熱量。）隨著這種精神活性藥物充滿腦細胞，大腦的電流網會升溫，使大腦內的咖啡因變熱。而進入細胞的咖啡因會改變細胞內的溫度，從而將水從細胞中排出，但還會殘留下一些水，就像蒸餾過程一樣，與普通利尿劑的作用不同。

咖啡因的脫水作用使人更快衰老，加速所有的腦部疾病，同時讓人快速產生更多的皺紋和老人斑（也稱為肝斑或太陽黑子），使人們需要更多潤膚露、潤膚霜、軟膏、保濕霜、保濕化妝品和保濕皮膚護理，以及許多人早期就進行整形手術和美容注射——他們從來沒有意識到這是因為喝咖啡、抹茶、可可、康普茶和綠茶所導致的慢性脫水。

## 浸泡在酸中的大腦

身體視咖啡因為毒藥，所以咖啡因不會那麼容易離開身體。你的身體每天都會將咖啡因排出體外，這是你在戒斷咖啡因期間的部分感受。

咖啡因不是解毒劑，它是一種麻醉劑。當它被排出體外時，會帶走營養物質（如微量礦物質、常量礦物質、電解質、抗氧化劑、胺基酸和酶）。這時身體被迫排出一切有益的物質，因為它試圖將咖啡因排出體外。

咖啡因會使大腦浸泡在酸中，形成酸性環境。由於咖啡因的酸性很強與醋類似，會使骨骼和牙齒中的鈣流失，並且導致頭骨變薄。當你攝入的咖啡因越多，你的頭骨流失的鈣微量沉積物就越多，從而使頭骨越來越薄，隨著年齡增長，你很容易因車禍、滑雪事故或日常跌倒而骨折。咖啡因會迫使骨骼中的鈣流失以中和骨骼中的酸度。因此，身體會將咖啡因排出體外，但隨著排出體外的咖啡因，相對也會

排出上述所有的重要營物質。

（順帶一提，咖啡因是人們在生活中，突然牙齒接縫處開始脫落的原因之一。有些人在喝咖啡五年後遇到這個問題，有些人可能是喝了二十年才出現，不管如何，早晚都會遇到這個問題。）

## 反極性症候群（Reverse Polarity）

許多從未有過健康問題的年輕女性，甚至一些男性，最終在鍛煉或跑步時猝死，或在睡夢中死去。多年來，此類故事層出不窮，但你通常聽不到，因為這些故事不會登上媒體新聞，這些死亡的診斷通常為不明原因，沒有人知道真正發生的事情。

在許多這樣的案例中，未被發現的死因是咖啡因衝擊心臟。也就是說，這些是因電流激增引起反向心跳引起的意外心臟病發作。為什麼會出現這種電流激增呢？因為咖啡因沉積在大腦神經元內和周圍。

這種沉積經常發生，因為有些人在運動前攝入咖啡因，且沒有攝取足夠的食物。大腦中的神經元會充滿咖啡因，隨後當這個人在鍛煉時，腎上腺正火力全開，腎上腺此時的任務是完全配合運動的反應，所以大腦不會如同平時向腎上腺發送信號，以釋放專門將大腦內咖啡因沉積物從神經元分散的信號，這時特殊的「戰或逃」腎上腺素無法上場，因為這個人正在跑步或進行其他高強度的鍛煉，他的腎上腺已經分身乏術。

結果，所有充滿咖啡因的神經元向腦幹發送信號，造成所有腦幹神經產生小爆炸，希望能預先警告心臟器官周圍積聚了毒物。從腦幹到心臟的緊急信號對心臟造成巨大的衝擊，以至於心臟在瞬間停止，且在運動時向心臟飆升的血壓也停止，這時血液在一瞬間向後推進，導致從未被發現的反極性症候群。這種情況已導致數以千計的年輕人和老年人不明原因猝死在跑步機上。很多時候它被歸類為看似完全健康的心臟病發作，且沒有任何健康上的問題。

順帶一提，許多戒毒而死去的人並非死於毒癮發作，而是死於戒毒過程中大量服用咖啡因，他們也經歷了相同類型的反極性症候群。

如果在鍛煉前稀釋體內的咖啡因，並且攝入足夠的葡萄糖或食物，那麼這種反

極性症候群發生的機率就會小很多，因為神經元周圍的咖啡因不會高到會觸發或必須發送緊急信息的程度。

## 另一半的影響

通常，當一段關係開始時，雙方都會攝取咖啡因。很少有關係是在一個人喝咖啡因而另一個人不喝咖啡因的情況下順利發展。這並不是因為咖啡因是一種壯陽藥，而是如果另一個人不攝取咖啡因，他們就對伴侶依賴咖啡因而感到緊張。你會不斷看到伴侶在咖啡因上所花的時間。「我沒辦法做，親愛的，直到我喝完這杯咖啡。」「在我沒喝咖啡之前，我哪兒也去不了。」你看到你的伴侶每天都在經歷戒斷；你看到他們在攝入咖啡因和不攝入咖啡因的行為差異；你看到他們沒有咖啡什麼都做不了，你可能會因為事情必須暫停或毫無進展而感到沮喪，而那些咖啡因成癮的伴侶也不喜歡被異樣的眼光看待。這就是為何通常當雙方都離不開咖啡因，或者更好的是，雙方都不攝入咖啡因，伴侶關係就會開花結果。

## 咖啡因戒斷

每天的咖啡因戒斷過程會在大腦中產生持續的衝擊波。咖啡因的精神藥物特性會控制大腦的電流網，迫使它在整個戒斷過程中改變模式，對整個大腦來說負荷非常沉重。

咖啡因戒斷也與大腦賀爾蒙有關。咖啡因作為一種精神藥物的危險之一是它會破壞大腦的賀爾蒙。咖啡因是一種全腦賀爾蒙阻滯劑，會干擾和破壞大腦激素多巴胺。肝臟和大腦內部都會產生多巴胺，而咖啡因會阻止多巴胺產生。此外，咖啡因還會阻止多巴胺和其他大腦賀爾蒙向特定神經元傳遞信息，也就是說，咖啡因會使多巴胺和其他大腦賀爾蒙對需要這些激素的特定神經元失去活性。由於無法及時找到需要它們的神經元，近期產生的多巴胺和其他大腦賀爾蒙最終觸發。

這就是為何咖啡因戒斷很痛苦，很容易使人陷入抑鬱。當一個人從咖啡因中恢復，且完全戒掉咖啡因，無論是幾個小時、半天、一天或更長時間，他們感覺到的是多巴胺和其他大腦賀爾蒙開始重新啟動的感覺，這種多巴胺被重新激活帶給人一種快樂與平和的感覺。可能需要一天多的時間戒除咖啡因，你也可能需要數週才能戒掉咖啡因，然後才能感覺到多巴胺在大腦中被重新激活。相反，短暫停止攝入咖啡因往往會導致焦慮、抑鬱、更多的人格解體、莫名的悲傷，或一種困惑和迷茫的感覺。這種多巴胺效應可能持續數年，且無人意識到它正在發生。同樣，咖啡因不只會干擾多巴胺的產生或激活，它在某種程度上也會干擾所有大腦賀爾蒙。你可以通過本書配套的補充方案《守護大腦的激活配方》中的咖啡因戒斷來支持自己。

我知道有些人離不開咖啡因，他們身體不舒服，症狀沒有緩解或得到理解，因此得靠咖啡因。有些人靠咖啡因來開車，有些人為了工作，有些人為了身體機能。我不會貶低任何服用咖啡因的人，如果你正在經歷這個過程，我完全能夠理解，這是大環境給你的制約。也許現在，你對咖啡因有新的認識，你與它有新的關係。也許你可以開始戒掉咖啡因，開始改變自己。你可以嘗試第四十二章中「腎上腺之『戰或逃』安神激活飲」，並且運用本書及其配套書《守護大腦的激活配方》和醫療靈媒系列中的「咖啡因戒斷」補充品方案和工具，為自己找到全新的治癒方法。

---

許多身心俱疲但不明原因的人，至今還未找到解決倦怠和其他症狀的方法，他們尋求心理解方，希望擺脫所有的身心不適。然而，心理方案成效有限，一勞永逸的緩解之道來自於解決大腦中的供需不足，以及大腦耗竭的速度快過於我們補充營養的速度。

—— 安東尼·威廉

---

# 第十四章

# 食物大戰

　　我們經常聽到關於食物的「適量」建議，人們似乎對何謂「適量」沒有太多意見。有時人們會全力捍衛自己選擇的食物信仰體係，即使這種信念是「一切都要適量」。與此同時，無論他們的食物信仰體系為何，也不管他們用什麼科學論點為自己辯護，每個人都會生病，但沒人知道自己為什麼生病。一旦純素食者或採取植物性飲食的人生病，他們往往會改吃動物性食物。當已經採取動物性飲食的人生病，他們大多會傾向繼續食用動物性食物，並不斷尋找他們生病和受苦的其他原因。純素或以植物為基礎的飲食，與孩子一出生就採取純素飲食長大的家庭少之又少。幾乎每個人都是靠動物蛋白飲食長大，這就是為什麼大多數成為素食主義者或以植物為基礎的人，一旦生病或他們最初獲得的暫時好處消失後，就會開始食用動物蛋白。他們被從業者、醫生和家人嚇壞了，或自己嚇唬自己，根據他們閱讀的資訊或在某處看到的視頻，認為自己缺少某些物質。

　　不管是採取動物和植物飲食的兩方都認為蛋白質是解決一切問題的答案。他們認為自己能存活至今的原因是蛋白質，因為大多數人都是靠動物蛋白長大。素食主義者和以植物為基礎的人不會採用這種飲食方式，除非有人掛保證說服他們植物性飲食中含有蛋白質。以動物為基礎和以植物為基礎的人都被洗腦了，認為一切都與蛋白質有關，因為「蛋白質」聽起來很科學。人們必須覺得他們的飲食信仰體系，無論名稱多麼花俏，都是有科學根據的。

　　雙方在被洗腦之下進行對抗。在那些以植物為基礎的人最終恢復食用動物產品之前，他們會先反擊。以植物為基礎的人不會看著以動物為基礎的人說，「看，我們都生病了。」相反，每一方都會從各種研究和論文中尋找有利於他們的攻擊武器。現在，無論是致力於動物蛋白還是植物性和素食主義者的人都稱自己為專家。他們花很多時間在網上尋找信息，他們互相貼文認為是基於科學的文

章。他們說，「這項生酮研究指出……」但其實這根本不是一項真正的研究，這只是一項調查、資訊不足的觀察或對該主題不熟悉的衛生專家整理而成的理論。如果他們確實參考某項實際的臨床研究，那它的信譽如何？誰是資助者？是否基於少數，來自同年齡層和背景的付費參與者，在很短的時間內進行監測，從而導致嚴重錯誤的結論和信息？

與此同時，他們都生病了。如果有人還沒有生病，他們會認為這是因為他們找到所有的答案。事實上，由於我們在醫療靈媒系列叢書中提及的所有原因，他們只是很幸運——由於運氣、機會或優勢，他們幸運躲過環境中的毒物和病原體。


## 雙方都被洗腦了

歸根結柢，雙方都被洗腦了，他們相信飲食背後所謂的科學研究。他們相信蛋白質是一切，他們全被洗腦且相互較勁對抗。

食物之戰的雙方都被洗腦了，認為間歇性斷食是健康的。

雙方都被洗腦了，認為咖啡因是好的，在食物中添加優質鹽是好的，蘋果醋是好的。

雙方都被洗腦了，認為你可以透過呼吸練習或顯化來解決所有問題。

雙方都被洗腦了，認為巧克力是有益的植物性藥物。

雙方都被洗腦了，認為他們的食物選擇和飲食不會造成任何浪費的情況。

雙方都被洗腦了，認為他們的飲食信仰體系是可持續性——且可持續發展。

雙方都習慣一生病就去看傳統醫生並服用抗生素。

雙方都被洗腦了，認為自體免疫症狀是身體攻擊自己的結果。

雙方都被洗腦了，相信基因決定生病的原因。

雙方都被洗腦了，不敢吃水果，即使開始相信吃一點水果無傷大雅，但只要食品大隊一聲令下，他們又再次陷入水果的恐懼中。

雙方都缺乏 $B_{12}$、鐵和鈣，且雙方都被洗腦了，認為只有植物性和純素食者才有缺乏這些營養素的風險。

雙方都擔心維生素 D 缺乏，雙方也都缺乏維生素 D，雙方都認為高劑量維生素 D 是解決方案。

雙方都相信發酵食品。

雙方都認為，所有的問題都源於腸道。

雙方都認為大腦是由脂肪組成的，你需要飲食中的脂肪才能生存。

雙方都認為血液檢測是準確的。

雙方在驗血時都會在不知情的情況下抽血過多。

雙方都認為，在他們改變飲食之前，加工食品、不良的飲食習慣、油炸和油膩食品是他們出現任何症狀的唯一原因，但實際上原因遠大於此。

雙方都認為，他們現在的食物選擇為他們帶來心靈上的啟發，且與另一方差異性很大，他們是完全對立的，但實際上並非如此。

他們是同一陣線，相同的信仰體系，在同樣的超市購物，唯一的區別是吃肉與不吃肉。

儘管如此，他們還是互相對抗。雙方都使用有缺陷的科學、假科學、落後的科學和拙劣的科學來支持他們的立場。動物產品科學不相信以植物為基礎的科學；植物科學不相信以動物產品為基礎的科學，這些科學單位相互對立，而傳統主流醫學科學單位不支持植物性或動物性擁護者所提出的任何科學根據。

最重要的是，食物大戰中熱血的戰鬥士從情緒面攻擊。純素食者和植物性擁護者指稱動物性產品擁護者虐殺動物，破壞雨林，不知道有靈魂，並讓他們的孩子吃死亡的動物。動物性產品的擁護者指稱素食主義者和植物性擁護者，他們造成嬰兒和兒童營養不良，使他們缺乏蛋白質，沒有讓他們為「真實生活」做好準備，且與適量飲食相差甚遠。

無論是何種食物信仰體系，植物性還是動物性食物，甚至採取一切適量的原則，他們都會用科學來攻擊任何不認同他們信仰體系的人。任何團體都可以找到科學和數據來支持他們的立場——科學將武器交給戰鬥雙方——我們應該質疑究竟這場戰爭所為何來？每個人都在戰鬥，雙方交戰你來我往，完全沒有心思關注導致慢性疾病的原因。

# 迷惘與接觸源

　　當一個人或他的孩子因健康問題而受到打擊或措手不及，無論他們還是他們所尊敬的公眾醫學研究和科學都無法理解原因，這時不管他們擁護的是何種信仰體系都會開始瓦解。他們過去試圖用什麼研究或研究論文來證明自己的信念都不重要了。當神經萊姆病、多發性硬化症、ME ／ CFS（肌痛性腦脊髓炎／慢性疲勞症候群）、焦慮、抑鬱、腦霧、消化問題、暈眩、刺痛和麻木、偏頭痛、過動症、強迫症、自體免疫或飲食失調開始干擾生活時，任何人們對植物性飲食或純素食主義的疑慮會開始像雜草一樣生長。疑慮通常會占上風，然後又再次陷入迷惘之地，就像第一次決定吃純素或採取植物飲食一樣迷失方向。有些人堅持以植物為基礎或純素食主義的信念，並在生病時在那片迷惘之地掙扎。他們會去看功能醫學醫生或植物性自然療法醫生，他們會為此而戰，直到家人或朋友燃起他們頭腦中那個微小的疑慮，最終這個疑慮變成一個大怪物，於是他們臨陣脫逃，改變他們的飲食信仰體系。

　　除非有人發現醫療靈媒的信息，否則他們不知道自己為什麼生病，他們認為這是由飲食引起的。相信飲食是生病的原因不僅是健康方面的菜鳥，亦是長期飲食擁護著根深蒂固的信仰體系。同樣，堅持飲食信仰體系的人認為，他們之前的飲食是症狀出現的唯一原因，而不是將病原體、重金屬和化學物質暴露源視為症狀的來源，這是洗腦機制的一部分。當他們遵循飲食信仰體系後出現症狀，如果是以植物為基礎的族群，就會陷入相信自己是因為缺乏動物性產品而生病的陷阱。另一方面，如果他們是因動物性飲食而生病，反而不會責怪自己的飲食。會更傾向歸咎於壓力或不快樂等因素。他們會比以往任何時候都更害怕水果；他們會覺得自己生病可能是有精神或基因等方面的因素。

　　以植物為基礎和以動物為基礎都有其弱點備受質疑。其中，最容易因為營養不足而受到抨擊，因為長期以來，植物性飲食是否能為他們提供所需的全部營養這點備受質疑。雙方都容易因恐懼而動搖，且都有相同類型的症狀和病症。一旦他們生病，植物性和動物性飲食的擁護者都會開始擔心微生物基因體、腸道細菌過度生長、新陳代謝問題、營養缺乏、念珠菌、漏腸症、果糖不耐受、組織胺問題、食物

過敏、草酸鹽、基因突變、自體免疫等因素，或者運動量是否足夠。

　　這是一個不斷兜圈子，試圖從混合和匹配、翻轉和猜謎中尋求改善的遊戲。「試試這個」、「試試那個」、「吃這個不太一樣，但吃那個也有點不一樣」，這像是一場遊戲，你使勁全力配合對抗疾病，卻只是讓身體得到暫時的結果、暫時的改善和暫時的緩解。有些做法可能有效，有些則不然，但你卻無法確定，因為你無法閱讀身體提供給你的訊息和症狀，無論你相信植物性還是動物性，你都不知道自己生病真正的原因。這個遊戲可能沒完沒了，可能終其一生不斷來回旋轉，直到他們最終找到出路。

## 出路

　　治療症狀或疾病無關乎選擇的立場。這不是關於以植物為基礎或以動物為基礎或一切適量的問題。康復不是靠科學研究即可，我們可能會有這種錯覺。歸根結柢，療癒就是要瞭解我們一直以來都被矇騙了。我們始終被矇在鼓裡，治癒是瞭解一直以來雙方都被愚弄了，一旦你瞭解自己真正生病的原因，機會之門就會打開，你會看到隧道盡頭的亮光，恢復健康的自由充滿可能性。

---

我們不能像打開雞蛋一樣打開我們的頭骨看看裡面，然後聞一聞，看看它是否腐爛；我們不能使用視覺線索或嗅覺，就像我們檢查雞蛋或魚一樣，來確定我們的大腦是否變得有毒和骯髒。只有當我們經歷了數周、數月或數年的大腦症狀之苦，我們才會開始瞭解大腦內部真正的問題。

—— 安東尼・威廉

---

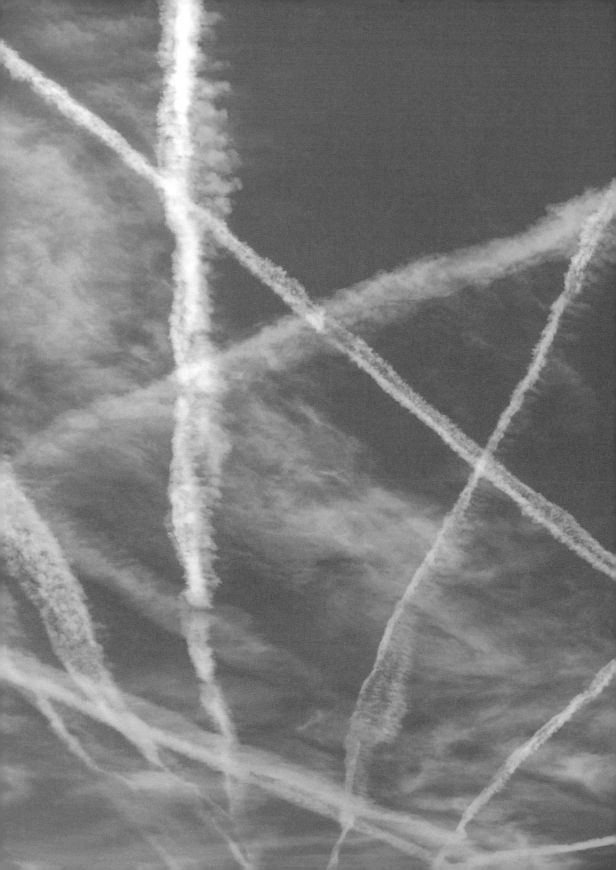

第三部

# 大腦的叛徒

如果你是那個早上醒來，總是想不透為何慢性病痛找不到解方的人，現在你明白所以然了。你正在學習解決之道，你正在瞭解真相，因此你可以為自己和家人的健康採取行動。透過瞭解這個關鍵事實。首先，我們的大腦充滿有毒重金屬，我們可以將它們去除以便擁有更好的生活品質——我們可以超越所謂「健康權威」，將健康掌握在自己手中，我們更可以超越醫療體系。

——安東尼‧威廉

第十五章

# 倒退的進化

我們以為人類正在進化和進步，然而，真正在進化的是我們接觸到的有毒化學物質、我們置身的電磁場（EMF）、我們感染到的病原體，以及工業設計原本應該讓我們生活更美好的大腦叛徒。

一直以來，我們誤以為人類正隨著科技進步一同發展，我們看到拯救生命的外科醫學的進步，以及用望遠鏡探索太空距離的進步，這些讓我們以為人類正突飛猛進。在某些方面，像是涉及科技時，或許是真的在進步。

但我們的大腦和身體呢？人類的生理存在又是如何呢？是否有不斷進化？在這十年中，人類的預期壽命逐漸下降，在未來的十年後，預期壽命將以前所未有的速度急劇下降。人類飽受病痛之苦將是新的常態，無論你是否認為自己「生病」了。

## 不斷變化的暴露源

實際上，如今地球上的每個人至少都有一種症狀，我們的慢性病正以前所未有的速度增長，每個人的程度不同，從非常輕微到毀滅性的嚴重程度。有些人是身體狀況還好，雖然出現症狀，但不影響生活、工作成效，甚至整天玩樂（如果他們有這種優勢）。有些人是與病為友，經常生病或病重，每天與病魔對抗。

這種前所未有的疾病倍增現象只會持續發展，這樣看來，我們是朝著正確的方向發展，還是在倒退？我們的身體與二千五百年前的古羅馬時期的人類有什麼不同？如果你相信我們從那時起就不斷在進化，那麼，我們現在的進化速度是否比得上我們正在摧毀周圍環境的變化速度？

我們要留意，我們的身體健康正在倒退而不是前進。在未來的一到五年內，我

們將看到慢性病激增的速度快到令人無法想像，不是因為我們的身體沒有進化，而是世上所有的錯誤都在演變。環境汙染正在演變，海洋越來越毒，太平洋垃圾帶越來越大；化學工業不斷發展，世界各地每小時都在創造新的化學配方；製藥業不斷發展，甚至超越和控制保健品行業，他們沒有以人類的最佳利益著想而發展。

病原體正在進化，在過去一百年裡，越來越多的新病原體菌株從實驗室中釋放出來，讓人們患上慢性病，且隨著我們相互傳播這些病原體，無論是透過家族還是任何其他途徑，這些病原體不斷變異和變強。

轉基因食品不斷發展，越來越多土地被用來種植轉基因食品；我們世界中的危險化學品不斷演變；咖啡因行業正在發展，敗壞不斷在演變，各個層面都在腐化。

化學香料——香味蠟燭、空氣清新劑、織物柔軟劑、傳統清潔劑和洗滌劑、古龍水、香水和殺菌劑——都在不斷發展。我們周圍的空氣正在發生變化，如今已無法聞到新鮮的空氣，無論是在室內還是室外。二十五年前，你還可以聞到海灘上的空氣，風的味道，不用擔心海風從哪個方向吹來；你在人群來來往往擁擠的區域，不會被數百種不同品牌和型號的化學毒藥嗆到。現在，無論是散步，甚至去海灘，都會聞到織物柔軟劑、香水、古龍水、鬍後水、香氣防曬霜、身體噴霧或從某人或某處飄來的香味蠟燭。身邊的人全身上下散發出這些有毒化學物質。此外，香味存在於公共建築、辦公室、酒店、汽車和人們的家中，拜化學工業之賜，我們已聞不到新鮮的空氣。


# 我們的免疫系統為保護我們而戰

人類的身體進化速度永遠比不上這些有害於我們的惡勢力，因此，我們要探討負責保護大腦的免疫系統。我們的免疫系統根本不是為了周遭這些物質的進化而生，它們的目的不是要抵禦在實驗室製造並釋放到我們環境中的工程病毒，也不是要對抗生活中的化學物質，無論何種類型或數量多寡，或者在我們周圍發展的電磁場——無線電頻率、手機基地台信號、輻射。每當異物進入我們的身體，即使是以輻射的形式，我們的免疫細胞都會將其吞噬。免疫系統是我們的安全防護系統，抵

禦任何想要入侵我們大腦的攻擊者，它在保護我們的大腦方面非常重要。

白血球細胞對抗有毒入侵者的持續時間取決於該物質的毒性。白血球細胞必須吞噬香水和古龍水的奈米毒物，以及來自空氣清新劑和香薰蠟燭的奈米顆粒才能保護我們。每個人體內的病毒（例如 EB 病毒）病原體會引起低度病毒感染，我們的免疫系統必須找出這些病原體將其吞噬。我們的白血球細胞會找出流感病毒、新冠肺炎 COVID 病毒和有毒重金屬將其吞噬。

與此同時，隨著咖啡因行業的發展，新型咖啡因怪物不斷產生，我們漸漸習慣且成癮，因而免疫系統降低。除了本身沉重的工作量之外，免疫系統還必須保護我們免受咖啡因的侵害，而白血球細胞在保護我們的同時會凋亡，它們是一群為我們生命而戰，但卻被我們完全忽略的士兵。

它的運作機制如下：當白血球細胞吞噬空氣清新劑或有毒重金屬的奈米顆粒時，它會膨漲，為我們承受衝擊，這種衝擊就像是被刺傷，意味著白血球細胞不會存活很久，它會繼續吞噬有毒的奈米顆粒直到凋亡，因為它不是直接死亡就是爆裂，對抗病原體也是如此。當白血球細胞與病原體戰鬥時，病原體會爆裂，白血球細胞通常會隨之爆裂。在許多情況下，白血球細胞在殺死病原體時也會死亡。但白血球細胞並不像我們以為的那麼容易更新，由於接觸源而迅速死亡的白血球細胞越多，在新生白血球細胞產生前的空窗期也就越大。

這場戰鬥是我們正在倒退而不是向前進化的部分原因之一。如果你相信其他星球也有人類存在，那你能想像其中一個星球正走向毀滅之路嗎？人類正往錯誤的方向進化，因為對人類有害的一切正以更大的幅度進化。

我們的免疫系統並沒有朝著增強的方向進化，我們變得越來越脆弱，體內的毒性越來越強，免疫系統越來越弱，大腦受到更多的威脅，除非我們積極主動應對我們的接觸源，同時恢復和重建我們的免疫系統。如果我們瞭解周遭有害大腦的叛徒，並且透過為免疫系統提供保護我們必需的養分以支持大腦和身體，我們就可以安然適應這個萬變的情勢。

第十六章

# 血腦屏障

人類的身體並不適合這個星球上的暴露源。血腦屏障從未預料到工業革命和幕後醫療業病原體革命，這讓我們相信人體有能力處理任何我們接觸到的毒素，就像說服我們相信人體有能力處理核廢料一樣。這些物質是人類在地球上創造的，所以應該不會有事。我們的血腦屏障應該可以保護我們免受核廢料或任何其他有毒物質的侵害，不是嗎？

沒有人根據身體處理和接收毒素的方式來衡量我們環境中存在的毒素水平。醫療業不想承認大腦中存在有毒重金屬，他們甚至不接受這個想法，更不用說我們生活在病原體引發的炎症中。公眾醫學研究和科學正處於意識到慢性病可能與病原體相關的初期階段。如果他們現在才開始瞭解慢性病的初期過程，那麼他們在瞭解身體的複雜機制（例如血腦屏障）方面又能有多先進呢？

我們的血腦屏障並非為此而生，但我們好像以為它是一個牢不可破不透水的結構。核廢料？工業廢料？溶劑？有毒重金屬？業界只要使用血腦屏障這個詞，就讓我們以為自己受到保護。但實際的情況是，所有這些以及更多不可避免的物質都會穿過我們的血腦屏障。許多藥物都是專門設計用於穿過血腦屏障，即使事前沒有考慮到這一點而設計的藥物也可以穿過血腦屏障。

我們的血腦屏障旨在將天然毒素（主要是身體毒素）排除在大腦之外。例如，當某人因腎臟功能減弱而導致尿酸過多時，尿酸不應滲透進入血腦屏障；如果某人的傷口很深並導致皮膚感染，那麼該人可能會發展為敗血症初期，在這種情況下，血液感染不應穿過血腦屏障；如果有人誤食一種在地球上存在一萬年的有毒植物，那麼血腦屏障就會阻止至少一些毒素，以防止大腦受到有毒物質的衝擊。

此外，我們的血腦脊液屏障也負荷過重。圍繞大腦和脊髓的腦脊液應該是純淨沒有汙染，這是黃金標準。在地球上的這個時代，我們的腦脊液並非純淨，它藏有

來自工業的化學混合物、致病副產品、有毒重金屬等。一千年前,腦脊液可能只是受到了一些有毒重金屬汙染,而且只針對生活在飲用水中含鉛城市的居民。數百和數千年前的人類腦脊液純度與今日完全不同。如今,我們所到之處全受到汙染。

## 我們的大腦:禁止工業汙染物

血腦屏障有其局限性和弱點,只適用於小範圍,不適用於任何工業設計的物質。例如,電池製造業的電池腐蝕流出的電池酸液,若不慎被誤食,結果電池酸液就會通過血腦屏障,而該電池的工業毒素和汞就會進入大腦。血腦屏障的結構是多孔,如同一層薄組織過濾壁,只能過濾來自人體的某些汙染物,主要是身體的毒素。

許多藥物都可以通過血腦屏障,嗎啡就是其中之一。這是嗎啡可以致人於死地的原因之一:它可以穿過大腦和脊髓液的血管。

記住,所有藥物都含有有毒重金屬,因此可以穿過血腦屏障的製藥,意味著這些藥物中的有毒重金屬也可以穿過血腦屏障。無論是鉑、鈦、銅、汞還是鋁,我們都會透過藥丸、乳膏、液體等接觸到這些物質。

當來自任何來源的有毒重金屬在我們體內氧化時,這些氧化物就會滲入血腦屏障。

## 病原體滲入

病毒神經毒素也會穿過血腦屏障,病毒本身就很微小,所以想像一下來自病毒的神經毒素一定更微小。公眾醫學研究和科學根本沒有發現神經毒素的原因之一是因為它們實在太小了,神經毒素以液體的形式從病毒細胞中排出,且滲入血腦屏障就好像血腦屏障不存在。如果幕後醫學研究和科學發現了病毒神經毒素,那麼公眾醫學研究和科學將會被迫禁止對病毒做進一步的研究,以免發現這個關鍵的進展。

某些類型的 EB 病毒本身就可以穿過血腦屏障，對於那些無法穿越的病毒，其神經毒素仍然可以穿越，格林–巴利症候群正是如此：病原體和致病毒素穿過血腦屏障。那些可以穿過血腦屏障的病原體先鎖定該屏障使其發炎，慢慢對屏障造成組織損傷，好讓病原體可以穿越屏障，最終滲入並留下微小的屏障疤痕。（記住，這只限於某些病原體而不是全部。）

　　當你閱讀接下來大腦的叛徒時，請記住所有內容。儘管我們輕信血腦屏障難以滲透，因此我們不會受到工業化製品汙染的威脅，但只要環顧四周，看看這個星球上的苦難，這似乎說不通。如果我們想自救，我們就不能將血腦屏障視為理所當然，與濫用身體的保護機制，我們必須保護大腦和身體，首先要意識到日常生活中的暴露源。

---

我們的大腦和身體沒有出賣我們，它們是被我們日常生活中近年來才興起的工業化製品和其他汙染物背叛了。

—— 安東尼·威廉

---

第十七章

# 你的防護指南

我們的大腦和身體沒有出賣我們，它們是被近年來才興起的工業化製品和其他汙染物背叛了。

在接下來的章節中，我們將探討我們每天都要面對的大腦叛徒，那些挑戰和漠視我們免疫系統、占據我們大腦組織、汙染我們神經元和神經傳導物質的背叛者。

這些大腦的叛徒也能從遠處挑戰我們的大腦，例如，病毒在我們肝臟中駐紮，並將病毒毒素送入血液，最終到達大腦。

我們談論的是大腦的叛徒，無論是來自近處還是遠處，讓大腦渙散、讓大腦混沌、讓大腦發炎、破壞大腦、擾亂大腦、使大腦疲勞、汙染大腦、分散大腦注意力、讓大腦燒傷、使大腦升溫、掠奪大腦的營養素、使大腦布滿傷痕、使大腦枯竭、讓大腦上癮、讓大腦萎縮、讓大腦老化、讓大腦酸化，甚至讓大腦腐爛的有害物質。

接下來的章節並不是要讓你害怕在地球上生活。我們無法避免一切對大腦不利的事物，但我們必須在這個世界上生存。這些章節的目的不是要讓你全盤接受並繼續過生活，或者忽略這些有害物質就當作它們不存在。

相反，我們可以讓這個世界的生活更美好，透過學會遠離，哪怕只是少數的大腦叛徒，其中一些你已在本書讀到，另外一些你會在此發現，或許這個世界不會為你挺身而出，但你可以為自己和所愛的人伸張正義。

在避免或降低大腦充滿這些汙染物，每一點都很重要。你也許可以輕鬆避免那些現在才意識到傷害最大的叛徒；或者你可以查看有哪些大腦叛徒，例如，入侵家庭的大腦叛徒，並找到替換或去除的方法。有時我們無法預防自己接觸大腦叛徒，尤其是病毒，但我們仍然可以採取措施減少接觸，一旦我們真的接觸到病毒，我們可以透過增強免疫系統、清除體內病毒燃料和保持水分等來保健自己。

前面的章節不是在嚇唬你，其實是你的防護指南，不僅是為了你的大腦或身體，更是通往更美好生活的指南。只要我們對偶爾或經常接觸到的東西，以及它們對我們的傷害多瞭解一點，即使只是像阿斯巴甜會引發偏頭痛一樣簡單，我們就能讓自己的生活更美好，而不是讓症狀或疾病影響生活。

如果這本是你自己的書，你可以隨時拿出筆在這些頁面上做標記，寫下你已避開哪些物質，以及你認為接下來要注意什麼。將其視作日記或清單，標記自己一路走來的進展：我可以從這份清單上劃掉多少生活中真正不需要的項目？看看此刻你可以做到哪些。

例如，也許你終於準備好去除家中的空氣清新劑和香薰蠟燭，你可以改用天然、無香味的洗衣粉。然後在幾個月後，也許你可以檢查更多的項目，就是這些簡單但有力的步驟可以保護你的朋友、家人、寵物、孩子和你自己的未來。

## 大腦的叛徒清單

- 病毒和病毒廢棄物
- 藥品
- 有毒重金屬
- 芳香劑
- 細菌和其他微生物
- 入侵家庭的化工製品
- 化學神經拮抗劑
- 石化產品和溶劑
- 化學凝結尾和降雨接觸源
- 輻射和電磁場
- 有害食品和補充劑化學品
- 有害補充品
- 有害食品

## 充滿大腦的有害物質

任何數量的毒素和毒物都可以到達並浸潤大腦的任何部位，其中一些更常見於大腦的某些部位。

例如，石化製品通常最終會進入大腦皮層，這是大腦的外層，儘管一些石化製品也可能進入大腦更深處。

接觸量也有影響。如果一次接觸數量龐大的物質，或長時間暴露（意味著不止幾分鐘），你的大腦更深處可能會充滿石化製品或其他大腦叛徒。當接觸微量、偶爾、非定點，如果你不敏感，你可能不會出現任何反應或症狀。

有些人可能服用藥物長達一個月或十年；有些人可能會在加油站，暴露在汽油環境中幾分鐘，或者汽油灑在皮膚上，同時也吸入汽油。每個人都有不同的暴露源，這就是為何每個人的大腦浸透物質不同。隨著時間推移，數量小的物質會積少成多，較大的數量則會加速敏感的過程。

當大腦叛徒定居在大腦皮層時，它們可能不會立即影響關鍵的大腦功能，除非有些人已經很敏感，並且出現有多種大腦叛徒引起的症狀，例如低度病毒感染和症狀。在這種情況下，剛擦過油漆的氣味可能會使他們身體不適數天或數週。

另一方面，身體狀況還好的人，大腦尚未充滿大腦叛徒，沒有低度感染病毒的問題，或者免疫系統沒有降低或受到攻擊，因此不會立即看到接觸源的影響。他們可能每天都接觸新油漆之類的東西，但健康狀況依然良好，直到他們體內累積更多的大腦叛徒毒素，或發生病毒感染，或是因任何之前所有的接觸而導致免疫系統受損。如果一個人畫畫一輩子，但他們沒有接觸太多其他的接觸源，那麼在最初的二十年，他們可能只會感覺到大腦功能逐漸減弱，如果毒素只停留在大腦的外層或甚至更深的地方。然後，或許有一天，接觸源超過臨界值後，他們的大腦就會急劇惡化。

說到大腦叛徒接觸源，是一種慢性折磨的苦刑，不是一刀致命，而是在大腦內積聚汙染物。只是這些汙染物是什麼，它們在大腦中的位置，以及它們在每個人生命早期的累積差異性很大。這就是為何每個人的症狀和經歷都不同，即使一些大腦叛徒進入大腦深處，它們可能不會引起症狀，或者大腦叛徒根本不必進入大腦組織深層就可能引發症狀、讓身體變得虛弱或敏感。

無論我們是否感受到它們的影響，這些汙染物對任何人的大腦都沒有幫助。大腦叛徒對大腦的影響方式之一是慢慢使大腦萎縮；另一種是作為病毒的燃料。在接下來的幾頁中，你會讀到更多關於大腦叛徒的影響，有了這些信息，你就擁有掌管

自己健康的力量。

　　請記住，第六部〈修復你的大腦〉也是你的資源。在此單元，你會找到淨化、排毒、修復和保護大腦與神經系統的工具，包括第四十二章〈安東尼大腦激活療法〉，有專門的食譜可以協助你應對大腦叛徒的接觸源，你也可以在本書的配套書《守護大腦的激活配方》、《守護大腦的療癒食譜》中找到更多的支援。

---

　　鄭重聲明，病毒是活的。在公眾的科學領域，關於病毒是死是活有待爭議。沒有人有定論，且雙方都沒有實證。真相是：病毒是活的；病毒是細胞；病毒會進食。

—— 安東尼・威廉

---

第十八章

# 病毒和病毒廢棄物

**常見的皰疹病毒家族**

- EB 病毒（EBV）有超過 60 多種變種（其中大多尚未被發現）
- 帶狀皰疹有超過 30 多種變種（除了一種外，其他尚未被發現）
- 人類皰疹病毒有許多種 HHV-6、HHV-7、HHV-8
- 多種尚未被發現的人類皰疹病毒 HHV-9、HHV-10、HHV-11、HHV-12、HHV-13、HHV14、HHV-15、HHV-16
- 超過 20 多種巨細胞病毒（除了一種外，其他尚未被發現）
- 超過 100 多種單純皰疹病毒第一型和第二型
- 來自上述皰疹家族病毒的病毒廢物（副產物、神經毒素、皮膚毒素和病毒屍體）

**常見的發燒和呼吸道病毒**

- 新冠肺炎（COVID 嚴重特殊傳染性肺炎）
- 流感

　　病毒在我們生活中存在的數量比任何人意識到的都還多，不只是我們一般看到引起感冒和流感的病毒，也不只是在新聞中看到的流感和新冠肺炎的病毒。許多人有皰疹病毒的低度感染而不自知，因為大多數的情況，當前的醫學檢測無法檢測出來。醫學界至今尚未將大量自體免疫性疾病和症狀與慢性病毒感染聯想起來；或者有些人可能在沒有任何症狀的情況下體內含有病毒。

　　皰疹家族病毒希望宿主能夠存活下來，而不是消滅宿主。相較之下，像流感和新冠肺炎這樣的病毒目標則是消滅人類，這是它們的本質。當然，較弱的流感和新

冠肺炎類型病毒很難成功達到這個目標。

流感和新冠肺炎病毒在免疫系統征服它們後不會在體內停留太久，它們不是戰勝，就是被你的免疫系統征服。皰疹病毒家族在體內四處遊走，躲避免疫系統，除非我們學會如何使它們進入休眠狀態或徹底清除它們，否則我們終身將與這些病毒共存。

當某人處於活躍的病毒感染階段，他們具有傳染性，這意味著我們很容易感染到這種病毒。由於皰疹家族病毒很難檢測出來，我們無法得知身邊的人是否感染病毒，而且病毒潛伏期會使症狀延遲出現，現行醫學通常無法確定病毒感染，因此我們可能不知道自己已經感染了病毒。

對於某些皰疹家族病毒，我們必須接觸到感染的血液才會被傳染，但有些新的病毒變種可以透過接觸唾液、淚液、黏液和其他體液，或者接觸皮膚上的病毒膿包而感染；又或者可能在受孕時從父母身上遺傳某種皰疹家族病毒，並在不知不覺中與它共存，直到日後該病毒遇到激發它的觸發源而對健康造成影響。在第四章〈病毒的大腦〉和第六章〈發炎的腦神經〉中，我們探討 EB 病毒和帶狀皰疹等皰疹家族病毒如何影響大腦和神經系統。在第四部〈侵犯大腦〉和第五部〈病痛與煎熬的醒悟〉中，你會發現更多的細節。

任何病毒都會以其特定的方式干擾大腦。例如，流感和新冠肺炎病毒透過發燒和血液毒性影響大腦。流感和新冠肺炎會使腎臟受損，使血液中的毒素積聚，最終進入大腦。這些病毒還會使腎上腺功能障礙和電解質耗竭，導致腎上腺因病原體挑戰免疫系統而產生的細胞因子風暴做出反應，這種危害會破壞腎上腺，釋放大量的腎上腺素進入血液，使大腦受損。此外，這些病毒還會使肺部充滿黏液，阻礙肺部吸收足夠的氧氣，進而影響大腦，這就是為何我們要保護自己的原因。

## 性傳播和自體免疫浪潮

使我們患上自體免疫疾病的皰疹病毒是透過親密接觸，例如接吻和基本的性傳播，以及本章其他所述的傳播方式。導致自體免疫疾病的病毒每天都以這種方式在

全世界傳播。

我們不知道如何保護自己。多年來，一般標準只是「你有性病嗎？」性伴侶可能會回答：「我得過衣原體，但我吃了抗生素，現在好了。」人們對性病似乎只擔心這個。他們知道單純皰疹第二型（生殖器皰疹）是一個問題，但即使可以透過血液檢測得知，他們也不會要求伴侶提供檢測結果。人們也擔心愛滋病，但今日若詢問即將與你發生性關係的人是否做過愛滋病檢測，這似乎很老土，尤其是正墜入愛河或剛開始與全新的伴侶發展關係。

現在許多人對性很開放，但你有想過這是否負責任呢？很多人其實並不知道或沒有意識到，像單純皰疹病毒第一型（口腔皰疹，又名唇皰疹）這種病毒可能會對某些人造成終身痛苦，其併發症包括讓人衰弱的三叉神經痛、頭皮疼痛、牙齦、牙齒和下顎疼痛，甚至腦幹和腦神經發炎。而且，這不僅是得到一次口腔皰疹的問題而已，如果你一直和不同的人發生性行為，你可能會得到不同的口腔皰疹病毒株，且有些病毒株會因為藥物產生不同的變異，變得更強更聰明。這些變種會因為不同人的免疫系統和藥物產生各種變化。

這不是討論是否該持有性開放的態度、與他人有親密關係、尋找人生伴侶或是約會，而是關於支持別人、教育他們如何保護自己，如果生病了，也能有治療的方法。有些人可能跟很多伴侶發生親密關係，但只感染到輕微的 EB 病毒或單純皰疹病毒第一型；有些人可能只跟一個伴侶有親密關係，卻感染到多種 EB 病毒、巨細胞病毒、單純皰疹病毒第一型、HHV-6 和帶狀皰疹，因為也許他們的伴侶從和許多人的親密接觸中感染了多種病毒。

但也不是要害怕尋找愛情，活在自己的世界就好。假設你有十年的戀愛經驗，經過多段關係而感染病毒，現在你可以藉由正確的工具和資訊治癒自己，讓自己復原，然後再開始新的關係。向前邁進就是治療過去的病毒感染，增強免疫系統，保護自己和大腦，保持警覺謹慎行事。重新開始是關於知識和智慧，以更好的方式駕馭生活。你不必因為壓力要速戰速決，即使被激情沖昏了頭，在這些新知識和智慧的幫助下，你可以做到三思而後行。

現在，好多長久關係分手或離婚的人，當他們重新開始約會後，發現很多人都有皰疹。特別是那些年紀越大的新伴侶，他們約會過的人越多，接觸的病毒和病菌

就越多。所以，如果你想和他們發展關係，你要問清楚他們有沒有做過皰疹檢測，或者是否正在服用皰疹藥物，又或者以前有沒有患過皰疹，這樣才能確保你的健康安全。

這裡有兩個問題：（1）一想到追求你的人可能有病毒，真的很掃興；（2）問他們是否有病毒也不太好。當然，問對方是否有症狀，這更難啟齒，但還是值得去問。你可以問對方感覺如何？他們的健康狀況如何？很多人對性很開放，一點都不瞭解自己的伴侶。此外，在約會時，有些人會服用抑制皰疹病毒的藥物，但他們不會告訴正在約會的對象。你可以詢問他們是否正在服用抗病毒藥物（如治療皰疹），這樣他們或許會更有意願向你坦白。

大多數的皰疹病毒檢測很難發現 EB 病毒、巨細胞病毒、帶狀皰疹和 HHV-6 等。你可能感染 EB 病毒，但可能不會出現在某些檢測中。另一方面，單純皰疹病毒第一型和第二型通常在感染一段時間後，透過檢測可以得知，但檢測仍然不可靠。你不知道某人最後一次約會、傳播、關係或接觸到體液是什麼時候，這可能需要數月的時間，對於某些病毒甚至需要數年的時間才會浮現，並透過測試才能得知。

性傳播並不是感染皰疹病毒的唯一途徑。有些人是來自家人、父母傳給下一代，或者在公共場所被感染，我們會稍後討論，透過密切的接觸都有可能傳播病毒。因此教育是必要的，這是避免出現許多可能被診斷為自體免疫疾病的方法。

不要害怕詢問可能成為你的伴侶的人，詢問他們是否有單邊五十肩、唇皰疹、痤瘡或尿道感染（UTI）病史。借助醫療靈媒的信息，你可以解碼他們的症狀，知道他們可能感染的病毒和細菌類型。

無論你是 20 歲，覺得詢問對方是否有皰疹很尷尬，或者剛離婚，現在正在約會，都要留心並討論它。每個患有皰疹的人都會說：「早點知道就好了」，與此同時，那些因 EB 病毒、巨細胞病毒、帶狀皰疹或其他透過親密接觸感染皰疹病毒而患上自體免疫性疾病的人根本不會說，「早點知道就好了」因為他們仍然不知道自己為什麼生病，他們與症狀共存，但不明白所以然，他們持續在約會中感染更多的病毒和病毒株。

並非 EB 病毒、帶狀皰疹病毒和巨細胞病毒的每個階段都具有傳染性，某些單

純皰疹病毒株也是如此。如果你致力治療自己，降低自己的傳染性，這樣你就不會傳染給任何人。不過，你仍然會與身體充滿病毒且不在意自己健康的人在一起。當你遇到真正在乎的人時，你可以協助他們排毒，你們可以一起進行針對 EB 病毒或其他皰疹病毒的醫療靈媒免疫系統方案。雖然單純皰疹第一型和第二型是不同的病毒，但治療方法相同。關鍵在於強化免疫系統，讓所有病毒進入休眠中，並治癒自己，讓自己的身心保持在最好的狀態。

## 公共廁所

人們必須意識到，馬桶座墊上會殘留體液。這些體液可能含有各種鏈球菌（其中許多菌株具有抗生素耐藥性）、大腸桿菌、葡萄球菌、單純皰疹病毒第一和第二型、EB 病毒、帶狀皰疹病毒、HHV-6、巨細胞病毒和人類乳突病毒（HPV），這意味著這些病菌可能存在於馬桶座墊表面，而且通常確實存在。用紙巾覆蓋馬桶座墊非常重要，直接坐在公共馬桶座墊上可不是明智的做法。

還有馬桶裡的水。即使馬桶沖過水也無法真正沖洗乾淨，馬桶裡總有一些看不見的殘留物漂浮在水面上，當你上廁所時，濺出來的水花會噴到你的身上。在公共廁所很容易感染病菌，因為在上廁所時，你的身體暴露在外，可能接觸到暴露源。例如，當有人排便時，他們的直腸不會立即關閉，當他們的糞便排入水中時，水花很容易濺起進入正在關閉的直腸。因此，在你如廁之前，最好在水面上放一、兩張衛生紙以減少飛濺。為了進一步保護自己，在使用公共廁所之前，最好先沖一下馬桶。（如果有蓋子，沖水前先將蓋子放下。否則，沖水時盡量轉身或後退，因為帶有病毒或細菌的水氣會向外噴出。）

很多人擦屁股時用的衛生紙都不夠。他們只用幾張小小的衛生紙，或許是基於環保保護樹木，或者為了省錢，又或者只是擦不乾淨，結果手上沾滿排泄物。如果沒有自動馬桶，他們會用手沖馬桶，然後又觸碰洗手乳給皂器和水龍頭，留下更多排泄物微粒。當他們洗手後又再次觸碰骯髒的水龍頭關水。即使他們的手洗乾淨，他們還是會觸碰到其他人觸碰過的把手。其他人可能摸過他們的眼睛、鼻子，或者

在廁所鏡子前化妝時摸過臉。然後當每個人離開洗手間時，他們都會觸碰到其他人已經碰過的門把手。

洗手液無法阻止所有這些手部和身體的接觸，立意雖然良善，多少都有一些幫助，但洗手液在殺死病原體方面的效果有限，無法全面防堵。我們自己必須小心使用公共設施，提高警覺廣泛的洗手間病原體傳播。

## 分享食物和飲料及外出用餐

留心食物和飲料，因為你還會分享唾液，有時甚至是分享微小的血液顆粒。

我們有時會有意與他人分享食物和飲料，比如用同一個盤子吃飯或用同一個瓶子或玻璃杯喝水。我們會在不知不覺中與他人分享：

餐館通常不會徹底清潔玻璃杯，所有玻璃上往往都有殘留物。例如，口紅殘留物會將病原體附著在杯子上，口紅將病原體包覆起來，使病原體可在杯子上殘留數天。許多男性的唾液非常黏稠，因為男性往往長期脫水，吃富含蛋白質的食物。高蛋白飲食往往會使唾液變得非常黏稠，即使經過多次清洗後，男性的唾液也可能在杯子上停留一週。

餐館裡的叉子和家裡的叉子一樣，都會對口腔造成輕微傷害。叉子中的鋼是多孔的，當金屬叉子插入人的牙齦時會刮下微小的牙菌斑和牙齦細菌，並隱藏在叉子的孔隙中。因此，餐具上的孔隙會被人類口腔內的細胞堵塞，其中包括微量血液。餐館裡的叉子可能具有生物危害性，它們不會像牙醫診所那樣被消毒後再放入你的嘴中。相反，用酒吧或餐廳的餐具吃飯就像去牙科診所，他們把所有的牙科工具用手清洗或丟入一個普通的洗碗機，甚至沒有高溫殺菌（大多數洗碗機溫度不夠高，無法殺死病原體），然後再將它們放入下一位患者的口中。這就是為什麼我說餐館裡的餐具具有生物危害性，可能會傳播各種病原體和疾病。

多年來，我一直強調，繁忙餐廳的大廚們每天經常割傷手指，這就像是未知的俄羅斯輪盤一樣，可能傳播任何病原體。

如果你必須外出用餐，以下有一些提示：

- 帶酒精濕巾，擦拭你的叉子和其他器具。或者要一杯滾燙的熱水（比如泡茶的熱水），然後將餐具放入其中。
- 或者，自帶餐具或點不需要餐具的食物，直接用手吃，但要保持雙手乾淨。
- 要求你的食物加熱至高溫。如果廚師在準備你的餐點時割傷了手指，食物和盤子的熱度是殺死血液中存在病毒的好方法。
- 點使用未開封的瓶裝飲料，避免用玻璃杯飲用。飲用前用酒精濕巾擦拭瓶子的頂部和頸部，因為你的嘴唇可能會滑過瓶蓋下方的瓶口，並滑到服務員端著瓶子時接觸到的區域。（如果不選擇瓶裝飲品，你可以選擇罐裝飲品，在這種情況下，在打開前要先擦拭罐裝邊緣和倒口處。）
- 如果你一定要用玻璃杯喝水，請索取包裹好的吸管或自帶吸管。如果可以，請隨身攜帶自己的杯子。

## 看牙醫

　　牙醫診所是另一個傳播病原體的地方。牙醫、牙醫助理和護理人員通常會戴上手套，然後用手套接觸一切。他們觸摸燈的把手調整它們，他們還觸摸椅子、控制器、電腦鍵盤。說穿了，他們的乳膠或丁晴手套只是在保護從業人員，而不是保護患者。沒錯，他們在患者之間會換一副新手套，但他們用新手套接觸的各種表面可能帶有唾液、血液和口腔組織細胞，而且這些表面通常沒有在患者之間進行消毒，病原體就是這樣傳播的。

　　為了避免這種情況，你可以自己攜帶消毒濕巾去看牙醫，要求牙醫在為你進行治療前，擦拭他們認為在看牙過程中高頻繁的觸摸點，例如控制器、按鈕和手柄，並在擦拭後請他們換上新手套。不要害怕向牙醫要求更嚴謹的衛生措施，如果人們學會這些要求，將成為更普遍的做法。

## 更多病毒接觸源的提示

我們已經介紹許多病毒的基本傳播方式，例如親密接觸和公共廁所，以及如何保護自己的技巧。另一個基本技巧是在公共場所保持良好的衛生習慣，例如勤洗手。在第二十二章〈細菌和其他微生物〉中，你將瞭解為何要留意購物車的把手。

在處理我們剛帶回家的物品時也要注意，包裹可能是流感、新冠肺炎、耐甲氧西林金黃色葡萄球菌（MRSA）和鏈球菌的巨大傳播源，尤其是當你將包裹放在砧板或廚房櫃檯上時；將新包裹放在嬰兒床或床上或沙發上；或者在打開包裹的過程中不斷揉眼睛、修飾眼妝或不停撥弄頭髮。在處理包裹後一定要洗手，找一個特定區域存放包裹，不要選擇家中頻繁的接觸點。如果你不急著打開包裝，請在打開前先靜置一會，我將這種做法稱為「過濾包裹」。由於包裹中可能含有人的黏液、唾液、糞便痕跡、皮屑或任何其他體液汙染物，這是一項有效的保護措施。如果讓包裹在特定區域過濾 3 到 5 天的時間，就能大幅減少接觸感染源的機會。

除了瞭解所有的接觸源之外，你還可以透過讓身體成為病毒不適合居住之地來降低病毒可能造成的損害。那麼要如何做到呢？你可以限制生活中的其他大腦叛徒，配合本書提及的療癒食物和排毒法來清除作為病毒燃料的毒素，將這些毒素從你的大腦和身體中排出。（所有的醫療靈媒排毒法都具有抗病毒的效果。）你甚至可以嘗試《守護大腦的激活配方》書中「補充品的重要性」其中的方案，為你的免疫系統提供最佳的健康支援。

---

這一切的背後隱藏一個更大的真相，就是為何人類飽受病痛之苦的原因。

—— 安東尼・威廉

---

第十九章

# 藥品

## 常見藥物

- 抗生素
- 生物製品
- 他汀類藥物
- 類固醇

- 抗抑鬱藥
- 免疫抑制劑
- 血壓藥物
- 口服避孕藥

- 消炎藥
- 安非他命處方藥
- 賀爾蒙藥物
- 藥用酒精

- 安眠藥
- 鴉片類藥物
- 甲狀腺藥物
- 娛樂性毒品

　　如果你正在服藥或接受治療，或許你不瞭解藥物中所有的成分，但你至少應該要知道它是被管制的。你可能不知道，在童年甚至嬰兒時期吃下的藥物，至今很可能仍然存在於你的體內。甚至在尚未有記憶之前接受抗生素治療是很常見的。即使你從未服用過藥物，藥品殘留物也可能存在於你的大腦和身體系統中。

## 供水系統

　　越來越多的藥物進入供水系統，因為服用它們的人在上洗手間時會把它們排出。這也意味著含有藥物的水可能成為我們飲食的一部分，透過水庫、灌溉、公共自來水、化糞池附近的井水以及在湖泊、河流和海洋中生存的魚類。此外，還有其他方法讓我們接觸到這種含有藥物的水源，例如用自來水刷牙、做飯，以及在湖泊和河流、游泳池或水上樂園游泳，而餐廳的飲用水通常也含有藥品的殘留物。

## 游泳池和水上樂園

在游泳池或水上樂園游泳不僅會透過供水接觸到藥物，其中還有來自人體的排泄物。例如，當你在飯店游泳池游泳時，人體內的藥物會從皮膚、腋窩、生殖器、口腔（如果他們嘴巴裡有水），甚至尿液或糞便（如果他們小便）中排出，如果他們在池中大小便或放屁（池水變成氣體過濾器。）結果泳池變成一個「藥浴池」。

## 食品供應

當我們攝入餵養抗生素動物的蛋、肉、魚和乳製品時，同時，我們也攝入抗生素。即使你在家準備食物總是購買最優質、善待動物的產品（如果你吃動物產品，這是很好的保護措施），但當你外出或在朋友家用餐，你可能無法避免食用傳統的動物產品，也就是接觸到抗生素。即使你現在非常小心避免食用餵食抗生素的動物，但在這之前的十年、二十年，甚至三十年又是如何呢？在這之前你接觸過的抗生素都會在你的一生中累積。

請記住，草飼牛、自由放養的家禽、有機餵養的豬仍然偶爾會感染生病，並接受類固醇和抗生素治療。但就整體而言，它們不像傳統飼養的動物那樣充滿因治療慢性傳染病的抗生素。當放養和草飼動物出現慢性感染時，由於持續感染，有些動物需要一個月的治療時間才能再次放養和生產。一旦康復，這些動物仍然被列為草飼牛，並在時機成熟時上市。我們不會知道這些內部訊息，我們以為這些動物從未生病過，也沒有得過任何類型的感染或疾病。我不想讓你誤以為草飼肉品就不含抗生素，因為這不是真的。

## 更多藥物接觸源

很多人因為給狗和貓塗上跳蚤或蜱蟲粉或乳膏，或者使用驅除跳蚤和蜱蟲的寵

物項圈而接觸到藥物。

親密接觸是另一種接觸藥物的形式——例如，親吻正在服藥的人。

還有一些藥膏具有強烈揮發性。從類固醇藥膏到化療藥膏都會散發出一種非常強烈、刺鼻的氣味，使用這些藥膏的人可能不自知，因為他們生活在其中，但吸入這些氣味就會接觸到其中的藥性。

接觸購物車把手是另一個令人驚訝的接觸源，因為這些把手是大量藥物殘留的地方，通常來自個人手掌的藥膏和汗液，如果他們正在服藥，他們的手掌就會有藥物殘留。


# 藥物和我們的大腦

製藥業的藥物會以特定方式影響大腦或身體，通常是刺激或抑制某些神經或身體過程。因此，當你服用藥物時，很可能是為了增強或抑制大腦的特定功能。同時，藥物很可能對大腦功能產生不良的影響，換句話說，藥物有副作用，有時會使人虛弱和改變生活，甚至產生依賴性而超出人們服用藥物的初衷。

一般來說，藥物可能對大腦的所有區域具有毒性。以下是它的運作機制：

當藥物進入人體系統，肝臟會吸收其中一部分。大部分的藥物會跳過肝臟直接進入血液，因為有些藥物具有不可思議的能力，可以透過口腔、喉嚨、食道、胃和十二指腸吸收到血液。當藥物到達小腸時，它們會進入腸道內壁，最終進入肝門靜脈並進入肝臟。即使最初跳過肝臟的藥物最終也會透過血液到達肝臟，因為肝臟會吸收藥物作為血液淨化的一部分。（腎臟並不是血液淨化唯一的方式。）

當藥物離開血液時，它會存在其他地方，例如儲存在肝臟深處，在未來幾年內又會回到血液中。無可避免的停滯遲緩，加上殘留陳年藥物的肝臟，不得不偶爾排出一些殘留物，如果又沒有進行排毒，這些殘留物就會進入大腦。換句話說，當我們不知道如何照顧肝臟時，肝臟就會遇到很多挑戰，因為它不可能抓住所有大腦叛徒。當肝臟因長期服用的各種藥物混合物（包括非處方藥）而過度飽和時，它會開始釋放一些藥物，讓藥物再次透過血液循環返回大腦，且藥物屬性

已經變質。藥物在體內停留的時間越長，其原本預期的藥效會變弱，但對整體大腦的毒性則會增強。

再加上藥物含有有毒重金屬和咖啡因，這些添加劑是藥物影響大腦其中很重要的一環。

任何類型的藥物，不論是針對大腦或其他部位，都可以穿越血腦屏障進入大腦各個角落，因為藥物可溶於組織內，大腦中沒有任何區塊可以倖免，同時藥物也會卡在大腦中，在這種情況下，它不會隨著時間流逝而釋放，只會留在原位增加腦組織的毒性，日積月累促使腦細胞變性，直到有人學會積極和主動將其從腦組織中排除。

（有關娛樂性藥物如何影響大腦的資訊，請參考第十一章〈微量用藥〉。）

有些藥物在危機的情況下，例如受傷或嚴重感染時是有用的，這時它們的確是必要的。但我們需要注意，長期使用藥物會使大腦組織飽和，抑制中樞神經系統功能。當醫療業無法給我們如何治癒慢性疾病的答案時，我們的症狀和狀況就會持續，或許需要長期服藥，而藥物可能會使我們的狀況惡化。醫學研究和科學甚至不知道慢性疾病的原因，因此他們也沒有意識到藥物可能會使病情惡化。記住，有時不同的醫生會開多種藥物，因而產生難已預料的藥效，進而改變或阻礙大腦的最佳功能。如果你必須依賴藥物，我尊重你的選擇。但你仍然可以努力治療你的大腦，並保護它免受在第三部提及的其他幾十種大腦叛徒的傷害。

# 第二十章

# 有毒重金屬

人們不知道有毒重金屬是當今大腦功能障礙、退化和疾病流行的主要原因，而且它們存在於我們日常生活中隨處可見，隨手可及之處。

### 常見的有毒重金屬

- 汞
- 有毒銅
- 鋁
- 鉛
- 鎘
- 鋇
- 鎳
- 砷
- 有毒鈣
- 有毒鉻
- 鍶
- 鈾
- 有毒鐵
- 有毒鉑
- 鈦
- 錫

（請注意：這不是有毒金屬的全部清單。）

有毒重金屬也會透過受到金屬汙染的精子和卵子經由遺傳傳遞，因此一代又一代帶著遺傳的有毒重金屬，像是汞來到這個世界一樣。

有毒重金屬影響著當今人們的生活，以及與大腦相關及心理健康症狀和狀況的最大幕後黑手。從抑鬱症到強迫症；從帕金森氏症到阿茲海默症。有毒重金屬也是我們日常面臨的許多挑戰和挫折的根源，包括憤怒、焦慮、注意力不集中和腦霧等。

請記住，醫療靈媒對有毒重金屬的定義是任何有毒金屬——因為任何有毒金屬都會對身體造成嚴重傷害。正如我們在第三章〈合金的大腦〉中提及，由於金屬的重量定義而將其排除在有毒重金屬類別之外，這會讓我們誤解金屬對身體破壞的影響力，從而使我們失去戒心。在有毒重金屬的定義中也包括較輕的金屬，**藉此提醒它們具有傷害的能力。**

# 生活周遭的金屬

〈合金的大腦〉還提及有毒重金屬如何在大腦中累積：透過大腦的電流磁場，原本是要吸收有益的微量礦物質。人們對於有毒重金屬為何會進入體內通常抱持著懷疑的態度，也許我們想像的是一顆鋁箔球，然後心想，這怎麼可能進入我的體內呢？

接觸有毒重金屬的其中一個來源就是觸摸。當我們拿起鋁罐或電池，或佩戴銅質首飾時，手上和皮膚上的油脂會提取和吸收微量的金屬，將其吸入我們的皮膚，**然後更深入進入我們體內**。油脂是極酸性，這種酸性屬性會與金屬產生特殊的反應，意味著油脂會腐蝕與侵蝕金屬，導致金屬溶解滲出，產生酸性化學交互作用，迫使金屬釋放金屬副產物分子。

我們也會攝入有毒重金屬。像是廚房中金屬器具，在金屬碗盤和平底鍋上的刮痕，會導致金屬屑進入我們的食物中，可能很細微、奈米級，甚至更小。當你的銀器和炊具磨損，當你的刀子變鈍時，你認為那些金屬去了哪裡？金屬顆粒會進入你的食物、你的身體、你的系統，慢慢在你的大腦中累積。

所有藥物都含有一定量的有毒重金屬。有些人一生都在服用藥物，這些金屬會在大腦內積聚。抗焦慮藥、抗抑鬱藥和興奮劑藥物都含有有毒重金屬，因此，很諷刺的是，我們經常使用含有有毒重金屬的藥物來治療由有毒重金屬本身引起的疾病。

汞、鉛、鋁和銅等有毒重金屬就在我們生活周遭。處理電池、某些種類的燈泡、填入或去除汞銀牙填充物，以及大多數牙科工作都會涉及有毒重金屬。每個陶瓷牙齒填充物在某種程度上含有金屬（雖然比汞銀牙填充物更少且形式不同），而氟化物是鋁的副產品。吃魚、服用魚油補充品（即使聲稱不含汞的優質補充品）以及在湖泊和其他水源中游泳都是接觸到汞的幾種途徑。

當涉及到有毒重金屬和中樞神經系統時，其中有三大問題：（1）過去接觸的有毒重金屬會使大腦內累積有毒重金屬（2）現在接觸的有毒重金屬可以透過本章中的知識來限制或完全避免，並且（3）目前我們無法避免的接觸源，希望在有毒金屬到達大腦之前攔截它。有毒重金屬是我們日常生活的一部分，為了保護自己和

所愛的人，重點在於意識到這一點，因為這樣你才能盡可能減少新的接觸，同時將醫療靈媒方案用於排除大腦和體內的有毒重金屬並修復它們留下的傷害。

## 接觸鉛

鉛會透過老舊的鉛水管或新水管上的鉛密封劑進入我們的體內，也會透過含鉛的油漆進入我們的體內，其方式可能讓人意想不到。

例如，當我們在受汙染的土壤中從事園藝或種植食物時，我們會接觸到滲入土壤中含鉛的油漆碎片。許多人在家裡種植花草，含鉛油漆碎片會滲入土壤數百年，除非汙染的土壤經過提取與修復的過程。

直到一九八〇年代初期，鉛甚至還用於色筆的顏料中，因此你可能會因處理和咬鉛筆而接觸到鉛。有些人將鉛筆放在書桌抽屜裡，一放就是數十年，讓孫子孫女有一天找到並使用，甚至放入口中咬。

此外，供水系統中一定含有微量的鉛，甚至是餐廳和咖啡店中的過濾水。魚類也含有鉛，尤其是淡水魚。

## 接觸鋁

說到這個，很多人會咬鉛筆上的金屬蓋，這就是接觸鋁。

鋁無所不在，尤其是在廚房裡。當我們處理鋁製品時，我們皮膚上的油脂會吸收有毒的金屬微粒，甚至是奈米級或更小的規模。當我們外出用餐時，那些食物通常是用鋁製鍋、平底鍋和器具準備，而這些鋁製鍋、平底鍋和餐具表面滿布刮痕和磨損，因此飯菜中會有金屬微粒，而且我們的剩菜也是裝在鋁製外帶的餐盒。鋁也是化妝品和防曬霜中常見的成分，且會滲入自來水中。當你對口喝鋁罐裝的飲料時，你就會從中接觸到鋁，光是手拿著罐頭就有可能接觸鋁。

人們通常認為鋁罐很安全，因為有些罐內有一層薄薄的環氧樹脂塗層。一旦人

們被告知「這些罐頭有塗層，你很安全的」，所有關於鋁毒性的疑慮都不見了，人們認為有這種塗層代表著鋁不會滲入飲料中。然而，所有的罐頭都會膨脹和收縮，將鋁罐放入冰箱會使金屬收縮破壞罐內塗層。然後，當你把罐頭拿出來時，罐頭開始在室溫下回溫——甚至放在陽光下——這意味著金屬迅速膨脹，使罐頭內的塗層撐開。這就是為何你會常常聽到人們在喝罐裝飲料時會有金屬味，即使宣稱罐頭有塗層。如果在製造後沒有及時售出，塗層也會隨著時間的推移在貨架上分解，被罐內的液體逐漸腐蝕掉。

## 接觸有毒銅

銅通常存在於水管中，它最終會進入我們的飲用水和沐浴水中，而且現在有越來越多的廚具使用銅。銅杯、銅保溫瓶和裝水容器現在非常流行，人們刻意製造這些產品，將銅滲入水中當成有益身心的噱頭。

這個趨勢源於數百年前某些水資源匱乏地區的做法。將水儲存在銅容器中（如內層銅桶、銅罐），是一種防止某些（但不是所有）微生物在靜止水中繁殖的技術。也是一種求生技巧，好處是水質比較不會受到寄生蟲的汙染，因為寄生蟲，特別是某些種類的變形蟲會因銅中毒而亡。（但當今世界的細菌和病毒不會死於銅中毒，它們反而因銅而更茁壯。）將水儲存在銅容器中的缺點是，對於經常飲用該水的人而言會產生銅中毒。這是因小失大的權衡之計，這種儲存技術可以防止有人因寄生蟲引起的痢疾而嘔吐和腹瀉（即使這種情況還會發生，銅不一定可以殺死寄生蟲）。雖然腹部不會產生不適，人們可以正常工作、喝水過生活，但由於銅中毒仍然會出現一些症狀和疾病。源自世上某些缺水地區生存的方法，要麼選擇長時間完全不喝水，或者飲用會導致神經系統疾病的水，但至少可以讓你活久一點，我們不能將這種生存選擇混淆成是促進健康的做法。

不知何故，我們把這種生存策略升級為一種潮流。像所有的趨勢一樣忽略細節。幾乎沒有人知道，如果這種趨勢擴大，我們會看到更多的濕疹，牛皮癬和乾癬性關節炎病例，更多無法解釋的神經系統症狀和診斷出的疾病，以及面臨更多情緒

和心理狀況惡化的患者。大腦中高水準的銅中毒會導致狂躁、人格障礙、偏執和強迫症惡化。

一些推廣銅器皿作為儲水容器的人認為銅對健康有益，因為他們相信我們缺乏銅礦物質。但這種想法需要修正，原因有兩個：（1）我們並不缺乏銅礦物質，（2）諷刺的是，這些原本應該用有益銅製成的銅熱水瓶、銅保溫壺、時尚銅廚具和銅首飾，都是由有毒工業銅製成的，就像供水的銅水管一樣。

同時，我們也不缺乏有益的銅。我們食用的大部分食物都含有銅，包括工業有毒銅和來自土壤健康的微量礦物銅。即使是有機生產的食品也含有微量的有毒銅。這怎麼發生的呢？因為大多數有機種植場都是翻新自傳統種植場。根據當地的認證規則，通常只需停止使用傳統殺蟲劑、除草劑和殺菌劑七年後就能獲得有機認證。但存在於殺蟲劑、除草劑和殺菌劑中的銅會殘留在土壤七年以上，因此有機作物和傳統作物最終都會含有工業有毒銅。此外，我們食用的每種食物中都含有健康的銅，有些食物含量豐富。銅是一種我們體內擁有過多的金屬，無論是微量礦物銅還是工業有毒銅，沒有人會缺乏微量礦物銅。缺乏銅不是任何人生病的原因，擔心體內銅不足是一種誤導

## 除草劑、殺蟲劑和殺菌劑

除草劑、殺蟲劑和殺菌劑是許多有毒重金屬的常見來源，像是汞、鉛、銅、鎘、鋇、鎳和砷等。記住，即使是有機農產品使用的有機蒸汽噴霧劑也含有毒重金屬，更不用說有機噴霧劑中還可能含有味精、咖啡因，尤其是尼古丁，目的是麻痺昆蟲的神經系統，這三種化學物質也會對人腦造成問題，如果你沒將有機農產品洗乾淨，你很容易就會將它們吃下肚。

農作物並不是唯一噴灑含有大量銅和其他有毒重金屬殺菌劑的地方。各行各業都在衣服、毯子、床單、家具、沙發、椅子、地毯等上使用殺菌劑——幾乎所有的東西，尤其是那些最終會接觸我們皮膚的物品。

# 紋身

紋身是有毒重金屬接觸的來源。紋身的墨水基本上是屬於緩慢釋放型，會在一生中慢慢將金屬從真皮層滲入到血液中。這些有毒重金屬從血液中進入大腦，最終駐留在腦組織中。

到目前為止，沒有任何紋身方式有不含毒重金屬，即使是標榜純素和無動物試驗的紋身墨水。為了讓紋身墨水能在皮膚上清晰可見，紋身墨水必須添加金屬。當陽光或任何光源照射在皮膚上時，它會反射皮膚下紋身墨水內的金屬。隨著歲月的流逝，紋身中的有毒重金屬會慢慢釋放進入血液，因此紋身會褪色，由於紋身墨水中的有毒重金屬是紋身清晰可見的關鍵，因此紋身退色後反射的光變少就會變得不明顯。

如果你已經有紋身，你不需要去除它們。相反，你可以使用醫療靈媒方案阻止和排出金屬，因為它們會隨著時間釋放到你的血液中，這樣金屬就不會在你的大腦中積聚。如果你因為不再喜歡你的紋身而選擇去除紋身，這個過程可能會加速更多金屬釋放到你的血液中，所以遵循醫療靈媒相關的重金屬排毒指南是明智的作法。

# 魚類和海鮮中的汞

海水中含有豐富的微量礦物質，這些礦物質會與有毒重金屬產生衝突。海洋是有生命的，是由漂浮在其中的微量礦物質生命能量所組成，屬於活性礦物質，而有毒重金屬會破壞這種能量。活性礦物質和有毒重金屬無法相容，它們的頻率和電荷不同。由於汞等有毒重金屬已經工業化，它們的屬性已經改變並具有破壞性。工業化的有毒重金屬（如汞）是一種不穩定和激進，具有破壞力的電荷，是一種自由基，只要有它們的地方，無論是空氣、海洋或我們的身體，它們都會改變其中的電流頻率和能量。

這種衝突使魚體內的礦物質和金屬分離。也就是說，生活在海洋中魚體內帶有的微量礦物質和有毒重金屬相互衝突，這些礦物質和金屬無法結合，而且它們相互

排斥。這種反應導致魚體內大部分的微量礦物質最終進入魚的肌肉組織，而汞和其他有毒重金屬則被吸收到魚的脂肪中，因為有毒重金屬與礦物質的形成方式不同。有毒重金屬的形狀特異，且經過工業化變性，並非為天然的形態。工業化金屬顆粒的奇形怪狀在進入油脂後，相較於肌肉組織，更容易卡在脂肪中，因此大多數有毒重金屬最終會進入油脂中，只有少數會進入肌肉組織。

　　因為魚的油脂容易吸收有毒重金屬，而有毒重金屬的存在又會抑制魚油脂中的微量礦物質吸收，導致魚油缺乏營養和微量礦物質。魚油應該富含微量礦物質，但如今卻含有大量的有害金屬，微量礦物質含量極低。這就是為什麼如果你要吃魚，選擇油脂較低的魚類是最安全的選擇。（你可能在健康界聽過要少吃油脂多的魚。但沒有人知道為什麼油脂少的魚含汞量較少的真正原因。）油脂偏少的魚並非不含有毒重金屬，因為除了主要集中在油脂之外，汞和有毒重金屬仍可能存在於魚的其他部位。

　　魚油補充品是常見的有毒重金屬來源之一，部分原因是汞和其他有毒重金屬集中在魚油中，另一個原因是生產魚油補充品的提取過程破壞了魚體內汞的穩定性，這種不穩定性會產生甲基汞，讓大腦更容易吸收，且由於順勢療法的稀釋效應而更具有毒性。


## 汽化的重金屬

　　從天而降的金屬，高速氣流中含有有毒重金屬，它們存在於我們吸入的微風中。化學凝結尾使我們接觸到大量的各種金屬；噴射機排放的石油化學物質將金屬蒸發至大氣中；全世界工業在生產商品過程中都會排放有毒重金屬；風可以把農藥和除草劑吹到數百里外之遠，如果天氣剛好配合，風向可以將殺蟲劑從一個大陸吹到數千里外的另一個大陸；煙火會讓我們吸入鋇等有毒重金屬。

　　我們的室內空氣中也含有有毒重金屬。工業界發明的插電式空氣清新劑、香薰蠟燭和香氛擴散器等方式蒸發香水，當吸入可能含有有毒重金屬和其他大腦叛徒的合成香料時，蒸氣會滲透鼻竇腔，像吸食海洛因一樣，讓有毒重金屬進入大腦。

## 脊髓穿刺

當進行脊髓穿刺時，他們甚至不會檢查有毒重金屬，但脊髓液中含有大量的有毒重金屬。脊髓穿刺是一種標準作業程序，但對慢性病患者而言卻無法提供充足的症狀資訊，只是淪為一種形式，反而使患者受到進一步傷害。

## 舌頭變色

當有人的舌頭出現深灰色或黑色，並確定不是因食物或菸草染色時，這是體內含有重金屬的徵兆，尤其是汞和金屬相關的病毒毒素。如果你正在進行排毒，那麼金屬和病毒毒素浮現是一個好的跡象。如果你沒有進行任何排毒，那麼代表你的體內有過多的汞或金屬相關的病毒毒素溢出。根據金屬和病毒毒素在體內的位置，每個人未必都會出現黑舌頭的狀況。

第二十一章

# 芳香劑

## 常見的香氛接觸源

- 插電式空氣清新劑
- 氣溶膠罐空氣清新劑
- 古龍水和刮鬍水
- 汽車空氣清新劑
- 香味擴散器
- 香氛洗髮精、護髮素、凝膠和其他美髮產品
- 香氛身體乳液、面霜、噴霧劑、洗滌劑和除臭劑

- 香薰蠟燭
- 噴霧瓶空氣清新劑和噴霧
- 香水
- 薰香
- 化妝品
- 香氛洗衣粉、衣物柔軟精和烘乾機去靜電紙
- 烘乾機粉塵（使用傳統洗衣產品、古龍水、香水、香薰蠟燭和空氣清新劑的家庭烘乾機排出室外的空氣）

香氛產業一點都不無辜，該行業有一系列的目標，其中一個目標是持續大規模生產他們的化學製品。為此，他們想盡辦法讓人們繼續購買他們的化學商品，訓練人們相信他們需要這些人工合成香氛。最後，阻斷人們日後認識大自然真正氣味的機會。無論是在海灘上聞海風，森林裡聞到泥土和新鮮空氣，還是在自家後院，風吹過樹林時，聞到花香和剛割草過的青草味，他們都想破壞這些真實的體驗。我們即將迎來一個不知道周圍自然的氣味是什麼樣子的時代，身邊只會充斥著被汙染的香味。

芳香劑不同於其他有毒化學品，許多有毒化學品都有保質期，會隨著時間推移而消散。例如，雨水可以稀釋某些戶外有毒化學物質，以降低其危害性，但雨水無法稀釋充滿香味的有毒化學物質。因為香水的設計就是要持久不散。使香味無處不在，當我們站在沙灘上時，我們幾乎快聞不到海風的味道，因為我們只聞到其他人身上散發出來的香味。

## 香氛標籤

　　香水是不明化學品，甚至比其他化學產品更甚，我們將在接下來幾頁中探討。化學工業的一個漏洞是：香水不必列出其中的多種化學物質。當你在成分列表中看到「香氛」一詞時，你看到的是一種淪落，因為在該詞中有許多不同的化學物質，但它們不會被列為該產品的成分。

　　使用標有「天然香味」的產品並不是解方。天然香料中仍有化學工業香料。如果在工業化學品混合物中添加一種精油，化學工業就可稱其為「天然」香料。

　　無論香味產品看起來是傳統的還是天然，你會發現它們列出的是「香氛」、「天然香味」、「香水」或「香精」。你不會看到該香水或香氛中的化學物質清單，所以你無法瞭解化工產業如何使用化學物質製造該氣味。即使產品標榜「來自天然」，這也並不代表著它是完全純天然。

　　許多在乎健康的人們對使用傳統產品多少有些顧慮，因此他們會使用純淨化妝品、純淨護髮產品、純淨皮膚產品。但產品不是含有香精就是含有天然香精或任何組合。如果你坐在一家化工廠裡，看著穿著防護服的人們在巨大旋轉的化學品容器中走來走去，你會看到這些化學品用於芳香劑中，且這些芳香劑被賣到銷售這些產品的不同公司，你肯定會震驚萬分。


## 適得其反的自我保健

　　我們正在採取更健康的生活方式，吃更健康的食物，關心我們的環境，同時間，我們卻允許香水、古龍水和香氛進入我們的生活。許多人擔心氣候變化，但同時間，他們卻正在用含有劇毒，甚至會影響野生動物的化學工業混合物汙染我們的氣候。

　　自我保健是我們使用香氛的其中一個原因，我們選擇香水、香薰蠟燭和香薰乳液，所有產品都添加香味，以為這樣會讓我們放鬆，調整我們的心境，我們認為使用香氛會促進身心健康。另一個我們大量使用香氛的原因是身體上的氣味，而香味

則是我們隱藏氣味的方式。這意味著所有這些芳香劑的化學物質都殘留在我們的大腦，我們允許化學巨人傷害我們的大腦，讓我們的皮膚和身體老化，讓我們的肺和器官老化，加速疾病的進程，同時間也讓我們的寵物老化。

芳香劑存在於空氣清新劑、香薰蠟燭、化妝品（包括卸妝品）、皮膚護理、頭髮護理和身體護理產品（無論是純淨或一般和傳統），以及洗衣產品。我們在身體護理等方面使用有機或純淨產品越多，化學巨頭就越會鑽漏洞，將含有不明有毒化學物質的芳香劑放入這些產品中。我們必須謹慎明智地避免使用芳香劑，包括香水。

# 無可避免的接觸源

我們還要清楚知道化學工業試圖讓我們接觸這些芳香劑的方式，即使我們沒有親自使用它們。例如：

香氛蠟燭和插電式空氣清新劑滲入牆壁，即使人去樓空後，後來搬入的家庭或辦公室的人都必須忍受這種揮之不去的氣味。

芳香劑可能會滋生黴菌。燃燒香薰蠟燭或使用插電式空氣清新劑會形成一層薄膜，薄膜會落在家中的每一件織物和固定裝置上，捕獲漂浮在空氣中的灰塵和碎屑顆粒。這些碎屑被困在薄膜中吸收水分，為黴菌的生長創造一個完美的環境。有人往往一開始使用香氛來掩蓋空間中的黴味，在這種已經存在黴菌的情況下，空氣清新劑或香薰蠟燭等香味產品反而加速黴菌的產生。

配送中心和大型倉儲會運送各種產品，例如充滿空氣清新劑的衣服，這些都會汙染要送達我們家和工作場所的產品。

當家中使用任何芳香劑時，烘乾機的落塵都含有劇毒，連鄰居也會接觸到。這種烘衣機的廢氣是家庭空氣清新劑加上香水、古龍水、香薰蠟燭、化妝品和身體產品的組合，使所有被洗的衣服充滿這些味道，再加上洗衣粉和衣物柔軟劑的香味，全都隨著熱空氣的排出而汙染周遭的環境。

# 第二十二章

# 細菌和其他微生物

**常見的細菌和其他微生物**

- 50 組以上的鏈球菌菌株
- 大腸桿菌
- 食源性毒素（包括許多未分類的微生物。即使透過烹飪殺死微生物，微生物體仍然有毒，並且可能會在體內積聚。）
- 困難梭狀芽孢桿菌（C. difficile）
- 黴菌

- 幽門螺旋桿菌
- 沙門氏菌
- 金黃色葡萄球菌（MRSA）

- 葡萄球菌
- 寄生蟲

　　這些微生物大多是透過口腔進入體內，也就是經由食物、水、共用食物和飲料、受汙染的餐具和餐具、未洗手進食或親密接觸，也有可能在浴室和餐廳感染鏈球菌或幽門螺桿菌等細菌。基本上，你感染細菌的方式就如同感染病毒一樣，如第十八章〈病毒和病毒廢棄物〉中所述。

　　（請注意，與神經性萊姆病相關的細菌不在上述常見的影響大腦的細菌清單。我們將在第五部〈病痛與煎熬的醒悟〉中有關萊姆病項目中提及原因。）

## 購物車把手

　　購物車把手是細菌滋生的溫床。在發生**新冠肺炎之前購物車把手是所有細菌傳播中最大宗的傳播工具之一**。細菌並非如一些理論所言，讓我們免疫力增強，反而使我們的生活更艱難。新冠肺炎的出現進入全面消毒的高峰期，購物車把手等表面定期消毒後，安全性是前所未有的。

鏈球菌是購物車把手上主要的細菌類型，可能會引起慢性鼻竇炎、慢性過敏、慢性肺部感染（包括肺炎）、慢性鼻涕倒流、慢性耳部感染、慢性麥粒腫、結膜炎、鏈球菌性咽喉炎、喉嚨痛、直腸發癢、易怒、大腸激躁症（IBS）、慢性或間歇性腹瀉、腹脹、痙攣、胃炎、酵母菌感染、細菌性陰道疾病、骨盆腔發炎（PID）、膀胱過動症（OAB）、尿道感染、痤瘡、間質性膀胱炎、皮脂腺囊腫和痤瘡。當與 HHV-6 或 EB 病毒等病毒併發感染時，鏈球菌還可能導致兒科自體免疫性神經精神疾病（PANDAS）。

　　購物車把手如何成為微生物活動的溫床？人們經常用髒手推購物車，購物車把手早已沾滿其他人手上的細菌。因此，他們將自己的菌株加入混合菌株中，同時又接觸到另一種或多種鏈球菌或其他細菌。當購物車和手定期進行消毒時，鏈球菌的傳播會大幅減少。一旦新冠肺炎被曲解為「結束」後，購物車會再次充滿鏈球菌，且很少人會定期消毒或洗手，甚至人們在購物時又會開始試吃商場內的樣品或其他食物，所以一切又回到原點。


## 鏈球菌是一種壓力源

　　大多數人一生的體內有不止一種鏈球菌菌株。在所有對我們有害的細菌中，鏈球菌是人們最容易感染到的細菌。在第十八章〈病毒和病毒廢棄物〉中提到人們傳播各種鏈球菌菌株的方式。由於鏈球菌具有抗生素耐藥性，因此它即將成為新的超級細菌。有些鏈球菌菌株會導致慢性病症，不會消失或停止，使人們痛苦不已。有些人最終可能感染多種鏈球菌菌株，在肝臟、腸道和其他器官中駐紮。鏈球菌會引發慢性病症，例如嚴重痤瘡，為大腦帶來巨大的壓力。因為情感上的傷害，痤瘡對當事者而言可能具有毀滅性。對於許多臉上和身體上出現嚴重粉刺的人來說，這就是一種創傷。

　　鏈球菌也會對我們的大腦造成威脅，因為它會使免疫系統複雜化、弱化和超負荷，透過降低我們的免疫系統，鏈球菌會助長病毒大量繁殖。尤其是鏈球菌和 EB 病毒具有從屬關係，它們互助合作：當鏈球菌削弱免疫系統時，EB 病毒可以增殖

並造成大腦的神經系統疾病。

有些鏈球菌則會引起高燒，一次可能持續數天甚至數週。耐抗生素的嚴重鏈球菌性咽喉炎可能會使人發燒至攝氏 38 至 39.5 度，持續長達三個月。這種持續發燒會消耗糖原、神經傳導物質和關鍵電解質的儲存量，從而損害大腦並削弱中樞神經系統。

其他細菌和微生物也會引起發燒，進而影響大腦。儘管發燒是身體的自然反應，但超過幾天的輕度發燒會使大腦疲勞。這就是為何發燒三、四天的人恢復過來時往往不會太有精神，因為不僅是身體，大腦也受到很大的影響。


## 好菌無法修復壞菌

使用有益的微生物填滿我們的消化系統，並不會改變我們腸道中有害細菌的數量。

例如，患有小腸菌叢過度增生（SIBO）或腹脹或腸激躁症（IBS）的人，他們腸道中的有益微生物不會排擠其中的鏈球菌。另類醫學在不瞭解這些胃腸道疾病的情況下，灌輸腸道平衡理論給健康狂熱者，聲稱透過增加有益微生物，無論是食用時尚產品還是發酵食品，就能創造平衡的腸道環境，所有的問題也會消失。然而，基本上這是一個誤解，好菌不會消滅壞菌，另類或傳統醫學無法得知或衡量何謂真正的腸道平衡。

再次重申：進入腸道的好菌無法破壞任何菌株、鏈球菌群或任何其他非益性細菌，如大腸桿菌。它們互不競爭也不會產生衝突，它們吃的食物不同，根本互不干擾。有益微生物不會攻擊無益微生物，不會將其排擠出腸道環境、告訴它要去其他地方或摧毀它。相反，我們需要特定的醫療靈媒方案，包括食物和補充品，以完成分解和消除鏈球菌等有毒細菌的工作，並在這個過程中強健我們的免疫系統。

這是「好菌對抗壞菌」理論另一個被誤導的原因：發酵食品和其他推薦的「好」菌來源實際上並不含有好菌，而是含有非益性細菌，這些細菌會在垂死的東西而不是活的東西上茁壯成長。醫療靈媒信息之外的益生菌和有毒飲料、粉末、藥

片或抗念珠菌方案無法提供治療，因為它們的理念並非來自對真正潛在問題的理解。另類醫學和傳統醫學甚至不瞭解鏈球菌是腸道環境中導致小腸菌叢過度增生（SIBO）等問題的主要細菌。即使他們知道鏈球菌是問題所在，他們仍然不知道發酵食品和益生菌無法殺死或阻止鏈球菌。

# 食物中毒

　　食物中毒比我們以為的傷害更大，不僅是因為它可能會引起發燒或胃部不適、腹瀉或嘔吐，而且微生物還會對大腦產生影響。當一個人食物中毒時，可能會意識不清、不知道自己身在何處、出現複視，以及在某些情況下幾乎產生幻覺，都是很常見的情況。因為食物中毒背後活躍的細菌、寄生蟲和其他微生物會產生有毒的排泄物，對大腦造成重大危害，且當這些毒素通過血液到達大腦時，它們會產生致幻的作用。

　　這類食源性微生物（如寄生蟲和細菌）產生的毒素與病毒產生的神經毒素不同。這些細菌和寄生蟲釋放的毒素並不像病毒產生的神經毒素那樣毒害和傷害大腦，食源性病原體與病毒的毒性不同，無論是熟食或生食都會釋放毒素，這種毒性會引發身體和大腦的急性過敏反應，產生嘔吐、腹瀉和疼痛的症狀。當你的身體開始出現過敏反應，最終導致神經系統受損的原因是，你的大腦偵測到威脅，器官可能會停止運作，因此，身體和大腦會進入危機狀態。

　　不同的微生物有不同的影響。例如，危害的大腸桿菌可以迅速侵蝕腸道內壁，造成內部傷口。與此同時，生魚片上某種從未在實驗室中被發現或研究過的微生物，可能不會侵蝕你的腸道內壁，反而會釋放一種毒素刺激腸道，使腸道產生劇烈的排毒反應，因腸道內的細胞中毒，進而變成一種過敏反應。如果這些毒素最終透過血液進入大腦或穿過血腦屏障，大腦就會出現過敏反應，產生幻覺、癲癇發作和其他食物中毒時可能出現的症狀。

　　即使將一塊含有活著的沙門氏菌、大腸桿菌或其他數千種微生物的生肉或雞肉徹底煮熟，但這些死亡的微生物仍然具有毒性。大多數時候，人們感覺不到這些微

生物的影響。但是，在某些情況下，大腦會對有毒微生物屍體過敏，並引發劇烈反應，例如嘔吐或失去功能，處於近乎癱瘓的狀態。

大腦的任何部分都可能受到微生物、微生物毒素或微生物屍體的影響。有些微生物毒素不會影響大腦的某些區域，但會影響其他區域。有些有毒微生物會影響整個大腦，有些寄生蟲分泌的有毒物質會影響大腦的任何部位。每種毒素都不相同，全憑個人運氣了。

目前還有很多未被發現、未被研究、未被分析的微生物，我們說的是食物和水中尚未被編列的數千種微生物。它們對大腦的有害影響範圍很廣，從發燒、癲癇發作和幻覺、急性顫抖、視力模糊、失明、頭頸疼痛、喉嚨緊繃、吞嚥困難等多種大腦和身體的症狀。很多時候，是微生素的毒素進入大腦。不過，這些極端反應很罕見，不像人們每天吃下有毒微生物，卻不知為何會出現蕁麻疹、感覺極度不適和嘔吐的日常情況常見。他們通常被醫生診斷為只是 24 小時的流感，但很可能是食物中毒。

寄生蟲引起的食物中毒會削弱免疫系統，成為已經存在於人體內病毒增殖的誘因，進而出現病毒症狀而導致慢性疾病。因為它們是在食物中毒後出現，故人們很容易將這些症狀誤認為是寄生蟲引起的。然而，寄生蟲無法在人體內長期生存和繁殖，而這些持久的症狀則是來自被觸發的病毒活性。

蠕蟲不是寄生蟲，蠕蟲就是蠕蟲。幾乎所有的蠕蟲都可以在我們體內存活，但不會造成慢性疾病。

---

在大多數情況下，大腦是一個神秘的名詞，它使我們遠離大腦本身的問題，阻礙我們進一步深入探究。

—— 安東尼・威廉

---

# 第二十三章

# 入侵家庭的化學工業製品

## 家庭中常見的化學製品

- 芳香劑
- 洗衣粉、衣物柔軟劑和烘衣除靜電紙
- 潤膚露、身體護膚油、沐浴露、身體磨砂膏、肥皂和其他身體產品
- 化妝品
- 指甲化學品（如指甲油、去光水、黏合劑）
- 染髮劑

- 防曬霜和防曬乳液
- 清潔產品
- 髮膠和其他護髮產品

- 乾洗化學品
- 噴霧型人工日曬膚色劑
- 滑石粉

這些家庭入侵者是化工業的終極特洛伊木馬，將危險的有毒化學物質偽裝在瓶子或吸引人的包裝中，化學公司找到方法將這些大腦叛徒帶入人們的日常生活中，甚至讓我們相信，我們離不開這些充滿化學物質的產品。

這些產品大多數帶有香味，正如第二十一章〈芳香劑〉中提及，芳香劑會危害我們的健康。入侵家庭的化學製品含有香味並非巧合，化學工業的化學公司生產的有毒化學品具有難聞的氣味，連化學巨頭都束手無策，為了掩蓋這種氣味，這就是芳香劑的由來：某種程度就是要掩蓋家庭、辦公室、汽車和院子周圍所有的化學製品，使人們不會對化學氣味產生反感，沒有人會使用聞起來令人噁心的化學洗衣粉。而那些對化學物質敏感的人往往能夠察覺，他們可能會因為潛在的化學物質和合成香料感到噁心或產生其他症狀。

入侵家庭的化學工業製品比我們稍後會提及的其他石化產品更具威脅性，因為這些家庭入侵者很狡猾，通常看起來很友善，像是生活不可或缺的產品，使我們接觸它們的次數，往往比我們知道要更謹慎的石化產品更多，這些產品似乎理應就在我們身邊。我們被教導這是生活的一部分，生活中少不了它們，我們被告知它們是

安全、令人愉悅、有幫助的，甚至可以支持我們的情緒和精神狀態，我們對家庭入侵者沒有防備之心，這讓它們變得更加危險。

通常，大多數人不會質疑我們需要洗衣服或打掃家庭和工作場所，所以當我們使用洗衣粉或清潔用品時，沒有人會質疑該產品。使得這些化學工業的家庭入侵者在我們的生活中具有免疫力，且許多產品是針對我們的外表和對衛生清潔的要求來銷售，其中有些產品也被認為對我們的安全很重要。以及如果我們想與其他人相處也不容忽視，如有一些產品可以隱藏我們的體味。有一種假象是這些產品肯定是經過嚴格的測試，我們應該相信化學工業創造的產品。在我們的表意識中，「天然」是一個安全代名詞，所以我們更不會去質疑那些標榜天然的產品，我們相信它們不會傷害我們。


## 習以為常的產品

入侵家庭的化工製品是我們每天的日常用品，融入我們的居家，我們習慣使用它們，甚至是依賴它們。除此之外，這些居家入侵者經常出現在我們無法控制的環境中，例如，候診室裡的插電式熱油空氣清新劑或清潔產品，商店裡的香薰蠟燭，或身邊人衣服上的衣物柔軟劑、護髮產品或身體乳液，我們唯一的方法就是選擇走開。這不像吸菸在某種程度上不受歡迎，至少你可以要求周圍的人不要吸菸，但你無法要求和你一起搭電梯的人，讓時間倒轉要他決定不擦上濃郁的刮鬍水。

對於入侵家庭的化工製品而言，不僅一次的接觸。如果我們每天、隔天或每週一次使用這些產品，那麼這種持續性的接觸會對我們的房屋、公寓、汽車、辦公室、身體和大腦產生累積的影響。這些有害身體的物質無時無刻進入我們的大腦和身體系統，而累積的數量足以對我們的孩子、家人、寵物和我們自己帶來更大的危害。

我們必須記住，這些是化工廠生產的有毒化學製品。而不是從花園裡採摘肥皂草，用少量水在雙手之間揉搓，試圖製成肥皂泡。傳統的洗滌劑和肥皂不只是清洗

皮膚，它們還會滲透你的皮膚進入體內。也就是說，這些產品含有化學物質，可以透過我們的皮膚表面吸收，進入我們的血液，深入我們的肝臟和大腦等器官，然後殘留在我們的肝臟和大腦中，使我們更難排除。我們的身體天生並非用於排除來自化工廠的人造化學物質，長期下來，這些有毒化學物質成為我們的一部分，最終不可避免地導致困擾我們的疾病，甚至成為我們步入死亡的疾病。

## 不受監測的化學製劑

當我們談到化學品時，指的是化學工業生產的任何一種化學物質，無論我們是否知道產品中有沒有存在這種化學物質。在大多數情況下，化學公司無須在標籤上披露詳細的資訊，他們可以毫無顧忌地創造和使用他們的化學物質，因為他們為各種行業生產眾多的不同化學品。至今沒有一個適當的監管系統來監控、保障、計算和追蹤這些化學物質，如果要做到這一點，這將是一項大工程。

每天生產出成千上萬的化學品，因此它們被歸類於龐大的類別，而非單獨進行安全測試。很可能一個類別中有 10,000 種化學品，且該類別被權威機構認為是安全的，但同時間，在這 10,000 種化學物質中，有超過 5,000 種在大劑量之下會危及生命，而其他 4,000 多種化學物質在使用的前十年內可能不會立即造成明顯的健康影響，但隨著歲月流逝持續接觸，將會對疾病、症狀和狀況帶來負面的影響。

這些入侵家用的產品，在生產時所使用的化學物質種類繁多，數量多達千種以上。一旦這些化學物質透過鼻子、嘴巴、肺部或皮膚進入我們的身體，下一步它們就會滲透到大腦的任何部位，無論是在腦幹、大腦半球還是大腦皮層的深處。有些家用入侵者是石油化學產物，當它們進入大腦時，往往比其他石化物更容易深入大腦。入侵家庭的化學物質被創造成具有強大的吸附能力，而大腦很脆弱更容易被侵入。

不同的化學物質有不同的作用，沒有任何屏障可以阻止這些化學物質進入大腦，即使是血腦屏障也無法阻擋。

這就帶出一個基本的問題：這些化學物質未經過大腦測試。化學工業並不知道

這些化學物質在人腦中會產生什麼影響，或者它們是如何滲透進入大腦，至今也沒有任何權威重視這一點。如果這些化學物質沒有讓你手臂上的毛髮脫落，那麼它就會進入下一階段的測試。沒有人監控這些化學物質進入大腦的情況，即使應用當前的醫療工具都無法全面監測這些化學物質對大腦的影響。我們不能只是解剖某人的大腦，取出一部分，然後尋找這些化學物質。說穿了，化學工業最終要確保的是，他們製造出來的產品對人類的影響是無法測量或監控的。

此外，入侵家庭的化工製品會削弱免疫系統，引發腦部疾病，滋養病毒，並助長腫瘤的形成。這些入侵家庭的化工品還含有微量有毒重金屬，你現在知道這些對大腦有何影響了吧！


# 人類實驗品

我們無時無刻都在接觸和使用這些產品，這已經不是什麼秘密了。其中隱藏的成分正是對我們造成影響的物質，人類就像是一個大型的化學工業實驗品。

人們一生中要吸入多少危險的化學物質，才會意識到他們的健康和福祉正受到危害？這幾乎像是一個笑話或惡作劇，化學工業竟然可以這麼明目張膽？化學工業對家庭的策略就是將日常用品悄悄推向市場，讓人沒有注意到潛伏在其中的危害，這是對人類的一場終極騙局。

家庭首重安全，以保護孩子為重，孩子對父母而言代表一切。化學工業利用家庭，讓他們接觸看似安全但有毒的產品，從而將毒物帶入家中。

洗衣粉、衣物柔軟精和烘衣除靜電紙的作用與讓我們清新乾淨背道而馳。它們刺鼻的氣味和其他添加劑所產生的化學物質會進入我們的肺部、皮膚和大腦，增加我們體內的毒素。當然，清潔劑可以去除汙垢，但它們還會讓比汙垢更可怕的東西進入我們的身體。你的外表和感覺或許看起來潔淨一塵不染，但體內卻充滿有害的化學物質。（更不用說許多洗衣化學品是由石化產品製成的。）化妝品也含有刺激性成分，包括有毒重金屬。清潔產品的目的是讓我們以為它們對我們有幫助，但其實是強效的化學藥劑混合物

每天使用的生活用品盡可能選擇天然無味的產品。留意「香精」、「香氛」或「芳香劑」等成分，並尋找「不含香料」或「無香精」的產品，這是安全天然產品的其中一個指標。

　　如果你可以管理你的工作場所，你可以制定「無香氛」政策以保護自己、同事和訪客，以免受到入侵家庭化學工業製品的重大影響。

---

　　輕症和生病之間的區別是能否進行自我護理，而不是依靠必要的治療。生病的人沒有精力或時間玩樂，他們沒有太多的時間可以用在娛樂和有趣的自我照護。慢性病患者需要善用他們的時間，在能力所及時完成計畫的事。不斷引誘他們購買一些對他們不利的東西毫無意義，但這種情況確實存在，我們更要隨時保持警覺。

—— 安東尼・威廉

第二十四章

# 化學神經拮抗劑

---

**常見的化學神經拮抗劑**

- 化肥
- 殺蟲劑（包括螞蟻、蟑螂、蜘蛛、黃蜂、蠹蟲、蜱蟲、跳蚤、蟎蟲、蚊子、白蟻和舞毒蛾殺蟲劑）
- 殺幼蟲劑
- 其他農藥
- 除草劑
- 殺菌劑

- 氟化物

- 草坪護理肥料和處理劑
- 夜間空中殺蟲劑噴霧

- 滅鼠劑
- 化學凝結尾
- DDT
- 任何類型的煙霧接觸（包括香菸、大麻和電子菸）

- 氯

　　化學神經拮抗劑聽起來像是很嚴肅的類別，想必我們很難接觸到這些化學藥劑，對吧？洽好相反。我們接觸這些有害大腦的叛徒比我們以為的要多更多。

　　走在公園、高爾夫球場、校園綠地或城鎮公共場所；食用傳統種植的農產品、傳統種植農作物製成的食物，甚至是在傳統田地裡種植的有機食品；吃傳統飼養的雞肉、豬肉、牛肉或魚；接觸傳統種植的花卉；坐在鄰居施用化學處理的草坪上；走在有人噴過除草劑或正在修剪草坪的人行道上，你都可能接觸到殺蟲劑、除草劑、化學草坪肥料和處理劑。人們經常在學校、辦公室、公寓大樓、宿舍、旅館、房屋、倉庫、儲存設施和其他建築物的內外噴灑殺蟑螂劑、殺螞蟻劑、殺白蟻劑、殺黃蜂劑、殺蚊劑、殺蜱劑和等多種殺蟲劑，因此我們很容易吸入，甚至接觸到化學神經拮抗劑的汙染。

## 肆無忌憚的噴灑

有機農作物雖然沒有噴灑一般殺蟲劑和除草劑，但仍有暴露的風險。首先，有機農業在設備、拖拉機和卡車上使用與傳統農業相同的溶劑、脫脂劑和清潔劑。拖拉機排出的廢氣吹到所有作物上，這種曝露方式會汙染農作物。

此外，在美國各地和世界其他地方從直升機和飛機上噴灑危險的蚊子噴霧劑和其他殺蟲劑。這些來自低空飛行的飛機和直升機的高濃度蚊蟲噴霧劑會灑在有機作物上，包括放牧草飼牛的田地，就像其他農場或院子一樣。提供噴霧和飛行路線的化學公司並沒有刻意避開有機農場，且這種情況每年都會發生。

整個城市和城鎮都有直升飛機噴灑藥劑，以防止蚊子和舞毒蛾毛蟲等蟲子。因此，你可以查尋是否能找到當地的噴灑時間表，在這些時間待在室內並關上窗戶。請記住，即使你手上有當地的時間表，也無法保證完全準確，可能隨時更改並經常在沒有預警的情況下進行噴灑。如果你看到、聽到或聞到可疑的東西，請相信你的直覺。

如果你喜歡去公園，你最好查詢公園的特定噴灑時間表，看看是否可以等到噴灑或施肥後，甚至下過一場大雨之後再前往。當你去公園的時候，請帶一條毯子，這樣你就不會直接坐在噴灑藥劑的草地上。孕婦尤其要特別注意這些細節，因為直接接觸殺蟲劑、除草劑或殺菌劑可能會以引起妊娠併發症。


## DDT 永遠不會消失

DDT 是一種特殊的殺蟲劑，看似過去的問題，但至今仍然存在。它存在於我們的海洋、湖泊、溪流、水庫和其他水資源、農田等地方。此外，世界上某些地區仍在使用，風甚至可以將它從一個大陸吹到另一個大陸。更重要的是，DDT 會代代相傳，如果你的祖先在 DDT 盛行時期接觸過，那麼當時的 DDT 現在可能就存在於你的身體和大腦中。

在農業方面，許多田地是回收再利用。今日耕作的農田幾乎都是一九三〇到

六〇年代大量噴灑 DDT 的農田，所以 DDT 仍然存在於土壤中，這是事實，無論這些農田今日是採用傳統還是有機耕作。大多數有機農田都是從傳統耕作轉變為有機耕作，有機認證規則通常為在五到七到十年不使用傳統噴灑的土地即可以被認為適合進行有機耕作。然而，DDT 在土壤中可存在很多年，其半衰期可長達 100 至 200 年。

那只是針對農作物而言，然而，不論是傳統或有機飼養的動物，都在曾經噴過 DDT 的農田裡覓食。


## 無法可管的殺菌劑

殺菌劑無所不在，覆蓋著越來越多你在日常生活中購買和接觸的物品。沒有人告訴我們，「這是噴灑過殺菌劑的東西。」衣服上也沒有警告標籤，這是一場秘密行動，除了大型殺菌劑公司和製造商之外，沒有人知曉與談論。

情況是這樣：供應商會找到任何製造產品的公司，之後化學公司會派業務代表與製造公司會面，向他們銷售希望公司在其製造的產品上噴灑的殺菌劑化學品。然後製造商將殺菌劑放入噴霧器中，將這些危險化學品噴灑在每一件物品和包裝上。沒有人監控這個過程，沒有聯邦法律管控，這完全是一種非法的汙染。當你拿著噴灑過殺菌劑的物品時，上面沒有任何標註「已申請專利號 1732284」，看不到任何危險有毒的圖案，也沒有任何「副作用為降低免疫系統」的警語。然而，每個國家都有殺菌劑，世界各地的製造廠都出售這種殺菌劑，但你不會被告知相關的任何信息。

殺菌劑會噴灑在新衣服和商品上；同時也會用於農作物、醫院、新車和二手車以及飛機，甚至應用於垃圾桶、垃圾袋，以及一些水瓶的表面、紙箱、包裝食品，包括有機包裝食品和飲料也會噴灑殺菌劑。殺菌劑也存在於沙發、電器、科技產品、草坪家具、床、毯子、床單、狗用洗髮精、貓用洗髮水、其他寵物護理產品、藥盒、化妝品和自我護理產品、醫療用品、保健用品、清潔用品等表面。基本上，對於化學公司來說，這是數萬億的商機。他們已經將殺真菌劑作為產業標準，使其

豁免於因任何這些危險化學品帶來的後果。

新購買的產品盡可能先清洗、擦拭或通風一下。殺菌劑有一種味道，一旦你聞過後，你永遠不會忘記。如果你的環境空氣非常清新，你要保持警覺，留意那些令人不適的香水氣味，這代表環境中存在著破壞性殺菌劑。另一方面，如果你的周遭環境有其他氣味，你很可能聞不到殺菌劑的味道。如果你身邊到處都是香水、古龍水、香薰蠟燭和空氣清新劑，千萬不要以為物品上沒有殺菌劑，因為很可能是你的嗅覺已經疲乏，但你仍然會接觸到殺菌劑。此外，你購買的香薰蠟燭表面極有可能也噴灑了殺菌劑。

# 煙霧接觸

香菸、雪茄、電子菸和大麻產生的煙霧並不是唯一對我們的大腦和神經系統健康有害的煙霧。除了吸菸、吸電子菸和二手菸等吸入肺部、血液和大腦的化學物質外，還有來自娛樂性火源的化學物質，例如燃燒火坑處理過的木材、壁爐中處理過的原木和烤架上處理過的木炭。人們在自己的土地上燃燒的樹枝、樹枝、腐爛的原木和樹葉，通常會夾帶垃圾、塑料、紙板和橡膠，使煙霧的毒性達到一個全新的高度。焚燒沾有農藥的塑料瓶蓋也是全國普遍農業的做法，讓我們在不知不覺中吸入了這種白煙。

除此之外，有些人的家中如果充斥香薰蠟燭、空氣清新劑、洗滌劑、衣物柔軟劑、髮膠、古龍水和清潔產品，那麼當屋內空氣進入壁爐被火焰加熱，隨後從煙囪排出室外，帶著更多有毒的化學物質汙染外面的空氣，因為經過火焰高溫的變化，空氣的毒性會更加強烈。

以任何一種方式吸入煙霧都會降低免疫系統，使肝臟和淋巴系統中毒，並損害神經系統。

## 氟化物和氯

氟化物和氯在我們的生活中非常普遍，因為我們認為它們對我們有益。接觸氟化物最常見的情況是牙科治療，而氯則存在於游泳池、強力洗滌和辦公大樓使用的漂白劑等清潔產品。這些危害大腦的物質也常見於自來水中，包括餐廳的飲料和食物。即使你知道要使用無氟牙膏，並要求牙醫進行無氟清潔劑，以及尋找使用少量或不含氯的游泳池，但如果你不使用過濾器，你在家中的飲用水和沐浴水都會含有氟化物和氯。氟化物和氯對免疫系統和中樞神經系統具有極強的毒性。


## 化學神經拮抗劑和我們的大腦

化學神經拮抗劑之所以對我們不利，是因為它們是強大的病毒燃料，部分原因是它們往往含有有毒重金屬。無論你是如何接觸到殺蟲劑，它們都會進入你的脊髓液，餵養我們體內，甚至大腦中的病毒，化學神經拮抗劑會產生毒性更強的病毒廢物，例如神經毒素，從而加劇神經系統症狀。因此，化學神經拮抗劑會強化病毒性大腦的毒性，使發炎的腦神經惡化，而且由於化學神經拮抗劑很容易穿過血腦屏障，讓合金大腦、情緒化大腦、耗竭的大腦、成癮的大腦、酸性的大腦惡化。

化學神經拮抗劑進入大腦的四種主要方式：

- 首先是當我們吸入神經拮抗劑時，它們會進入我們的鼻竇腔，並從那裡滲入大腦。（無論是透過鼻子還是嘴巴吸入，結果都是一樣。）例如，走過噴灑殺蟲劑的院子或公園時，你會吸入那些有毒的霧化顆粒進入鼻竇腔，這意味著它們會直接迅速進入你的大腦，就像古柯鹼或吩坦尼（fentanyl，一種強效麻醉止痛劑）的輸送方式。你或許會認為血液會阻止這些汙染物，但在這種情況下，根本毫無作用。在鼻竇腔中，化學神經拮抗劑會繞過血流，其滲透率無與倫比，這意味著它可以穿過結締組織立即進入大腦充滿額葉。

- 吸入的化學神經拮抗劑也會輸送到肺部,從肺部進入血液,然後經由血液再傳送到大腦,最終進入大腦的任何位置。化學神經拮抗劑甚至可以被吸收進入脊髓,然後進入脊髓液,最終以這種方式到達大腦。
- 從口腔進入的殺蟲劑、殺菌劑和其他神經拮抗劑,無論你是吸入還是食用,最終你都會攝入它們。胃壁或腸道內壁可以迅速吸收這些化學神經拮抗劑,然後迅速進入血液。
- 並非所有的神經拮抗劑都是透過空氣進入人體。皮膚是這些大腦叛徒進入身體和大腦的第四大途徑。例如,當你將殺蟲劑倒入噴霧瓶中,你的手臂、手或腿上很可能沾到幾滴;當你在噴灑時,噴霧會漂浮或濺到皮膚上,甚至滲透到衣服。當皮膚表皮、真皮和其他部位接觸到這些化學神經拮抗劑後,會進入血液循環系統。之後,隨著時間推移,它們可能進入大腦,有時甚至以緩慢釋放的蒸氣形式進入大腦。

---

大腦原本應該是吸收知識的海綿,如今卻成了吸收廢物的海綿。

—— 安東尼·威廉

---

# 第二十五章

# 石化產品和溶劑

## 常見石化產品和溶劑

- 化學溶劑、溶液和試劑
- 柴油
- 丙烷
- 引燃劑
- 顏料

- 漆類
- 地毯化學品
- 廢氣
- 烤架、爐灶和烤箱燃油
- 油漆稀釋劑

- 汽油
- 煤油
- 發動機機油和潤滑脂
- 戴奧辛
- 塑膠

石化產品和溶劑是另一種聽起來似乎不是經常接觸的大腦叛徒，但再看一次以上的列表，有哪些是日常生活中常見的項目？

我們每天都會吸入汽車的廢氣，無論是走在街上、塞車中，還是在自家車道上正在發動的車子。

拿到駕照後，我們經常自己加油。這意味著我們會吸入自己泵入和周圍汽油的煙霧，皮膚也會從空氣吸收汽油蒸氣，再加上有時不可避免會滴到汽油。汽油是一種溶劑，很容易繞過血腦屏障進入脊髓液。

如果你曾經吃過用引火劑點燃在木炭烤架、火坑和營火上烹煮的食物，那麼你就吃了含有引火劑殘留的食物。更不用說若你自己點火，打火機的液體可能會濺到你的皮膚上，而且你可能會大量吸入它的煙霧。又或者，如果你是使用報紙或紙板生火，報紙或紙板上的溶劑燃燒後會產生劇毒。此外，火坑中使用的木材通常會經過溶劑處理。

# 接觸的途徑

讓我們來瞭解一下，究竟這些石化產品和溶劑是如何進入我們的身體和大腦，主要的途徑與化學神經拮抗劑相同：

我們透過鼻子和嘴巴吸入石化產品和溶劑，之後進入我們的鼻竇腔，然後進入大腦，直接到達額葉和大腦的其他區域。吸入的這些有害物也會附著在我們的口腔，進入我們的唾液，然後經由吞嚥，這些石化產品和溶劑最終會附著在我們的胃壁。與此同時，石化產品和溶劑也會進入我們的肺部，從肺部再進入血液，成為危害人體的汙染物，最終到達大腦的任何部位。

石化產品和溶劑也會被皮膚吸收，從而進入我們的血液。例如，當我們檢查汽車的機油時，機油沾到手或手臂上；我們每日處理廉價塑料時，或者手上沾到油漆或油漆稀釋劑。

除此之外，有時我們也會吃到石化產品和溶劑，例如燒烤的食物被引燃劑、經過處理的木炭或燃氣烤架汙染，從而進入我們的消化系統，這代表它們也會以這種方式進入我們的血液。此外，我們也會吸入在烹調過程中產生的殘留物。

# 揭開化學過敏的神秘面紗

如果你的想法是，我知道我姐妹對化學品過敏，但我從來沒有過，千萬不要以為你沒有受到石化類和溶劑的有害影響。你的姐妹（或母親或其他家庭成員、朋友或同事）就像煤礦中的警戒鐘，他們對這些化學物質非常敏感，因為他們曾經接觸過其他汙染物（如有毒重金屬、病原體或毒素）。當有人對剛洗過的地毯、新粉刷過的房間或木工剛上漆的物品產生反應時，人們的本能反應認為是那個人的問題。然而，他們正為我們其他人指出問題所在。所有敏感的人只是其體內的毒物和毒素在生命中已到達某種飽和點；而這些石化產品（和其他汙染物）也會在你的大腦和身體中累積，只是還沒有達到相同的臨界點。

有時病原體是某種反應的背後原因。當一個人對化學物質過敏時，很可能是因

為他們體內有某種以這些大腦背叛者為食的病原體，而病原體的活性會引發症狀。有些人的體內可能帶有毒素和毒物但沒有病毒（或者沒有休眠或飢餓到足以以這些毒素和毒物為食的病毒）。這些毒素和毒物可能會降低免疫系統，使人更容易受到影響，再加上體內毒性很強，充滿神經拮抗劑、石化產品和其他毒素的人，如果經常在外奔波，他們很容易就會感染病毒。當病毒找到等待已久的寶庫，並開始狂吃時，該人就會達到臨界點，出現因接觸工業化學品而引起的病毒性發炎等症狀。

## 相關石化接觸的更多資訊

石化產品無處不在。想像一下，整個世界覆蓋一層肉眼看不見的微塵，地球上的所有生物都會吸入與攝入。化學凝結尾和戴奧辛就是這種「微塵」。（稍後我們會提及更多關於化學凝結尾的內容。）

你已經知道接觸廉價塑料的頻率非常高，我們不僅整天接觸它們，而且還從塑料包裝、塑料食品容器、塑料器皿和餐具、供水系統、藥品（充滿塑料）以及使用塑膠材料製成的包裝食品中攝入它們的微粒。（請注意，高檔食品加工機、攪拌機和榨汁機中使用的塑料品質良好，較不容易滲漏塑料，因為這些塑料的孔隙較少或無孔，使用起來比較安全。即使你受到極少量的塑料汙染，也可以輕鬆透過醫療靈媒方案來解決。）塑料會充滿腦細胞，如神經膠質細胞，使營養物質難以通過。

即使在今日像煤油這種東西似乎很少人使用，但這並代表你以前沒有接觸過，例如一些舊式的小型暖爐或野營爐。而且丙烷仍然存在，例如用於燒烤爐、熱水器、發電機、烤箱和火爐。

油漆仍然含有劇毒，不要被標榜「純淨」的油漆所迷惑，以為它們是100%安全的。許多油漆的毒性比以前低，購買揮發性低的有機化合物（VOC）和不含VOC的油漆絕對是值得的。然而，即使它們聞起來還好，也不代表你沒有吸入毒素，毒物是無所不在。此外，你還要注意油漆稀釋劑。在裝修房屋時吸入或沾到皮膚都是常見的接觸源。

由於我們沒有被教導如何正確清潔和保護我們的身體，我們一直以來在日常生

活中接觸到的毒素可能仍然殘留在大腦，進而慢慢削弱大腦的功能。例如，化學溶劑可能在油漆工的大腦內累積 20 年，但可能不會產生明顯的影響。相反，隨著這些大腦叛徒的累積，大腦功能會逐漸下降，並為日後的腦部疾病埋下伏筆，尤其是在持續接觸石化產品的情況下。石化產品會在日後對我們的健康造成影響。

那些看似沒有生病的人每天都有可能生病，當真正病痛出現時，他們才會有所領悟。病痛會讓他們重新審視自己對這個世界的看法。

—— 安東尼・威廉

第二十六章

# 化學凝結尾和降雨

**常見接觸源**

- 化學凝結尾

- 被化學凝結尾汙染的降雨（不只是凝結尾）

全世界每個城市、城鎮和村莊都有飛機飛過，但這些飛機並未載滿乘客或貨物。這些飛機只有駕駛和偶爾有副駕駛，沒有其他人。飛機的內部被挖空並安裝大型塑料罐，裝滿有毒化學品。只要駕駛按下開關，罐中的內容物就會從飛機中噴出，形成一條危險的有毒化學品凝結尾。

這些飛機不在正常的飛行軌道上，也不受任何飛行法規的約束，全球有成千上萬架這種飛機在各地飛行，日復一日釋放所謂的化學凝結尾。

對於相信這個星球上所有人都不會蓄意傷害其他人的人來說，這可能是一個難以接受的話題。三十年前，天空中的這些飛機數量不到現在的一半，因此要接受這個可怕的現實可能更具挑戰性。如今，當你在復活節、陣亡將士紀念日或任何一個週末仰望天空時，你可以看到 5、10、20 甚至 100 條化學凝結尾在各個方向相互交錯，這種現象已經很普遍。當你閱讀以下文字時，請保持一顆開放的心，下次當你看到藍天被白色水蒸氣變的灰濛濛時，你可能會有一個全新的觀點。

## 化學廢物處理

化學凝結尾計畫從一九六〇年代開始，當時只有少數幾架飛機在世界一小部分的範圍釋放化學物質。現在，這個計畫已經發展成數不清的飛機在全球各地進行偏離常規飛行路線的活動。

化學凝結尾是獨立運作，不受各國政府或軍事管轄。各國政府知道化學凝結尾，但他們置之不理，當作化學凝結尾不存在。大多數化學凝結尾的飛機是從一九五〇到一九九〇年代淘汰的航空客機改造而來。這些飛機釋放有毒化學物質的目的是以一種不引人注目的方式丟棄化學工業的副產品。

我們的工業每天會用到數十萬種化學物質，它們被添加在我們的食物、清潔用品和所有的製品中。許多化學物質毒性強烈到如果人體浸泡其中，將會迅速死亡。這些化學物品的容器上會有死亡、骷髏和交叉骨頭的標誌。而每一種為工業用途而生產的化學物質，都會產生成千上萬加侖的廢物。從化學品的誕生到在市場上的銷售，產生的副產品數量遠超過任何人的想像。

在過去，工業只是將化學廢物直接倒入河流、海洋和陸地中。如今，化學工業無法再像以前那樣明目張膽傾倒廢物。隨著生產的化學品比以往更多，所有化學廢物都去了哪裡？化學副產品太多，沒有地方儲存或排放，而且也無法回收。由於化學工業無法像以前那樣處理廢物，現在只好從天空傾倒。這種情況發生在世界各地，裝滿化學工業副產品的飛機將這些有毒化學物質排放到天空中。


# 從天而降

化學凝結尾由化學工業製造的各種毒素組合，其中包括有毒重金屬，如汞和銅，以及陳舊、過時的化學儲藏箱，這些儲藏箱積壓了幾十年的化學廢料，從五十年以上，甚至到一百年的化學廢料都有，這是一種新舊化學物質的組合，從空中經由飛機傾倒而出。

當假日天氣晴朗時，如復活節和七月四日等，很多人會在戶外活動，化學凝結尾通常會大幅增加，以至於藍天出現許多白色條紋，並逐漸擴散，看起來像是淺層的薄雲層，伴隨著各個方向延伸的條紋。

化學凝結尾是一種隱形的大腦叛徒。當我們收到相關空氣品量變差的警報時，其中大部分是由於化學凝結尾造成的，但沒有人知道原因。化學凝結尾在白天和晚上會從天而降，尤其是夜間，在經過一夜後，它們開始沉積在較低層的大氣中，然

後滯留與累積，這是空氣品質惡化的主要原因。

我們不斷被告知對未來世界氣候的隱憂，但我們忽略一個可怕的事實，那就是危險化學物質的汙染前所未有的高，且就在我們眼前釋放，傷害我們的孩子。當人類正被毒害的同時，私人噴射機、駕車和燃燒石化燃料的問題正引起熱烈的辯論。

你聽說過成千上萬的鳥從天上掉下來嗎？那是一群遷徙的鳥群，在途中遇到一層濃厚的化學凝結尾，被毒害後墜落，這種情況全球都在發生。

海洋和湖泊中的藻類大量繁殖和化學聚集物也來自化學凝結尾的塵埃，進而導致魚群和其他海洋生物因窒息而被沖上岸邊。

即使我們投入所有的精力、時間和知識來研究蜜蜂死亡的原因，這仍然是一個謎。關於蜜蜂消失的原因是細菌、基因改造（GMO）食品，或是神秘的蜜蜂疾病理論眾說紛紜，實際上，化學凝結尾才是真正的罪魁禍首。這就是我們失去蜜蜂的原因。


## 視若無睹的凝結尾

化學凝結尾是不可告人的秘密，沒有人知道化學凝結尾或相信它們的存在。這就是為何公共當局、軍隊和政府、空中交通管制塔都忽略化學凝結尾和化學凝結尾飛機的原因；這就是為何學校機構不教孩子們關於化學凝結尾和化學凝結尾飛機的原因；這就是為何大學和大學教授對化學凝結尾和化學凝結尾飛機隻字未提的原因，我們只是繼續過著日常的生活。

即使你是世上最有權勢的公眾人物，在你的後院野餐，仰望天空看著化學凝結尾，你也只能保持沉默，因為背後有高層的人把持。他們甚至凌駕於最有權勢的公眾人物之上，凌駕於世界上每個國家的統治者之上。大多數公眾人物甚至都不知道化學凝結尾。如果他們詢問，他們會被告知那只是一般飛機正常排出的廢氣。

# 降雨

你可能還記得被雨淋濕的感覺，無論在跑步時遇到下雨，或在沒有帶雨具的情況去爬山或划船，還是在街上突然遇到下雨，沒帶雨傘而成為落湯雞。降雨中包含形成雲雨時懸浮在空氣中的汙染物，其中許多是機構沒有記錄的非法副產品，其在大氣層的濃度可能難以估計。

雨水經常攜帶化學神經拮抗劑和其他傷害大腦的化學物質，例如放射性粒子、銫、噴氣燃料、化工廠的揮發物質，以及來自國內外農業用地的塵埃顆粒，其中含有殺蟲劑、除草劑和殺菌劑的殘留物。然而，從工廠排出的汙染物、廢氣、大氣中的戴奧辛，以及輻射沉降物所造成的汙染只占一小部分。化學凝結尾才是在降雨方面對我們最大的威脅。

儘管降雨有多方好處，且在溫暖的夏日雨後讓人心情愉悅，然而，如果你有任何類型的慢性或神經系統症狀，你最好留意雨水並非如想像的那樣純淨。甚至用「酸雨」都不足以形容雨中的真正成分。即使雨水未必全是酸性，它仍然可能含有汙染物，而這些汙染物比雨水的酸性更容易造成問題和危險。雨水不僅可以滲透我們的皮膚，同時我們也會吸入其中的水氣和汙染物。

# 進入大腦的途徑

淋在頭上的雨水會滲透你的頭皮，迅速進入你的血液，最終找到通往大腦的路徑。

一些危害最大的化學物質，透過飛機噴出的化學凝結尾具有極強的吸收性，可以輕易被骨骼吸收。如果你身處正在噴灑這些最強化學毒物的地方，或者在這些凝結尾雲層降雨聚集的周圍，這些化學物質甚至可以穿通過你的頭骨。當涉及溶劑和奈米技術化學物品時，由於頭骨的活性和多孔結構，在這些情況下，你的頭骨無法阻擋有毒降雨的化學物質。況且這些傷害大腦的物質非常微小，在空中形成的水氣基本上是已被高度稀釋，因此這些降雨汙染物更容易被身體吸收且具有傷害力。

這不是天天都會發生的事。大多數降雨的化學物質會透過頭皮或身體其他皮膚吸收到血液中,最終找到進入大腦的途徑。或者當雨水從額頭和鼻子上流下來時,我們鼻竇腔和眼睛中的水會直接進入大腦。或者我們從降雨的水氣中吸入化學物質,由於這些物質滲透性強且難以捉摸,它們很容易到達我們的大腦。但你無需為此而害怕下雨天,因為雨水對我們也是一份禮物。雨水具有活性和療癒作用,這意味著它有助於中和其中一些化學物質的影響。如果你對雨水很敏感,淋雨可能會導致幾天的症狀惡化,這時請遵循本書的大腦保健指南,照顧好自己大腦的健康。

第二十七章

# 輻射和電磁場

---

### 常見的醫療和運輸工具

- 飛機旅行
- X 光射線
- CT（電腦斷層掃描）
- PET（正電子發射斷層掃描）
- 螢光透視
- MRI（磁振造影）
- 食物和水供應

### 常見的核輻射接觸源

- 今日的核武器和核電場
- 過去核災造成的持續大氣沉降物
- 核試驗場

### 常見無線電頻率電磁場（EMF）

- 手機和其他技術設備
- 手機基地台電磁場
- 無線網路
- 微波
- 超聲波

我們從許多來源吸收輻射，其中有些幾乎不斷的存在於我們的生活，有些則不常見但輻射劑量卻很高。

任何輻射暴露都會立即穿過身體和骨骼。從長遠來看，輻射使器官縮小，而大腦是一個器官。這就是為何我們要小心輻射的原因之一：即使日常接觸輻射也會導致輕微的大腦萎縮，更嚴重的輻射暴露則會導致更嚴重的大腦萎縮。正如本書提及的內容，我們的大腦也可能因其他的原因而萎縮，因此我們不想再增加一個助長萎縮的因素。

# 輻射接觸的例子

輻射接觸的明顯來源包括牙科檢查、X 光檢查和其他醫學影像檢查，例如 CT 掃描，甚至（程度較小的）MRI。當有人需要多次進行 CT 掃描或頻繁的牙科治療時，會累積對身體產生更大的影響。

我們日常接觸的輻射對大腦的影響較輕微，其中包括飛機飛行、使用手機和其他設備、受汙染的食物和水、靠近剛接受 X 光或其他醫學影像檢查的人，以及過去核災難，如福島等不斷擴大的大氣輻射。還有當前我們尚未意識到的核試驗和核武器開發所產生的輻射後果。此外，核電場洩漏的「可接受」輻射量，若按照工業標準來說，這遠非可接受的水準，不然，你認為那些四隻眼睛的青蛙是打哪兒來的？就是在這些核電場附近的水域，顯然這絕對是不能接受的。

輻射也會遺傳，如果你的親屬曾經接受過 X 光檢查，或去過使用螢光透視掃描腳部成像的商店，那麼你很有可能也會遺傳這些輻射。若要排除這些輻射，你需要花時間和努力，遵循醫療靈媒的重金屬排毒果昔，這是一種清除輻射的方法。

# 體檢防護措施

牙科 X 光檢查提供的鉛衣看起來像是全面的保護，但這只是一種假象。它們通常不會覆蓋全身的範圍，因此我建議你要求額外的保護，並嘗試將鉛衣拉高一點以保護你的甲狀腺。如果你在醫療機構接受 X 光檢查，無論是胸部、頸部還是其他部位，也是一樣的情況。要求額外的裝備來保護身體的其他部位，而不只是被 X 光檢查區域周圍的部位。

許多醫學檢查的輻射源難以避免，這是求醫過程的一部分。當人們在四處尋找答案時，他們會帶著各種疑問看醫生，而醫生會為他們做 X 光、CT 掃描或 MRI（MRI 會有一定量的輻射）。從用於診斷支氣管炎和肺炎等肺部問題的胸部 X 光檢查，到診斷骨折的手臂 X 光檢查，這就是我們當前的醫療系統。然而，在 X 光和掃描領域，他們很少提供鉛製頭盔或防護頭盔，因此我們的大腦暴露在外。這就

是為何我們需要額外的防護，以保護身體其他的區域，並致力於本書介紹的輻射排除方案。螺旋藻是醫療靈媒方案中的一種關鍵成分，對於排除輻射接觸至關重要。

## 留意機場的輻射源

醫療靈媒信息一直警告我們要留意機場和搭機旅行的輻射汙染。機場中的輻射量很高，甚至會觸發輻射偵測技術。當你走過一排排等待登機的乘客時，偵測器會不停發出警報，因為所有剛剛被掃描的人、背包和隨身行李等都散發強烈的輻射，這些東西全被汙染了。因此，當我們留意到這些因素時，就可以為自己的健康採取行動，提前做好預防措施：

首先，定期丟棄行李箱並購買新的。當不使用時，請將已搭過飛機的行李箱遠離你的孩子和寵物。

另一方面，當你通過安檢時，選擇不用全身掃描儀並要求進行搜身。通過普通的金屬探測器是安全無慮的，盡量避免使用機場人體掃描設備。在等待搜身時，盡量不要靠在檢查隨身行李的輻射儀器，並遠離處理和照射行李的設備。

太空船，有些人可能稱之為外星飛船，在經過時也會在人氣中留下輻射。不明飛行物的目擊事件尚未完全透明化，來自這些飛行器的輻射不是一般的輻射。它屬於另一種大氣中的輻射。

## 與電力輻射共存

談到電磁場，我們的大腦實際上可以適應周圍的某些電流。在過去的一百年中，我們的大腦已經適應來自電力、電線、建築物的電氣面板以及洗碗機、冰箱、烤箱、爐灶、電動汽車、電燈、插座和電壓保護器、空調、暖氣、洗衣機和烘衣機等電器所產生的電磁場。對於這種形式的電磁場，我們已經習慣到假使停電，即使溫度很舒適，很多人也會因為不適應而受不了，這是因為我們的大腦已經習慣與這

些電磁場共存。

正如第一部〈大腦的故事〉中提及，我們的大腦是由電流組成，雖然不同於我們的家電供電系統，但大腦的電力已經學會與這些外部電力發出的電磁場共存，以便大腦能以最佳的狀態運行。當你前往沒有電力的靜修小屋或坐在附近沒有電力設施的田野中，會是一種非凡的體驗。你會經歷一種戒斷過程，你的大腦會學習調整，適應在沒有電磁場的生活。

我們與周圍的日常電力共存是一回事，但我們不要將其與危險的高壓場所（例如發電站）發出的電磁場混淆，這些很可能會對我們的健康造成影響。


## 引導細胞訊號

接下來是無線頻率的電磁場，它比一般的電磁場傷害性更大。這些無線頻率的電磁場可不是一般簡單為電器供電的電力。我們談論的是與無線網路和手機信號站的交互作用。其他無線電頻率的電磁場來源包括微波爐、「智能」設備和雷達設施。

即使你不使用手機，你仍然會接觸到手機訊號基站的輻射。你可以關掉你的手機，但那些穿過每個家庭和辦公大樓的無線電頻率仍然存在，我們曝露在這種環境下，這些來自手機信號站的無線電頻率進入我們的大腦，衝擊我們的神經元。這種接觸比家中典型的電器更具侵略性。然而，儘管手機信號基站的接觸具有極大的傷害性，但它並不像我們接下來要談論的其他無線電頻率電磁場威脅更大。

近年來，由於軍方發出的電磁輻射，我們的大腦一直在適應手機訊號基站的電磁場。全球各地的軍事基地，包括機密軍事基地，都會發出可穿越地球並進入大氣層的無線電頻率。這種情況自一九三〇年代以來一直在發展中，因此我們的大腦和神經元一直在適應中。

至今的手機基地台比老式無線電頻率（仍然存在）更具侵略性。無論是現在的5G還是未來的6X，傳輸技術不斷發出更強的信號。儘管如此，當我們談論電磁場暴露和危害大腦健康的可能性時，這些基地台並非是唯一的威脅所在。再次重申，我們的大腦正在學習適應手機基地台在環境中產生的移動電波，而我們還未適應的

是使用那些連接手機基地台的設備。當我們的手機開機時，尤其是正在使用的那一刻，會有我們還未適應的額外無線電頻率進入手機。當你的手機關機時，那個特定的無線電頻率電磁場會消失，你周圍的無線電頻率又會回到與他人一樣的狀態，除非你完全與世隔絕，住在周邊數英里外都沒有手機基地台的山上。

當手機連接到行動網路時，手機會收到一個特定的無線電頻率，這就是為什麼使用手機時不要貼近耳朵很重要的原因。你不會想將從基地台發出的無線電頻率集中到腦部。另一個不要將手機貼在耳朵上的原因是，當通話連接時，手機本身也會發出額外的輻射，因此最好使用免持擴音的功能。

（如果你需要隱私，你可以選擇插入手機的耳機。使用有線耳機至少不會將無線電頻率集中到頭部一側。手機的電流傳到耳機，仍然會有少許電流直接進入頭部兩側並干擾腦細胞，或對腦細胞產生不良的影響。如果你使用無線耳機或無線耳機打電話，你的耳機會直接收到來自基地台中強度的訊號，若換成有線耳機就不會發生這種情況。）

接觸無線電頻率電磁場會對大腦健康造成極大的影響，因為無線電頻率電磁場會產生自由基毒素。自由基毒素是來自腦細胞和腦組織周圍形成的有毒能量。由於我們無法完全避免電磁場，所以我們更要保持神經元和神經膠質細胞強健，並保護大腦的組織。


## 無線網路、電腦設備和吸血鬼效應

當我們使用電腦設備時，還有其他兩個電磁場元素會影響健康：（1）電腦、平板電腦、手機、智能手錶或其他設備本身，以及（2）它可能使用的無線網路訊號。

無線網路訊號幾乎包圍著我們，無論我們是否啟用設備。而且，無論我們的設備是否連接到無線網路、處於飛行模式或其他狀態，它本身都會發出某種形式的電磁場。許多人在使用任何類型的電腦設備時，光是這個就會對他們造成影響。當電腦連接到無線網路時，影響會更強烈。無線網路與我們身體的電流相互抗衡。當我們連接到無線網路時，我們會感到疲憊，因為我們的大腦和身體必須對抗無線網路

以維持其能量狀態。

　　無論是否連接到無線網路設備發出的輻射，都會造成問題。此外，設備和無線網路訊號發出的電磁場會對中樞神經系統造成負擔，而且不只是大腦，還包括全身的神經系統。

　　當你拿著設備或設備與身體接觸（例如放在口袋裡），或者使用無線配件（例如藍牙耳機）時，這時會產生一種類似吸血鬼效應。這些電腦設備連接到無線網路會從你的身上吸取能量，就像吸血鬼從你的體內吸取血液一樣。

　　你的體內電流只在體內不斷循環運作，你無法為他人提供能量。你的電流不會離開你的身體朝不同的方向流出。但當你使用連接到無線網路的設備時，你的大腦和心臟所產生全身性電流會受到干擾。你自己的電流頻率會從你的大腦和身體流入設備中，許多的電腦設備都是一種簡單的人工智慧（AI）形式。這種人工智慧會在我們接觸設備時進一步耗損我們的能量。當智能手機或其他設備沒有插上電源時，它會逐漸失去電量，因此會進一步消耗我們的能量，它就像一個能量提取機。當我們使用該設備時，它會以溫和的方式從我們的大腦中汲取電力。有時，這種電力消耗會以小幅突增的形式發生，有時會間歇性發生，有時會持續更長的時間。這就是為什麼患有神經系統疾病（包括對電磁場敏感）的人無法使用這些設備，因為他們會感受到這種吸力。

　　這些設備已經成為我們日常生活中不可或缺的一部分，而我們的工作是強健和鞏固中樞神經系統，以確保我們能夠應對當前科技所帶來的挑戰。

---

　　人們現在需要的是答案。解答大腦、神經系統、慢性疼痛、情緒、心理健康問題的真正原因，以及如何保護大腦的答案。因為你想保護你的大腦，就像你想保護生命中其他的東西一樣。

　　　　　　　　　　　　　　　　　　　　　　　　── 安東尼・威廉

---

第二十八章

# 出賣大腦的食物和補充品化學物質

要留意食物、飲料和補充品的成分標籤，以避免這些有害大腦的物質。

你可以在本書的配套書《守護大腦的激活配方》中找到以下列表的每一項。其中一些添加劑（例如氨）不會出現在標籤上，因此閱讀這本書有助於瞭解相關這些化學物質如何潛入食品和補充品的內幕。

1. **阿斯巴甜和其他人工甜味劑**

2. **味精（MSG）**
   （包括添加味精的調味料、仿肉類、瓶裝或包裝醬汁、冷切肉類和熱狗）

3. **香料**（天然和人工）

4. **酒精**

5. **檸檬酸**

6. **軟性飲料**（傳統和天然）

7. **防腐劑、氨、甲醛和硝酸鹽**（包括硝酸鈉）

這些添加劑暗中滲入我們的生活，通常在標籤上偽裝成「香料」或「調味料」，無論是天然的還是人工的，它們一點都不如表面上那麼單純。這些成分經常出現在食物或補充劑成分表的末尾，但這並不表示它們不具威脅性。相反，即使是少量對身體的影響很大。

在食品標籤方面，問責制還有很長的路要走。即使你很謹慎購買未將防腐劑列為成分的食品和補充品，卻不意味著這些化學物質不會進入你的食物，或者不曾存在於你過去吃過的食物中，至今仍留在你的大腦、肝臟和身體裡。如果我們不積極清除這些出賣大腦的物質，它們可能會停留數十年。例如，你小時候在體育賽事中吃過的熱狗和蘇打水中的添加劑，到今天可能還在影響你。

大腦內不應該有食品添加劑，這些有問題的食物和補充劑化學物質會使敏感性加劇，同時也會造成組織病變，因為它們的毒性很強：這些化學物質會透過侵蝕腦組織來殺死腦細胞，在大腦中形成坑洞、小裂縫和隕石坑，它們擁有類似於有毒重金屬的破壞力，在腦組織中產生病變、白點、灰點和黑點，促使大腦萎縮。

有問題的食品化學物質是具有毒性的入侵者，通常會影響大腦的情緒中心。大腦的情緒中心是神聖的空間，一直以來人類努力追求穩定和平衡的情緒。大腦中殘留的阿斯巴甜、MSG 味精或上述列表中的其他物質越多，人的情緒就越不穩定。更重要的是，這些出賣大腦的物質很容易上癮，讓人在不知不覺中依賴它。更糟糕的是，讓我們誤以為大腦需要這些化學物質，因此我們的攝取量會越來越多。

記住，你可以在《守護大腦的激活配方》中閱讀更多相關的內容。

---

大多數人從不在乎自己的大腦和身體需要什麼，因為大多數人根本不知道自己的大腦和身體真正的需要。

—— 安東尼・威廉

---

第二十九章

# 出賣大腦的補充品

我們往往不知道補充品可能會干擾我們的康復過程，甚至阻礙我們的動力，尤其我們投入了大量的時間和精力想從疾病中恢復。以下是一份你要留意的補充品清單，可以讓你避免在恢復過程中持續受挫。

有關這些補充品的詳細說明，請參閱《守護大腦的激活配方》。

這些補充品分為四大類：

A. 對身體有害的補充品

B. 對身體微傷害的補充品

C. 高估或濫用的補充品

D. 品質問題

以下補充品列表以按照英文字母順序排列：

## A. 對身體有害

| | |
|---|---|
| 1. 鹼性離子水機 | 2. 蘋果醋（ACV）和 ACV 補充品（內服） |
| 3. 膨潤土和其他黏土（內服） | 4. 含咖啡因的能量補充劑 |
| 5. 炭（活性炭） | 6. 綠藻（小球藻） |
| 7. 二氧化氯（亞氯酸鈉） | 8. 鱈魚肝油和鯊魚肝油 |
| 9. 牛初乳 | 10. 鹿茸 |
| 11. 矽藻土 | 12. 消化健康苦液（Digestive bitters） |
| 13. 內服精油 | 14. 促進脂肪燃燒補充品 |
| 15. 魚油和磷蝦油 | 16. 腸道保健複方粉 |
| 17. 含酒精的草藥酊劑 | 18. 鹽酸補充劑 |
| 19. 左旋肉鹼和左旋精胺酸 | 20. 礦物油 |
| 21. 蘑菇咖啡（含咖啡因） | 22. 牡蠣補充劑 |
| 23. 珍珠粉 | 24. 碳酸氫鈉（小蘇打）大量內服 |

| 25. 松節油 | 26. 乳清蛋白粉 |
|---|---|
| 27. 沸石 | |

## B. 對身體微傷害

| | |
|---|---|
| 28. 綜合胺基酸補充品（一些氨基酸，如左旋肉鹼和左旋精氨酸，可透過餵養而病毒觸發它們） | 29. 雞軟骨補充劑 |
| 30. 動物器官和腺體補充劑粉末（包括肝臟、腎上腺、脾臟、腎臟、胃、胰腺、大腦、舌頭和心臟；也包括胎牛血清） | 31. 電解質粉末和飲品 |
| 32. 草本複方粉（許多草藥和可疑成分的劣質混合物） | 33. 鐵補充劑（非植物性） |
| 34. 印度苦楝油（內服） | 35. 油漱口 |
| 36. 松針茶 | 37. 運動前補充品 |
| 38. 番瀉葉 | |

## C. 高估或濫用

這些是被譽為非常有益和重要的補充品。現實情況是，它們占用空間、成本高昂，並且在人們長期飽受病痛之苦時無法提供他們需要的結果：

| | |
|---|---|
| 39. CBD（大麻二酚） | 40. 葉綠素 |
| 41. 膠原 | 42. 蔬果植物粉（劣質、脫水的普通水果和蔬菜混合物，每粒膠囊含有數十種食物，每一種只有微量，不足以供身體利用） |
| 43. 富里酸礦物質、富里酸、腐植酸、腐植酸礦物質、喜來芝 | 44. 瑪卡根 |
| 45. 植物蛋白粉 | 46. 益生元（包括菊粉） |
| 47. 益生菌 | 48. 維生素 D 過量或高劑量 |

## D. 品質問題

在這些補充品中，尋找高品質的形式尤其重要，因為它們經常使用劣質成分或

有問題的添加劑（如防腐劑）生產：

| | |
|---|---|
| 49. 氰鈷胺（低品質維生素 B₁₂） | 50. 低品質膠質銀 |
| 51. 低品質鋅 | 52. MCT 油（中鏈三酸甘油脂，充滿大量和劣質版本；特別要留意使用棕櫚仁油製成的產品） |
| 53. 綜合維生素和頭髮皮膚指甲補充品 | 54. 奧勒岡油 |
| 55. 產前補充品（即使是高品質的產品，也無法提供充足的營養） | |

　　記住，你可以在《守護大腦的激活配方》中閱讀更多相關的內容，以及為何它們會出現在這個清單中。

第三十章

# 出賣大腦的食物

你可能在看到這個出賣大腦的食物清單時心想，這些不是我該吃的食物嗎？這就是飲食趨勢和食品建議誤導的結果。本章提及的一些食物會減緩、干擾甚至阻止治癒的過程；有些食物還會促使神經系統症狀和慢性疾病加劇，甚至還會引發更多的健康問題。

雖然試圖避免一種或多種出賣大腦的食物會讓人不知所措，但因此重新獲得健康的收穫絕對是值得的，與剝奪或評斷無關，而且你這個人的好壞與吃什麼無關。

如果你願意，你可以循序漸進：

嘗試第四十一章〈腦細胞的食物和填飽肚子的食物〉中一些有益於大腦細胞的食物以取代此清單中列出的一些食物。

參考第四十二章〈安東尼大腦激活療法〉以獲得更多的支援。

你可以考慮進行第四十三章中為期 10 天的大腦激活療法，或第四十五章中 15 天重金屬排毒選項，因為如果你願意，你可以找時間進行這些章節中更長的其他排毒選項。

你可以在本書的配套書《守護大腦的療癒食譜》中，找到超過 100 種促進健康的食譜。你可以把這些食譜和本書中的大腦細胞食物清單放在顯眼處隨時提醒自己，你有許多美味的另類美食來取代有害大腦的食物。

在《守護大腦的激活配方》中，你可以找到這些出賣大腦食物的詳細解說。

這個食物清單的順序是以危害身體的程度而定。如果你正為疾病所苦而想尋求緩解，首先你要避免清單中首要的一些食物。當你需要更進一步療癒時，你可以繼續往下避免清單上的食物。

| | |
|---|---|
| 1. | 雞蛋 |
| 2. | 乳製品（包括牛奶、乳酪、奶油、印度酥油、優酪乳、鮮奶油和克菲爾） |
| 3. | 麩質 |

| | |
|---|---|
| 4. | 咖啡因（包括咖啡、綠茶、抹茶、巧克力和可可） |
| 5. | 酒精（經常飲酒） |
| 6. | 醋（包括蘋果醋） |
| 7. | 豬肉製品（包括火腿、培根、香腸、醃肉、罐頭豬肉製品、豬油、手撕豬肉、豬排、五花肉和豬皮） |
| 8. | 鮪魚 |
| 9. | 玉米（包括玉米糖漿、玉米澱粉等玉米製品） |
| 10. | 工業化生產的食用油（包括植物油、棕櫚油、棕櫚仁油、芥花油、玉米油、紅花油、大豆油、棉籽油、花生油、氫化油和人造奶油） |
| 11. | 康普茶（紅茶菌） |
| 12. | 營養酵母 |
| 13. | 大豆（包括豆腐、毛豆、豆漿、醬油、味噌、大豆堅果、植物組織蛋白、大豆蛋白粉和用大豆製成的人造肉製品） |
| 14. | 基因改造食品 |
| 15. | 大骨湯 |
| 16. | 有問題的魚類和海鮮（包括鯰魚、紅鯛魚、條紋鱸魚、藍魚、旗魚、石斑魚、蛤蜊、牡蠣、貽貝、蝦、蟹、龍蝦、魷魚、章魚、扇貝、比目魚、吳郭魚和鯊魚） |
| 17. | 羊肉 |
| 18. | 鹽（包括高品優的鹽） |
| 19. | 發酵食品（包括酸菜、醃製蜜餞、酸麵團、乳酪和動物性或植物性優格） |
| 20. | 攝取穀物方式不當（例如穀物，甚至無麩質搭配脂肪一起食用） |

出賣大腦的食物光明正大地進入我們的生活：我們吃喝少不了它們。有時我們在不知不覺中就陷入其中，例如，因為我們追隨高蛋白趨勢，飲食大多是高脂肪，沒有停下來思考或甚至意識到蛋白質來源幾乎是來自脂肪。最重要的是，現在我們被告知大量脂肪對身體有益，因此我們攝取的脂肪越來越多，或跟著飲食趨勢在製作果昔時加入更多的脂肪，卻不知我們正在傷害我們的大腦。

其中一些食物，如芥花油、營養酵母和玉米，往往在我們不知情的情況下進入我們的膳食。每當你看到調和油，請留意其中很可能含有出賣大腦的成分。即使標示為純淨油，有時也會摻雜稀釋的芥花油或玉米油，所以盡可能尋找優質的油品，甚至限制油的使用量以降低脂肪的攝取，藉此保護你的身體和大腦。

大多數這些出賣大腦的食物，主要的問題是它們會餵養體內的病毒，如 EBV

（人類皰疹病毒第四型）和細菌，如鏈球菌。這些病毒和細菌以休眠的形式藏匿在許多人的體內，如果這些病毒和細菌獲得所需的燃料，它們就會從休眠狀態中甦醒。其中，有些食物不是直接餵食病毒和細菌，而是由於它們的高脂肪含量，因而在體內創造一個允許病原體繁殖的環境。無論上述哪一種方式，這些食物對我們的成長有害無益。當我們攝取雞蛋、牛奶、乳酪、奶油、所有其他乳製品、麩質、大豆、豬肉、玉米或高脂肪飲食時，病毒和細菌在體內就會快速激增。

正如書中第四章〈病毒的大腦〉中提及，廣泛的醫學研究和科學並不知道病毒會「飲食」。吃確實是病毒的生存方式，它們不是靠莫名能量生存，病毒會透過其外膜吸收非益性化合物維生，隨後經過消化釋放廢物，例如神經毒素和皮膚毒素。當這些毒素到達中樞神經系統時，就會引發數百種症狀和病症。

其中一些出賣大腦的食物原本對大腦就不利。我們經常被告知雞蛋含有對大腦有益的 omega 脂肪酸，但我們沒有被告知，雞蛋也富含阻斷與大腦有關的健康賀爾蒙的激素，所以弊多於利。乳製品也是如此，即使是來自有機、草飼、牧場飼養和／或自由放養的乳牛和雞中獲取的新鮮雞蛋和乳製品，也都含有會阻斷和干擾我們系統中涉及激素的賀爾蒙。

含咖啡因的食物和飲料是酸性、脫水、對中樞神經系統不利，而且會促使腎上腺疲勞。

醋是酸性，且會造成慢性脫水。含有味精有害大腦的食物，如營養酵母，會干擾神經傳導物質的活性和神經元的強度。

記住，你可以在《守護大腦的激活配方》中閱讀更多相關的內容，以及為何它們會出現在這個清單中。

---

幾十年過去了，幾世代的人為了健康人而走了許多冤枉路。歷史一再重演，潮流一遍又一遍循環，每五年就有一批人感到不適，並準備接受看似聰明的大腦健康建議

—— 安東尼・威廉

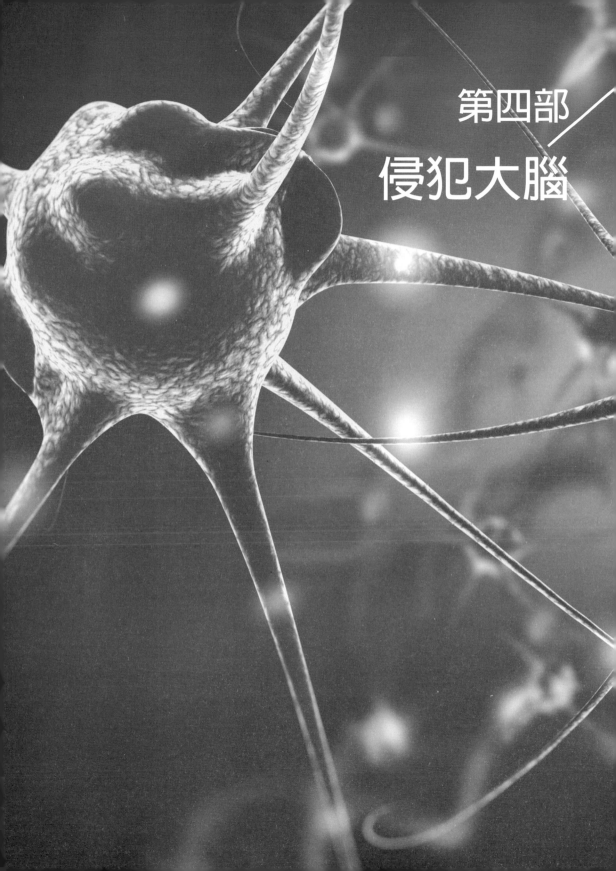

第四部

侵犯大腦

## 神聖的大腦空間
### 如何使用第四部〈侵犯大腦〉

- 任何影響我們心理健康的事物，都感覺像是某種外來的東西正在入侵我們身體的聖殿。我們的大腦是神聖的；我們的大腦空間是神聖的；我們的心智和意識是神聖的。當我們變得更有力量，會對自己會更有信心；當我們知道侵犯大腦的真相時，就有能力治癒自己。

- 在接下來的章節中，你將深入瞭解幾種最常見、最複雜的病痛：焦慮、憂鬱、飲食失調、強迫症、躁鬱症以及阿茲海默症和失智症。有關這些症狀和疾病的詳細解釋，請參考第五部〈病痛與煎熬的醒悟〉。

- 透過在這裡得到的資訊，你可以利用第六部〈修復你的大腦〉，以及本書的配套書《守護大腦的激活配方》制定個人的治癒方案。你的症狀或病症不是真正的你，現在是時候回家了。

第三十一章

# 焦慮症

地球上沒有一個人的焦慮症狀會和另外一個人相同。或許兩個人的焦慮症狀有許多相似之處，例如胸悶、喉嚨緊縮、肚子怪怪的、坐不住、口乾舌燥、緊張、手心出汗、不知所措、心跳加速，思緒紊亂、手臂麻木、喘不過氣或雙腿顫抖無力等。然而，即使他們的焦慮症也不可能完全相同。

例如，我經常遇到一些很容易不知所措的人。即使兩個人不知所措的原因一樣，他們的焦慮感仍然不同，我們會如此因不同原因不知所措。你會發現當人們焦慮時，他們對焦慮的描述不一樣。有些人雖說自己「焦慮」，但不確定這是否是他們真正的感覺。有些人的生活充滿緊張並有其他症狀，也許是恐懼症或是感覺在某些人面前無法說話，但他們從來沒有意識到其實這是焦慮所致。

什麼是焦慮？怎樣才算是焦慮？這個詞的真正含義是什麼？醫療業對焦慮始終很困惑，它指的是一組症狀或是一個症狀，其中的根本原因至今仍然無解。如果有人出現不適症狀，影響到日常生活運作，並在進行各種醫學檢查後找不出明顯原因，最後他們通常會轉診到精神科醫生或在其他醫生辦公室接受藥物治療，並被告知他們患有焦慮症。

影響日常生活的運作是焦慮症定義中很重要的一部分。沒錯，人們對生活有些焦慮很正常，但在這一章中，我們談論的是焦慮症，一種干擾人們日常生活的症狀。

焦慮的程度有輕有重。對於輕微焦慮，你不只會感到焦慮，你還會意識到自己正在焦慮，並特別留意自己的言行，以免焦慮左右你的人際互動和日常決策，通常這種輕微焦慮不會阻礙你在生活中做想做的事情。對於較嚴重的焦慮症，它就會妨礙你的生活，你可能會因為焦慮而病倒、無法起床或因焦慮而顫抖。

焦慮症這個標籤可適用在以下情況，恐慌發作或呼吸急促；被責任、不確定性

和恐懼壓垮；動彈不得、無法言語、全身麻木，有種吸不到空氣的感覺。焦慮症可能讓人全身濕透、手臂和手變得冰冷，以及無法控制的顫抖，最後發展成無法控制的抽搐。焦慮症也可能讓人坐立難安靜不下來，或者要保持忙碌以避免恐慌發作，無法獨處，總是需要有人陪伴。焦慮有各種不同的症狀，輕微的焦慮症狀包括心跳加快和肚子有怪怪的感覺。

很多時候，人們在焦慮時會有其他的身體症狀，例如視力問題、飛蚊症和頭暈。在這種情況下，他們不只是焦慮，他們的體內還有一種會引發其他症狀的病毒，但全被歸為同類，並診斷為焦慮症。焦慮症患者的身體症狀經常被誤解為焦慮症的一部分。

即使焦慮症狀看似很明顯，例如在人生中遭遇困難和壓力時出現症狀，現今的醫學研究和科學也無法真正理解你的焦慮和症狀根本的原因。也許你的生命遇到困境，承受極大的壓力，因為失去摯愛而極度悲痛，或是經歷關係破裂、離婚、失業等各種挑戰。如果焦慮症狀開始出現，這似乎很明顯：創傷必然是原因。

但真的是這樣嗎？很多人在經歷困境時不會出現任何焦慮的症狀，但很多人確實會出現焦慮的症狀。是什麼讓人有不同的反應？如果創傷是焦慮的根本原因，那麼肯定無人倖免。當遇到困境時，每個人或多或少都會產生焦慮，無論是恐慌、胃部翻攪、嚴重胃痛、恐懼、無法表達、胸悶、身體當機等。每當我們遇到挑戰時就會出現這些症狀。

此外，許多人生活一帆風順，生命中沒有遇到大風大浪，但他們仍然為焦慮症所苦，日常生活受到影響。

這表示創傷或壓力不是焦慮的真正原因，它們更像是觸發因素。這些觸發因素會觸發某些人產生焦慮，但對其他人則是免疫。那麼究竟是什麼被觸發了？這不像是疾病，而是體內早已存在的弱點，真正的原因一直存在，最終被激發，並且可能已經存在了六個月、一年，甚至一輩子。

# 焦慮的原因

　　焦慮症的成型，首先必須有潛在的身體敏感性。例如，有些人小時候雖然遭受嚴重的虐待，但如果他們沒有潛在因素，他們就不會產生焦慮症。雖然還是會有恐懼、緊張、不信任，或許還會更謹慎行事，因為我們是人，我們對生活中各種體驗會有不同的情緒反應，但若演變成嚴重的焦慮症狀，這又是另當別論了。

　　真正的焦慮會干擾我們，讓我們無法正常運作，無法做出我們希望的選擇，體內有其他因素正在影響大腦。

　　許多人在生命中出現時好時壞的焦慮，即使一切都很美好。他們的生活穩定，財力雄厚、經常旅行、熱愛自己的工作，也許甚至不需要工作，但卻出現第一次恐慌發作，接著第二次，最後去看醫生，結果被診斷出焦慮症，並開始服用藥物。在沒有創傷或壓力的情況下，究竟是什麼觸發了焦慮症？這完全是另一回事。觸發因素有各種類型，可能很隱晦、讓人產生錯覺、神秘、無法察覺，或者很明顯。接下來你會讀到更多關於觸發因素的訊息。對於有些人會發展成不明原因慢性病，最終被標記為焦慮症，其中的一個核心因素就是神經毒素。

　　過去，我一再強調慢性焦慮是由有毒重金屬和／或病毒引起的，情感創傷有時只是這些潛在原因的觸發因素。這仍然是事實。不過，因為環境中的化學物質暴露源不斷演變，現在是時候擴大這種因素的定義。焦慮是因接觸神經毒素引起的，其中也包括有毒重金屬和病毒，以及對我們的神經有害的有毒化學物質和其他暴露源。

　　人類目前大量生產具有神經毒性的化學物質，它們被添加到香氛產品、香水、古龍水、香氛蠟燭、空氣清新劑、洗滌劑、織物柔軟劑和清潔產品。神經毒性化學品還包括全球各地用捕殺蚊子和其他昆蟲的殺蟲劑；在院子裡、土地、建築物、停車場、社區、城鎮、村莊、農田、公路和公路旁噴灑的除草劑；在所有新衣服、毯子、床單、寢具、枕頭、沙發、家具、裝置和車內噴灑的殺菌劑。此外，咖啡因、味精和輻射對神經系統也會造成嚴重的傷害。

　　情緒波動可能導致急性暫時性焦慮，因為腎上腺素激增引起的「戰或逃」反應（詳情可參考第五章〈情緒化的大腦〉）。然而，就情緒波動本身而言，其實不會

導致長期焦慮。如果焦慮持續存在並發展為長期性，這意味著其中至少有一個潛在的身體因素。

# 相互關聯的因素

焦慮通常是由多種因素共同引起的。有些人可能同時具備這三種因素，或是混合其中兩種：有毒重金屬、體內的病毒量和／或接觸其他神經毒素。

例如，如果因焦慮而出現不明原因的胸悶，可能是由於病毒或有毒重金屬或有毒化學物質的刺激，或三者都有，從而使迷走神經某一區域發炎。

焦慮的因素通常是互相影響：

接觸神經毒素會以兩種方式導致焦慮：（1）神經毒素本身對神經就有毒性，當它們接觸神經時，神經會產生敏感反應，和（2）神經毒素會餵養和激發病毒。

許多有毒化學物質，例如芳香劑和殺蟲劑，會以兩個方式毒害人體：（1）這些物質的化學配方本來就含有有毒重金屬；（2）這些化學配方本身對神經有害，且會滋養和激發病毒。其中一些化學物質，即使不含有毒重金屬或不會激發病毒，它們仍足以產生神經毒性反應，最終造成神經損傷導致焦慮。

每個人產生焦慮的原因都不同，有無窮的組合：不同含量的有毒重金屬、不同的病毒、不同的有毒化學物質、不同的病毒燃料、在大腦和身體的位置不同、不同的觸發因素，不同的挑戰。每個人的接觸程度也有差異，即使差異很微小，這都會產生不同的焦慮症狀。

## 有毒重金屬干擾電流傳導

焦慮症患者的大腦內部存在有毒重金屬，削弱神經傳導物質，也會干擾流經大腦的電脈衝，自然而然產生一個脆弱的部分。

正如第三章〈合金的大腦〉中提及，這些金屬早在你出生前、童年時期，甚至在成年期間就已進入你的大腦。每個人的大腦有不同的金屬組合在不同的區域，即使在最細微的程度上也有差異，這解釋了為何每個人的焦慮都不同，造成焦慮的因

素有太多的變數。

　　請注意：大腦中的有毒重金屬不是焦慮的觸發因素，而是原因之一，我們不能搞混。醫療產業應該認知焦慮的真正原因是大腦中存在的有毒重金屬，這些有毒重金屬會隨著時間而氧化。當它們氧化時，有毒重金屬會滲出和腐蝕，這些腐蝕物會使鄰近的腦組織充滿有毒物質，干擾大腦電路，降低神經傳導物質，因為大腦內的電流網逐漸減弱，從而改變大腦內部數百種的化學功能。

## 病毒引起發炎

　　身體帶有病毒是另一個焦慮的原因。這些病原體潛藏在肝臟和其他器官中，它們會影響腦神經，例如迷走神經、三叉神經和顏面神經，以及膈神經和中樞神經系統。病毒也會進入大腦直接引起腦部發炎，儘管大多數焦慮症患者的大腦內沒有病毒。幾乎所有與病毒相關的焦慮症，都源自於身體其他部位，例如肝臟帶有病毒。在很多情況下，病毒也會棲息於腦神經。例如，帶狀皰疹和單純皰疹第一型會附著在顏面神經和三叉神經上，而人類皰疹病毒第四型（EBV）則是附著在迷走神經上。

　　有毒重金屬是焦慮的主要原因。病毒和有毒重金屬經常脫不了關係，因為病毒以重金屬為食，並釋放稱為神經毒素的廢棄物，如第四章〈病毒的大腦〉和第六章〈發炎的腦神經〉中提及，病毒需要進食，它們吞食有毒重金屬和其他不應存在於體內的有毒化學物質，甚至以對我們身體無益的食物為食。

　　一旦病毒細胞排出神經毒素，這些神經毒素就會進入血液循環全身，成為靠近大腦甚至大腦內部的過敏原。由於病毒吞食和處理的有毒化學物質與過去不同，今日的病毒神經毒素具有極強的浸潤性，更容易被組織和神經吸收。且病毒攝取比以往更多的有毒物質，即使只是微量的病毒神經毒素也能使神經變得敏感，進而引發任何形式的焦慮。此外，病毒神經毒素可以輕易進入大腦，在大腦內引起過敏反應。輕微的頭痛、暈眩和腦霧是大腦對神經毒素常見的過敏反應，這也是為何焦慮經常會伴隨其他症狀的原因之一。

　　你的體內不需要含有很多有毒重金屬或有毒化學物就能產生病毒神經毒素，你只需要病毒的燃料。病毒是以我們攝入的大腦叛徒的食物為食，例如雞蛋，光是如

此就會產生引起焦慮的神經毒素。雖然這不是最強的神經毒素，不至於引起嚴重的焦慮，但仍然是焦慮的一種。

再次重申，病毒不是焦慮的觸發因素，它們是造成焦慮的原因。請牢記這一點，因為當公眾醫學研究和科學領域發現「醫療靈媒」關於病毒在特定條件下會引發焦慮的資訊時，他們會將病毒歸類為觸發因素而不是原因。請記住：病毒本身就是焦慮的真正原因。

## 化學產物助長病毒和刺激神經

由於化學物質日新月異，焦慮是人們現在最常遇到的症狀之一。病毒正在適應新的化學產物，它們以這些化學物質為食並產生各種新的病毒神經毒素，充滿與刺激神經。

化學物質中的芳香劑（例如香氛蠟燭）、入侵家庭的化學工業製品（如清潔用品）、和化學神經拮抗劑（如殺蟲劑）本身也具有神經毒性。這些化學物質會附著在神經上直接對神經造成影響並刺激神經，通常這需要長期或大量的接觸才會引起焦慮，或者已經因來自病毒、有毒重金屬和／或輻射而對神經系統產生過敏反應。

這些新的化學配方效果非常強，毒性甚至比有毒重金屬還高，即使配方中不含有毒重金屬，這些化學物質本身也變得猶如有毒重金屬，對中樞神經系統具有破壞性，甚至更嚴重。除此之外，許多新的化學混合物同時包含這些更危險的化學物質和有毒重金屬。

## 輻射弱化神經

根據不同情況，輻射可能是焦慮的觸發因素或原因。雖然來自 X 光或 CT 掃描的輻射影響可能是立即的，但它也可能在數年後導致焦慮。隨著時間的推移，輻射會慢慢影響神經，即使經過幾十年，輻射也會削弱人們的神經，使人更容易得到焦慮症。即使在幾年前暴露在輻射的環境，久而久之雖然輻射在體內的劑量會慢慢減少，仍然會弱化神經。有些人在十年前接受很多 X 光和 CT 掃描，這些可能成為他們今天焦慮的原因。再加上我們每天接觸其他的輻射暴露源也會累積毒性，例如，機場掃描儀和手機。雖然輻射不是病毒的燃料，但它會降低免疫系統，因為它會深

入我們的骨骼。

有些人在其一生中陸續接觸微量的輻射，這些輻射會成為焦慮的觸發因素，因為原本衰弱的神經會受到影響。接觸大量輻射後，無論是一次性或多年累積下來，這些輻射會損壞神經，從焦慮的觸發因素變成焦慮的原因。

## 焦慮的觸發因素

觸發因素這個術語很弔詭，在另類療法和傳統醫學領域中，它讓人們相信已經找到焦慮的原因，但卻從未確定真正的原因。他們陷入觸發因素的遊戲，試圖處理觸發因素，認為他們正在解決問題，以為他們已經搞定了原因。但焦慮還是一再出現，因為他們沒有解決真正的身體問題。

職場中與同事發生衝突，造成壓力，這是焦慮的一個觸發因素，因為它會促使腎上腺素湧入大腦，改變大腦化學作用，加劇神經傳導物質和電脈衝周圍的熱量。人們焦慮的原因是大腦中存在有毒重金屬，如汞和鋁，進而削弱神經傳導物質活動，阻礙神經元強度。大腦中的有毒重金屬（原因）為職場中因壓力而釋放的腎上腺素（觸發因素）鋪陳舞台，腎上腺素使大腦溫度升高，進而波及已經受損的神經傳遞物質、電脈衝和神經元。我們要特別留意原因和觸發因素兩者之間的差異。

同樣的，社交焦慮是一種常見的經驗。當你非常努力控制焦慮，又要試著維持社交關係時可能很困難。如果你開始覺得自己的溝通讓別人不自在，可能會破壞你的信心，讓你感覺自己的想法被誤解。再加上社交場合經常是非常刺激的環境，如派對等。儘管如此，社交本身不是焦慮的原因，而是觸發因素。因接觸神經毒性而受損的大腦和神經系統，才是當你走進派對時感到恐慌的原因。

運動可能會觸發焦慮，如果他們的迷走神經因病毒神經毒素而引起發炎，這些病毒以有毒重金屬為食，進而產生病毒神經毒素。病毒和有毒重金屬才是焦慮的真正原因。

食物也可能會引發焦慮症，不論是恐慌發作、胸悶、喉嚨窒息感、口乾舌燥等，一旦這種食物進入胃或甚至口中，就可能觸發焦慮症。食物只是一個觸發因

素，因為食物引起蠕動作用，從而觸發敏感、發炎的迷走神經。再次強調，接觸有毒重金屬、其他神經毒素以及／或病毒才是焦慮的根本原因。

　　缺乏正確的食物也可能是觸發因素：低電解質、低微量礦物鹽、維生素 B12 不足、因胰島素阻抗導致葡萄糖吸收困難、因使用咖啡因導致腎上腺疲勞、以及缺乏重要的化學化合物，都可能成為焦慮的觸發因素。（詳情請參考第七章〈耗竭的大腦〉）。當我們攝入的食物不是重建和補充神經傳導物質和大腦內的化學物質，焦慮可能就會出現。缺乏足夠的營養只是一個更大潛在問題的觸發因素，有毒重金屬、來自病毒的大量神經毒素、經年累月暴露在高劑量輻射環境，或日常生活接觸到的大量有毒化學物質，這些才是焦慮的根本原因。

　　如果醫療業確實把這些重點連結起來，意識到有毒重金屬、病毒和其他有毒物質跟焦慮有關，另類療法和傳統醫學充其量也只是以為它們是觸發因素。但這樣只會忽略真正的實情，並且干擾人們的治癒能力。

## 焦慮的觸發因素例子

　　以下只是一些觸發焦慮的例子，但不是詳盡的清單：

- 抽血檢驗血液
- 捐血
- 錯誤的間歇性禁食
- 新的親密關係
- 腎上腺素飆升一整天
- 飲食不規律
- 睡眠不足
- 照顧新生兒
- 整形外科手術
- 手術
- 情緒起伏
- 食物中毒

## 觸發因素和致病原因之間的細微差異

　　在某些情況下，接觸有毒物質可能是焦慮的觸發因素或致病原因，或兩者都是，視情況而定。如本章之前提及，有些有毒物質本身就具有神經毒性，它們可以同時降低免疫系統和／或直接成為病毒的食物。以下有一些例子：

- 香水、古龍水、空氣清新劑和香薰蠟燭
- 牙科治療
- 藥物
- 殺蟲劑、除草劑和殺菌劑
- 咖啡因
- 味精

## 焦慮引發焦慮

焦慮有累積效應：焦慮會引發焦慮。是因為在焦慮中，腎上腺素會被觸發進入「戰或逃」的模式。有些人可能會因為焦慮而變得緊張不安，進而變成惡性循環，使焦慮更強烈。當這種情況發生時，焦慮就會影響日常生活。

這種類型的焦慮症可能會發展成創傷後壓力症候群。如果你在焦慮症發作時呼吸困難，事後即使在正常呼吸下也會恐懼，這意味著你有一定程度的創傷後壓力症候群。很多人害怕恐慌發作時會昏倒，害怕自己死亡，因為恐慌很強烈和難熬，感覺恐慌控制了身體，並且因過度換氣而頭暈，呼吸困難，感覺快要死掉。如果你發生這種情況，你要提醒自己，若你真的因恐慌發作而昏倒，你不會死掉的。你會在昏倒後不久甦醒，然後漸漸平穩恢復呼吸，你會沒事的。

如果焦慮是慢性的，這意味著腎上腺素持續處於「戰或逃」的模式，最終會造成輕度腎上腺疲勞。對於有長期慢性焦慮的人而言，腎上腺疲勞是很常見的。

## 當觸發因素改變

焦慮的觸發因素也會改變，這表示它們只是觸發因素而不是致病原因。當人們試圖理解焦慮的原因時，觸發因素的改變總是讓人摸不著頭緒。

例如，某種食物在某個時候似乎會觸發恐慌發作，但之後可能不再發生，但那人可能陸續還會感到焦慮。食物的觸發因素消失了，但焦慮依然存在，代表食物只是觸發因素，並未引起焦慮。觸發因素可能會改變，某種觸發因素可能在消失不久後，又出現在其他東西上，或者曾經是某種食物，後來卻變成完全不同的食物。

當像食物、人、事件、環境和恐懼這些觸發因素改變時，這表明它們不是焦慮的起始原因。有些人一進入汽車恐慌立馬發作，他們無法開車。專家可能會認為他們的焦慮和車子有關，所以要避免待在車內。然而，有時候他們在車內卻完全不會焦慮。以下是真正的問題所在：許多駕駛恐慌發作是當他們在開車時，腦神經受到過度刺激。例如，當你在行進的車內，透過擋風玻璃或窗戶向外看時，你的視神經或顏面神經會承受一定程度的壓力。不論你是駕駛還是乘客，你的腦神經會接收周圍環境的訊息，例如，穿越馬路的人、及時看到路口「停」標誌快踩煞車、闖黃燈、後面車輛閃燈、其他車輛超車或讓車、變換車道、高速駕駛，

規劃路線和計算到達目的地所需的時間，都是考慮因素，也是腦神經之所以過度刺激的一部分。當腦神經發炎時，它會超過負荷，隨著神經元的溫度比平時更高時，警報聲就會響起。原本已經發炎的腦神經，在駕駛時受到的刺激變成焦慮的觸發因素。有時，乘車的刺激可能較小，或者神經只有輕微發炎，在任何這兩種情況下，焦慮都會降低。

## 焦慮症和強迫症

焦慮症不是強迫症，強迫症也不是焦慮症，兩者完全不同。一個人可能有強迫症但沒有焦慮症，反之亦然；或者同時患有強迫症和焦慮症。重點是要知道如何區分這兩者。更多詳情請閱讀第三十四章〈強迫症〉。

## 時好時壞的焦慮症

我們的大腦和身體為我們而戰，克服各種障礙。它們會想盡各種辦法，試圖保持體內系統平衡，讓我們在現有的情況下盡可能正常運作。新細胞產生，舊細胞死亡，焦慮可能反反覆覆，不再被相同的因素觸發，因為細胞原有的毒素已經改變。也就是說，換了新細胞並不會使舊症狀自動消失，如果我們不努力將毒素排出，當舊細胞死亡，新細胞產生時，新細胞仍然會帶有來自大腦和神經系統中垂死舊細胞殘留的毒素。

焦慮症時好時壞的部分原因是由於大腦和神經細胞更新，以及大腦和身體的適應能力。有些人在大學期間曾經有短暫的焦慮症，之後在接下來的幾年都不曾發作，直到重大的壓力出現，例如分手或懷孕，這時他們正動用大腦所有的儲備量去面對緊張的關係和懷孕，因此大腦的儲備量已無法支援大腦克服有毒重金屬或病毒神經毒素。一直以來，他們的體內有一定程度的有毒重金屬或病毒神經毒素，之前他們能夠應付，直到某個觸發因素影響了他們的儲備量和抵抗能力。

年輕時，我們的大腦和身體的適應能力特別強。隨著年齡增長，當大腦沒有得到所需的重要物質，身體的適應力會逐漸下降。當我們意識到這點，我們就可以改變，克服焦慮症。當去除大腦中的有毒重金屬，同時修復大腦和神經組織，焦慮的症狀就會減少，許多不同的症狀也會消失。或者焦慮症狀可能持續存在，但程度會降低，因為患者體內仍然有病毒。在這種情況下，患者可以致力於排除身體和神經系統中的病毒。若要治癒焦慮症，我們要讓自己免於受到任何神經毒性的影響，無論是有毒重金屬、病毒或有毒物質，例如芳香劑和化學神經拮抗劑，這樣我們才能擺脫焦慮症。

　　更多關於第六部〈修復你的大腦〉中具體方案之外的訊息，請參閱《守護大腦的激活配方》中的「焦慮」、「腦神經發炎」和／或「創傷後壓力症候群（PTSD）」方案。

　　對於暫時性焦慮的具體支持（比焦慮症更輕微，破壞性較小），請參考「暫時性焦慮」方案。

---

　　每個人在各方面都承受巨大的壓力，我們的情緒受到前所未有的侵犯和操控。這些因素混淆、破壞、動搖和玩弄我們原本的情緒，讓我們無法如實表達自己。

　　　　　　　　　　　　　　　　　　　　　　　　—— 安東尼‧威廉

---

第三十二章

# 憂鬱症

當我們聽到有人患有憂鬱症，我們通常知道這代表什麼。他們可能感到絕望，可能覺得自己的存在毫無價值，即使沒有做壞事，也會有罪惡感。他們對於所做的一切患得患失，沒有成就感，即使身處該在的地方，仍然感到迷失。許多患有憂鬱症的人或許想待在親人身邊，但又覺得應該去別的地方。很多憂鬱症患者覺得生活似乎缺少什麼，但又說不出究竟少了什麼。

這些憂鬱的感覺可能難以緩解，反而會加劇，因為患者知道自己已經嘗試很多方法，從朋友、家人和摯愛中得到許多建議，然而這種挫敗感只會有增無減。如果患者想盡辦法改變或克服憂鬱症，但都徒勞無功，他們會覺得讓身邊關心他們的人失望了，甚至會覺得辜負了他們的心理醫生、諮商師和／或其他健康專家。

再來是「抑鬱」這個詞。患有抑鬱症是一回事，被貼上這個標籤就像是一個詛咒，因為抑鬱症不是看醫生從身體症狀就可以診斷出來。因此，他們的抑鬱無法解釋，這個重擔就讓患者自行承擔。這就是為何抑鬱症如此難解，為何它會吞噬一個人的身心靈。這是一種持續感受到不幸、不滿、恐懼、罪惡和羞愧的感覺，最終集結成為一種強烈的感覺，而這種感覺我們只能用「抑鬱」這個虛幻的詞來形容。

## 不只是心理狀態

就像焦慮一樣，每個人的憂鬱都有不同的感覺。有些人即使沒有嚴重的憂鬱，他們也會隨意用憂鬱來形容；有些人在生命中的某個階段遇到困境，出現輕微的憂鬱，他們也會用這個詞；有些人則是因為憂鬱症出現嚴重的情緒障礙。憂鬱的表徵範圍很廣，這讓健康當局十分困惑。

憂鬱症患者並非故意讓自己陷入情緒黑洞，但直到今日，許多人仍然認為這就是憂鬱症，這也是為何憂鬱症患者很痛苦的原因。有時人們認為憂鬱症是一種有意識的心理狀態，選擇自憐自艾，甚至利用憂鬱症操控身邊的人，例如家人、朋友和摯愛。如果憂鬱症伴隨其它精神疾病，身邊的人和專家通常會更嚴肅看待該患者的憂鬱症。但如果只有憂鬱症而沒有其他精神疾病，那麼憂鬱症就不太會被認真看待，尤其是嚴重的憂鬱症。

患有憂鬱症的人知道自己有憂鬱症，他們能立即知道自己陷入憂鬱。儘管憂鬱症的原因令人困惑，且憂鬱症難以描述，但憂鬱症患者就是知道憂鬱的感覺，而且這種感覺對他們而言很真實。

由於社會大眾對憂鬱症的認識不足，有關憂鬱症的訊息混淆不清。一方面，人們可能會輕忽憂鬱症；另一方面又說：「如果你有憂鬱症，這些可能是你的症狀，你要服用這種藥物。」醫生經常開抗憂鬱藥處方，即使患者不是罹患憂鬱症。

憂鬱症患者會越來越絕望。為了擺脫憂鬱減輕痛苦，他們會嘗試任何方法。然而，有時憂鬱症變得很嚴重，他們會失去鬥志，甚至不想治療。這通常可以判斷患者的憂鬱症是輕度還是重度。在輕度憂鬱症的例子中，患者就像一條剛被拉出水面的魚，奮力掙扎求生。在嚴重憂鬱症的例子中，患者就像一條躺在碼頭上虛弱、喘氣、不再掙扎的魚。

憂鬱症就像體內存在一個外來者或外星人，與你的存在和真實的你格格不入。沒有人想得到憂鬱症，就像沒有人想生病一樣。憂鬱症好像是被外星人入侵身體、占領身體，將人的感受重新編程，讓人變得麻木，無法控制自己的感覺和生活，甚至感覺自己不在自己的身體裡面。這是一種出體的體驗，但一點都不開心快樂，而是充滿恐懼、失落，甚至仇恨自己。


## 難以名狀的覺知

瞭解憂鬱症最好的方法是知道還有其他東西占據了大腦的空間。有某種東西阻礙大腦的運作、意識、潛意識和心智。如果某人一開始在某種程度上知道憂鬱症為

何發作，例如，生命中重大的挫敗、嚴重的損失，或者極度艱困的情況，他們滿腦子都在煩惱這件事，覺得無法克服，於是嚴重的憂鬱症就發作了。

另一種是無法辨識的憂鬱症。當憂鬱和深深的悲傷莫名來襲來，這代表我們體內和大腦有一些不應該存在的東西。人們甚至不知道有東西進入他們的大腦，更不用說知道是什麼東西進入大腦。因為不知道原因，人們的大腦正在被破壞。

如果你的憂鬱症是在接觸某種汙染物或毒素後緊接發生，而且你非常清楚哪些汙染物或接觸源，那你很快就能將這些細節連結起來，在你對抗憂鬱症時，你就知道要注意什麼。你可以說：「我想是因為上次接觸到那些東西，我的憂鬱症才會發作。」當你有跡可尋，知道憂鬱症何時開始，這對患者有很大的幫助。儘管這種情況很少發生，就算一開始懷疑憂鬱是在接觸某種汙染源後出現，但隨著時間推移也很容易忘記，因為憂鬱症就像是一個巨大的黑洞，越陷越深，人們會開始懷疑自己，不相信自己的記憶力。

憂鬱症並非如同醫學界所言是因為大腦的化學物質失衡。憂鬱症也不是人們經常以為的逃避生活、懶惰、不負責任或遠離人群。憂鬱症患者也不是社會既定的印象，因為軟弱而放棄生活。憂鬱症患者通常形容自己在一種麻木的狀態，沒有任何感覺，不在乎明天是否為世界末日，但這並不代表他們沒有心或沒有靈魂，飽受憂鬱症之苦的人絕對不是這樣。


## 靈魂強大的感知力

憂鬱症對許多人來說之所以極度痛苦是因為牽涉到靈魂。外來有毒物質最終進入大腦的地方正是我們靈魂的居所。憂鬱症患者並非沒有靈魂，相反，在這一刻，他們比那些沒有憂鬱症的人更有機會觸碰到自己的靈魂，他們變得很敏銳，這是一種優勢而不是弱點。憂鬱症是靈魂感知到有些事不太對勁。

在持久的抑鬱症病例中，靈魂感知到一個外來物、外來入侵者居住在靈魂的居所。抑鬱症是一種察覺到體內出現問題的感知力，但被誤解了。這不是患者的錯，那些「異物」本來就不應該在體內，靈魂發出警報說：「聖殿有入侵者。」

憂鬱症患者的靈魂告訴他們體內有問題，需要進行淨化。靈魂向潛意識和意識發送信號和警告。由於我們沒有被教導如何解讀這些汙染源的跡象和信號，我們不知道究竟出了什麼問題。

## 創傷性損失、創傷性壓力和腎上腺壓力

在我們因情緒衝突、情感受傷或創傷大量釋放腎上腺素後，靈魂對腎上腺素變得非常敏感，即使每天因攝入咖啡因而產生假性「戰或逃」反應所釋放的腎上腺素，大腦會將任何的「戰或逃」腎上腺素與創傷聯想在一起：

在事過境遷後，即使重大的創傷已經過去，生命仍然免不了高低起伏，這意味著腎上腺的「戰或逃」模式經常發生，包括攝入咖啡因引起的假性「戰或逃」反應。靈魂將任何「戰或逃」反應所釋放的腎上腺素，即使只是微量，都會聯想成過去創傷時大量的釋放，由於靈魂與潛意識相連，就算人們不是刻意想起原來的創傷，這種情況還是會發生。這是靈魂的敏感度也是一種力量。你的靈魂感知到腎上腺素過度使用所帶來的悲傷，和／或你的靈魂感知到腦細胞充滿腎上腺素，也就是說，你的靈魂察覺到大腦正在努力克服持續腎上腺素激增的困境。

如果憂鬱症的起因是遭受情緒打擊，隨後演變成嚴重的憂鬱症，那麼這種嚴重持續的情況代表另有其他原因造成憂鬱症惡化。如果不是情感創傷觸發以下導致憂鬱症的原因，就是情感創傷和以下導致憂鬱症的原因同時發生。

## 病原體存在

許多人患有憂鬱症是因為靈魂感知到體內有病原體。例如，病毒進入身體產生的毒素可以進入大腦，使大腦發炎加劇。靈魂偵測和感知到大腦和神經正在發炎。

另一個病原體引起憂鬱的原因是，當病原體在人與人之間傳播時，它會攜帶著不同人身上的訊息。當你感染病原體如病毒時，在這個病原體進入你的身體之前，可能已經在許多其他人身上存活很久，已經在許多個體間傳播數年、甚至數十年。經過這個過程，病原體集結其他人的痛苦或失落的訊息，包括情緒體驗。

病毒會記載觸發人們腎上腺素的情緒狀態。如果在你之前任何感染過這個病毒的人，不論是將病毒傳給你的人，還是之前感染過這個病毒的任何人，不管何種原

因患有憂鬱症，這個病毒都會攜帶這些訊息。基本上病毒承載了每個人的能量，就像印記一樣。

敏感的靈魂可以檢測到病原體發射出來的能量和頻率，期間可以追溯至三十、五十、八十年，有時甚至一百年前（其中一些病原體非常古老）。不是每個人的靈魂都能察覺到這些，但很多憂鬱症患者的靈魂可以做到。敏感的靈魂可以感知病原體之前存在的個體身處的「戰或逃」環境，並且可以讀取這些病原體的能量，甚至是一些歷史。

## 有毒重金屬和有毒化學物質

有毒重金屬即使顆粒非常微小也有重量，它們對腦組織來說很沉重。有些人的大腦非常敏感，但這不代表他們很脆弱，而是當有外來入侵者，如有毒重金屬存在於大腦時，靈魂很容易就可以察覺到。

有毒重金屬也會使大腦內的電流網短路，即使不是很明顯，有些人的靈魂可以感知到大腦的電流網發生一些故障，憂鬱症就是這種感知的結果。

對有些人來說，靈魂甚至知道這些金屬從何而來。靈魂可以察覺有毒重金屬的來源是來自童年還是成年時期使用藥物所造成的傷害。

靈魂也可以感知到在全球一些最危險的金屬礦產區採礦，人類要付出的生命代價，這可以追溯到幾世紀以前開採汞和其他金屬的歷史。透過接觸，這些金屬代代相傳，當這些入侵的外來物進入大腦時，不論是在哪個年代開採，非常敏感的靈魂可以感受到在金屬工業歷史中承受的痛苦和生命的失落。

當有毒物質如殺蟲劑、溶劑、芳香劑、化學清潔劑和有害大腦食物的化學物質存在於大腦中，敏感的靈魂也能察覺這些毒素正在滲透並留在腦細胞中。

有時有毒重金屬和／或有毒化學物質一直存在於大腦，但沒有引起憂鬱症。後來，發生一個情緒創傷觸發有害大腦的叛徒產生嚴重的憂鬱症。為什麼會這樣？首先，伴隨創傷而來的大量腎上腺素，讓大腦處於高度酸性的環境中，這意味著金屬腐蝕的速度更快。同時，大腦需要大量的營養素和其他營養補充品來渡過情緒創傷。以前，強健的大腦具備所有的必需營養素，可以克服有毒重金屬等問題。創傷會快速耗盡大腦中的營養素、植物化學物質和大腦賀爾蒙儲備量，導致大腦營養素

缺乏。隨著大腦因為酸性和營養素不足而疲弱，已經存在於大腦的問題和汙染物就會趁機而起。

### 缺乏

即使沒有因情感創傷而耗盡大腦的儲備量，我們也可能出現大腦營養素不足的問題。你可以在第七章〈耗竭的大腦〉閱讀更多的訊息。飽受憂鬱症之苦的人經常覺得自己若有所失，好像錯過什麼，失去某部分的自己。他們可能感到空虛和不滿足。的確，靈魂感知到大腦少了某些東西，靈魂感知到大腦缺乏關鍵的營養素，如電解質。

# 重拾大腦

當人們患有憂鬱症，特別是如果症狀輕微尚未失去鬥志，通常他們會想辦法振作以治療憂鬱症。他們會好好過生活，為自己加油打氣、讓自己開心。他們會出去騎腳踏車、和朋友相聚、找諮商師諮詢、休假、如果可以就請假不上班。他們會聽取建議：「你為什麼不試試這個呢？你為什麼不去這裡呢？休息一下，放個長假探索自己。」人們開始內省展開追尋之旅，認為他們必須找到某些東西。實際上，他們正試圖療癒自己的靈魂——因為他們的靈魂感知到大腦出現身體上的問題。

既然你知道大腦可能出現身體上的問題，你可以用另一種方式協助靈魂。你可以直接解決腎上腺素飽和、接觸有毒物質和汙染源和營養素缺乏的問題，並在這個過程中，找回失落已久完整的感覺。如果憂鬱症已經讓你失去鬥志，非常嚴重且持續，感覺走投無路，現在你可以用一個全新的方式，看待自己一路走來的過程，協助自己穿越這段黑暗期。透過解決大腦身體上的需求，重新與自己的靈魂連結，再次感覺自己，找回真正的自己，讓自己重新振作。

更多關於第六部〈修復你的大腦〉中「憂鬱症」具體方案之外的訊息，請參閱《守護大腦的激活配方》中的「焦慮」、「長期莫名的罪惡感」和／或「季節性情緒失調（SAD）」方案。

第三十三章

# 飲食失調

　　我們可能因攝入的食物使健康每況愈下。我們是否吃太多？還是吃太少？是否在不餓的時候進食？是否因為吃太多而生病？是否有控制飲食的份量？是否有用心管理我們的飲食？是否說服自己要適量或均衡飲食？是否告訴自己不需要太多食物？是否吃錯了食物？是否會因為吃錯食物而懲罰自己？是否在慰勞自己時，吃一些不好的食物？哪些算是「錯誤」的食物？究竟對錯如何判斷？

　　飲食失調非常普遍，可能存在於每個人身上。我們離不開食物，食物是我們生存和身體運作重要的來源，如果我們沒有攝取食物，我們最終會消失，這是人類歷史的一部分。在當今的社會，飲食失調的原因是周遭充斥著不健康的環境和大腦中的有毒汙染物。因此，我們要做的就是學習如何「有目的的進食」，而不是飲食失調。


## 有目的的進食（Eating in order）

　　「有目的的進食」可以有幾個含義：為了治癒而進食、為了生存而進食、為了存活而進食、為了茁壯成長而進食、為了正常運作而進食、為了成功而進食。

　　專注於食物本身並非不健康。通常當我們試圖好好照顧自己，購買正確的食物、攝取水果和蔬菜、少吃加工食品、全面照顧自己，讓自己從症狀和疾病中康復時，終日擔心食物，可能讓我們覺得好像活在自己世界般孤單，除非我們找到同好。即使我們做對了，生活全都繞著關於吃什麼、有多健康、在哪裡可以找到的問題，我們還是會迷失，想知道有沒有其他人也需要擔心這些事情？

　　是的，地球上的每個人都得為食物發愁，這是很自然的。

當你試圖治癒特定的疾病和症狀時，留意食物尤其自然，這時你更要注意自己的飲食，但若是方式不當，可能會導致飲食失調。如果方式正確，就可以改善飲食失調並教你如何正確的飲食。

即使在適當的時間吃適當的食物，由於他人的看法，你可能仍然覺得自己好像有飲食失調。當你嘗試健康的飲食，其他人往往會認為你太嚴格，甚至認為你有厭食症，稍後我們會提及。你可能因「太多水果」、「蛋白質不夠」、「太多碳水化合物」而受到沒完沒了的指責。在假期聚會時自己準備食物；在社交場合中若沒有適合你的食物就選擇不點餐；總是隨身攜帶零食；在農夫市集採購，或者在餐廳中提出特別的飲食要求，當你因為治療而有目的的進食時，這些都不應該被視為飲食失調。

難道我們不想正常一點嗎？出去吃披薩、油炸食物、起司義大利麵、草飼漢堡或一些壽司？去朋友家吃飯，不論他們準備什麼你都不忌口，外加餐後冰淇淋？在家族聚餐時，大啖一番桌上任何美食，不用擔心這些食物會讓我們脹氣、胃痙攣、胃炎、腹瀉、便秘、胃灼熱、胃食道逆流、消化不良和長粉刺？我們都想要正常。諷刺的是，所有看起來正常的人，實際上都把自己的飲食失調正常化。沒有人教過我們大腦和身體需要什麼，我們的器官需要什麼，以及吃什麼有益於我們的身心靈和情緒健康，最終我們只能自求多福。

為了治癒，你必須瞭解你的食物，有目的的進食。當你毫無目的什麼都吃，這就是飲食失調的開始。這種經驗人人都有，想知道該吃什麼，但每個人都在推測。

很多時候，飲食是身體不適的原因之一；攝取不適用於康復的食物可能會導致疾病或症狀產生。因此，看似正常：正常進食、正常行為、正常的飲食習慣，實際上，這種「正常」對身體並不好。或許表面上看起來很正常，因為與家人和朋友相聚；因為食物看起來美味可口；因為很方便。這些都是看起來非常正常的原因，讓你感到舒服，讓你重溫過去的回憶。儘管如此，它還是有其他對健康有害的原因。

嘗試用食物來治療的人，尤其是年輕人，經常會被指責為飲食失調。在過去，這種情形更為常見。特別是如果年輕人試圖透過吃蔬菜和水果來治療慢性疾病，他們可能會被出於好意的家人帶到診所強制進食，但實際上，這些家人或許才是真正的飲食失調，或者他們非常害怕，因為年輕人的飲食和他們認知的正常

飲食非常不同。

　　相較於二十年前，我們的飲食更好更安全。至今已有越來越多人接受植物性飲食，雖然尚未完全接受，但有逐漸增加的**趨勢**。不過，在飲食失調和健康飲食方面仍然混淆不清，是正常的現象。許多健康領域的飲食潮流並不適合身體，它們可能會破壞整體的健康。有些健康專家不顧後果，為自然健康領域的人帶來不良的影響。一些已經患有飲食失調的人冒險進行特定的淨化法、排毒療程、飲食法，這些激進的飲食和排毒計畫，可能會使他們的飲食失調惡化，讓他們更混亂、恐懼和沮喪。這可能會使「健康飲食」聲名受損，甚至引發另一種飲食失調，因為這些飲食方案和療程的提倡者，不知道患者一開始的致病因，所以他們提供的資訊可能不適用於患者。


# 飲食失調

　　飲食失調有許多不同的程度和層面。整天不吃東西，只喝咖啡，到了晚上才吃東西；每餐都進食過量，無論是吃到不舒服或吃到撐無法呼吸；每餐都試圖控制分量，無視於自己的飢餓感；計算食物的卡路里，由於卡路里因素而排除健康的食物；參加時尚飲食計畫，不顧自己的感受完全遵照所有的規則；自行注射時尚流行的賀爾蒙或服用含有賀爾蒙的藥物，同時每天只**攝**取 500 卡路里的食物；進行連續數週，甚至一個月幾乎不吃東西的激進排毒法，以上的情況都是飲食失調。

　　還有一些不太明顯的飲食失調。試圖也讓別人吃一些不太健康的食物，這樣你就不會覺得吃這些東西不好；在親人面前吃東西，你知道這會誘惑他們，破壞他們的健康飲食計畫；經常喝無糖汽水；滿腦子都是食物；不想食物，假裝不需要，當血糖持續降低時卻不事先安排要吃什麼；你點的餐點上桌後，如果食物不合你意，你就會崩潰；不管別人給你吃什麼，你全部吃光光；只有在開車時進食；一定要坐在餐桌吃飯；只站著進食；狼吞虎嚥並在最短的時間內吃光；在沒有醫學原因下，刻意將每一口分開來吃；某些食物因過去發生的事件讓你情緒激動，以上的情況也都是飲食失調，飲食失調的例子多到舉例不完。

## 食物制約

是什麼導致這些日常的飲食失調？往往是因為食物制約。例如，當孩子去露營、寄宿學校或朋友家，通常會有很多與食物有關的規則。在固定的用餐時間裡，你只能吃供應的食物，除了這些時段外，你很少有機會吃其他的東西。因此，你很容易養成藏零食的習慣，如糖果棒和洋芋片，且日後還可能有保有此習慣，即使生活上已經沒有這種限制。

還有一些人的家庭，每餐的食物量供應有限，如果你的手腳太慢，你就吃不到。你吃得越快，就有可能再多吃一份。

這些只是兩個例子，還有數百種因素讓我們產生飲食制約，即使你的環境改變了，這些恐懼和習慣可能還是存在。

若你有這些制約，你的大腦會收到這樣的訊息：你無法想吃什麼就吃什麼、不能在想吃的時候吃、不能找到你真正想吃的食物，或者你根本找不到食物。通常這些訊息不會隨著生活改變而解決或更新。到了成年後，你仍然帶著這些童年的感覺，認為自己無法得到足夠的食物。這就像是被熱爐燙傷一樣，一旦你很早學會接觸熱表面會燙傷，當你在靠近時就會小心。如果你在年輕時總是餓著肚子上床，就像是被燙傷，你的大腦會儲存這些訊息，因此在靠近餐桌時可能會產生和接近火爐時一樣的感覺，你會提高警覺，如同年輕時期，而這種感覺會一直跟著你。

除非，你意識到並重新訓練你的大腦。雖然那個創傷的記憶無法抹滅，但你仍然可以建立一個全新關於飲食的數據庫。


## 被汙染的味覺

另外一個造成日常飲食失調的原因：味覺。當兩個人吃同樣的食物，他們往往認為他們對食物的體驗完全相同，但其實不然。當你坐在某個人旁邊和他吃同樣的義大利麵、起司、餅乾和湯，即使你們都喜歡這些食物，你們品嚐到的味道是完全不同的。我們的味蕾和口感是由中樞神經系統控制。也就是說，大腦控制我們的味覺，舌頭只是一個工具。

人們通常誤以為嘴巴控制著味道，這並不完全錯誤。如果你將止咳糖漿或口香

糖放進嘴巴，接下來你吃的東西味道就會改變。味蕾可能因接觸有毒、辛辣、酸性等物質而飽和，進而改變你的味覺。例如，香菸可以改變某人的味覺，人工香料也是如此。這些是經由口腔和甚至鼻子進入的味覺汙染。

除了味覺汙染以外，控制我們味覺體驗的是大腦。信號從腦幹延伸出來的舌下神經和咽喉神經在口腔和大腦之間來回傳遞。正是這些神經訊息決定一個人對味覺的體驗，例如苦味等。這是人們偏愛某些食物的部分原因：大腦會以某種方式讓人感知進食的體驗，然而，任何干擾大腦的事物，任何有毒物質，不論何種程度，都可能改變我們對味覺的感知，因為腦神經中毒或傳送信息給這些神經的神經元中毒。因此，如果大腦組織中有任何溶劑、味精、有毒重金屬、石化產品、殺蟲劑、除草劑、其他有毒化學質或病毒神經毒素，都可能影響我們對食物和飲料的喜好。例如，有些人的大腦或腦幹內含有汞或其他有毒重金屬，對他們而言，香菜一點都不美味。相反，他們不喜歡香菜，甚至討厭香菜。但當他們去除體內的有毒重金屬後，他們對香菜的味覺會改變，變得可以接受，甚至喜歡香菜。

這不僅是關於味道。大腦內有哪些麻煩製造者，以及它們存在的位置都會影響人們喜歡或不喜歡某些食物的口感。例如，你會聽到人們說，「我不喜歡酪梨的口感」、「我不喜歡任何軟爛的食物」、「我只喜歡鬆脆的口感」、或者「我喜歡越嚼越有勁的食物」，這些都是受到大腦內容物的影響。

通常，大腦中的毒素和早年生活的經驗會同時影響我們對食物的體驗。童年時被告知必須吃某些東西，或在朋友家對某種食物有不好的經驗，都可能使我們對某些食物產生永久的反感。例如，當你在朋友家吃飯時，他們的父母要求要把食物吃完才能吃甜點，這可能會導致食物壓力症。再加上大腦內任何毒素汙染了我們的舌頭和鼻子傳遞的訊息，這就是為何每個人對食物的味覺都不一樣的原因。

你有沒有想過為什麼家人中有人不喜歡你喜歡的食物？或者為什麼朋友認為一道菜很美味，吃再多都不膩，但你吃過後卻說，「嗯，還好嘛」？為什麼有人覺得既美味又療癒的美食，但父母、兄弟姐妹、伴侶、男朋友或女朋友卻不喜歡？因為同樣的，他們品嚐的是兩種不同的東西。也許其中一位曾經有過食物中毒的可怕經歷，因此不再碰某一種食物。這是大腦情感和身體上的創傷，不是「人們有不同的品味」或「我們對食物的喜好不同」那麼簡單。這一切都與大腦有關，這是「哇！

那個人的大腦可能有許多不同程度的汙染」或「等一下，我可能有重金屬汙染」；這是「那個人可能有情感上的創傷」或「等一下，我可能有童年時受創的傷痕」。是一種心理和大腦背叛者的干擾，導致某人抗拒吃燕麥片以外的任何東西。在他們前面放一片綠葉蔬菜或芹菜汁，他們連碰都不碰，就是要燕麥片，直到他們的舌下和咽喉神經接收到來自淨化的神經元所傳遞的新訊息。

## 警訊

有時生活中的事件會喚醒你，讓你意識到自己飲食失調。例如，當你去看醫生，突然間醫生說，「你患有第二型糖尿病？」通常這會讓一個人嚇到開始吃新的、從未嘗試過的食物，打破特定的舒適圈，不再是整個早上只喝咖啡，午餐吃兩份起司漢堡和碳酸飲料，晚餐吃油膩的外賣食物，由於受到診斷的威脅，有助於你做出不同的選擇，就好像醫生告訴你一個壞消息，但卻幫助你中斷飲食失調。

然而，有些人雖然被告知罹患第二型糖尿病或糖尿病前期，但他們改變不了飲食方式，即使他們有資源，他們反而會要求用藥物來補償。至於選擇何種方式，取決於飲食失調的嚴重程度，同時也取決於飲食失調深入中樞神經系統的程度、生命中發生什麼事、承受的傷害和困境，以及大腦中毒素的飽和度。

無論你是哪一種飲食失調，無論你是對哪些有助於你痊癒的食物反感，或是採用不適合你的飲食方式、或其他類似的困境，如果你進行大腦排毒，你可以改變飲食失調的情況。當人們開始將有毒重金屬和其他有害大腦的物質排出體外，他們會開始喜歡不同的食物，並漸入佳境。

## 食物恐懼症

通常患者會因為某種症狀而造成飲食失調，這些症狀可能和吞嚥困難、窒息、噁心、胃痛、喉嚨或胸部緊繃，或失去味覺和嗅覺有關。這些人一開始和其他人一樣正常飲食，隨後這些症狀開始出現。

在某些情況下，如果是長期反胃，我們會開始挑三揀四，成為一場關於「什麼

食物可以緩解反胃？什麼食物不會使反胃加劇？是我吃的食物造成反胃嗎？為什麼即使不吃東西，我仍然覺得反胃？」的遊戲。然後我們的意識因為突然冒出的創傷後壓力症狀而形成模式和習慣。當你吃東西感到反胃，就會認定那種食物是問題所在，所以你會避免那些食物。當你開始習慣吃另一種食物且感覺沒事時，你又再次反胃，於是你又認為這種食物讓你不舒服，懷疑它也是問題所在，這種情況可能發生在其他食物上。反胃通常的診斷就只是反胃，或可能再加上緊張或焦慮。如果腹部檢查一切正常，最後往往會被視為「只是敏感而已」。

這種莫名的反胃可能導致嚴重的飲食失調，即使尋求醫生或治療師協助緩解反胃，找出反胃的原因。每天變成「我應該吃什麼？我應該在什麼時間吃？反胃早上會比下午或晚上好一點嗎？」有些莫名的反胃症狀可能讓人無法進食。即使病因和反胃的症狀消失，因這些原因引起的飲食失調可能仍然持續。神秘的吞嚥困難或胸悶症狀也是如此。如果患者被診斷為焦慮症，飲食失調的問題仍然無法解決。

如果有人注意到你的飲食失調，例如朋友或家人，但他們不瞭解你的感受或痛苦，這可能會使飲食失調更嚴重且更複雜。現在有人關注你，即使一開始他們能理解，但當你開始看醫生，他們會擔心你的症狀，你可能會覺得焦點全在你身上：你吃了什麼？吃了多少？然後創傷後壓力症候群開始出現，覺得自己永遠不會被理解。

你開始看醫生和尋求協助的初始症狀早就被觀眾忘得一乾二淨，焦點全都在「你吃得不夠」、「你太瘦了」、「你看起來病懨懨」、「你要多長一些肉」、「你的蛋白質攝取量足夠嗎？」以及「你沒有吃對的東西」等等，於是你的食物恐懼症發作或加劇。

即使一開始被診斷為某種病症，你也很容易發展成飲食失調，部分原因是醫學界仍然不明白導致這種症狀的原因，所以無法治癒飲食失調。例如，有些人只是輕微的胃食道逆流，最後卻演變成飲食失調，因為患者總是在想：哪些食物可以緩解？哪些食物沒有幫助？「喔，吃這個會痛。」吃到不會讓你反胃的食物，你會覺得安心。不久，如果老毛病又犯了，胃食道逆流和反胃的情形再次出現，這種感覺就像一位老朋友又讓你失望了。

有時候，問題不在於人們吃某些東西後所產生的症狀，而在於他們聽到關於該食物的信息。許多人想盡辦法找出要如何治癒，在過程中，他們被告知某些食物不好，因此害怕那些實際上對他們有益的食物。這種混淆令人困惑，當人們在試圖康復的過程中會承受很大的壓力。

食物與我們的身體有很深的連結，即使我們沒有健康方面的問題。如果有人晚上在家胸痛，然後打電話給家人和朋友，每個人一開始都會問：「你今晚吃了什麼？」如果這個人決定去醫院急診，醫生會問：「你今晚吃了什麼？」這個問題總是少不了。這就是我們與食物之間的密切關聯，而患者首先會主動提供的細節為：「我當時坐在家裡，剛吃完晚飯，然後肚子（或背部、胸部、下腹部出現劇烈的疼痛，所以我想最好來掛急診檢查一下。」

「這跟我的飲食有關嗎？」通常我們會從食物中尋找答案。如果你改為素食或純素飲食後症狀開始好轉，你會戒掉加工食品，相信動物蛋白對任何人都不好，然而，在改變飲食後出現的第一個症狀會讓你困惑不已。不管你採取素食飲食的時間是長是短，都會對素食飲食開始動搖。你想起某位醫生告訴你，你需要攝取蛋白質，不可以只吃植物性食物；你想起某位家人對你新發現的素食飲食質疑，現在，你又開始擔心自己的飲食，不斷地問自己：我這樣做，對嗎？

沒錯，任何一種植物性飲食都可能有問題，且可能導致健康的問題。但採取動物蛋白飲食並不能解決問題，正如第十四章〈食物大戰〉中提及，無論採取何種飲食，沒有人知道不明症狀和疾病背後的原因究竟是什麼；沒有人知道飲食如何影响健康，但這種飲食混淆的情況會導致飲食失調。

看起來像是情緒問題的身體症狀會造成嚴重的飲食失調。莫名的反胃、胸悶、喉嚨緊繃、吞嚥困難和沒有明確診斷的胃痛，通常會被視為情緒症狀，即使這些是身體上的問題。當我們的身體症狀被誤診為情緒問題，且這些症狀會干擾我們的飲食，對我們而言是莫大的困擾。你的下巴斷裂裝上鋼釘，一個月內無法咀嚼或吃你喜歡的食物，這又是完全不同的情況。雖然像下巴斷裂和只能吃流質食物等這種明顯的傷害，也可能導致創傷後壓力症候群和飲食失調，但那些不明原因且無法解釋的症狀更讓人困惑。它可能成為一個開關，引起強烈的反應，當你面對這些被標籤為情緒問題的身體和神經症狀時，甚至只是把叉子插入食物中也會引發強烈的情

緒，這種對食物的恐懼可能會控制你和身邊的人，而你一開始的身體症狀仍然還在。在這種情況下，許多人得到的信息是，這一切的症狀都是無中生有自己想出來的，或者是自己的心理問題。

# 健康食品癡迷症

回到一九八〇年代，「健康飲食」只是計算卡路里，但當時的主流飲食也無法接受計算卡路里。如果你在進食時計算卡路里，肯定會招來對面一些人嚴肅的眼光。另一方面，吃太多或別人認為你吃太多，總是會被嘲笑，人們一直以來都很擔心自我放縱的問題。

然而，如果你關心的不只是熱量，也就是說，你還避開油炸食物、油膩食物、加工食品，甚至是罐裝食品，並增加生菜沙拉、水果和蔬菜的攝入量，甚至考慮全素，那麼你會被認為走火入魔，很容易被診斷為飲食失調，這種失調不僅被認為對你的身體健康有害，甚至也會影響你的心理健康。

當時吹起「飲食適量」風。四十年前，這是一個以科學為基礎的理論，一個以科學為名的藉口：「只要你想吃，每一種食物都可以吃一點，只要適量就沒有問題。」如果你吃得很輕淡，就會引來關注；如果你因為擔心健康，對吃很挑剔，別人可能會以為你哪裡有問題。我們的社會存在某種恐懼，如果你選擇與他人不同的飲食方式，代表你可能有嚴重的問題。

現今，在健康飲食方面，我們擁有更多的自由。全素的媽媽不僅可以全素，還可以生食全素，餵養她的孩子生食全素，不必擔心孩子被帶走。不久之前，在美國任何一州，只要有人舉發素食媽媽餵養孩子太多的生菜、堅果、種子和酪梨，州政府都可以介入處理。這是真的：很多家庭因為媽媽被批評照顧孩子不當而被摧毀。隨著時間推移，歷史被淡化。很少有人可以講述他們的故事，即使他們還活著。我們往往忽視到達現階段前人付出的努力，以及在爭取權利的過程中有多少人受到了傷害。如今，人們可以接受各種不同的飲食方式，無論是素食、純素、以植物為基礎的飲食，還是非加工、非動物蛋白速食。在某種程度上，人們可以隨心所欲，不

過，這些人仍然可能被貼上「健康食品癡迷症」的標籤。

「健康食品癡迷症」這個術語被當成「武器」，讓人因吃得健康而覺得過意不去，並且挑剔那些不吃某些食物的人。基本上，如果你是久病不癒，求助許多醫生未見起色，你的生活質量越來越差，你必須透過選擇某種飲食方式來掌握自己的健康，那麼你可能會被貼上「健康食品癡迷症」的標籤。當這個詞被當成武器時，它就會變成一種具有貶低、剝奪權力和傷害性的標籤。

我們似乎以為每個人都有健康的自由，可以隨心所欲進食和做任何事情，雖然這些年來改善很多，但仍然有各種黑暗潛藏在每個角落，試圖奪走你康復的機會。當我們將某人試圖保持健康飲食的努力病理化時，我們看到的只是冰山一角。那個人究竟在經歷什麼？他們看過多少醫生？看過多少營養師、營養學家、醫療專業人士？他們的真正健康問題是什麼？他們是否患有不明原因的消化問題、不明原因的疲勞、不明原因的腦霧、不明原因的皮膚問題、不明原因的體重增加？有人知道嗎？沒有人關注這些問題。

對別人公然貼上標籤和術語非常不可取。標籤化他者的人甚至不知道該慢性病患者為了達到目前的狀況所付出的努力，以及在尋找治癒的旅程中，嘗試過多少飲食方法。當一個人試圖治癒自己時，這是一個神聖的過程，因為沒有人能夠治癒他們。

當你被貼上「健康食品癡迷症」的標籤時，你所處的階段很重要。如果你已經找到一些答案，根據自己的方法，重拾更多的力量，且身體越來越好，那麼你可能不會太在意這個標籤。但是，如果你發現一種新的飲食方式，讓你好不容易在一次又一次的失望後有所進展，但卻被指責為「健康食品癡迷症」，這可能會讓你迷失陷入黑洞，完全無法忍受。

如果外人沒有將心比心，他們是無法理解你的痛苦、掙扎，以及你要面對的人，甚至可能還要為自己的健康自由和權利奮鬥。因此，如果你真的被健康專家或其他人貼上標籤，你可能會懷疑自己所做的一切，或者因為被誤解而憤怒。

即使現在人們對於採取某種飲食以維持健康比較能接受，但過去的陰影仍然持續困擾我們。當你努力爬上通往健康和安全的階梯時，這些陰影會出現，大力搖晃階梯，在你耳邊低語「健康食品癡迷症」，讓你困惑和動搖。當你在製作果昔，想

著要加什麼食材；當你服用草藥、選擇吃什麼水果以幫助自己康復；以及在餐廳、旅行或朋友家中謹慎選擇食物時，千萬不要認為你在追求健康和食物的選擇上太離譜或做錯什麼，健康代表一切，你在追求健康的過程中不應該感到羞愧。

　　無論你的飲食方式是哪一種，你都可能被形容為「健康食品癡迷症」。即使你是素食主義者，不只吃植物性食物和水果，你也吃麵包，也可能被冠上「健康食品癡迷症」，任何飲食方式都有可能被貼上這個標籤。實際上飲食失調有很多種，其中許多醫療界和健康界尚未認定為飲食失調。在少數已被認定為飲食失調的症狀中，「健康食品癡迷症」就是其中之一。如果你試圖透過飲食治癒自己，你很可能會被貼上「健康食品癡迷症」的標籤。但在治療的過程中，我們不應該以負面的眼光看待這些飲食方式。

　　指出可能阻礙治療進程的障礙和提供關鍵食物的信息，有別於「你對食物很癡迷」的指控，因為每個人都離不開食物。任何認為自己不會迷戀食物的人都是在自欺欺人。每個人都希望能享受自己的食物，選擇自己的食物，擁有更多的選擇。有時，由於資源或供應的限制，我們被迫要調整飲食，例如處於困境或者財務吃緊無法獲得想吃的食物。但如果情況和資源允許我們可以有多種選擇，那麼我們肯定會想要這些選擇。

　　任何以食物作為療癒工具的人，不管是哪個方向，都不應該因為想要照顧好自己而受到懲罰。例如，如果有人想要成為肉食者，當然，他們會缺乏所需的水果，缺乏療癒所需的重要澱粉類食物，如馬鈴薯，但他們仍然不應該因為偏好肉類而被指責或貼上「偏食」的標籤，他們不應該為此被指責或感到羞恥，也不應被當成偏食或飲食失調，對只吃水果的人也一樣。當然，他們會缺乏葉菜類和其他必要的草本植物，例如芹菜汁。不過，在他們試圖解決健康問題時，我們不應該責備、羞辱或說他們偏食，也不應該因為他們喜歡吃水果就認定他們是飲食失調。

　　尤其是那些試圖表達身體真的出現症狀的年輕人，例如焦慮、全身上下不對勁、疲勞，但他們總是被告知：「你身體很好，這全都是心理作用。」他們開始改變飲食習慣，逐漸恢復健康，但之後又被告知：「不，你太執著於食物了。」一旦他們被告知飲食有問題，可能就因此卻步，進而放棄掌握自己的健康，轉為依賴醫療系統和藥物。

對有些人來說，「健康食品癡迷症」強化了人們應該追求「完美」飲食的認同感。事實上，沒有人該為不「完美」的飲食而受到指責或羞辱，因為沒有所謂的完美，只有對你而言是適合的方式，讓你能夠飲食規律：為了康復、為了生存、為了存活、為了茁壯成長、為了正常運作、為了成功。如果你透過飲食治癒自己，然後又嘗試新的飲食，但發現健康又亮起紅燈，這並不代表你在飲食方面失敗了，你還是可以重啟讓你康復的飲食方式。

# 厭食症、暴食症和飲食過量

如果你有飲食失調的問題，你可以放心，你並不孤單。就像你剛剛閱讀到的，每個人在飲食方面都有一些顧慮，你和其他人一樣，你不是什麼「異類」。你只是受到生活某些事件和大腦背叛者的干擾。到目前為止，無論是什麼因素阻礙你的飲食，你都不應該屈服，你可以走出這個陰影，但首先，你要發現究竟原凶出在哪裡。

### 控制

通常這種問題涉及情感方面。當一個人經歷困境，無論是家庭或朋友關係、分手或背叛，失去或受虐，可能會讓他們感覺對這些心痛的事件無能為力。對某些人來說，他們會試圖控制放入口中的食物，因為無法控制外界的事情，他們會陷入一種控制身體的節奏，無論是讓自己挨餓、進入暴飲暴食和嘔吐的模式，還是試圖透過飲食過量來麻痺自己。

這種情況一開始可能是心煩意亂，一點食慾都沒有。通常，等到我們感到安全、放鬆、舒適和平靜時，我們就會想吃東西。因此，當我們面臨信任問題、關係變化、巨大壓力、工作衝突、財務壓力、情緒衝擊、傷害、憂慮、悲傷，或類似手足或其他家人反對我們時，我們對食物一點興趣都沒有。在這些經歷中，許多人可能不吃東西或吃很少，因為當他們在其他方面無法控制時，至少感覺在食物方面還有控制權。如果困難接踵而來或相同的困境一再出現，禁食可能會成癮。禁食成癮

往往變成像是一種生存機制，如果沒有打破這個循環，最後可能導致與大腦相關的飲食失調，例如厭食症，讓自己始終處於挨餓的狀態。

另一方面，當你感到不安全，暴食和飲食過量也很常見。當人們承受情緒壓力，他們可能會反向操作，透過進食來抑制情緒。在面對挑戰、對抗或困難時，以暴食或飲食過量來安慰或麻木自己。

對這些與大腦有關，不同的進食模式而言，年齡並不重要。沒有哪一種進食模式只會在青少年時期出現，哪一種只會在 30 多歲、40 多歲或 50 多歲時才出現。情感上的困擾可能出現在任何年齡層，當困境來臨，如果短時間內沒有解決，而是長時間持續，那麼某種生存機制的進食模式可能會形成。如果這種情況無法快速解決，久而久之，這種進食模式可能會轉變成破壞生活的飲食失調。

## 腎上腺素

這些生存機制與大腦有關——但這不是指一切都是頭腦想出來的，或者是心理因素引起的。飲食失調不是因為個人的「不平衡」或「敏感」所致，當飲食失調越來越嚴重，隨後就可能會產生依賴和成癮的現象。

許多試圖透過極少量進食來控制長期情感危機的人，在進食時可能會感到挫敗，他們無法忍受胃裡有食物的感覺。當他們進食時，可能會產生罪惡感、羞愧、失望、失去控制等負面情緒。這些感受可能讓他們更長時間不進食，就像是一種懲罰。只要看到食物就會緊張，像是敵人一樣，觸發腎上腺素釋放。這種腎上腺素激增成為一種癮頭；腎上腺素提供像是進食的感覺，可能讓他們更節制地進食，覺得自己更有掌控力。對於某些人來說，這種循環會持續下去：試圖透過不進食來應對，看到食物時腎上腺素急速激增（同時也被用來替代食物），當他們進食時只允許自己吃極少的份量，即使只吃一點點，他們也會感到痛苦或羞愧。

飲食失調有許多種類型，其中之一是暴食症和嘔吐症。對於那些在進食後想立即將食物排出的人，這會變成一種癮頭。在這種情況下，人們通常會食用較多的份量，我們稱之為暴食症。事後，他們覺得自己失去控制權，於是試圖透過嘔吐拿回控制權，這個過程促使大量腎上腺素從大腦中釋放出來，產生一種興奮感。（其他嘔吐類型，包括使用瀉藥或運動過度，可單獨或與嘔吐一起應用。這些其他的嘔吐

方法都可以使腎上腺素飆升。）嘔吐產生的腎上腺素可能比暴食產生的腎上腺素更讓人容易上癮，因為嘔吐會觸發腎上腺素更大量的噴發，作為一種保護機制，以排出胃裡的內容物，以免吞下有害物質，無論是病原體還是毒物。因此，某人可能會陷入一種暴食和嘔吐的循環。當我們嘔吐時，大腦會透過迷走神經發送一個訊號給胃，通知胃做好緊急排出的準備。然後，迷走神經以緊急脈衝彈出腹部，同時回傳給大腦一個訊息，刺激大量的腎上腺素噴發。

當某人在壓力下大量進食，透過食物來安慰自己或壓抑情緒時，不論這種過度進食是否後續會有嘔吐的循環，通常都有一個潛在的原因。其中一個原因是為了吸收腎上腺素。當情緒痛苦引發過多的腎上腺素在大腦和身體內流動時，這對身體會造成傷害。我們通常沒有意識到，但大腦會發出信號讓我們吃碳水化合物來抵消腎上腺素，因為碳水化合物會帶來更多的葡萄糖，可以結合和捕捉這種腎上腺素，以減輕強烈腎上腺素對身體的損害。葡萄糖和腎上腺素一起被消耗掉：葡萄糖附著在腎上腺素上，使這種激素可以透過尿液排出體外。

來自碳水化合物的葡萄糖還可以鎮定神經系統，這就是為什麼人們經常會吃披薩或薯片來舒壓的原因。我們沒有被教導要選擇純碳水化合物，而是選擇這些脂肪和碳水化合物組合的食品，這些組合食品最終會將腎上腺素困在脂肪細胞中，而不是將它們排出體外。

如果導致某人飲食過量的強烈壓力是短期的，那麼他們通常會回到原來的習慣。如果這種情緒狀況是長期的，且幾乎沒有任何緩解，那麼這種飲食模式通常會持續下去。

過量的腎上腺素對中樞神經系統可能非常刺激。當腎上腺素充滿大腦時，神經會變得非常敏感，進而導致焦慮。然而，飲食失調不只是與大腦有關。過多的腎上腺素可能會刺激胃和腸道內壁，使它們變得極度敏感，就像是未處理的傷口。腎上腺素使神經整體變得敏感，包括連接腸道的迷走神經和膈神經，因此在膈膜、胃和腸道周圍的區域，無論食物是否通過，都可能變得極度敏感。這些腎上腺素效應本身就可能導致飲食失調，常常使人在一段時間不吃東西，或是狼吞虎嚥，企圖透過進食來舒緩這種不舒服的感覺。

## 有毒重金屬

有些飲食失調並非因為情緒困擾引起的。生活通常很平順，沒有太大的起伏，但突然出現原因不明的嚴重飲食失調。如果請諮商師進行評估，沒有發現因變動、欺凌、家庭問題、感情紛爭或工作相關的衝突所帶來的強烈壓力。在這些情況下，真正影響大腦的是其他的東西：有毒重金屬。

汞、鋁和銅是這些突然出現的飲食失調背後的主要金屬。來自第二十章〈有毒重金屬〉提及的各種有毒重金屬可能積聚在大腦組織中，導致各個年齡層的飲食失調，從兒童、青少年、青年到 30 多歲、40 多歲甚至更年長。腦幹組織中特定區域的有毒重金屬可能會使人沒有食慾，因為這些金屬會干擾通過迷走神經在腦幹和胃之間傳遞的飢餓信息。腦中的有毒重金屬還可能造成短暫的吞嚥困難，使人不想吃東西，因為這些金屬會干擾迷走神經向食道和喉嚨傳送信息，使人一時恐慌失去食慾。不進食會使人與自己進食的求生本能產生嚴重的衝突。

如果這種情況發生在年輕人身上，家人通常會開始留意，追蹤他們的飲食成為家人的關注重點。雖然這不是我們之前談到的情感傷害，而是愛的關懷，但親友的擔憂或甚至過度關注，對正在受苦的人來說仍然很難受。當他們已經對自己為什麼沒有食慾，甚至反胃感到困惑，此時又一再被告知要吃點東西，結果可能會使孩子、青少年或青年留下一些關於食物的情感創傷。

當有些人因飲食失調無法攝取足夠的食物時，專家和親人通常會嘗試改變他們的飲食，強迫他們多吃一些像起司義大利麵、披薩、鬆餅、貝果或速食等讓他們心情放鬆的食物，但這可能會使情況更嚴重，造成情感創傷。年輕人通常要承受來自同儕和社會關於體重的壓力，當大腦受到有毒重金屬毒素的影響，再加上家人要求他們進食——而且是某些特定的食物，焦慮可能就因此產生。

這可能會讓青少年或青年在第一次暴食發作後吐出食物。如果重金屬中毒更嚴重，暴食症甚至在沒有任何家庭壓力下也可能產生，不需要外來的觸發源。大腦組織中和神經元周圍的有毒重金屬本身既是原因，也是持續觸發的元兇。

正如之前提及，暴食症的問題之一是，當你吐出食物（或以其他方式排出食物）時，你會體驗到腎上腺素噴發，讓你有一種如釋重負的感覺。當有毒重金屬在大腦中，它們往往會阻礙電脈衝和抑制神經傳導物質，因此因有毒重金屬引起的飲

食失調患者，通常也會出現輕度至嚴重的注意力和集中力問題、疲勞、各種過敏、注意力不足過動症、妥瑞氏症、癲癇、強迫症、顫抖或焦慮症。當某人嘔吐並釋放出腎上腺素時，它的作用如同藥物，為患者帶來一種清晰、平靜，甚至愉悅的感覺。腎上腺素激增讓他們的痛苦暫時緩解，基本上像是在充滿有毒重金屬的大腦神經元上放置一個暫時貼片。腎上腺素點燃電脈衝，使它們燃燒更旺，沒有痛苦或不適感，以消除和麻痺心理和身體的症狀。腎上腺素是一種複合的類固醇成分，一開始可以暫時緩解症狀。但當腎上腺素消退後，症狀可能會加劇，這使人離不開腎上腺素，需要更多這種複雜的類固醇。這就是為什麼一些飲食失調的患者覺得自己擺脫不了。因暴食症嘔吐的腎上腺素激增非常容易讓人上癮，且容易形成一種無法打破的模式。

與此同時，沒有人看到問題的真正根源：大腦中的有毒重金屬。有時候，當大腦仍在發育時，新生的組織會隨著時間推移圍繞著有毒金屬生長，有些人不會受到這些引起不健康飲食模式的信號影響，因為通過大腦的電流會自行更改路線到新發展的腦組織中。有些人暫時不會出現飲食問題，但突然間，例如三十多歲時，症狀可能再次出現，因為早在腦組織中的有毒重金屬加速氧化，擴散到大腦的其他區域。最終，有毒重金屬的氧化衍生物蔓延到新生的腦組織中，再加上來自其他接觸源的有毒重金屬也可能存在於新生的腦組織中。另一方面，有時一個人在晚年時才出現重金屬中毒，並在 40 多歲時出現第一次暴食、厭食或未診斷出的暴食和偶爾嘔吐的發作。

對於暴食症患者而言，腎上腺素成癮仍然可能非常強烈，即使有毒重金屬毒素的潛在原因已經消失，他們也很難從這種轉變逆轉飲食失調。對於任何由有毒重金屬引起的飲食失調，重金屬的不同組合和含量，對人們生活造成的影響程度也不同。對於厭食症患者而言，當大腦中存在有毒重金屬，再加上外在的情緒痛苦，這種組合可能會讓治療變得更棘手。

許多嚴重飲食失調的患者會服用注意力不足過動症和腦霧等安非他命和其他刺激劑的處方藥物用以治療。這些藥物也會觸發腎上腺素，作為緩解重金屬中毒的暫時解方，也是安非他命和其他刺激劑提供緩解的方式之一，讓人能夠正常運作、專注和集中精力。不過同時，這些刺激劑也含有有毒重金屬，使問題更加嚴重，且

這些藥物會不斷增加腎上腺的負擔，最終導致新症狀出現，進一步使飲食失調的症狀惡化。

## 恢復：超越危機處理

在恢復飲食失調方面，醫療系統的作法是危機處理。當發現飲食失調症狀時，通常的建議是讓患者吃任何想吃的東西，希望藉由能夠安撫患者的食物來扭轉飲食失調。心理建設是「要快樂、不要有罪惡感，不要懲罰自己」。這被認為是最好、最先進的醫療技術和策略。實際上，這是半世紀前古老的臨床方法，反而使人陷入僵局。

他們說得沒錯，你不應該因為吃一些他們希望你吃的有趣和安撫情緒的食物而感到羞愧、內疚或憎恨自己。但如果你想促進身體健康，開始留意自己的飲食也不應該受到懲罰。每個人都在改變，作為一個個體，當你不斷成長，並超越生存危機的狀態後，會更瞭解自己的身體和健康，會發現更健康的飲食方式，你不應該因為自己對飲食保持覺知而內疚，在乎身體吃下什麼食物不應該被歸為「你的飲食失調可能又發作了」。

現今仍在實行的舊式臨床策略，是基於對飲食失調的起因和如何治療飲食失調的一知半解。這種策略導致人們讓自己吃對身體極不健康的食物，這些食物可能是飲食失調患者在飲食失調期間，甚至之前害怕吃的食物。（另一種策略是在他人面前吃這些食物，這個策略有一些好理由，例如確保患者真的有吃東西，以及在共享餐飲中得到安慰。）醫療業並未考慮這種攝入安撫情緒食物的策略可能引發問題。如果患者有與其飲食失調無關的健康問題，這時問題就出現了。如果這個人之前沒有被診斷出患有飲食失調，那麼營養師、營養學家和醫生可能會建議患者吃一種更健康的標準美式飲食或避免加工食品。這樣一來，這個人還有機會保持身體健康。然而，當營養師、營養學家和醫生在面對飲食失調患者時，他們通常會避免使用這些更健康的方法，就好像對飲食失調患者而言，健康飲食是禁忌話題。突然間，健康飲食變成是一種嚴重的飲食失調。

這導致飲食失調患者陷入新的陷阱，他們的健康狀況下降且沒有適合的飲食。健康狀況下滑可能包括糖尿病、肥胖、重度憂鬱、身體疼痛、慢性疲勞、潰瘍、胃

食道逆流、大腸激躁症、克羅氏症、結腸炎、腹腔疾病和任何一種自體免疫性疾病。從飲食失調恢復的過程中，整個醫療體系並沒有考慮患者的未來。患者聽到的不是，「在你從飲食失調恢復的這段期間，我們必須讓你吃得更健康，以免變成慢性病或致命疾病，失去用食物治療的機會。」相反，飲食失調患者在恢復過程中，經常被迫吃最不健康的垃圾食物，以向諮商師、家人朋友交待他們有吃東西，即使他們的健康狀況每下愈況。飲食失調患者在恢復過程中，感覺自己沒有自主權可以探索新的飲食法來提升健康，因為這會讓身邊的人提心吊膽，由於旁觀者對患者失去信心，難免會懷疑他們的飲食失調是否又發作了。

這是醫療界對飲食失調最大的誤解之一，也是為何飲食失調恢復策略一再失敗的原因。我們需要讓患者有在度過危機處理後繼續康復的空間。我們不能讓他們對食物產生另一種羞愧感──對尋找有益健康的飲食方式感到羞愧，然後期望他們在吃油炸、油膩和加工食品的同時，看著自己的健康惡化直到生命的盡頭。每個人應該都有選擇，如果他們的健康狀況正在惡化，並且正在尋求幫助，他們應該被允許改變飲食習慣，選擇更健康的飲食，且不應該被嘲笑、懲罰或視為他們的飲食失調沒有改善。

# 糖癮

當有人對加工糖上癮，這是他們體內葡萄糖缺乏的跡象，有時可能追溯到童年早期的胰島素阻抗。這種對加工糖的渴望來自於尋找最快的方式將葡萄糖輸送到大腦。這不是因為對甜味成癮，而是大腦正在尋找一條補充葡萄糖缺乏的捷徑。

## 隱藏因素

如果這些糖真的能夠如期到達大腦，那麼這個人就會很滿足，而不會一直渴求糖。糖並不是一種成癮物質。之所以看起來讓人上癮的原因是，血液中過多的脂肪阻礙了大部分的糖進入大腦，這使得血液中有過量的糖，而食物中的脂肪又會引起胰島素阻抗，於是變成一個惡性循環。

若只是把這種現象視為「高糖期」和「低糖期」，這樣對任何人而言，仍然無法理解糖在大腦和身體中的真正作用。人們經過高糖期後出現的崩潰、易怒或疲倦，或者睡著的真正原因是，他們身體在處理糖的同時，也在處理血液中因脂肪而導致的胰島素阻抗。

　　我們吃的糖大多含有脂肪。蛋糕、餅乾、杯子蛋糕、冰淇淋、巧克力棒、甜甜圈——我們認為含糖或碳水化合物的美食——都有脂肪，即使是素食，又或是更健康的美食。花生醬和果醬、用高品質油炸製成的薯片、酪梨土司：這些都是脂肪和糖的組合。或者我們會在餐點後吃一些含有脂肪的飯後甜點；或者在我們攝取糖分時，體內仍然有之前吃過的點心或餐點的脂肪在血液中漂浮。我們把血糖的起伏歸咎於糖，但實際上，真正引起血糖波動的原因是脂肪。

　　渴望糖分並不是一種弱點，這是人類的需求。我們的大腦隨時需要葡萄糖，這就是為什麼任何人一開始都會渴望糖，以及為什麼有些人在戒糖後最終會再次渴望糖。雖然加工糖不是葡萄糖的理想來源（我們將在第六部分〈修復你的大腦〉中討論更有效的葡萄糖形式），但我們可以將對糖的渴望視為瞭解大腦的需求窗口。即使由於血液中的脂肪導致胰島素阻抗，一些糖分仍然可以通過，足以讓人在長期缺乏葡萄糖後，暫時得到緩解感，假使只有一個小時，都可以讓人感到幸福。

　　即使某人食用方糖或直接食用糖，無論是未加工的原糖或經過加工的糖，幾乎還會同時攝取其他含有脂肪基的食物，可能是其他的餐點或飲品，或是當天稍早吃或喝的其他東西。你只會在大腦中感覺到短暫、一瞬間的緩解，不久脂肪就會阻礙它，於是你想要更多糖，你被困在一個加工糖成癮的狀態中。最終成癮不是來自加工糖，阻礙糖的脂肪才是造成糖成癮的禍首。

　　如果有人不攝取脂肪，只使用加工糖而沒有添加任何脂肪，他們就不會陷入對糖成癮的感覺中。一些純楓糖漿、原生蜂蜜、水果或地瓜一樣可以帶給他們滿足感，他們不會想回頭吃加工糖。在沒有脂肪干擾的情況下，大腦可以獲得所需的葡萄糖，特別是當我們為大腦提供最好的葡萄糖，我們可以充滿飽足感。但是，如果這時體內含有油、牛奶、乳酪、奶油、蛋、酪梨、堅果、堅果醬、可可和／或動物產品，這些脂肪會改變動能。突然間，加工糖變成一種武器，開始啟動成癮的循環。

## 血糖高低

當你經過加工糖的高糖期後，讓你產生戒斷體驗和再次想吃糖的誘惑。再次強調，你的戒斷體驗是因為血液中的脂肪。血液中的脂肪會觸發腎上腺反應，因為腎上腺素是一種血液稀釋劑，腎上腺素的其中一個作用是稀釋血液中的脂肪，讓足夠的氧和葡萄糖（最理想的情況）到達大腦，這兩個資源對大腦功能非常重要。

腎上腺素是一種類固醇激素，能帶來愉悅感、力量、清晰度和／或能量。類固醇也有戒斷過程。當身體從攝入的脂肪和加工糖中逐漸恢復後，腎上腺會減少腎上腺素的釋放量，它們會減少用於危機管理稀釋血脂的腎上腺素。這時你可能會經歷腎上腺素戒斷症狀，進而引起悲傷、孤獨、內疚甚至羞恥感，然而這些感覺可能會促使你去尋找撫慰情緒食物。

這是一個惡性循環，可能會導致你暴食和沉迷於加工糖，而且總是與某種形式的脂肪脫不了關係。如果你吃的東西沒有將加工糖與脂肪放在一起，但你當天還是會吃到含脂肪的食物，並且接近你吃糖的時間，所以脂肪會進入血液中，阻礙糖進入細胞，從而造成胰島素阻抗。

雖然我們認為情緒波動與糖有關，但其實是因為腎上腺釋放出腎上腺素類固醇以應對血液中的脂肪，以及脂肪導致的胰島素阻抗，這才是我們以為的加工糖成癮所產生的感覺和情緒波動背後的真正原因。

另一個關鍵訊息是：當你減重時，脂肪溶解後會透過你的血液排出體外。這些溶解的脂肪並不會轉化為能量，就像有些人以為的那樣。來自器官或皮下脂肪的溶解脂肪其密度和黏度，與你剛攝入食物後，在血液中漂浮的脂肪不同。在減重期間溶解並排出體外的脂肪仍然會產生胰島素抵抗，只不過它的胰島素阻抗比剛吃完飯的脂肪更溫和。

當人們開始降低飲食中的脂肪以減重或治療慢性疾病時，身體脂肪的溶解可能會導致輕微的胰島素阻抗。這就是為什麼在你進行治療的過程中，飲食中的健康碳水化合物和微量礦物鹽非常重要，目的在於保持你和你的血糖穩定，因為脂肪正在離開你的血液。最終，你可以擺脫胰島素阻抗的問題。

關於特定餵食和飲食失調（包括厭食症、貪食症、過度飲食、暴食症、排出食物、異食症和其他症狀），超出第六部〈修復你的大腦〉中具體方案之外的訊息，

請參閱《守護大腦的激活配方》中的「飲食失調」、「不明原因的飢餓感」和／或「胃病」方案。關於健康食品癡迷症的具體支持方法，請參考「健康食品癡迷症」方案。

---

很多人都被誤解了，他們的行為、語言、意圖、情緒狀態，不論是認識他們、略知一二或完全不認識他們的人。

—— 安東尼‧威廉

---

第三十四章

# 強迫症

　　醫療產業訓練健康專業人員，為了投其所好和強迫症患者溝通，他們將強迫症所有特殊和罕見的症狀命名。促使強迫症患者相信這個產業對他們特定的情況非常瞭解。但是，深入研究細節就會發現這又另當別論。你會發現，教科書、研究和會議中都提到強迫症是基因引起時，暗示你本身就是強迫症的原因。然而，醫療業對強迫症的瞭解比其他症狀或疾病都還要少。事實上，到目前為止，醫療界對強迫症的理解都是來自強迫症患者的症狀，總結起來強迫症是一種複雜、時而獨特、時而廣泛，讓人困擾不已的疾病。

　　醫療行業對於強迫症症狀的目錄多到琳瑯滿目，幾乎把所有的心理健康障礙、疾病和症狀都歸類為強迫症症狀。如果你有焦慮，他們會說這是你的強迫症；如果你有莫名的悲傷，這也是你的強迫症；如果你任何事都擔心，這不再是神經質，而是被歸為強迫症；如果你在情感、心理或靈性上遇到數百種症狀，這全都會歸為強迫症。

　　即使是嚴重的精神障礙導致可怕的罪行，其中一些罪行也被歸為「這些人有強迫症」作為犯罪原因。犯下這種暴行的人其實沒有強迫症，而是有其他的精神疾病，導致他們犯下滔天大罪。出於某種原因，醫療業與精神和心理健康行業，設計一個龐大的強迫症保護傘，其中包括每一種心理健康狀況。我之所以提出來是要保護任何正在瞭解關於自己強迫症真相的人。強迫症患者沒有傷害性，他們不是壞人。當你聽到具有危險、掠奪性的精神疾病被歸類為強迫症時，你要知道，你不是在那個保護傘下，你不會故意傷害別人，你是一個好人，你正在為疾病奮戰，在這裡你會瞭解更多關於強迫症。

　　憂鬱症、抽動症、困惑、焦慮、自我傷害、自殺企圖、躁鬱症、注意力不足過動症、精神分裂症、暴躁憤怒發作：這些也不是強迫症。事實上，年輕一代正在許

多情緒和心理疾病中掙扎，因此醫療業創造一個強迫症漏斗，將它們全部納入強迫症。如果有人天生就是自我懷疑，這可能被納入強迫症；如果有人缺乏自信，這也是強迫症。醫療業，包括另類醫療業，將所有這些個人情況混為一談。

醫療業也創造出強迫症的子類別，讓你可以對號入座，目的是讓你感覺到被傾聽和安全，實際上，這個產業至今對強迫症仍然束手無策。你真正的強迫症仍然被歸類在強迫症的保護傘下，即使其中許多子類別與強迫症無關。

是的，強迫症是真實存在的，對於某些人來說可能會嚴重到影響生活和失能。是的，很多人有輕微強迫症，但很多人則有嚴重強迫症。許多症狀與強迫症混為一談，不過這不是仁慈關懷的治療師的錯，也不是仁慈關懷的精神科醫生、醫生或諮商師的錯。是這些專業人員之上的醫療產業，培訓他們用業界想要的方式看待強迫症，這使得強迫症患者產生了極大的困惑。

醫療業聲稱，患有強迫症的人僅占我們人口的極小部分。然而，將這麼多症狀和病症歸納為強迫症，使得我們人口中有超過百分之九十五的人可能被標籤為強迫症，這很矛盾，他們現在甚至聲稱，擔心細菌就是強迫症。如果真是這樣，那麼地球上關注最近疫情的數十億人都有強迫症。擔心細菌並不是強迫症。

與此同時，現在把經常檢查爐子是否關閉或門是否上鎖的行為歸類為強迫症已經不普遍。這些強迫症的概念和過度洗手，已被認為是不正確的刻板印象。事實上，這些仍然是強迫症的形式，而那些與此類強迫症掙扎的人不應該被嘲笑、貶低或被撤消強迫症的診斷，告訴他們——他們不算是強迫症。


# 有毒重金屬強迫症

強迫症最主要的原因是大腦內存在有毒重金屬，由於新興化工產品釋放的廢棄物，使症狀持續增加。具體而言，強迫症通常源於汞、鋁和銅的混合物。如果你有非常輕微的強迫症，你的大腦和腦幹內的金屬含量可能較少（金屬類型較少且含量較低）。汞是造成明顯強迫症的關鍵因素，汞是最能改變大腦的有毒重金屬。

如果有人同時患有另一種由有毒重金屬引起的疾病，例如焦慮、憂鬱、腦霧，

躁鬱症、過動症、嚴重的飲食障礙，這些症狀相互交疊，造成一種更難管理或駕馭的強迫症。

正如之前提及，大腦中的有毒重金屬有一部分來自遺傳，但我們也會從周遭的環境接觸到大量的有毒重金屬。這些金屬所在的位置、種類和組合對大腦有重大的影響，這決定了一個人是否患有強迫症、焦慮症、憂鬱症，或三者都有。此外，它還會影響病情是長期還是短期、持續或每年一次或一生週期性發生。

強迫症的獨特之處在於它是由大型金屬殘留區塊所導致，而不是分散在大腦中的小金屬粒子。強迫症與腦組織中的有毒重金屬的濃度有關。沉積塊越大，強迫症就越嚴重，反之亦然。如果只是憂鬱症或焦慮症，當電脈衝通過神經傳導物質抵達腦組織時，有毒重金屬不會形成阻礙電流的大塊物質，電脈衝還是能夠順利通過進入腦組織。雖然電流可能會減弱，因為憂鬱症和焦慮症患者的大腦可能存在分散的有毒重金屬和神經毒素，因此電流可能無法完全正常傳遞。不過，電流仍然不會全然停止。或者，焦慮症或憂鬱症患者大腦中也可能有更大的金屬沉積物，從而同時引發強迫症。這就是為什麼這些病症經常糾結在一起的原因。

## 強迫症週期性發生的原因

對於強迫症而言，「更大的金屬塊」是一個相對的術語，這種沉積物肉眼仍然無法看見。當一個攜帶思維的電脈衝在神經元上運行，試圖進入有金屬沉積的腦組織時，電脈衝會直接衝擊金屬，並開始向反方向反彈。這種電脈衝的反彈就是引發強迫症的關鍵。

當一個電脈衝往反方向反彈時，另一個攜帶相同或類似思維的電脈衝已經在路上，就像一個小小的火球。傳達一個完整的思緒可能需要多個電脈衝，這一系列的電脈衝就像你以每小時 65 英哩的速度在路上行駛，有其他車輛在你後面，你突然猛踩剎車，然後換成倒車檔，以相同的每小時 65 英哩的速度倒車行駛，而後面的車繼續向你靠近，於是兩個傳遞思緒的電脈衝在神經元通路上相互碰撞。結果，不是電脈衝爆炸就是碰撞後一個電脈衝從神經元上彈出。

由於攜帶思緒的電脈衝突然爆炸或偏離路徑，未能到達目的地，這讓當事者感到不盡人意，成為心中未竟的事宜，於是執著於這個未完成的思緒。如果電脈衝沒

有爆炸，而是彈回神經元並隨著其中的信息消散，這時除了強迫症發作外，還會伴隨著強烈的挫敗感。

與此同時，還有另一個電脈衝迎面而來，擊中相同的金屬沉積物，然後朝另一個方向反彈，同樣的模式不斷重複。直到攜帶思緒的電脈衝找到方法繞過大腦金屬沉積物繼續傳遞訊息。

重複出現的思緒類型因金屬的種類而異。金屬的種類或混合物以及它們在大腦中的位置，可以決定這些思緒是否更加暴衝或可怕，以及持續的時間是否更久。例如，如果是汞沉積物，汞往往比其他金屬更能夠將電流彈到更遠的距離，並以更強的力道將電流投射回神經通路，從而在下一個電脈衝中產生更大的爆炸。

強迫症循環會產生巨大的壓力。當強迫症患者重複這個循環幾分鐘或甚至幾小時後，大腦具有神奇的能力可以暫時扣留下一個電脈衝衝向神經元。這是因為大腦在強烈的強迫症循環中，於強大壓力下，會記錄問題並嘗試解碼。大腦會等待最後一個電流反彈回金屬牆並回到其出處的腦組織後，嘗試尋找另一條通路。

大腦進行這種解碼的黃金時段是當人入睡時。當患者處於強迫症週期的高峰期，入睡可能很困難，通常要等到精疲力竭才能睡著。當人們熟睡時，大腦可以重建儲備，並找到執行這種解碼保護的力量。有時醒來時，同樣的思緒可能重新啟動原來的路徑，導致另一波強迫症循環。然而對於許多與強迫症奮戰的人來說，睡眠可以讓想法的路徑完全轉變，讓人在醒來後可以重新開始，暫時擺脫強迫症。

## 強迫症有哪些感覺

強迫症反覆出現的行為與電脈衝衝擊金屬沉積物有關，會造成一種未完成的感覺，對於當時正在進行的任何任務、想法或行動都覺得好像做到一半。每個人的強迫症都不同。不管是日常的想法或行為、無論你想要還是不想要、正在試圖理解或實現、忽略或逃避。當你在思考或行動時，如果電脈衝被重金屬沉積物阻礙，你會感覺到你的想法、行動或意圖未完成。即使已經完成也會讓你有種想要重做或重新思考的衝動，我們可能會一次又一次重複想法、任務、意圖或行動，即使這樣一點都不好受，或者心中充滿恐懼。

重金屬沉積物，特別是變形汞，可能存在於大腦的任何地方，這會影響患者哪

些事情一再重複，因為大腦的不同區域會產生不同的想法。例如，強迫症的一個症狀可能是感覺想法只表達一半；感覺沒有把話說完；或者想法沒有被聽到，這會促使強迫症患者一再轉身告訴別人自己的想法。這種情形會一遍又一遍重複，如果汞沉積物存在大腦中與他人交流的區域。

另一個例子是當重金屬沉積在大腦中用於創造性表達的位置。可能會讓你感覺你的畫作一直沒有完成，驅使你卯起來畫，想辦法畫好畫滿，或者服裝設計圖一改再改，所以你必須一遍又一遍重新製作，感覺永遠沒有完成的一天。

因為重金屬在許多地方沉積，可能同時出現各種強迫行為，導致不同類型未完成的感受、想法或行動，無論是想要還是不想要。有強迫症和強迫性的想法和行動，讓人感覺如果不重複則無法繼續前進。如果人們在重複行為時被打斷，他們通常會很焦慮，因為事情做到一半。最重要的是，一些強迫症患者也可能同時具有因強迫症引起的焦慮。

知道自己的強迫症行為會對生活周遭的人造成困擾，可能會讓你很沮喪。這並不意味著是你有問題。事實上，你可能是強迫症的俘虜。醫療業將強迫症稱為精神疾病，這是不對的。有人可能患有嚴重的精神疾病，對自己和他人都有危險性，同時也患有強迫症。但強迫症不是一種精神疾病，而是一種阻礙性的生理損傷。當人們被子彈擊中時，這不算是生病，而是受傷，有時還會很嚴重。子彈被視為一個外來物，來自外部的阻礙。大腦中的有毒重金屬也是一種來自外部的阻礙，而不是慢性疾病。

強迫症可能與慢性疾病共存。例如，如果患者是因汞沉積物而有強迫症，同時也有自體免疫性疾病或任何其他病症，那麼強迫症就會變得更複雜和難以應對。患者的強迫循環行為可能是一直擔心「我的症狀是否又復發？」或「我的症狀是否惡化？」以至於患者像是患有疑病症。現在醫生對慢性病瞭解更多，不會再像以前那樣經常將患者貼上疑病症的標籤。然而，如果某人有強迫症病史，並開始出現症狀，身邊的人可能不會當真，尤其是如果他們一開始經常將這些症狀掛在嘴邊。於是，這種不被信任的感覺可能讓患者更挫折、憤怒和痛苦，這對強迫症患者的治療一點幫助都沒有，反而讓他們更加不安。

## 情緒創傷的強迫症

嚴重的情感打擊也可能導致強迫症，得視個人的敏感度而定，即使是輕微的情感創傷也可能導致這種類型的強迫症。當你感受到強烈的情感痛苦或反覆的壓力時，大腦內的某些區域會因情緒壓力太大超負荷而產生電荷。來自這些電脈衝的高溫會灼傷一簇腦細胞和神經元，使在灼傷的腦細胞簇周圍的神經元變得非常敏感，這為情感創傷性強迫症埋下了伏筆。

這個受傷的細胞簇會在受到影響的腦組織中的一小部分結痂，具體的位置取決於壓力源而定。這種結痂組織形成是為了保護大腦免於遭受更嚴重的損傷，例如缺血性中風，因為結痂組織覆蓋在受傷區域上，形成一層薄薄的組織。你的大腦依靠圍繞著數十億條神經通路的神經脈衝運行。當細胞發生損傷，這些結痂組織會阻礙通路，電脈衝就無法輕鬆和適時通過，到達它們的目的地。

當電脈衝第一次嘗試卻無法通過大腦區域時，它們會一次又一次嘗試。電脈衝試圖在過去有效的通路上前進，但現在部分被封鎖，無論是身體或能量上。你會感覺到強迫性的念頭不斷出現。最終，那些脈衝進入阻塞的組織，這可能會改變強迫症的模式。但這時脈衝已經失去力量且活力不再。隨後，新的電脈衝開始不斷擊中阻塞的組織，一個新的強迫症循環就此開始。

情感創傷的強迫症通常會隨著歲月流逝逐漸減輕或消失。很多人確實逐漸克服。然而，多年後如果被新的情感創傷觸發，強迫症可能會再次出現。隨著時間推移，結痂的腦組織會自然修復。你可以透過遵循本書第六部〈修復你的大腦〉和本書的配套書《守護大腦的激活配方》中的指南來促進癒合的過程。

## 健康的神經通路

人類是習慣的動物，所以即使引起強迫症的大腦潛在問題已經解決，重複的想法和行為不會立即自動糾正，這需要時間、信任和意志力。

當一個人長期患有強迫症，有時大腦會適應，或新生的組織有助於電脈衝在金

屬沉積物周圍找到不同的路徑。幫助大腦的終極方法是透過《守護大腦》系列套書的重金屬排毒法和淨化法去除金屬。一旦重金屬排除，療癒就會啟動，許多強迫症的症狀會減輕，有些症狀雖然存在但會慢慢消失，這需要更多的時間。學著信任這個過程，並留意哪些症狀已經痊癒或減輕，是真的可以實現和實踐的。

除了排除體內有毒重金屬之外，治療強迫症最有效的方法之一是創造新的體驗。很多時候，強迫症患者會用例行公事來隔絕自己，以避免誘惑、做出一些不想做的事、避免未知的變數或尷尬。當你排除大腦中的有毒重金屬，你會想透過改變環境和／或改變固有的習慣以建立健康的神經通路。如果可能，換個地方居住，即使暫時也可以，就算只是在朋友家暫住一、兩天，也可以大大改善強迫症患者的大腦健康。

如果你有強迫症，請相信你有能力治癒這種狀態。信任自己能夠且一定會擺脫這種混亂和窘迫的狀況。現在你知道這種疾病真正的原因，你距離解決它的目標更進一步了。請保持耐心和放鬆心情，你一定可以打破強迫症的循環。

更多關於第六部〈修復你的大腦〉中支持「強迫症」具體方案之外的訊息，請參閱《守護大腦的激活配方》中的「強迫症」方案。

---

在隧道的盡頭總有一線光明，恢復健康的自由充滿可能性。

—— 安東尼・威廉

---

第三十五章

# 躁鬱症

躁鬱症並非如同其診斷的那樣明確，雖然當今醫學界對於躁鬱症的解釋看似很有說服力，但仍然只是理論。如果你或身邊的人被診斷出患有躁鬱症，請放心，它並不是我們被告知的那麼不可改變和注定的病症。

一直以來，躁鬱症一個主要的理論是「賀爾蒙功能失調」。近幾十年，化學失衡的理論也很流行，至今仍在使用。看到家人表現出看似不理性或狂躁、情緒高低起伏、精力充沛又萎靡不振、沮喪又快樂，無論這些起伏和掙扎是什麼，當我們聽到「賀爾蒙功能失調」或「化學失衡」這些術語，我們就會認為就是這樣。不管你聽到哪一個術語，你要意識到這完全誤解了大腦內部實際的情況。這兩個術語只是為了方便開立處方簽藥物，雖然藥物在當下或許有助於人們控制症狀，但無法治療潛在的問題。

藥物是否能夠改善躁鬱症至今尚未定論。在大多數輕度躁鬱症的情況下，處方非鎮定藥物效果不彰，病情非但沒有改善，甚至可能惡化。在嚴重躁鬱症的情況下，當狂躁症發作危及生命時，強效藥物的作用主要在於鎮定，讓人在某種程度上「關機」，以免越演越烈。若要停藥，患者需要逐漸減少份量慢慢適應，以避免躁狂症再次發作。在這些情況下，都與化學失衡的理論無關，這根本就不是真正的原因。

診斷這個詞聽起來可信度非常高且嚴謹，好像這肯定是根據先進科技、幾世紀醫學科學背景，以及在醫療界投資數十億美元的成果，所有這些努力讓人對人體有深入的瞭解。然而，如果你仔細想想描述躁鬱症患者特有的情緒術語，其中不外乎是情緒高低起伏、情緒波動而已。躁鬱症的診斷只是呼應和過度簡化患者自己描述的經歷。症狀的命名應該更進一步解釋病發的原因，用「情緒激動－情緒低落失調」（heating-cooling disorder，HCD）的診斷可能更準確。

# 躁鬱症的觸發因素

大多數不明原因的疾病，包括憂鬱症和焦慮症，都有一個觸發因素，這個因素可能來自身體外部或內部。

首先，讓我們先澄清「化學失衡」並不是躁鬱症的觸發因素。

引發狂躁發作的一個觸發因素是某種情感體驗，活化腎上腺釋放過多的腎上腺素傳送到大腦。創傷是一個刺激腎上腺素導致腎上腺素激增的例子。親人突然死亡、離婚爭議、聽到壞消息、被所愛的人背叛而沒有機會處理、其他棘手的生活事件，這些都可能分泌大量腎上腺素直接傳送到大腦。當你從這種腎上腺素激增中回神後，憂鬱症就發作了。

情緒並不是躁鬱症唯一的觸發因素，接觸化學物質也可能引發躁鬱症。例如，當城市化學物質車輛噴灑滅蜱劑、滅蚊劑或滅毛蟲劑時，你當時可能站在公寓大樓前，或吃進速食餐點中內含的有毒物質，或者拔除含有汞牙齒填充物，又或者為了旅行進行醫學治療等過程中。

患有躁鬱症的人常常害怕表達情感。他們知道自己可能會被視為反應過度，所以他們在某種程度上會避免社交與溝通。他們抑鬱和不善與人交流，熟悉他們的人往往會將其視為躁鬱症的一部分，實際上並非如此；當你被冠上躁鬱症時，保持距離是一種應對世界反應的方式。父母、配偶、伴侶或與躁鬱症患者一起生活的人，常常出於關心和愛而擔心他們，並對他們可能即將出現的症狀特別敏感，隨時做好心理準備。例如，當躁鬱症患者情緒高漲、意氣風發時，與他們同住的人因為知道即將到來的低潮而擔心。同時，躁鬱症患者通常能夠感受到親人的擔心顧慮，因此覺得有必要克制自己的情緒。

每個人都有情緒狀態，每個人都有情緒觸發因素，而那些因症狀被診斷出躁鬱症的人（不論輕微或嚴重）與其他人不同的地方在於，他們的大腦裡有一些其他的觸發因素。我們可以隱瞞真相繼續以賀爾蒙、基因或化學物質失衡的理論來解釋。我們可以照單全收，但我們不會。

# 金屬保留熱度

有毒重金屬是躁鬱症的潛在原因。正如本書其他部分提及的，當一個人的大腦中存在過多的金屬，如汞，大腦會逐漸升溫。對於躁鬱症患者而言，升溫的情況不同，因為金屬的組合（合金）會使溫度保持更長的時間。

通常，導致躁鬱症背後的合金是由汞、銅、有毒鈣、砷、有毒鉑和鎳組成。每位患者的各種金屬含量、組合都不同，例如，有些人可能完全沒有或只有少量這些金屬的其中一種或兩種，有些人可能有比較多這些金屬的其中一種或兩種，但通常躁鬱症患者的體內都有較高含量的有毒鈣和銅。

當某些金屬融合在一起並加熱時，這些金屬的熱度可以持續一段時間，因為這些金屬可以保溫。這就是躁鬱症大腦內合金的運作機制，熱度始終存在，但溫度不斷在波動。

當有毒重金屬在大腦的情緒中心阻礙電脈衝和神經元活動時，大腦溫度會不斷上升，導致患者非常情緒化，即使生活如常，甚至在睡眠期間也是如此。沒有服用藥物的躁鬱症患者，因為沒有使用藥物抑制神經元活動，大腦的熱量會持續上升波動，導致整晚出現一連串的夢境。

躁鬱症患者常常把這種病症比喻為腦內有其他人在控制他們，使他們無法停止自己的憂鬱、狂躁行為、情緒高低起伏。那些認識躁鬱症患者的親人，通常可以透過患者的眼神或快速說話且聽不進去任何人說話的狀況來辨識他們的躁鬱症正在發作。

當大腦情緒中樞的金屬受熱時，溫度不是急速上升然後迅速降溫，而是金屬產生的熱量持續散發到大腦細胞和神經元，導致這些金屬周圍的腦細胞和神經元因過熱而脫水、灼傷和萎縮。光是這樣就足以讓人們體驗到我所謂的輕微躁鬱症。對於更明顯、更嚴重的躁鬱症，人們需要一個觸發因素，其中最終極的觸發因素是腎上腺素。

# 電流風暴

每個人在生活中的某些時刻多少都會遇到一些難題,隨之而來的則是強烈且大量的腎上腺素。這並非失衡,每個人都會有這種情況,但對躁鬱症患者而言,這種腎上腺素激增就是躁鬱症的一個觸發因素。

原因如下:大腦情緒中樞含有有害重金屬的人需要更多的腎上腺素。例如,當他們運動或勞動時,他們需要比其他人更多的腎上腺素才能做到。這是因為大腦情緒中樞區域正在發送求援訊號給腎上腺素。我們的身體在危機時會利用腎上腺素作為解方,從輕微到極端都適用。當引發躁鬱症的合金存在於大腦情緒中樞,導致持續加熱的過程時,這時就需要求助額外的腎上腺素來保持情緒中樞的電流平衡和流動,且在這個區域受損、脫水的腦細胞和神經元也需要腎上腺素來改變和調整電流模式和上升的溫度。

當腎上腺素進入已經過熱的大腦,在某種意義上而言,這是幫助那個人運作,以獲得他們需要的東西,但也會點燃爆炸性的電力。當這種情況每天發生時,激增的腎上腺素釋放到因重金屬早已過熱的環境中,引發具有極大破壞力的電流風暴。這種過量的腎上腺素引起的急速升溫無法冷卻,直到精力耗盡為止。

這就像一個人工作七十二個小時後,在接下來的幾天累倒了;這就像有人長時間話講不停,完全不聆聽,之後卻安靜下來;這就像一個人做出無益健康,衝動、不理性的決定後,陷入沮喪、悲傷、罪惡感和羞愧感,再加上疲勞和缺乏動機和驅動力。躁狂的電流風暴和其後果有非常多種可能且程度也各不相同。

治療大腦受損區域激增的腎上腺素也會導致情緒敏感,但每個人的情況不同。例如,他們可能因任何壓力事件而引發情緒反應。

# 非一體適用

每個人的躁鬱症的症狀都不一樣。它不是躁鬱症第一型、躁鬱症第二型和週期性躁鬱症這麼簡單。而是從躁鬱症第一型到躁鬱症第一百萬型不等,因為每個人體

內的有毒重金屬含量都不同。

躁鬱症不是遺傳疾病。家庭中有其他人出現類似症狀並不意味著這與基因有關，而是與有毒重金屬代代相傳有關。重金屬會世代相傳，甚至可能持續數百或數千年，並在每個人體內不同的位置累積。有時它們會進入大腦的情感中心，這就是為什麼兄弟姐妹、姑媽叔叔或父母可能出類似躁鬱症狀的原因。

躁鬱症的症狀也可能隨著時間推移而改變。在某個時間點，躁鬱症患者的腎上腺可能會產生轉變，金屬也會產生變化。因此，隨著躁鬱症患者的年齡增長，症狀也可能產生改變。

氧化是金屬轉變的原因之一。由於躁鬱症患者大腦的金屬合金往往含鋁較少，這種合金氧化後讓腦細胞和神經元中毒的情況與大腦含有重金屬氧化的情況不同。因為躁鬱症背後的合金，持續的高溫往往會讓氧化過程持續更久。雖然這種氧化不一定會和其他病症一樣擴散到近鄰的腦組織，但導致躁鬱症的金屬群隨著歲月流逝發生一定程度的氧化。可能會影響患者已有的症狀，但並不代表會更糟。大腦是一個不可思議的器官，隨著年齡增長，不斷改變的電流模式有時會在患者躁鬱症發作時協助他們克服症狀。

金屬仍然存在於大腦中引發躁鬱症，只是現在頻率可能較少但憂鬱情況增加。這種麻木、沮喪的生活感受會一直持續到腎上腺恢復，在腎上腺素激增後，隨之而來的可能是狂躁症再次發作。治療躁鬱症最有效的方法是去除來自大腦和身體其他部位的有毒重金屬。

## 舒緩、降溫

大腦會利用糖來保護自己，大腦中的糖原儲存量對躁鬱症患者有極大的影響。糖原儲存量越多，患者發作的頻率就越少，受到電流風暴或大腦無法冷卻的損害就越小。在神經元通過的大腦組織中有更多的糖原，這對躁鬱症患者有極大的幫助。

大腦很神奇，擁有根據各種情況調整的適應能力，我們也能調整和適應。當大腦中的金屬消失後，尤其是位於情感中心的金屬，大腦就可以自行冷卻以預防

情緒崩潰。當一個人攝取足夠的葡萄糖，足夠的天然糖分和健康碳水化合物來強化大腦時，大腦的溫度調節力會更快，大腦內的葡萄糖就像閃電交加後的大雨將火熄滅。

更多關於第六部〈修復你的大腦〉中「躁鬱症」具體方案之外的訊息，請參閱《守護大腦的激活配方》中的「躁鬱症」方案。

第三十六章

# 阿茲海默症和失智症

　　一個人如何被診斷為阿茲海默症或失智症？通常當一個人開始忘東忘西時就會被貼上這個標籤，但健忘的類型在診斷中扮演重要的角色。只是忘記車鑰匙放在哪裡？或者在忙碌的一天，忘記發生了什麼事？或者開始忘記過去的事情？

　　當人們開始出現短期甚至長期記憶喪失時，許多人會懷疑自己是否患有阿茲海默症。這些是否是發展阿茲海默症和失智症的早期跡象？它們是否是初期徵兆？是否有早期跡象但還沒有檢查出來？

　　在繁忙的生活中，我們難免會忘記一些事情，不太可能記住一切。這取決於你的工作內容、工作量、大腦的空間，以及你的心思是否受到生活雜事而分心。

　　有時候，忘記並不是因為負荷量太大，而是突然間開始困惑，忘記行事曆上的某些事件，自己或身邊的人覺得你明顯有什麼問題。有些人可能出現妄想、分神或完全失去時間感。這些症狀可能持續多年，有時長時間沒有發作，然後突然間感到迷失。有些人可能因為家人或朋友注意到異常行為而去看醫生，但醫生其實不知道問題出在哪裡，直到症狀越來越頻繁，醫生才會診斷為阿茲海默症或失智症。

　　這些代表什麼？真正的阿茲海默症或失智症診斷有哪些症狀？事實上，這是一個灰色地帶，需要仔細的觀察。醫生們通常會依靠腦部掃描（例如 MRI），尋找他們認為影像異常的地方。如果有人記性更差、個性異常改變、情緒和態度改變，這對周圍的人來說是一個警訊，並且大腦掃描顯示異樣，那麼他們可能會被診斷為早期的阿茲海默症或失智症。只有在某些情況下，才會在腦部掃描中發現任何異常。此外，顯示出健忘症狀的腦部掃描上出現異常的情況，很可能也會出現在沒有健忘症狀的人的腦部掃描上。在大多數阿茲海默症的診斷中，腦部影像中沒有任何異常狀況。實際上診斷只是基於理論和推測遊戲。也許醫生會向他們的醫療團隊請教，共同確認患者是否已發展成阿茲海默症或其他形式的失智症。

有關阿茲海默症和失智症，尤其是阿茲海默症，一般認為醫學研究和科學已經完全瞭解這些疾病，除了治療方法外，其他的都瞭若指掌。但如果真的完全理解，為什麼至今找不到治癒方法？怎麼可能全面瞭解一種疾病，卻不知道對策是什麼？這表示這個疾病完全被誤解，如果醫療界真的瞭解阿茲海默症和失智症，我們會有治療的方法，任何慢性疾病也是如此。

## 阿茲海默症的答案

當阿茲海默症患者因改變飲食或服用補充品而症狀好轉時，這並不意味著他們瞭解阿茲海默症，即使某位醫學專家認為自己偶然發現一種可以暫時減緩疾病進展的方法。我們可能提出「改善腸道健康」和「超級健腦食物」，以及有些人可能改變過去的生活方式和飲食習慣，開始服用補充品，並且看到他們的記憶稍微改善，像是混亂和腦霧暫時減輕，但這仍然不意味著這種疾病在任何層面上被理解。無論是另類醫學還是傳統醫學，醫療業對阿茲海默症仍然一無所知。醫學專家在腦部掃描中所看到的，以及它對大腦代表的意義，這對他們來說仍然是一個謎。

這將是一個謎團。在未來的幾午，數百萬人將繼續被診斷患有阿茲海默症和失智症，卻無法得到真正的答案——因為這些答案對醫療業沒有實質的利益，反而會威脅它們的根基。因此，繼續假裝下去：假裝醫療界知道什麼是阿茲海默症和失智症，知道如何正確診斷它們，以及知道這些疾病的影響，而唯一缺少的就是治療方法。一些患者因飲食改變而症狀改善後，這讓另類和傳統醫學專家以為更接近大腦和身體內部問題的真相。他們不知道的是，這反而成為真正瞭解疾病的障礙。

為什麼醫療業如此害怕阿茲海默症和失智症的真正答案？因為部分原因是由醫療產業引起的。當某個阿茲海默症的「答案」浮出水面時，這不會是真相，而是一個誘餌。因為可怕的真相是：阿茲海默症是一系列有毒重金屬的組合，其中許多重金屬從一開始就透過醫療治療進入患者的身體，從嬰兒時期開始，或是從我們的祖先接受過去的醫療治療，透過血脈代代相傳。具體而言，阿茲海默症和失智症是由汞和足夠的鋁引起的疾病。

這些進入大腦的有毒重金屬在早期就出現許多警訊,從童年和青少年時期就已經開始。問題在於沒有人知道這些症狀是徵兆,讓人在未來的某一天失去記憶、忘記自己是誰、忘記所愛的人,以及失去正常運作的能力。這些早期顯示與記憶損失有關的徵兆從未被發現,因為醫療業實際上必須忽略與大腦相關的許多問題,這些問題大部份被歸咎於心理或情緒問題。有些人最終會感覺到他們只是功能失調。當今,處方抗憂鬱藥物、抗焦慮藥物、刺激劑和情緒穩定劑的使用量前所未有的高,與此同時,阿茲海默症和失智症不斷攀升,因為它們往往發生在晚年,人們通常不會聯想到這與早期的症狀有關。

在阿茲海默症和失智症發病之前,不一定會有明顯的心理狀況,許多人可能沒有情緒不穩或需要抗憂鬱藥物的早期徵兆,但他們仍然會有其他被忽略不容易察覺的早期跡象。醫生無法看到我們生活的一舉一動,因此許多徵兆就被忽略了。

# 另一種老化

以下是正在發生的事情:大腦內的有毒重金屬正在老化。沒錯,我們不是談論自然老化,而是金屬本身的老化。

在一生中,如果我們不知道如何注意或將有毒重金屬排出體外,我們會累積越來越多的金屬。大腦內的金屬會互相吸引,特別是汞。隨著更多的汞進入體內在全身循環,它可以找到大腦內陳年的汞沉積物與之結合堆疊,長期下來形成更大的沉積物。這些汞還會擴散,當擴散出去時,老化、氧化、腐蝕的陳年汞會鬆動並斷裂,且伴隨著氧化廢棄物和逕流充滿鄰近的腦組織。這可能是壓垮駱駝的最後一根稻草,讓人在某天早上醒來,不知道自己身在何處,然後花半個小時才「想起來」,原來自己在家。這是因為那些老化、氧化的汞逕流擴散到鄰近的大腦組織,最終使症狀發作。

當大腦中除了汞還有其他金屬時,這時會產生更多的氧化作用。正如之前提及,大腦內可能還有鋁。這些鋁沉積物要非常靠近汞沉積物,才會加速症狀發展,就算鋁沉積物沒有與汞沉積物結合,也可以迅速殺死和破壞保存記憶的腦細胞。因

為鋁也會氧化,而且速度更快,當老化、氧化的鋁碎屑和逕流移動且掉入汞沉積物中,就會促使汞沉積物加速擴散。

這個過程可能需要很多年,甚至數十年,但在今日,這個過程可能更快。現在發現自己心智正在減退的人,有越來越年輕的趨勢;你會發現在 40 多歲和 50 多歲初期被診斷患有阿茲海默症或是從不同診斷開始,最終導致阿茲海默症的人數不斷在增加中。

我們可以想盡辦法設立更多的阿茲海默症慈善組織、募款和籌款活動,但這些對於渴望找到治療方法的人毫無幫助。雖然它們在某方面多少有幫助——照顧患者、提高對疾病的認識、支持照顧者,所以我們必須持續支持這些活動。然而,由於醫療和製藥業使用這兩種金屬,因此汞鋁兩者對大腦的影響將無法見光。它們不是唯一的行業,化妝品產業多年來也一直使用它們;食品業也使用鋁;化學工業的傳統清潔產品也含鋁。如果真相揭露鋁有重大的影響,某些阿茲海默症患者之所以患病,其中原因是因為他們在早年使用含鋁的產品,這將會引起很大的麻煩。那含鋁腋下除臭劑呢?還有任何一種含鋁的有毒重金屬製藥產品呢?那些生產含有有毒重金屬的農藥、除草劑和其他產品的化學工業又該如何呢?

沒有人可以切入要害,探究人們真正患有阿茲海默症和癡呆症的原因,因為這會喚醒一頭沒有人想面對的野獸——那就是真相。這就是為什麼業界會花錢了事,重金遊說一些人來轉移、隱藏和改變真相,灑錢讓一些人來控制和安撫這頭野獸。

我們必須如實看待這個問題。阿茲海默症和失智症患者,他們大腦中含有較多已經氧化的汞和鋁,久而久之,這些老化金屬產生的氧化廢棄物擴散並加速老化。過多的副產物變成逕流充滿大腦組織,阻斷原本電流流動自如的大腦區域。另一種看待問題的角度是,大腦內形成一塊死亡區域,即低電壓區塊,電流無法正常運作。電流是藉由刺激腦細胞以保持腦組織活躍,因此,當腦組織中某個區塊缺乏電力,這會導致大腦退化和萎縮,這就是阿茲海默症或失智症背後的原因。

並非所有的阿茲海默症和失智症都有相同的症狀。因為每個人的個性不同、靈魂不同、有毒重金屬在腦部的位置不同、有毒重金屬的數量不同、有毒重金屬對組織腐蝕的方式不同、金屬氧化的程度不同、大腦營養素缺乏的程度也不同,因此每個患者的症狀都有很大的差異。

如果你想知道阿茲海默症和其他形式的失智症之間的區別，基本上它們是一樣的，都是由汞和鋁所引起的，只是這些金屬元素在大腦中的位置不同，所以症狀也不同。當金屬元素在大腦或腦幹中稍微偏移一毫米，它們產生的症狀就完全不同，從妄想到脾氣爆發，到需要一段時間盲目走動等等。每個人的病情都不一樣，不過阿茲海默症和其他類型的癡呆症是同一種疾病，它們都是由大量氧化金屬沉積物所引起的嚴重腦組織損傷。

# 戰勝老年失智症

從這裡我們得到的結論是，一定要提前做好準備。每個人體內都含有這些金屬，它們存在於大腦和身體不同的部位，存在的量和比例也不同。這就是為什麼第六部〈修復你的大腦〉中提及的排除大腦中的重金屬非常重要且應嚴肅以對的原因。目標是降低新的有毒重金屬進入你的體內，同時排除體內已經存在的金屬，這些可能是你在出生時就有或在童年時期累積的。不管從幾歲起開始排毒，這都是一個好的開始；即使從 50、60、70 歲，或更晚開始，永遠都不會太遲，這些方法仍然對你有幫助。

如果有人正在應對早期阿茲海默症或失智症時，在開始改善飲食並補充營養素後，感受到症狀好轉，這其中有幾件事情正在發生。首先，他們獲得額外的營養素，以抵消一些有害重金屬對大腦造成的損害。其次，他們開始排毒，清除進入血液循環的其他毒素和有害物質。第三，他們的肝臟健康狀況正在改善，因為停滯遲緩、負擔過重和有毒的肝臟會對大腦造成傷害。第四，他們並沒有意識到，他們攝取的額外抗氧化劑有助於減緩有害重金屬的氧化過程。

當醫療專業人員觀察阿茲海默症患者的腦部掃描時，他們應該訓練自己，問自己的問題是：「金屬在哪裡？」當他們諮詢其他醫生尋求幫助時，他們應該問：「大腦內有哪些金屬？你能看到嗎？腦部掃描中是否有任何異狀顯示可能是有害重金屬的損害？這些是造成患者出現症狀的原因嗎？」

如果你的親人患有阿茲海默症或失智症，目標是積極清除重金屬，以免疾病惡

化。某些腦部損傷可以逆轉，足以使阿茲海默症患者擺脫困境，或許無法痊癒，取決於病情的嚴重程度。但至少可以協助他們走出陰暗的森林來到安全之地，或者減緩或停止疾病的進展。如果你因為家族成員患有阿茲海默症或失智症而擔心自己，你不必活在恐懼中，你的命運掌握在自己的手中。

更多關於第六部〈修復你的大腦〉中「阿茲海默症」、「失智症」或「記憶衰退」具體方案之外的訊息，請參閱《守護大腦的激活配方》中的「阿茲海默症」方案。

有關特定的「健忘」具體支持方法，請參考「腦霧」方案。

---

無論我們體內存在什麼合金，以及這些有毒重金屬混合物位於大腦的哪個位置，我們都要採取行動去除有毒重金屬合金，如此一來我們才能開啟療癒之路。我們必須拯救自己的大腦，雖然去除有毒重金屬需要時間，但當我們投入時間和精力時，我們得到的回報肯定是超乎想像。

—— 安東尼・威廉

---

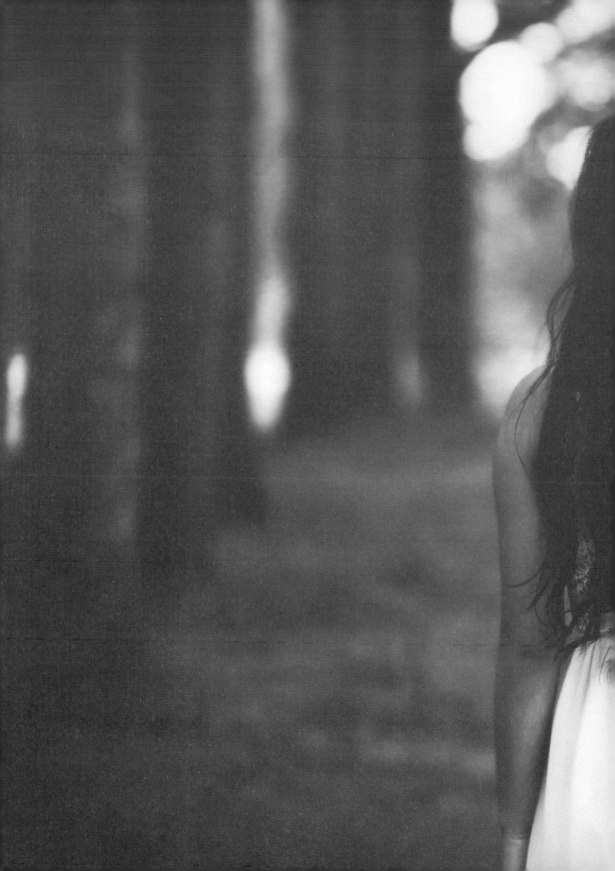

# 第五部

# 病痛與煎熬的醒悟

人們被指責為「投射」，被告知他們將自己的痛苦和憤怒投射在他人身上，要他們『停止投射』。因此，他們嘗試自我啟發的技巧和各種改進的方法，努力成為更好的人，但當他們情緒爆發的那一刻，他們又被指責將自己的痛苦投射到他人身上，然而，他們真正在表達的是，他們大腦的生理需求沒有得到滿足。

——安東尼·威廉

今日，慢性疾病成為一種新常態。我們不是健康還好就是飽受疾病之苦。每個人或多或少都有一些小毛病，無論他們是否稱之為「症狀」，無論他們是否意識到自己的健康受到了威脅。

—— 安東尼·威廉

第三十七章

# 尋找出路

本章提及的症狀和疾病範圍很廣，為了協助你找到答案，我會使用傳統醫學名詞說明大部分的病症。

如果你有下一章其中的一種症狀，但從未診斷出病名，你也不要掉以輕心。慢性健康的問題包括慢性神經症狀和疾病，這些仍然是醫學和科學無解的謎團，所謂的病症術語只是觸及表面，當你深入瞭解後，才會發現診斷的病名只是標籤而已，一旦你找到症狀背後的原因，你才能與健康重新建立新的關係。

如果你看到某些症狀和疾病一再重複，原因是醫療業用上百種重疊的癥狀和疾病標籤創造這種重複性，因為他們不知道真正的原因。當涉及慢性和神經系統疾病時，你經常會聽到醫療業以「原因不明」為由。雖然醫療業為器官衰竭、心臟衰竭和手術提供救命的醫術，但不幸的是，他們對慢性病的症狀和疾病瞭解甚少。「原因可能是這個」、「目前沒有定論」、「研究人員仍在尋找某種基因」、「研究人員認為……」等等，這些說詞你一定不陌生。

本書這一章的信息不會一再重複，它只是揭露醫學命名系統的重複性，以及這種重複性可能產生的誤導。若身上被診斷出多種疾病標籤，這會讓你以為自己全身上下都有問題，更不用說這些重疊、幾乎相同的症狀標籤讓醫療業有正當的理由可以為每個標籤製造一種藥物。

在這裡，你會找到醫學界尚未瞭解的答案。事實上，相同的原因可能會產生數十種症狀，可能是幾種症狀和疾病的答案，但醫療界給予其各種不同的病名。例如，重金屬中毒是造成精神病學界數百種診斷的原因，但這仍屬於未知。醫學界對這些常見的原因仍然一知半解。當你仔細閱讀每種症狀和疾病時，你會注意到這些原因之間的細微差異，以及在大腦和身體內產生各種不同的症狀和疾病。

如果你在這此找不到自己的確切症狀或疾病，或者你不知道自己的病名，也不

要因此打退堂鼓。詳讀這些解釋可以協助你找到自己的病情，如果你直接翻到本書這個章節，你還是要找機會閱讀本書其他部分，以獲得完整的資訊。特別是，第一部〈大腦的故事〉中詳細說明了我們的神經系統症狀是如何產生的。借助本書中的知識，再加上你自身經驗的專業知識，你便擁有調整健康的療癒工具。

你可以找到治癒的方法，讓症狀和疾病好轉，藉由專注於排除體內的有毒重金屬、減少病毒負荷量、逆轉化學接觸、治療情緒和身體創傷，以及修復和恢復大腦及身體受損的神經。應用你在本書發現的信息，從第六部〈修復你的大腦〉和本書配套書《守護大腦的激活配方》和《守護大腦的療癒食譜》中規劃你個人的療癒方案。

在《守護大腦的激活配方》中有一個非常重要的資源關於補充品，其中在〈補充品的重要性〉中有9種「安東尼密集療法」的信息，可以協助你度過急性疼痛階段，以及更多本書沒有列入的健康問題詳細方案：

- 日常的大腦保健和養生
- 急性瀰漫性腦脊髓炎（ADEM）
- 愛迪生氏症
- 老人斑
- 肌萎縮性脊髓側索硬化症（ALS／俗稱漸凍症／運動神經元疾病）
- 健忘症
- 動脈瘤
- 厭食
- 短期性焦慮
- 失用症（失能症）
- 動脈硬化
- 類風濕性關節炎
- 動脈粥狀硬化
- 聽覺處理異常（APD）
- 自體免疫性疾病
- 死藤水戒斷

- 疼痛
- 成癮
- 注意力不足過動症（ADHD）
- 酒精戒斷症候群
- 阿茲海默症

- 貧血
- 僵直性脊椎炎
- 長期性焦慮
- 失語症
- 心律不整
- 反應性關節炎
- 粥狀瘤斑塊
- 心房纖纖性顫動（AFib）
- 自閉症
- 迴避或限制性食物攝入障礙（ARFID）
- 平衡問題

- 同心圓性硬化
- 暴食症
- 嚴重腹脹
- 抽血（抽血前一週）
- 視力模糊
- 身體畸形恐懼症（BDD）
- 大腦老化
- 腦霧
- 腦損傷（Brain Lesions）
- 乳房植入物相關疾病
- 灼熱感（無發燒）
- 皮膚灼熱感
- 滑囊炎
- 咖啡因戒斷
- 口腔潰瘍
- 卡斯爾曼氏症（Castleman Disease）
- 腦萎縮
- 大腦性麻痺
- 化學和食物過敏
- 咀嚼困難
- 長期憤怒
- 慢性疲勞症候群（CFS）
- 長期莫名罪惡感
- 感冒、流感和新冠病毒
- 對冰冷敏感
- 腦震盪復原副作用
- 腦神經萎縮
- 克隆氏症
- 庫欣症候群（皮質醇增多症）
- 囊狀纖維化

- 貝爾氏麻痺
- 躁鬱症（雙極性疾患）
- 血栓
- 抽血（抽血後一週內）
- 身體出現嗡嗡聲
- 腦膿瘍
- 腦癌
- 腦部炎症（Brain Inflammation）
- 腦部腫瘤和囊腫
- 貪食症
- 口腔內有灼熱感
- 過勞
- 耳邊嗡嗡聲
- 大腦鈣化
- 腕隧道症候群
- 乳糜瀉
- 腦缺氧
- 腦血管疾病
- 胸悶（不明原因）
- 巧克力和可可戒斷
- 慢性疲勞免疫功能障礙症候群（CFIDS）
- 慢性脫髓鞘多發性神經炎（CIDP）
- 咖啡戒斷
- 手腳冰冷
- 唇皰疹
- 結締組織疾病
- 腦神經發炎
- 下顎歪斜
- 循環性情感症
- 大腦內黑斑

- 黑舌病
- 人格解體障礙
- 皰疹性皮膚炎（DH）
- 應對困難
- 顏面下垂
- 閱讀障礙
- 煩躁
- 異位心房節律
- 頭部觸電刺痛感
- 腦病變（Encephalopathy）
- 癲癇
- 人類皰疹病毒第四型（EBV）（晚期階段）
- 過度出汗
- 眼球轉動異常（包括眼睛周圍肌肉）
- 眼睛聚焦問題
- 昏厥
- 纖維肌痛
- 耳內顫鳴（Fluttering in Ears）
- 食物中毒
- 健忘
- 脹氣疼痛
- 胃炎
- 胃輕癱（輕症）
- 戒斷綠茶、抹茶和紅茶
- 牙齦疼痛（不明原因）
- 頭痛
- 心悸（神經系統）
- 對熱敏感
- 肝炎（自體免疫性）

- 失智
- 抑鬱症
- 視神經脊髓炎
- 頭暈
- 自主神經失調
- 吞嚥困難
- 飲食失調
- 先天結締組織異常症候群
- 腦炎（Encephalitis）
- 能量問題
- 人類皰疹病毒第四型（EBV）（早期階段）
- 人類皰疹病毒第四型（EBV）（復發）
- 極度疲勞
- 飛蚊症（視雪症）
- 顏面疼痛
- 疲勞
- 流感（Flu）
- 注意力和專注力問題
- 食物過敏
- 沾黏性肩關節囊炎（五十肩）
- 胃痙攣
- 胃炎（自體免疫性）
- 胃輕癱（重症）
- 格林－巴利症候群
- 腸道疼痛和痙攣
- 聽力受損（不明原因）
- 心悸（非神經系統）
- 偏側空間忽略症
- 單純皰疹（HSV）第一型和第二型

- 愛滋病毒（HIV人類免疫缺乏病毒）
- 亨丁頓舞蹈症
- 色素異常症
- 發炎性肌肉病變
- 內耳疾病
- 顱內高壓症
- 瘙癢和灼熱（沒有出現紅疹）
- 關節疼痛
- 偏左側忽略症
- 長新冠症狀
- 顏面神經麻痺
- 味覺喪失
- 下背部疼痛（不明原因）
- 萊姆病
- 大麻戒斷

- 黃褐斑
- 記憶力減退
- 腦膜炎
- 身心症候群
- 單核細胞增多症
- 動作技能障礙
  （又名為發展性協調障礙）
- 肌肉疼痛（不明原因）
- 肌肉無力
- 重症肌無力
- 心肌炎
- 不明原因的飢餓感
- 反胃（不明原因）
- 神經痛

- 對濕度敏感
- 多汗症
- 衝動控制障礙
- 流感（Influenza）
- 失眠
- 易怒
- 下頜疼痛（不明原因）
- 學習障礙和學習困難
- 肝斑
- 長期流感
- 嗅覺喪失
- 弱視
- 狼瘡
- 狂躁
- 肌痛性腦脊髓炎／慢性疲勞症候群
  （ME/CFS）
- 記憶問題
- 梅尼爾氏症
- 偏頭痛
- 粒腺體肌病
- 情緒轉化和情緒起伏
- 多發性硬化症（MS）

- 肌肉痙攣
- 肌肉萎縮症
- 神經髓鞘受損
- 不明原因的恐懼和擔憂
- 嗜睡症
- 頸部疼痛（不明原因）
- 神經炎

- 神經疲勞
- 神經性萊姆病
- 神經肌肉疾病
- 神經官能症
- 強迫症（OCD）
- 視神經萎縮
- 健康食品癡迷症
- 暴飲暴食
- 耳朵內部或周圍疼痛
- PANDAS（合併鏈球菌感染的小兒自體免疫性神經精神疾病）
- 顏面神經麻痺（暫時性）
- 寄生蟲
- 神經痛性肌萎縮症（PTS）
- 人格障礙
- 風濕性多發性肌痛症
- 小兒麻痺後症候群
- 胸悶（不明原因）
- 精神病

- 顏面拉扯（如鼻子、眼睛或前額）
- 娛樂性藥物戒斷
- 不寧腿症候群
- 類風濕性關節炎（RA）
- 轉移性關節疼痛
- 類肉瘤病
- 思覺失調症
- 季節性情緒失調（SAD）
- 消化不良
- 乾燥症候群（修格蘭氏症候群）

- 神經性胃輕癱
- 神經系統症狀
- 神經病變
- 麻痺
- 枕神經痛
- 視神經炎
- 其他特定的餵食和飲食障礙症（OSFED）
- 後腦疼痛（不明原因）
- 胰腺炎（自體免疫性）（AIP）
- 驚恐發作

- 腫瘤伴生小腦退化症（PCD）
- 帕金森氏症
- 蠕動問題
- 異食症
- 耳內爆裂聲
- 姿勢性直立心搏過速症候群（POTS）
- 迷幻蘑菇戒斷
- 創傷後壓力障礙（PTSD）／創傷後壓力症候群（PTSS）

- 顱內跳痛感
- 重複性肌肉筋骨勞損創傷（RSI）
- 心神不寧
- 偏右側忽略症
- 悲傷
- 腦部組織疤痕
- 坐骨神經痛
- 癲癇
- 帶狀皰疹
- 睡眠呼吸中止症

- 睡眠問題
- 痙攣
- 僵硬（包括僵體症候群）
- 胃扭轉（Stomach Flipping）
- 胃病
- 對日曬敏感
- 吞咽困難
- 肌腱炎
- 喉嚨疼痛、壓迫感或緊繃感（不明原因）
- 刺痛
- 顳顎關節症候群（TMJ）
- 磨牙
- 妥瑞氏症
- 手抖
- 三叉神經痛
- 抽搐（包括頭部和顏面抽搐）
- 潰瘍

- 迷走神經問題
- 暈眩
- 耳內振鳴（Vibrating in Ears）
- 視力障礙
- 四肢無力
- 耳內嘶嘶聲

- 口齒不清
- 語言障礙
- 胃灼熱
- 胃痛
- 中風
- 曬斑
- 全身性勞作不耐症（SEID）
- 網球肘
- 抽搐

- 耳鳴
- 舌頭疼痛（不明原因）
- 牙痛（不明原因）
- 暫時性腦缺血發作（TIA）
- 顫抖
- 板機指
- 潰瘍性結腸炎
- 非特定性的餵食和飲食障礙症（UFED）
- 血管炎
- 顏面或頭部抽動
- 病毒感染性疲勞
- 嘔吐（不明原因）
- 大腦白質
- 威爾森氏症

　　當你經歷了任何一種大腦或神經相關的症狀或疾病，你對世界的看法會改觀，你會變得更有同理心。當你重獲健康自由時，你將帶著這份領悟邁向人生新的一章。

# 第三十八章

# 症狀之謎

記住：

- 相同的原因會產生數十種不同的症狀和疾病，即使健康問題相似，這些症狀和病症常常被賦予不同的醫學名稱。請留意每個答案之間的差異性有時很細微。

- 你的健康問題不需要很精確也能在本章中找到答案。你可以尋找最相似的症狀或疾病說明，並結合第一部〈大腦的故事〉中關於身體、情緒和心理健康問題的知識。

- 在第六部〈修復你的大腦〉中，你可以找到重要的治療工具，例如重金屬排毒、大腦激活療法、排毒選項和保健大腦的食物指南。

- 如果你想進一步提升自己的健康，你可以應用本書的配套書《守護大腦的激活配方》和《守護大腦的療癒食譜》作為額外的參考資料。除了提供 100 多種滋養大腦的食譜、9 種安東尼密集療法、深入探討阻礙康復的食物，以及一系列舒緩心靈的冥想，該書還提供針對數百種症狀和疾病的補充品方案，內容涵蓋更多。

## 成癮

參考第八章〈成癮的大腦〉。

## 注意力不足過動症（ADHD）

ADHD 不是：遺傳或腸道相關的問題。這些常見的說法並未解釋注意力、專注、過動、衝動，甚至執行功能或自我調節問題的真正根本原因。真正導致 ADHD 的是汞和鋁沉積在大腦的中線管內，該管將大腦分為左半部與右半部，再加上一些金屬散布在大腦的其他區域。這與自閉症的原因相同（稍後會提及），但在 ADHD

中，鋁的比例高於汞。當這些金屬駐留在中線管內，它們會阻礙大腦內的訊息交流。因此，大腦必須調整，電脈衝必須找到新的途徑，在通常不會用於說話、傾聽和其他形式的行動和交流神經元上傳送訊息，這就是為什麼當你要求過動症的孩子做某些事，你經常會發現他們行為方式有異。當今兒童面臨不斷演變的居家化學品正是引發並加劇這種情況的原因之一，你可以在新增修訂版的《醫療靈媒》書中找到更多關於 ADHD 的信息。

更多關於第六部〈修復你的大腦〉中具體方案之外的訊息，請參閱《守護大腦的激活配方》中的 ADHD 方案。

## 肌萎縮性脊髓側索硬化症（ALS ／俗稱漸凍症／運動神經元疾病）

當有人被診斷出 ALS 時，通常患者和親人都會感到絕望。如果這是你的情況，請振作起來。與許多慢性病一樣，ALS 只是一個標籤，不是病因。光是 ALS 這個標籤，就會讓人產生恐懼、恐慌和失眠，通常這是造成某人健康狀況突然下降的部分原因。瞭解 ALS 的真正原因，可以深入探究如何改善病情，實際上這並不是一個死亡的判決。

此外，當你經歷許多其他類似的症狀時，你可能會被診斷出患有 ALS，但實際上不是 ALS。甚至有一些最具破壞性的神經系統症狀也可能不是真正的 ALS。

醫學界不知道的是，真正的 ALS 是一種病毒性發炎的疾病，由 HHV-6 病毒和其他一些因人而異的皰疹病毒株引起的嚴重感染。這種病毒感染很罕見，病毒實際上存在於大腦或腦幹，有時甚至是脊髓。這種疾病之所以非常嚴重的原因是有毒重金屬，通常包括大量的銅和鋁同時存在於大腦和身體中，為病毒提供豐富的燃料。

所有這些病毒活動都會影響神經元，因為 ALS 背後的病毒所產生的神經毒素對中樞神經系統具有極大的破壞力，會導致肌肉抽搐、僵硬、麻木和肌肉流失等症狀。在許多情況下，由於發炎，腦幹可能變為高度敏感和反應遲鈍，使症狀更神秘和複雜。對於 ALS 患者來說，遠離本書列出的有毒化學物質很重要，這些出賣大腦的物質往往會使 ALS 症狀惡化。

ALS 未必會讓人無法控制自己的身體。如果你致力於排除體內的重金屬，同時盡可能避免接觸化學物質，並使用第六部〈修復你的大腦〉中的方案和技術，

以及《守護大腦的激活配方》中的方案來減少病毒在體內的活動，你就能慢慢恢復健康。相關特定的治療方案，請參閱《守護大腦的激活配方》中的 ALS 方案。

## 阿茲海默症

參考第三十六章〈阿茲海默症和失智症〉。

## 厭食症

參考第三十三章〈飲食失調〉。

## 焦慮症（長期性焦慮）

參考第三十一章〈焦慮〉。

## 暫時性焦慮

這裡將「Anxiousness」暫時性焦慮與「Anxiety」長期性焦慮分開來，因為許多人在生活中非常敏感與焦慮，卻不會將它標籤為「焦慮」。許多人可能不會說自己有焦慮症，但他們的中樞神經系統比較敏感，這是焦慮症的前兆。當一個人即將參加學校的舞台表演，與一年未見的朋友相見，或是即將提交一個重大的項目，這時出現暫時性焦慮是非常自然可以解釋的。情緒壓力、精神虐待，或因失去、背叛或破裂的關係而產生的極度壓力也是一樣，這些挑戰可以解釋為何焦慮症發作。

另一方面，如果你在日常生活中（例如與朋友在車上或與家人散步時聊天）反覆出現莫名的出汗或焦慮，通常是由於大腦中有微量的有毒重金屬以及少量的病毒所引起的不明腦部腫脹，導致中樞神經系統變得非常敏感。更多訊息請參閱第三十一章〈焦慮〉。

更多關於第六部〈修復你的大腦〉中具體方案之外的訊息，請參閱《守護大腦的激活配方》中的「暫時性焦慮」方案。

## 動脈硬化、動脈粥樣硬化

當我們想到血管中的斑塊堆積，我們通常會理所當然擔心主動脈和心臟，但我

們更要留意的是大腦血管內的積聚。身體較大的動脈有更多的空間，因此它們可能長年下來變窄而不會引起意外，但大腦內許多狹窄的血管，若沒有足夠的空間，血液就無法暢通，因此更容易阻塞。通常，當某人經歷短暫性腦缺血發作（TIA）或輕微中風時，這是脂肪、毒素和病毒廢物積聚並堵塞這些血管的早期跡象，日後可能會發生更嚴重的症狀。這就是為何降低飲食中的脂肪含量、保持免疫系統強健以抵禦病毒和減少接觸毒素非常重要的原因之一。

你可能會聽到只有有害的脂肪才會導致動脈粥狀硬化的爭論。千萬不要被這個流行的高脂肪、高蛋白飲食的錯誤論點說服，即使是有益健康的脂肪飲食也會導致動脈硬化、脂肪沉積、斑塊沉積和大腦內部阻塞。

更多關於第六部〈修復你的大腦〉中具體方案之外的訊息，請參閱《守護大腦的激活配方》中的「動脈粥狀硬化」方案。

## 聽覺處理異常（APD）

這種疾病是由於大腦聽覺皮層內或周圍的有毒重金屬所引起的。雖然有人可能會在聽力受損的同時出現 APD，但 APD 本身並不是聽力或耳朵的問題。相反，聽覺皮層中的金屬會阻止電流進入神經元，從而破壞某人處理收到的信息能力。一個人聽覺問題的輕度或嚴重程度，取決於這些金屬在皮質中的位置和數量。

更多關於第六部〈修復你的大腦〉中具體方案之外的訊息，請參閱《守護大腦的激活配方》中的「聽覺處理異常」方案。

## 自閉症

自閉症是由有毒重金屬（尤其是汞和鋁）沉積在大腦中線管內，以及大腦的其他區域引起的。在自閉症中，汞的含量和比例更高，且中線管以外的大腦區域更飽和，導致更極端的情況，尤其是大量散布在大腦的言語、語言、溝通、運動和運動控制區域（除了中線管之外）的重金屬，這些都是自閉症相關症狀的原因。

自閉症的嚴重程度取決於大腦中金屬的數量變化、汞含量多少，以及這些重金屬在大腦中沉積的位置。

最近，輕度自閉症的診斷率大幅增加，這讓我們忘記那些正與重度自閉症掙扎

的人和家庭。當父母提到自己的孩子患有嚴重自閉症時，其他人可能會認為一切還好，因為現在被診斷出患有輕度自閉症的人很多。旁觀者看不到的是精疲力竭、睡眠不足、求助無門的父母，我們沒有完善的後援系統協助父母應對嚴重的自閉症。

對於家中有人患有嚴重自閉症的父母和家人，一旦瞭解原因後就會明白他們的孩子或親人正面臨嚴重的重金屬中毒。另一方面，患有輕微自閉症（許多症狀不明顯）的孩子或親人的父母和家人，往往輕忽這與有毒重金屬有關，所以不會正視其嚴重性並尋找解決之道。無論症狀嚴重或輕微，我們都要瞭解自閉症真正的原因：有毒重金屬造成的傷害。

如果自閉症患者出現抽搐、痙攣和疲勞等症狀，很可能也涉及病毒感染，請參閱本章後面的「抽搐」和「慢性疲勞症候群」的內容。有關自閉症的更多信息，請參閱新增修訂版《醫療靈媒》。

更多關於第六部〈修復你的大腦〉中具體方案之外的訊息，請參閱《守護大腦的激活配方》中的「注意力不足過動症 ADHD」方案。

## 平衡問題和頭暈

長期平衡問題和頭暈是來自迷走神經，甚至是膈神經發炎的結果，這是 EB 病毒等病毒以有毒重金屬和其他食物來源（如化學毒素、雞蛋和乳製品）為食，然後釋放神經毒素使中樞神經系統產生過敏的反應。此外，EB 病毒實際上可以直接感染迷走神經，導致相同的症狀。由於迷走神經進入頭骨，腫脹的迷走神經甚至會導致腦幹腫脹，即使腫脹的範圍很小，腦部掃描無法檢測出來，但仍然會使平衡問題惡化與持續。

更多關於第六部〈修復你的大腦〉中具體方案之外的訊息，請參閱《守護大腦的激活配方》中的「暈眩」方案。

## 貝爾氏麻痺

這種不明原因的顏面麻痺，如果不是由明顯的頭部外傷引起，則可能是由病毒感染釋放大量的神經毒素，充滿顏面神經、三叉神經，甚至其他腦神經導致發炎所致。其中特定的病毒是帶狀皰疹，有的人可能同時患有貝爾氏麻痺和其他三十種尚

未被發現的帶狀皰疹其中的一種。一個人身上不止有一種帶狀皰疹病毒的情況很常見，在極端的情況下，帶狀皰疹病毒可能非常接近神經，以至於病毒駐紮在神經上。大多數時候，光是病毒的神經毒素就足以引起顏面疼痛、無力、麻木、下垂，甚至三叉神經痛。有關帶狀皰疹的更多信息，請參閱新增修訂版《醫療靈媒》。

更多關於第六部〈修復你的大腦〉中具體方案之外的訊息，請參閱《守護大腦的激活配方》中的「帶狀皰疹」方案。

## 躁鬱症（雙極性疾患）

參考第三十五章〈躁鬱症〉。

## 腦膿瘍

導致腦部膿腫和液體積聚可能是病毒性、細菌性或兩者都有的感染。雖然這種情況不一定會像列表中的許多疾病會引起很多神經系統症狀，但它會使人處於不明原因的虛弱狀態，因為免疫系統正陷入極度虛弱或敏感的狀態。（順帶一提，免疫系統較弱並不代表這個人天生身體虛弱或有遺傳缺陷，而是傷害大腦的毒素已經破壞了他們的免疫防禦能力。）引起腦膿腫的病毒從罕見的 EB 病毒到 HHV-6、HHV-7、HHV-10、HHV-12、HHV-14、HHV-15 和 HHV-16 都有可能，最後幾種至今醫學研究和科學尚未發現。此外，可能引起腦膿腫的細菌包括一系列特定的鏈球菌或金黃色葡萄球菌（MRSA）突變組，這些細菌至今也未被研究和發現。

更多關於第六部〈修復你的大腦〉中具體方案之外的訊息，請參閱《守護大腦的激活配方》中的「腦膿腫」方案。

## 腦霧

嚴重的腦霧可能具有毀滅性，讓人覺得自己快要失去理智，即使是輕微的腦霧對人的精神和情緒狀態也有很大的影響。腦霧背後的一個主要因素是肝臟充滿有毒重金屬、香薰蠟燭、空氣清新劑、芳香劑、殺蟲劑、除草劑和其他為 EB 病毒提供燃料的毒素。當 EB 病毒以這些毒物為食時，它釋放的神經毒素會通過血液和脊髓液，並以其獨特的滲透方式穿過血腦屏障進入大腦，使神經元出現短路和／或破

壞神經傳導物質。這些神經毒素會降低神經傳導物質的活性和神經傳導物質，代表當電脈衝試圖通過神經元時，一旦遇到任何汙染源或不一致，電脈衝可能會錯誤放電。這個電脈衝帶有信息、思想和資訊，當它發生錯誤放電的情況，混亂和腦霧就是這些支離破碎訊息所產生的結果。

腦霧的另一個因素是大腦本身含有大量的有毒重金屬。當這些金屬隨著時間氧化，它們的腐蝕性廢物會滲透鄰近的腦組織、神經膠質細胞和結締組織，最終會汙染神經傳導物質，類似病毒性神經毒素對神經傳導物質的影響。

更多關於第六部〈修復你的大腦〉中具體方案之外的訊息，請參閱《守護大腦的激活配方》中的「腦霧」方案。

## 腦炎（BRAIN INFLAMMATION / ENCEPHALITIS）

數百萬慢性患者都有某種程度尚未被發現或未確診的腦部發炎。你可能有五十多種不同的症狀，其中大部分是神經系統症狀，使你感到虛弱疼痛，但當你諮詢各種專家時，幾乎沒有人會想到是腦部發炎。

腦部發炎主要有三種。第一種最容易辨別，也是醫學界常用的一種：來自受傷的結果。無論是意外碰撞頭部還是頭部創傷，大腦都會在短期或長期內發炎，具體取決於內傷的嚴重程度。

第二種腦部發炎比較神秘。在這種情況下，症狀持續存在，超過人們預期的痊癒時間。腦部發炎持續存在，變成慢性症狀。這代表體內，甚至大腦內存在病毒，且該病毒正利用大腦處於脆弱的機會伺機而動。當傷害使神經受損時，神經變得更敏感，尤其是與腦幹接觸的神經根毛，神經很容易受到病毒產生的神經毒素刺激，無論是在大腦中、大腦附近還是身體的其他部位。醫學界知道頭部受傷可能會有延遲的後遺症，也就是某人受了傷但看起來沒事，也沒有檢測到大腦內部損傷，他們仍然活動自如，只是有點酸痛，但在幾天或幾週，甚至幾個月後，症狀才會出現。儘管延遲的症狀對醫生來說是一個謎，但醫生通常會認為這些症狀與最初的傷害有關。不過，醫生不知道的是，這是由於從腦幹延伸出來的腦神經產生病毒性發炎而引起的延遲性腦幹損傷。

第三種類型的腦部發炎是病毒在沒有腦部損傷的情況下引起的發炎症狀。在極

少數情況下，病毒會附著在靠近大腦甚至大腦內的神經上，包括腦幹。這些病毒通常是尚未被發現或變種的病毒，例如 HHV-6、EB 病毒、帶狀皰疹和單純皰疹第一型或第二型等皰疹病毒，且通常需要同時在免疫系統降低和有毒重金屬量增加的情況下，才能使足夠的病毒量在大腦區駐紮。大腦的直接病毒感染通常會導致大腦發炎，變成急性腦炎而必須住院治療。

在大多數情況下，是身體遠端的其他病毒引起較輕、不明的慢性腦部發炎。許多人的體內長期存在低度病毒量，正如第四章〈病毒的大腦〉和第六章〈發炎的腦神經〉中提及，當 EB 病毒、帶狀皰疹或 HHV-6 等病毒的突變菌株在肝臟、脾臟或甲狀腺等器官或腺體中滯留時，該病毒會開始釋放神經毒素並擴散全身。如果該病毒大量繁殖，就會釋放大量的神經毒素到血液中，隨後進入與汙染大腦，形成一種檢測不出的輕微腦部發炎，這是患有慢性疾病的人經常有的腦部發炎。

許多人對病毒神經毒素敏感，甚至是過敏，會出現刺痛、麻木、頭痛、頭暈、手腳無力，對熱或冷異常敏感，難以適應炎熱潮濕的天氣，或長時間暴露在寒冷中，即使睡眠足夠仍感到疲勞，甚至是極度疲憊，我稱之為神經疲勞（請參閱 ME/CFS）。這些因病毒神經毒素引起的腦部發炎，嚴重時會影響生活，通常是由於多種皰疹病毒滯留在肝臟或脾臟所致。例如，它可能是 2 種 EB 病毒的變種，1 種或 2 種帶狀皰疹、單純皰疹第一型或第二型和 HHV 6，再加上免疫系統降低和體內含有大量農藥、除草劑、殺菌劑、乳製品和麩質等，這些都是病毒的燃料。毒素和病毒的組合產生大量的侵略性神經毒素，導致許多人飽受病痛之苦求助無門。

如果一個人因身體其他部位的長期病毒感染而導致大腦發炎，通常他的體內也存在著有毒重金屬。有毒重金屬所產生的神經毒素，特別對中樞神經系統具有極強的破壞力。

更多關於第六部〈修復你的大腦〉中具體方案之外的訊息，請參閱《守護大腦的激活配方》中的「腦炎」方案。

## 腦損傷、白斑、黑斑、疤痕組織和鈣化

許多人的大腦都有問題，但很少人會意識到這件事。我不是要嚇唬你，而是要讓你安心，如果你已經從掃描檢測中得知自己的大腦有問題，那麼你並不孤單。對

於那些認為這種情況永遠不可能發生在自己身上的人,他們最好醒一醒,或許已經發生了,所以我們更需要好好照顧自己的大腦。

我們最好的技術,如電腦斷層掃描和核磁共振成像,只能發現大腦中明顯突出的缺陷。即使影像出現白點、黑點、陰影和灰點,醫生也可能不知道這些代表什麼。

以下是常見的經歷:有人可能因為腦震盪去看醫生,不知道有沒有其他症狀,只是進行例行核磁共振成像檢查,結果發現大腦上有一個異常點,通常是初次發現這些問題的方式。醫生會說:「你的腦組織中似乎有一個小黑點,我們要做進一步的測試、掃描和血液檢查,我們要持續追蹤。」而不是立即提供任何解決方案。許多醫生開始擔心,有部分原因是他們不知道究竟是什麼導致大腦問題。在理想的情況下,如果醫生有答案,他們會立即告訴你,是大腦內的有毒重金屬、有毒化學物質、阿斯巴甜、味精、鹽、藥物、娛樂性藥物和/或病原體造成這些問題,例如鈣化、結晶、疤痕組織、腦組織污點或損傷。

再次強調,掃描儀器不一定可以檢測出腦部的問題。在理想的情況下,醫生會告訴你,即使你的大腦成像看起來沒問題,你仍然會有一些異狀。真正最理想的情況是,醫療的掃描技術夠先進到足以發現早期大腦的問題。

有些人的大腦斑點較淺;有些人較深;有些人是灰色區塊,或者多個斑點,每一種都有特別的含義。

大腦上的黑色斑點可能是死亡或受損的腦組織,由於接觸有毒化學物質、藥物或娛樂性藥物而變黑。另一個常見的原因則是氧化金屬的交互作用。

有毒重金屬是導致大腦異常的主要原因之一,不同的重金屬交互作用會產生不同的異常。例如,當汞和銅產生反應時,它們的氧化物排出的顏色呈渾濁狀,可能導致大腦出現灰色或黑色斑點。其他重金屬交互作用包括汞與鋁的反應、汞與鎳的反應或鋁與銅的反應。這些重金屬的影響在大腦上留下不同的污點,並以各種陰影或黑點呈現。許多人可能不知道自己的大腦內有這些斑點,或者在腦部掃描中看到這些斑點,但沒有人能夠確定其中的原因。這些斑點可能從小慢慢成形卻從未被發現,直到 50 多歲或 60 多歲因偶然進行核磁共振檢查時才發現。

腦部損傷也可能會出現黑斑,形狀可能與其他陰影和黑斑不同。損傷是受損的組織,病變時常發生在髓鞘神經上,源自於慢性病毒感染,主要是 EB 病毒、帶狀

皰疹或 HHV-6 的許多突變之一的感染。病毒可能是直接接觸造成損失，或者因病毒產生大量的神經毒素擴及到大腦附近的區域，因此損傷區域在靠近病毒附近的大腦組織中。你可能因過去的病毒感染而出現大腦損傷。損傷可能在病毒離開大腦數年後仍然存在，甚至是永久存在。當病毒以汞甚至鋁等有毒重金屬或工業化有毒銅為食時，它們會產生不同大小和形狀的損傷。

大腦中的白點可能是鋁的聚集物、鈣沉積物鈣化、鹽結晶或味精積聚。鋁的氧化方式與汞、鎳、銅或鉛不同，且具有較亮的金屬色澤，較容易從核磁共振成像（MRI）中反射出來。鋁的氧化速度和顏色會形成這些白點，你的大腦可能有少許的鋁沉積，但在 MRI 上不會出現任何白點，並非它們不存在，而是這些斑點非常微小，以至於醫生還沒有先進的技術可以發現或診斷它們。

另一個形成鈣化（顯示為白色斑點）的成因是鋁與鈣在體內產生交互作用。來自牛奶、乳酪和奶油等食物中的鈣對大腦有害，因為它們容易與鋁產生反應，導致有毒的鈣沉積物，也就是鈣化。甚至有毒的工業鈣本身就是有毒重金屬，是我們從工業環境中接觸到的有害鈣。當不同的鈣進入大腦後會產生交互反應，導致腦中的鈣沉積物硬化與擴大。

大腦中的疤痕組織（可能顯示為暗黑陰影或灰色斑點，或者根本不會出現）可能因多種不同原因引起的。你沒有中風也可能會產生疤痕組織，即使是情感上的傷害也會導致疤痕組織。困境、背叛、信任破滅或失去等重大創傷，對結締組織來說可能很強烈，以至於大腦的情感中心產生的高溫而留下疤痕，尤其是當某人沒有為特定消息做好心理準備。因情緒而釋放的腎上腺素會衝擊大腦，使情緒中心形成疤痕組織。如果情緒傷害一再發生，例如處在受虐的關係中，腦組織往往會結痂。雖然電脈衝仍然可以通過這些結痂，但需要更多的能量和重複次數。這些微小的結痂可能形成微小的疤痕組織，因為結痂內的細胞正努力求生，所以細胞聚集在一起，開始變成與之前不同的東西（疤痕組織）。此外，疤痕組織也可能是由病毒感染引起的，病毒可能在大腦中形成微小黏著物。

每個人大腦中的不明斑點都不一樣，因為我們的接觸源和經歷不同，生活中各有不同的金屬、有毒化學品、藥物和病原體；無論是每日、每年或一次性的接觸源也不同。壓力情況也會因人而異，兩個面對同樣情況的人，由於過去接觸源的不同

也會產生不同的反應。

更多關於第六部〈修復你的大腦〉中具體方案之外的訊息，請參閱《守護大腦的激活配方》中的「腦損傷」方案。

## 腦部腫瘤和囊腫

腫瘤和囊腫並非如理論所言是遺傳性。任何類型的腦腫瘤，無論是良性或惡性，都有一個共同的原因：病毒和毒素。至於發展成何種類型的腫瘤取決於體內（特別是肝臟和大腦）存在何種病毒，累積何種毒素、有毒物質，以及有害的食物，這些會促進病毒活性並加速生長。在皰疹家族中，有一些病毒株是腦囊腫和腫瘤的元兇。HHV-6、HHV-7、尚未發現的 HHV-10 到 HHV-16，以及 EB 病毒都有特定的變異株會助長大腦內的腫瘤和囊腫生長。

重點是，感染這些病毒不一定會轉變成癌症或腫瘤，過程中需要特定、侵略性的病毒突變，加上剛好的毒素組合才能發展成癌症和腫瘤。這意味著，如果你要事先預防，你可以採取確實的以下步驟：（1）盡可能避免第三部提及的出賣大腦的任何物質，以及（2）使用第六部〈修復你的大腦〉中的方案來保護你的大腦。

更多關於第六部〈修復你的大腦〉中療癒方案之外的訊息，請參閱《守護大腦的激活配方》中的「腦部腫瘤和囊腫」方案。

## 乳房植入物相關疾病

乳房植入物疾病是一個術語，用於描述廣泛的症狀，其中許多是神經系統症狀，例如疲勞、刺痛、麻木、不寧腿、心悸、頭暈、飛蚊症、腦霧、焦慮和四肢無力。乳房植入物疾病的患者花了數十年的時間尋求認可，試圖被聽見。

在科學上關於乳房植入物疾病有兩大觀點。一方認為乳房植入物不可能導致疾病；另一方認為，如果植入物破裂或洩漏，可能對身體有害並產生各種症狀。過去，沒有人願意接受這種想法或可能性，乳房植入物是醫療設備，在醫療器材界，它就像藥品一樣受到保護，要證明醫療設備會導致疾病並非易事。多年來，成千上萬的女性為了讓人們知道這種乳房植入物的醫療設備會造成傷害，不斷努力爭取人們正視這個問題。現在有越來越多人知道，但討論度有限，這仍然是健康界刻意迴

避的話題，無論是傳統還是另類醫療。

那些相信乳房植入物疾病的醫療界人士認為，治療的方法就是移除植入物，然後一切就會恢復正常。但事實並非這麼簡單，乳房植入物疾病引起的神經系統症狀不會在移除植入物後自動消失。這反而讓人非常困惑，正如醫療業反對者所說的，「看吧？問題根本就不是植入物。」這就是為什麼乳房植入物仍然存在醫療界的原因。

究竟是什麼引發乳房植入物出現問題呢？首先，問題從手術本身就開始了。許多婦女從來沒有接受過全身麻醉，光是麻醉本身就具有傷害性，可能會觸發體內深層的其他問題，最終變成乳房植入物疾病。

然後，將異物（植入物）植入體內，本身就可能降低和削弱免疫系統。就像用於頭部創傷的鋼板，或用於膝關節和髖關節置換術的鈦螺母、螺栓和鐵棒，或置於乳房組織內監測囊腫、結節和鈣化生長的標記板。在體內植入任何東西都會引起身體反應，且每個人的反應都不一樣。乳房植入物即使沒有洩漏，也會慢慢降低許多女性的免疫系統；植入物表面的殘留物（同樣，即使植入物填充物沒有洩漏）也會降低免疫系統；外科手術本身也會降低免疫系統，你根本不用等到植入物滲漏就有一大堆問題存在。

讓我們更深入檢視植入物的殘留物。由於體內的氫氣和酸接觸植入物，殘留物會開始緩慢揮發和滲出。這還不是植入物內容物洩漏，這只是植入物表層的材質滲出。大多數人的體質都呈極度酸性，血液中也充滿因高脂飲食而產生的脂肪；他們吃醋和咖啡因，因此血液酸度非常高，血脂也很高。脂肪具有吸收性，當脂肪進入你的血液，它就像海綿一樣會吸收任何東西，血脂可以吸收植入物表層的化學毒素，反過來使你的免疫系統降低。高脂肪讓滲出的植入物毒素無法離開身體，於是這些化學物質在體內循環，直到找到一個目的地駐紮。

生活中的外來因素如背叛、壓力過大、關係破裂、離婚、經濟壓力、困難和失落也會使免疫系統降低，因為這些都是腎上腺的壓力源。同時，當某人的腎上腺處於「戰或逃」的狀態，腎上腺素可能具有極強的腐蝕性，也會開始削弱乳房植入物的表層，導致植入物表層滲出。

當乳房植入物真的開始洩漏其中的內容物，其洩漏的速度快慢取決於人體內環境的酸度和血液中「戰或逃」的腎上腺素含量。這些因素甚至可以決定植入物是否

會在人體內滲漏。

　　無論是乳房植入物滲出還是洩漏（或兩者兼具），免疫系統降低是導致乳房植入物疾病的關鍵因素。滲出和／或洩漏會使免疫系統出動，因為免疫細胞試圖吞噬任何有毒內容物或成分，而免疫系統降低則會導致病毒和細菌問題產生，例如 EB 病毒等病毒就是導致乳房植入物疾病的首要原因。許多人可能因滲漏問題使免疫系統降低而出現乳房植入物疾病，但植入物甚至沒有洩漏。或者，植入物最終洩漏出來，但在這之前，他們早已出現疲勞、腦霧、體重增加、腹脹、飛蚊症、頭暈或身體疼痛等症狀，因為在洩漏前植入物已經開始滲出。

　　再加上月經和生殖週期期間，免疫系統一般都會降低。在月經期間，百分之八十的免疫系統會集中在生殖系統，身體其他部位的免疫系統則會降低；在排卵期間，百分之四十的免疫系統會集中在生殖系統；在懷孕期間，百分之五十的免疫系統都會集中在胎兒。在分娩過程中，百分之九十以上的免疫系統會集中在分娩過程。當乳房植入物也需要免疫系統支持時，這期間我們致病的可能性就會提高，例如病毒感染。

　　同樣，病毒是導致乳房植入物疾病的首要原因。即使沒有乳房植入物，女性已經飽受因 EB 病毒、帶狀皰疹和單純皰疹等病毒引起的症狀和疾病之苦，例如橋本氏甲狀腺炎、刺痛和麻木、眩暈、耳鳴、飛蚊症、身體疼痛、疲勞、狼瘡、纖維肌痛、神經系統萊姆病等。因此，乳房植入物後患病的可能性更高，因為免疫系統降低，進而增加罹患因 EB 病毒和帶狀皰疹引起的慢性神經系統問題的風險。

　　例如，由乳房植入物疾病引起的慢性疲勞症候群，實際上是一種病毒感染，免疫系統因乳房植入物洩漏或對血液中的高脂肪產生反應而嚴重受損。這就是為什麼一些沒有多種 EB 病毒毒株、帶狀皰疹、巨細胞病毒，甚至沒有單純皰疹感染，也就是低度病毒感染的女性，雖然體內可能有滲出、洩漏的乳房植入物，但她們還能打網球、在炎熱的海邊游泳、跑步、喝紅酒、喝咖啡，享受生活卻不知道體內的植入物正在滲出或洩漏。但體內的植入物填充物可能已經洩漏並離開植入物幾英吋遠，植入物可能滲入血液，但人們或許在數年後都沒有察覺。最終，如果他們體內的 EB 病毒被喚醒，或者他們在餐館吃飯或在一段新關係中感染新的 EB 病毒、帶狀皰疹或單純皰疹病毒，當免疫系統全力啟動疲於奔命時，這些病毒就會利用受損

的免疫系統趁虛而入。

當乳房植入物腐蝕、滲漏、破裂和洩漏時，乳房植入物內的毒素會進一步傷害免疫系統。這些填充料通常含有有毒重金屬、溶劑和甲醛。當這些有毒物質進入血液時，它們會成為病毒的燃料和食物，滋養口腔皰疹病毒，也就是單純皰疹病毒第一型，從而導致三叉神經痛、頸部疼痛、口腔疼痛、牙痛、牙齦疼痛或肩膀疼痛（不管有沒有唇皰疹）。或者，乳房植入物的有毒填充物可以餵養帶狀皰疹病毒，導致下巴疼痛、口腔灼熱感、牙齒疼痛、牙齦疼痛、頸部疼痛、頭痛或肩膀疼痛。又或者，乳房植入物的有毒填充物可以餵養 EB 病毒，導致身體疼痛、疲勞、刺痛和麻木、耳鳴、飛蚊症、皮膚灼熱和腦霧。乳房植入物內的有毒物質，如有毒重金屬，可以餵養引發症狀的活躍病毒，使這些症狀惡化或增加新的症狀，或者激發並喚醒處於休眠狀態的病毒，使症狀開始出現。

除了滋養病毒外，這些有毒物質對身體本身也會造成傷害。它們會降低免疫系統，會對肝臟等器官造成壓力（使其停滯導致體重增加）；對腎上腺造成壓力，因為任何種類的毒素都會使體內產生過敏反應，促使腎上腺釋放腎上腺素，進而使心跳加快，所有這些都可能使症狀提早出現。一名 30 歲患有乳房植入物疾病的女性，現在還被診斷出患有神經性萊姆病、狼瘡、橋本氏甲狀腺炎、體重增加或皮膚病問題，在大多數情況下，這些症狀應該在 50 多歲時才會開始出現。乳房植入物疾病可能縮短病症發展的時間軸，縮短原本可能需要數年或數十年才會出現的神經系統疾病。

如果你的乳房植入物似乎很穩定且沒有出現症狀，除非你決定將其取出，也可以不必取出。如果乳房植入物沒有破裂、滲漏或引起症狀，你可以加強免疫系統作為預防措施，並使用任何醫療靈媒排毒法來去除毒性。如果你和你的醫生認為你的乳房植入物有洩漏的問題，當你與醫生一起解決問題的同時，你可以嘗試本書和其配套書中的任何工具。如果你已經移除乳房植入物且仍然出現症狀，你還是可以運用這些工具。

更多關於第六部〈修復你的大腦〉中療癒方案之外的訊息，請參閱《守護大腦的激活配方》中的「乳房植入物疾病」方案。

## 貪食症

參考第三十三章〈飲食失調〉。

## 過勞

參考第七章〈耗竭的大腦〉。

## 腦萎縮

雖然腦萎縮可能發生在任何年齡階段,從年輕到老年,但最常見於 40 歲以上的人。醫學研究和科學通常認為,受傷、中風或自然衰老過程是導致大腦萎縮的原因,但並不完全正確。事實上,大腦萎縮的主要原因是腦細胞無法接收足夠的糖分和恢復糖原儲備量以維持大腦組織的正常運作。

結締組織主要由糖原(儲存的葡萄糖)構成。葡萄糖不僅是腦細胞的食物,也是促進腦細胞生成的環境。腦細胞需要在富含糖分的環境下才能產生。這就是為何大腦任何區域的萎縮都意味著缺乏葡萄糖。如果糖無法進入腦細胞滋養、維持和補充它們,這代表葡萄糖儲存量正在減少。因此,腦細胞開始變小,最終迅速死亡。

多年的高脂、高蛋白飲食會導致大腦產生胰島素阻抗,脂肪阻礙糖進入腦細胞。我們不需要罹患糖尿病就會出現這種特定類型的胰島素阻抗。當大腦得不到所需的葡萄糖,也意味著它被剝奪了維生素、礦物質、抗氧化劑、植物化學化合物、氧氣和其他藉由天然糖分輸送的營養物質。營養物質結合糖分一起進入大腦,而脂肪無法輸送這些營養物質。因此,當寶貴的葡萄糖無法進入大腦時,其他寶貴的成分也會受到阻礙,進一步導致大腦萎縮。

更多關於第六部〈修復你的大腦〉中療癒方案之外的訊息,請參閱《守護大腦的激活配方》中的「腦萎縮」方案。

缺氧是腦萎縮的另一個因素。你可以在「腦缺氧」中閱讀更多的內容。

## 腦缺氧

大腦不能長期缺氧,即使只是短暫的缺氧也會造成某種程度的傷害,當大腦氧

氣不足時，如低血氧症也會造成傷害。在這種情況下，結果可想而知，大腦缺氧會導致各種問題，包括腦細胞死亡、腦組織萎縮和中風。

我們不知道的是，許多人的飲食習慣會造成慢性輕微的低血氧症。短時間不會造成實質的傷害，隨著時間推移而累積，幾年過後，如果飲食習慣依然是高脂肪食物，大腦就會受到傷害。血脂越高，血氧含量越低。儘管在高脂肪飲食中氧氣仍然可以進入大腦，但許多中風是由於多年來動脈和小血管積聚造成的。這種由脂肪和毒素累積成形的斑塊會減少血液流向大腦。因此，飲食中過多的脂肪會導致大腦中的氧氣降低和進入大腦的血液減少，進而使大腦缺氧。

幾乎任何採取高脂飲食的人，都有不明大腦缺氧的情況。即使氧氣測試顯示你的氧氣量充足，也無法檢測到中樞神經系統氧氣減少的微妙變化；這並不意味著大腦得到所需的充足氧氣。運動的確可以讓更多的氧氣進入我們的身體，但這並不能抵消高脂肪飲食對身體的影響。當脂肪侵入血液時，它們會減少氧氣的空間，因此氧氣開始在某些地方形成漩渦和聚集，而不是均勻分布。這些氧氣漩渦沒有固定的位置，因為它們被脂肪推來推去。

長期下來，大腦可以適應這種不均勻的氧氣分布和整體低水平的氧氣供應，但有一定的限度，隨著時間推移，最終大腦會漸漸萎縮。由於這種難以發現的慢性缺氧，與腦細胞迅速死亡不同，大腦萎縮是一種緩慢的過程。年復一年得不到足夠的氧氣，大腦別無選擇，只能縮小尺寸以適應它接收到的氧氣量，更不用說在高脂飲食中，協助輸送氧氣到大腦的葡萄糖存在量少之又少，這使問題更加嚴重。

更多關於第六部〈修復你的大腦〉中療癒方案之外的訊息，請參閱《守護大腦的激活配方》中的「腦缺氧」方案。

## 大腦性麻痺

在不明原因的腦性麻痺中，也就是無法解釋或診斷不出病因，位於大腦運動控制區域的損傷所引起的症狀，有毒重金屬是原因之一。當汞等重金屬滲透至主要運動皮質層等大腦區域，它們會損害導致腦性麻痺症狀的神經元。

更多關於第六部〈修復你的大腦〉中療癒方案之外的訊息，請參閱《守護大腦的激活配方》中的「大腦性麻痺」方案。

## 腦血管疾病

　　儘管與大腦和心臟有關，但腦血管疾病源於肝臟，主要是由高脂肪飲食引起的。當肝臟充滿大量脂肪，它就會失去吸收毒素和控制病毒的防護力。隨著肝臟日益變弱，病毒開始占上風，將有毒廢物釋放到血液中，這使得已經充滿毒素的血液更加混濁。此時如果仍然攝入高脂食物，不管選擇什麼飲食，血液就會保持在高血脂的狀況。這會導致慢性脫水、高血壓或血液變得混濁黏稠，最終導致脂肪酸敗、膽固醇和斑塊在靜脈和動脈中堆積。反過來，這會限制血液流向大腦。與此同時，進入大腦的血液含有大量脂肪和毒素，例如導致大腦發炎的病毒性神經毒素。這種組合最終會導致四肢無力、暫時性腦缺血，甚至中風。

　　更多關於第六部〈修復你的大腦〉中療癒方案之外的訊息，請參閱《守護大腦的激活配方》中的「腦血管疾病」方案。

## 長期憤怒

　　如果排除創傷後壓力症候群（PTSD），也就是如果確定過去的虐待或痛苦創傷，並不是某人長期憤怒的原因，而是無法解釋的憤怒，那麼有毒重金屬充滿大腦情緒中心和停滯的肝臟就是潛藏的原因。

　　你也可能同時擁有這三種情況：外傷、金屬中毒和疲憊停滯超負荷的肝臟。肝臟功能低下，同時又經歷精神虐待和接觸有毒重金屬，那麼長期憤怒往往會更激烈與更頻繁出現。例如，某人移除牙齒內的汞填充物（這會破壞金屬的穩定性），並在當天或一週內收到天大的壞消息，這種情緒衝擊加上汞接觸，如果汞已充滿大腦的情緒中心，就會產生更強烈的挫敗感和憤怒。

　　汞滲透到大腦的其他區域會導致其他神經系統症狀，例如疲勞。在多數情況下，長期憤怒往往源於童年時期接觸有毒重金屬。隨著年齡增長，金屬會老化和氧化，最終導致長期憤怒並在晚年加劇。

　　當人們身體不適時可能會憤恨難平。如果你患有慢性病，且同時還有以下任何一種因素：外傷、重金屬或肝臟超負荷，那麼長期身體上的不舒服可能會成為觸發長期憤怒的潛在因素。

更多關於第六部〈修復你的大腦〉中療癒方案之外的訊息，請參閱《守護大腦的激活配方》中的「長期憤怒」方案。

## 長期莫名的罪惡感

在大腦的情緒中心，某些神經組織專門負責我們的感覺，不僅涉及組織本身。大腦的情緒中心與我們的靈魂關係密切，如果某人對他們所做的事情感到內疚，靈魂會與大腦中的這種情緒反應聯繫在一起。如果一個人從來都沒有內疚，即使在應該內疚的時候（這有助於他們學習和成長，並為他人提供解決方案），意思是不僅靈魂和大腦的情緒中心脫節，靈魂也遠離了大腦。另一方面，大腦的情緒中心通常會接觸到某些有毒物質，導致電訊信號中斷。當汞和鋁等有毒重金屬停留在情緒中心時，它會干擾對他人造成傷害時本應產生的同理心、同情心、憐憫心和罪惡感。這可能意味著某人從不為他們所做的事情道歉，因為重金屬阻礙了電脈衝，讓它們永遠無法到達大腦的內疚區域，這是靈魂與神經組織連接的地方之一，也是讓人具有同理心的大腦區域。

當某人隨時都有罪惡感又該如何？當有毒重金屬充滿大腦情緒中心的不同區域，它們會導致電脈衝湧入鄰近組織，如果是控制內疚的區域，則會加深罪惡感。即使是微不足道的小事，比如借一塊錢，都會讓他們深感內疚；某天忙到連朋友的電話都無法回覆，就算那個朋友完全理解，也會讓他們感到十分內疚痛苦不已。在這種情況下，當他們犯下某種錯誤而充滿罪惡感，他們可能為了記取教訓，逼迫自己到強迫症或危險的地步，甚至在某些情況下傷害自己。如果這個人的靈魂因虐待、苦難、背叛或信任破裂而受到傷害，情況可能會變得更加複雜，內疚反應也會更強烈。或者相反，憤怒和麻木取代所有的罪惡感，直到麻木和憤怒消退，內疚又會浮現出來。

更多關於第六部〈修復你的大腦〉中療癒方案之外的訊息，請參閱《守護大腦的激活配方》中的「長期莫名的罪惡感」方案。

## 庫欣症候群（皮質醇增多症）

許多可能是多種診斷的症狀都被歸類為庫欣症候群，無論患者是否患有腦下垂

體囊腫。

實際上，庫欣症候群比我們想像中的更罕見，這是一種長期病毒感染的結果：EB 病毒在腦垂體上或附近產生囊腫或腫瘤，導致腦垂體腺分泌過量的促腎上腺皮質激素（ACTH）過度的刺激腎上腺，而產生過多的皮質醇。

為什麼有人會被誤診為庫欣症候群？如果不是庫欣症候群，為什麼皮質醇值會升高？首先，我們不要忘記，由於飲食和生活方式，腎上腺早已產生過量的皮質醇。此外，高脂飲食和肝臟功能低下導致高血壓、體重增加、皮膚狀況惡化和肌肉流失等症狀，可能看起來很像庫欣症候群。

此外，EB 病毒可能在垂體或垂體腔中產生囊腫和腫瘤，但不會觸發促腎上腺皮質激素（ACTH），不過，由於先前存在的病毒感染使肝功能減弱，導致皮質醇值升高，也可能讓醫生誤診為庫欣症候群。在肝臟和其他部位，如脾臟的 EB 病毒也會產生非庫欣症候群的腦垂體囊腫或腫瘤，釋放大量神經毒素，對中樞神經系統造成壓力，導致疲勞，迫使腎上腺更加努力釋放以增加皮質醇產量。

醫學研究和科學往往將過量的皮質醇歸咎於腦垂體產生過多的促腎上腺皮質激素（ATCH），而沒有意識到其他的可能因素——慢性病毒感染，再加上因勞累壓力大的肝臟無法吸收過量的皮質醇（或腎上腺素），導致這些壓力賀爾蒙在血液中漂浮。

更多關於第六部〈修復你的大腦〉中療癒方案之外的訊息，請參閱《守護大腦的激活配方》中的「庫欣症候群」方案。

## 失智

參考第三十六章〈阿茲海默症和失智症〉。

## 人格解體障礙

沒有人想經歷人格解體，麻木不仁不是人們想給他人的印象或自己內心的感受。人格解體的人通常感受不到他們經歷過的體驗，對於那些人格解體的人來說，他們似乎像是麻木或脫節。他們可能站在朋友身邊，剛和朋友一起登山看美麗的日落，但他們似乎完全無感，與自己的體驗和靈魂脫節。他們從另一個視角看待生

活，就好像自己不在場一樣。如果你曾經歷過人格解體，你可能會被告知要「找回自己」。

每個人的人格解體症狀可能有很大的不同，這是一個接近憂鬱和焦慮的灰色地帶。典型的人格解體是無法感受情緒，沒有什麼事可以讓你興奮，也沒有任何事可以讓你心煩，你對任何事都不感興趣，你感覺與自己脫節，好像你不存在。即使是這種典型的人格解體，也可能有很多的變數。

人格解體症狀差異之多的原因是因為有各種成因，範圍從情緒創傷、有毒重金屬、腎上腺疲勞、大腦耗竭，再到低度病毒感染等。每種原因也可能有不同的變數。例如，當涉及有毒重金屬，每個人在大腦中的金屬種類、金屬所在位置、與大腦情緒中心的距離、有毒重金屬氧化的速度，以及是否還有其他任何毒物、溶劑或接觸源等都可能成為人格解體的部分原因。

人格解體是否會出現腦霧，也是另一個變數。EB 病毒等低度病毒感染會加重腦霧，使人格解體惡化。導致人格解體的因素有無數的組合，其中牽涉到多少有毒重金屬？是否存在低度病毒感染？是否曾經遭受情感創傷？

人格解體也可能在沒有情感創傷的情況下發生。有些人看似生活完美，沒有財務問題、沒有壓力、沒有憂慮、有愛的支持系統，但卻有嚴重的人格解體。有些人則可能遭受極端的情感虐待、困難和情感創傷，但體內沒有有毒重金屬、沒有低度病毒感染，如果他們的情感創傷夠大，他們也可能因情感創傷而導致人格解體。還有一些人可能承受情感創傷而沒有人格解體，每個人對感情傷害的承受度都不一樣。

大多數人格解體的患者，其原因多為情感創傷，即使是輕微的情感創傷，再加上大腦中的汞和鋁等有毒重金屬。當體內有毒重金屬去除後，患者實際上可以重溫錯過的經歷，並第一次感受到那些情緒。

更多關於第六部〈修復你的大腦〉中療癒方案之外的訊息，請參閱《守護大腦的激活配方》中的「人格解體障礙」方案。

## 抑鬱症或煩躁

參考第三十二章〈憂鬱症〉。

## 應對困難

人們不該因為應對困難而受到指責，實際上這是因為敏感的中樞神經系統和神經傳導物質受損。應對困難的人並不代表軟弱，反而可能是最堅強的人，擁有最堅強的意志、精神、個性和天性。但當神經傳導物質受到某種損傷時，應對生活中的挑戰將是一大難事。神經傳導物質障礙是任何慢性疲勞症候群，或任何類型的自體免疫性疾病患者常見的問題。有毒重金屬和病毒的組合產生大量的神經毒素，從而削弱神經傳導物質。當這情況與腎上腺問題和其他症狀結合時，人們可能很難應對其他的壓力源。

即使症狀未被診斷出來，你也可能有難以應對的病症。大腦中的有毒重金屬會影響我們處理情緒信息，以及應對挑戰時保持平衡的區域，使生活中的困境更艱辛。重金屬會抑制和阻礙神經傳導物質的活動，導致某人在情緒壓力下退縮或拖延，從而使他們無法查看應該查看的文件、聯繫應該聯繫的人，或者通常無法「應對」。

在某些情況下，有些人在某個領域成就非凡，具有令人佩服的勇氣，但很可能背負著情感創傷，或帶著有創傷後壓力症候群的靈魂。例如，堅毅的超級運動員，每天早起跑二十英哩，但當提及某個特定的主題，他們可能無法應對。再次重申，這是因為大腦某些區域的重金屬造成阻塞，尤其是他們在對這個主題周圍有情感創傷，這種情況更容易發生。重金屬和情感創傷可能在偶然的情況下在大腦中聚集，使創傷或傷害更容易被觸發。

更多關於第六部〈修復你的大腦〉中療癒方案之外的訊息，請參閱《守護大腦的激活配方》中的「應對困難」方案。

## 自主神經失調

這種慢性發炎是由病毒產生的神經毒素引起的，例如影響自主神經系統的 EB 病毒充滿大腦區域。在許多情況下，發炎非常輕微，只會引起緊張或過度出汗等症狀。有些症狀較嚴重，當神經毒素充滿中樞神經和自主神經系統時，就會引起心率問題和血壓突然波動，無論是血壓降低還是升高。

大多數患有自主神經失調的人也會有許多其他 EB 病毒的症狀，包括雷諾氏症

候群（Raynaud's syndrome）、頭暈（這是迷走神經發炎）、耳鳴，甚至甲狀腺問題。醫學研究和科學並不知道這些都與 EB 病毒有關，因此當他們將自主神經失調歸類為其他特定症狀時，他們不會意識到這些都可能與同一種病毒有關。

更多關於第六部〈修復你的大腦〉中療癒方案之外的訊息，請參閱《守護大腦的激活配方》中的「自主神經失調」方案。

## 閱讀障礙

每個閱讀障礙的案例都不同，每個人對它的體驗也是獨一無二。這由於它的原因：早年甚至在出生之前，接觸到的有毒重金屬，例如汞，這些重金屬充滿大腦的語言區域，其中可能包括學習、視覺和識別區域。正如第三章〈合金的大腦〉提及，重金屬在每個人大腦中的沉積和相互作用都不同。像是有的孩子的鋁含量可能較少而汞含量較高，或者鋁含量較高而汞含量較低，且位於不同的區域，這都會影響他們閱讀和寫作問題的模式。

通常，如果孩子的大腦處理區含有過多的汞，且持續接觸重金屬，或者孩子在青少年或成年早期才被診斷出患有閱讀障礙，那麼他們在閱讀方面會更加困難，如果不採取任何措施去除重金屬，這種情況將持續終生。而若重金屬接觸是過去式且不太嚴重，那麼隨著新神經元的生長和在大腦的適應下，孩子可以在某種程度上克服閱讀障礙。如果及早發現並讓孩子接受專門的輔導，情況就會大不相同。

對患有嚴重閱讀障礙並伴有強迫症和過動症的兒童進行腦部掃描，有時會顯示出大腦中不明原因的陰影。是什麼原因造成的呢？很可能是有毒重金屬與較低度電流活動相互結合的結果。如果醫生知道如何解讀掃描中的灰質和陰影，這可能是從肉眼看見更大有毒重金屬沉積物的大門。

更多關於第六部〈修復你的大腦〉中療癒方案之外的訊息，請參閱《守護大腦的激活配方》中的「閱讀障礙」方案。

## 飲食失調

參考第三十三章〈飲食失調〉。

### 腦病變

腦病變是大腦出現不明原因的症狀,至今醫學研究和科學尚未確定導致大腦整體功能障礙的原因。腦病變是大腦內許多不明症狀的總稱,如果某人患有中風或腦瘤,隨後出現中樞神經系統症狀,看起來像是腦部問題,那麼中風或腫瘤將被視為是腦病變的主因。

無論腦病變的表面原因是什麼,無論是被診斷為中風還是腫瘤,腦病變有其根本原因。這些根源可能單獨發生,也可能相互結合發生:(1)腦部營養素嚴重缺乏;(2)病毒感染;(3)有毒重金屬;(4)化學毒性。(當病毒感染引起腦病變時,該病毒感染可能直接在大腦內,儘管病毒通常在身體其他部位,透過神經毒素從遠處影響大腦,造成低度慢性腦部發炎。)

當兩個都中風或患有腫瘤的人,但其中只有一位出現腦病變症狀,那是因為該患者體內有潛在的病毒感染、有毒重金屬、腦部營養不足或化學毒素(也可能來自藥物)。

許多人的腦病變是在大腦創傷或大腦損傷多年後出現,有的人可能有同樣的腦創傷或損傷,但不會發展成腦病變,因為他們的腦組織不像其他人在受傷後迅速死亡。這之間的差異就在於大腦中的其他潛在因素:嚴重營養素不足、病毒感染、有毒重金屬和/或化學毒物。由於這些因素,一個人的大腦組織可能比另一個人恢復得更慢。

更多關於第六部〈修復你的大腦〉中療癒方案之外的訊息,請參閱《守護大腦的激活配方》中的「腦病變」方案。

### 過度出汗(多汗症)

過度出汗況是由於大腦的某個部分過度疲憊,因神經元內部和周圍的微小阻塞物,再加上阻塞區域內的神經傳導物質減弱。

大腦中的微小堵塞物通常是有毒重金屬,但也可能是金屬、味精沉積和/或化學毒物,從殺蟲劑到空氣清新劑等任何組合。導致這種情況的主要有毒重金屬是銅,銅存在於大多數化學配方中,且在大腦中難以被檢測出來。當今的醫療技術很

難診斷或發現銅中毒。

銅是一種導電金屬，也是接地金屬。銅可以吸引和引導電力，會干擾傳遞到大腦的信息。由於銅的基本接地效應，會將腦組織中的信息引導偏離常規路徑。例如，當有人和你說話時，你可能會分心，因為銅會從原本應接收信息的神經元吸取能量，進而觸發交感神經系統的反應，如出汗。此外，銅還會干擾從大腦傳送出去的信息。例如，如果你正在與某人交談，當你透過神經元的電脈衝回顧想法時，銅會從傳遞信息的神經元汲取能量。你仍然可以傳達信息，但交感神經系統會被觸發。當你感覺到這種微妙的影響，你會保持警覺，知道某些東西正在消耗你的神經系統。銅的毒性會充滿神經元，削弱甚至破壞神經傳導物質，使它們失去作用。所以當電流接觸到微小的銅沉積物，大腦有銅在的那個部位會冷卻，從而削弱傳遞信息的火花。

由於銅是頭號有毒重金屬，會干擾透過交感神經傳遞的信息，有毒銅可能會引發持續不斷的「戰或逃」的反應。

全身的神經會接收來自大腦的信息，大腦就是電壓的源頭，通過大腦的電流是由神經元和電脈衝驅動，使電流流經全身神經傳遞和發射信息。有些神經比其他神經更接地，它們可以將電流轉換為更接地的頻率和能量。交感神經具有接地的特性，相較於其他神經，它們較為細小且更密集。當銅進入大腦時，它會破壞交感神經系統的接地功能，銅會將那些沿著交感神經傳遞的信息接地，從而觸發開關。由於交感神經失去穩定性無法接地，因此來自大腦的這些中斷信號足以引起過度出汗。

其中也可能涉及腎上腺。大腦檢測到交感神經不穩定，向腎上腺發送信息求救，因而引起腎上腺反應加劇出汗。

幾乎所有多汗症患者都會伴隨著焦慮，其中一些焦慮來自於多汗症本身的創傷後壓力症候群的經驗。這種無法表達自己的焦慮可能使情況惡化，進而刺激腎上腺素。當某人處於無法表達自己的境地，且由於擔心多汗症導致的創傷後壓力症候群，他們反而更焦慮不安，因為害怕在不想出汗時出汗會讓自己難堪，腎上腺會釋放腎上腺素，使他們更容易出汗，進一步增加多汗症的症狀。光是想到要說些什麼，就可能讓你汗流浹背，即使最終根本沒有發言。

帶狀皰疹等低度病毒也可能影響多汗症。在迷走神經或三叉神經等腦神經周圍感染帶狀皰疹病毒的人，再加上體內含銅量高，可能會加劇多汗症。以銅為食的帶狀皰疹病毒所產生的神經毒素也會加重這種病症。此外，大腦中其他的化學毒素和味精也會使已經存在的銅和病毒症狀惡化。

許多多汗症患者選擇進行交感神經切除手術（ETS）。雖然手術後很少一勞永逸，但可以減少出汗，不過也可能產生意想不到的副作用，況且手術無法解決導致多汗症的根本問題，因為大腦內的銅並未消除，大腦中的化學毒素和味精並沒有減少。手術後，病症可能會有新的發展，導致或加重其他症狀，例如焦慮、憂鬱和疲勞，這又是另一個重點，大多數多汗症患者，即使他們沒有接受手術，他們的症狀不只出汗過多而已，他們還患有疲勞、腦霧、焦慮、抑鬱和／或身體有異狀等。

更多關於第六部〈修復你的大腦〉中療癒方案之外的訊息，請參閱《守護大腦的激活配方》中的「過度出汗」方案。

## 極度疲勞

參考「肌痛性腦脊髓炎／慢性疲勞症候群（ME/CFS）」方案。

## 纖維肌痛

參見「神經病變」、「神經痛」和「關節和肌肉疼痛」。有關纖維肌痛的更多信息，請參閱《醫療靈媒》新增修訂版。

更多關於第六部〈修復你的大腦〉中療癒方案之外的訊息，請參閱《守護大腦的激活配方》中的「纖維肌痛」方案。

## 注意力和專注力問題

專注力和注意力問題的原因之一，正如同我們在注意力不足過動症（ADHD）中提及：大腦中線管內的重金屬，如汞和鋁，或者這些重金屬「散布」在整個大腦中，或兩者皆有。當這些金屬存在於大腦中，通常會抑制電流活動，導致大腦試圖增加電流輸出以適應這種情況，從而帶來暫時的清晰度。但這會導致大腦過熱，於是大腦必須進入極速冷卻狀態，最終使腦電流活動減少，讓人突然間注意力渙散。

專注力和注意力問題也可能來自慢性病毒感染，例如 EB 病毒等以汞和鋁有毒重金屬為食，釋放出神經毒素流入血液，充滿神經元和神經傳導物質。在這種情況下，由於神經傳導物質受到汙染，通過神經元的電脈衝會發生短路，使人難以專注完成任務或進行對話。

我們現在面臨的困境是，化學工業每天都在生產新一波危險的化學物質，這些物質遍布我們的環境，危害我們的孩子和寵物。這些有毒化學物質使病毒燃料增加，同時也加劇神經毒性，再加上已經存在的有毒重金屬，這一切使人們專注力和注意力的問題更嚴重。

有時專注力好像會自行改善，有時又會變差。有一種理論認為腸道與大腦息息相關，所以清理腸道就能讓思緒更清晰，這是一個誤導的理論。實際上，當人們改善飲食時，他們之所以更容易專注是因為去除不健康的食物，進而減少滋養病毒的燃料，也減少干擾大腦活動的神經毒素。改善專注力不是只要清理腸道和恢復腸道細菌平衡即可，這就是為何許多不健康的人，他們的腸道充滿無益的酵母、黴菌、真菌和細菌，但他們沒有注意力集中的問題。相反，有些人的腸道非常健康，他們的糞便樣本沒有出現任何異樣，飲食也非常健康，不吃加工食品，且沒有任何寄生蟲活動或念珠菌問題，但仍然可能有嚴重注意力不集中和專注的問題。

更多關於第六部〈修復你的大腦〉中療癒方案之外的訊息，請參閱《守護大腦的激活配方》中的「腦霧」方案。

## 胃輕癱

參考第六章〈發炎的腦神經〉。

## 格林－巴利症候群

至今醫學研究和科學仍然對這種疾病有很大的誤解。醫學理論認為，格林－巴利症候群是人體的免疫系統攻擊自己的神經細胞，造成損害，最終導致癱瘓。這種自體免疫的錯誤觀念存在於醫療業中數百種的症狀和疾病標籤中。實際上，身體不會攻擊自己，身體的免疫系統也不會攻擊神經。格林－巴利症候群的真正原因是病毒。具體而言，某些 EB 病毒會經常附著在神經上或進入大腦，當病毒附著在神經

或神經細胞上時，會造成慢性腫脹，導致暫時性癱瘓、面部肌肉緊繃、下頜活動困難、身體嚴重僵硬、手腕無力，無法動手完成任何事務；肘部、手腕、肩膀、腿部或頸部疼痛，或癲癇發作。只有當某種特定 EB 病毒突變株存在，才會引發這種嚴重的損傷。更明確的說法是，EB 病毒不是格林－巴利症候群的觸發因素，而是原因。

大多數患有慢性格林－巴利症候群的人也會受到病毒神經毒素的影響，這些毒素不一定只來自 EB 病毒。帶狀皰疹、HHV-6、巨細胞病毒和單純皰疹病毒第一型和第二型也可能涉及其中。這些病毒的數十種突變喜歡以有毒重金屬、溶劑、殺蟲劑、殺菌劑、芳香劑和石化產品，以及雞蛋、牛奶、乳酪、奶油和麩質為食，且會排出神經毒素等廢棄物。這些神經毒素會流經大腦和全身的神經組織，導致諸如刺痛、麻木、酸痛、疼痛、四肢無力、顫抖，甚至是輕微的暫時性癱瘓等症狀。病毒性神經毒素對健康的影響也會導致數十種其他診斷，包括多發性硬化症（MS）、肌萎縮性脊髓側索硬化症（ALS）、神經性萊姆病，甚至糖尿病神經病變等。

更多關於第六部〈修復你的大腦〉中療癒方案之外的訊息，請參閱《守護大腦的激活配方》中的「自體免疫性疾病」方案。

## 頭痛

頭痛有許多不同的原因。其中一種是由鼻竇腔內低度鏈球菌感染引起的，不管是短期或長期，這種感染來自個體本身就已存在的鏈球菌。在免疫系統下降時，鏈球菌會變強，使鼻竇腔腫脹並對三叉神經、顏面神經和視神經施加壓力。當某人正在經歷月經週期或賀爾蒙變化時，這種鼻竇腫脹很常見，因為此時身體的資源大多放在生殖系統，從而導致免疫系統降低。

慢性頭痛也可能由慢性脫水引起。人們比我們以為的更容易脫水，使肝臟充滿毒素和血液黏稠與混濁。脫水會降低電流活動和弱化神經傳導物質，導致大腦過熱，進而造成不時的頭痛。

此外，人們長期採取高脂飲食，每天不止攝入一次脂肪。正如你發現的，血液中持續存在的脂肪會導致人出現慢性胰島素阻抗，從而阻礙寶貴的葡萄糖吸收。血液中持續存在的脂肪也會阻止水、礦物鹽和氧氣快速修復腦細胞和結締組織，這種

供應不足會導致週期性頭痛。

留意頭痛的誘因，例如芳香劑、咖啡因、阿斯巴甜、加工食品中的防腐劑、酒精、吸菸和電子菸。另外還要留意麩質、雞蛋和乳製品等食物，它們會滋養身體系統中的病原體，例如 EB 病毒、帶狀皰疹和單純皰疹病毒第一型和第二型。病毒神經毒素會透過血液進入大腦，導致週期性頭痛，有時甚至是慢性頭痛。當低度病毒感染本身靠近重要神經時，就會引起頭痛。三叉神經、顏面神經和迷走神經是高度敏感的腦神經，它們以不同的方式穿過胸部、頸部和臉部，甚至連接到腦幹，因此於它們附近的病毒活動可能會引起極大的不適感。

一般來說，有毒重金屬、過量咖啡因、香料、味精、殺蟲劑、尼古丁、化學毒性等引起的敏感神經，不管是否與病毒感染有關，也可能導致輕度至中度的頭痛。有些人無法承受某些氣味，因為氣味的毒性很強。在不知不覺中，那些香氣刺激著他們的神經。每個人的體內充滿有毒化學綜合物，來自香薰蠟燭的氣味正是目前使人們頭痛最大的原因之一。

有些人戴隱形眼鏡時會頭痛，因為他們的視神經很敏感。有些人的眼鏡度數可能沒有更新，所以他們會眼睛疲勞和頭痛。有些人整天盯著螢幕，最終引起頭痛。數億人所經歷的症狀就是輕微的神經敏感。

大腦中的有毒重金屬會導致頭痛，如果不清除這些金屬，讓汞和鋁等重金屬分散在大腦中，相互作用並氧化，就會造成終生的頭痛。（更多詳情請閱讀「偏頭痛」和第三章〈合金的大腦〉。）

頭痛可能涉及情緒因素，並不是說「全是你在胡思亂想」就是結果。當情緒或心理有壓力，或出現衝突時，例如，與難相處的同事或伴侶，或與失落、困難或掙扎有關，大腦可能會過熱，進而導致情緒崩潰。經過長時間的苦惱後，我們通常會有點封閉，隨後可能出現頭痛，因為大腦在經歷過熱或情緒風暴後試圖治癒和重新調整。如果還有其他潛在因素，例如金屬或低度病毒感染，且腦神經已經有些敏感，這時情緒波動可能會導致不適、頭痛，甚至偏頭痛。

頭痛的另一個原因可能是水腫引起的輕度液體積聚。這種液體積聚會對三叉神經、顏面神經、視神經和腦神經施加壓力，從而引起不適，且頭痛會隨著時間推移而惡化，最終變成偏頭痛。

更多關於第六部〈修復你的大腦〉中療癒方案之外的訊息，請參閱《守護大腦的激活配方》中的「偏頭痛」方案。

## 偏側空間忽略症（右側或左側）

在明顯的受傷相關病例中，偏側空間忽略症是由於事故、中風，甚至化學或輻射接觸所造成的大腦組織損傷。此外，還有暫時性的偏側空間忽略症，你可能很少聽到這種情況，目前並沒有適當的處理方法。偏側空間忽略症可能會週期性地發生，無論是一生一次還是間隔六個月一次。

暫時性偏側空間忽略症的原因之一是食物中毒。無論是死的還是活的，食源性微生物和毒素，都可以進入大腦使腦組織某些區域飽和，引起幻覺和錯覺，進而導致暫時性偏側空間忽略症。

或者，當某人因病毒感染大腦而重病時，可能會暫時出現這種症狀，例如，HHV-6 病毒株或尚未被發現的 HHV-10 到 HHV-16，甚至是侵略性 EB 病毒變種。當病毒首次進入大腦後，病毒會釋放大量毒素，如果這些毒物滲透控制行走能力的特定腦組織，可能會引起比腦損傷較輕微的暫時性偏側空間忽略症。因腦部病毒感染而住院的人會經歷輕微的偏側空間忽略症，但通常不會診斷出來。

對於許多慢性疾病患者來說，偏側空間忽略症可能會變成長期性，不再是暫時性和週期性，且可能無限期持續下去，這種情況通常是由於潛在的傷害、中風、事故或化學接觸加上病毒性疾病所致。

更多關於第六部〈修復你的大腦〉中療癒方案之外的訊息，請參閱《守護大腦的激活配方》中的「偏側空間忽略症」方案。

## 亨丁頓舞蹈症

醫學研究和科學認為，亨丁頓舞蹈症是一種遺傳性疾病。儘管這個理論完全不正確，但從觀察中得知某些物質會代代相傳：即是有毒重金屬，如汞。醫學研究和科學還認為，在亨丁頓舞蹈症中，控制情緒、運動和認知能力的大腦特定區域的腦細胞正在死亡。儘管這只是理論，但其中也有道理，腦細胞確實正在死亡。為什麼會這樣？腦細胞死亡的原因為何？為什麼有人會失去認知功能？為什麼會出現不自

主的運動，是什麼破壞了他們的運動功能？對於醫學研究和科學來說，這一切仍然是一個謎，但基因缺陷不會導致腦細胞死亡。

亨丁頓舞蹈症尚未被發現的原因是由於一種特定的汞和鋁混合物，在大腦神經節周圍相互作用和氧化。正如之前提及，汞會互相吸引聚集。因此，當某人在童年時期接觸到重金屬後，新的汞會找到沉積多年的汞並與之結合。

隨著重金屬在神經節周圍氧化，細胞會迅速死亡。此外，當神經節充滿重金屬，它們會成為病毒和病毒神經毒素的熱點。如果此時感染 EB 病毒等皰疹病毒，該病毒可能會找到這個熱點，並以這些金屬為食，釋放有毒廢物，從而加快氧化並使更多腦細胞快速死亡。這是亨丁頓舞蹈症迅速惡化的原因。在大多數情況下，亨丁頓舞蹈症主要是由金屬引起，且疾病進展較為緩慢。

更多關於第六部〈修復你的大腦〉中療癒方案之外的訊息，請參閱《守護大腦的激活配方》中的「腦病變」方案。

## 發炎性肌肉病變

發炎性肌肉病變是來自以有毒重金屬為食的病毒感染引起的，儘管它們的有毒神經毒素不會以一般的方式影響神經。由於重金屬的特定混合物和存在的病毒類型，其分泌的神經毒素一開始會刺激肌肉而不是神經。通常，神經毒素會使神經惡化，但在這種情況下，神經毒素雖然可能會直接刺激神經，但神經大多是因為肌肉發炎後而受到影響。

不同的 EB 病毒、單純皰疹病毒和巨細胞病毒喜好食用的金屬不同。當某人患有肌肉病變時，這往往意味著體內有兩種或多種金屬正在餵養一種或多種病毒。金屬有很多不同的「組合」和「混合物」，有些人會同時患有肌肉和神經病變，這是由於病毒排出不同類型的神經毒素，導致不同的影響和症狀。當皮膚和肌肉都受到肌肉病變的影響時，是因為不同類型的病毒廢物同時產生。例如，一種病毒可能以銅、鎳、鉛和鋁為食，其神經毒素會刺激肌肉引起發炎，另一種病毒則以銅和鎳為食，並產生更多的皮膚毒素，從而導致皮膚疾病。

雖然大腦本身可能不會因肌肉病變而發炎，但頭骨、顏面和頸部周圍的肌肉可能會發炎，對大腦造成壓力。更不用說大腦是由神經組成，神經通常會傳送疼痛信

號，如果身體其他部位的肌肉發炎，其中的神經也會發炎，大腦可能因此受到影響。當發生這種情況時，疲勞和抑鬱可能會與肌肉病變同時發生。

更多關於第六部〈修復你的大腦〉中療癒方案之外的訊息，請參閱《守護大腦的激活配方》中的「腦神經發炎」方案。

## 失眠

有時睡眠問題可能只是思緒紊亂，滿腦子煩惱該如何解決生活中的問題、壓力或憂慮。我們沒必要因一、兩晚睡不好而感到壓力，但當睡眠問題成為慢性問題時，我們就要多加留意了。神經傳導物質是入睡的關鍵因素之一，當我們入睡時，電流會流經每個神經元。如果神經傳導物質減少，電脈衝就很難在大腦中傳播。神經傳導物質含量過低或虛弱會導致大腦失去平衡，讓你難以入睡。

由於肝臟中 EB 病毒或帶狀皰疹等病毒的慢性低度感染，有些人的神經系統可能很敏感，但並未被診斷出來。神經毒素從肝臟中釋放出來，通過血液循環到大腦，進而汙染和使神經傳導物質減少。如果某人的飲食不利於保護他們免受病毒侵害和增強神經傳導物質的活性，情況將會更明顯。

大腦中含有有毒重金屬的人通常難以入睡，因為有毒重金屬會氧化並影響神經傳導物質。在長期嚴重的失眠情況下，通常是大腦中有毒重金屬和體內低度病毒感染綜合的結果。有毒重金屬和病毒會削弱中樞神經系統，進而持續擾亂睡眠或讓人難以入睡。

低度病毒感染或受傷引起的身體酸痛也會導致失眠。同樣，藥物也可能使肝臟變得遲緩和停滯，並滋養 EB 病毒等低度病毒感染，進而引起失眠。

更多關於第六部〈修復你的大腦〉中療癒方案之外的訊息，請參閱《守護大腦的激活配方》中的「失眠」方案。

## 顱內高壓症

女性比男性更容易患有顱內高壓症，同時也更容易感染病毒。這不是巧合，而是顱內高壓是因病毒引起的。

通常，顱內高壓症與藥物使用有關。沒錯，某些藥物確實會增加體內或大腦與

顱骨之間的液體積聚。然而，為何不是每個服用藥物的人都會出現耳鳴或其他顱內高壓的症狀？區別在於個體內是否有潛在的病毒感染。藥物是病毒的完美食物。從抗生素、苯二氮卓類藥物、抗炎類固醇到抗憂鬱藥，多到不勝枚舉的藥物都可能導致慢性低度病毒感染。

這些藥物大多用於解決已經存在的健康問題。無論是被診斷患有特發性還是繼發性顱內高壓的人，他們都可能患有多發性硬化症、類風濕性關節炎、橋本氏甲狀腺炎、萊姆病、狼瘡、纖維肌痛或慢性疲勞症候群等疾病，或者出現各種症狀，例如飛蚊症、心悸或頭暈。如果他們尚未被診斷出患有除了顱內高壓以外的疾病，那麼他們很可能在生命的某個時刻會被診斷出得到自體免疫性疾病。事實上，這些自體免疫性疾病並不是身體在攻擊自己，而是病毒感染造成的。這些疾病背後的病毒活動會在體內造成大量淋巴液積聚，導致水腫。此外，病毒活動還會使腦神經腫脹，在顱骨和大腦之間產生更大的壓力。

體內存在多少病毒、哪些菌株和突變，以及哪些有毒重金屬和其他化學物質，都會影響淋巴液的積聚量，進一步導致輕度顱內高壓引起的頭痛。這種低度病毒性水腫還會使人額外承受 15 至 20 磅的水重量，這是因肝功能不佳，停滯遲緩無法正常運作而溢出的毒素。淋巴積液是一種保護機制，目的在抑制和稀釋病毒毒素。你不必超重就能體驗病毒性水腫的顱內高壓，由於病毒感染以有毒重金屬和靠近頭部的有毒物質為食，你的大腦和顱骨之間可能產生液體積聚。

脊髓液體積聚和淋巴液體積聚是兩樣情。當你因淋巴水腫而腫脹時，通常會腫脹到大腦，產生經常被誤認為是脊髓液造成的壓力。

大腦或脊髓內的低度病毒感染會產生額外的脊髓液，身體其他部位的病毒感染也會產生更多的脊髓液。儘管這會導致令人擔憂的症狀，但這是身體的保護機制，例如，當你的膝蓋受到撞擊腫大像氣球一樣讓你無法行走。在那一刻，行動不便讓你難受，但這就是身體對傷害的反應，透過不再讓你受傷來保護你。

體內某些病毒感染會促進更多的脊髓液以保護大腦。「更多」其實並不多，在某些情況下，只是升高一點點，而且可能不會引起嚴重的症狀。大多數自體免疫性疾病患者大腦內都有額外的腦脊液以保護大腦，因為他們正經歷影響腦幹的神經毒素所引起的病毒性腫脹，而額外的脊髓液有助於稀釋這種病毒毒素。當脊髓、腦幹

和神經腫脹時，腦脊液壓力會增加，原因之一是容納腦脊液的空間變小，這往往使患有多發性硬化症、類風濕性關節炎、橋本氏甲狀腺炎、萊姆病、狼瘡、纖維肌痛或慢性疲勞症候群等疾病的人對熱和濕度更敏感，因為熱和濕度會使身體膨脹，產生更大的壓力。

顱內高壓症患者經常進行脊椎穿刺檢查，但問題在於，這種程序無法有效找出病原體。基於醫學和科學研究中沒有各種皰疹突變病毒的記錄，脊椎穿刺幾乎不可能檢測到潛藏的病原體，也就是病毒休眠細胞。你不知道的東西怎麼可能找到，這些未被發現的皰疹家族病毒株不計其數，其中 99% 幾乎不可能透過脊椎穿刺檢測出來。病毒性腦膜炎對研究和科學來說仍然是一個謎：因為脊髓穿刺無法檢測到病毒感染，無法檢測到實際存在的病毒；儘管醫生猜測可能是病毒感染導致病毒性腦膜炎，但他們不知道究竟是哪一種病毒。

更多關於第六部〈修復你的大腦〉中療癒方案之外的訊息，請參閱《守護大腦的激活配方》中的「腦神經發炎」方案。

## 瘙癢和灼熱

每個人體內的毒素、有害物質和病毒的混合物都不一樣。光是 EB 病毒家族的變種和突變數量就很多，更不用說其他病毒的變種和突變，這意味著它們對每個人的影響差異性很大。有些毒素對周邊神經的毒性更強，因此當病毒以它們為食並釋放神經毒素時，這些神經毒素對更靠近皮膚的周邊神經會產生更多的發炎反應，進而引起瘙癢和灼熱感。人們常常覺得怎麼抓都無法止癢，無論怎麼努力都無法從皮膚表面緩解。許多人的瘙癢感會移動，有時從腿到腳，再到手臂和手，但沒有出現濕疹、牛皮癬或皮膚炎。

如果某人感染帶狀皰疹病毒，無論是否確診，其神經毒素通常會導致足部發癢或灼痛，醫生可能會將其誤診為足部真菌、蟎蟲、鞋子尺寸不合或過敏反應。實際上，這是周邊神經對毒物的反應，且神經毒素還會引發更深層的神經發炎，造成疼痛或遍部全身的疼痛，這種疼痛感可能會被診斷為纖維肌痛。

此外，病毒也會釋放皮膚毒素，這些毒素進入皮膚表面後會引起濕疹和牛皮癬。醫學界認為這是一種自體免疫反應，也就是說，這是身體的免疫系統攻擊自己

的皮膚。這是錯誤的，再次重申，這種瘙癢和灼痛是由病毒性皮膚毒素引起的皮膚發炎。雖然輕微的皮膚毒素不會產生皮疹，但也會使周邊神經發炎，導致不明原因的瘙癢、刺痛和灼熱感。

所有這些毒素都會漂浮到大腦，引起大腦向全身發送灼熱信號。有些人可能同時發生：病毒性神經毒素在手臂引起神經發炎，而大腦中的病毒性神經發炎向腿部發出灼燒感訊號。醫學研究和科學仍然需要數十年的時間才能理解這些信息。

更多關於第六部〈修復你的大腦〉中療癒方案之外的訊息，請參閱《守護大腦的激活配方》中的「腦神經發炎」方案。

## 關節和肌肉疼痛

如果有人摔倒造成膝蓋或腳踝扭傷，因而感到劇烈疼痛，通常是很正常的反應，一些來自受傷或事故的疼痛可想而知。但是，如果在沒有明顯外因的情況下，經常感到關節或肌肉的慢性疼痛，情況就不一樣了。即使醫生診斷為類風濕性關節炎、萊姆病或纖維肌痛等疾病名稱，仍然是一種不明的關節和肌肉疼痛。

這種慢性疼痛的真正原因是病毒感染，有時是急性，但大多數是一種或多種病毒在肝臟中長期感染，病毒以喜愛的食物為食。當人們從飲食中減少麩質（和其他出賣大腦的食物）時，通常關節和肌肉疼痛的症狀會減輕，儘管醫學研究和科學尚不清楚其中的原因。你會聽到它們只是一般促使發炎的食物，事實上，這是因為它們為病毒提供燃料。

無論你的診斷如何，持續的關節和肌肉疼痛都是病毒感染，由 EB 病毒、帶狀皰疹、HHV-6、單純皰疹病毒第一型和第二型或巨細胞病毒的多種變種和突變中的一種或多種引起。同樣的，病毒性神經毒素是元兇，它會刺激神經引起疼痛。通常，感覺像肌肉疼痛，實際上是肌肉內的神經疼痛；感覺像關節疼痛，實際上的是關節周邊的神經疼痛。神經毒素在血液中漂浮，進入肌肉，使肌肉內的神經發炎，同時也落在關節周邊的神經上。某些 EB 病毒株會附著在神經上，導致直接接觸性發炎。某些情況下，關節本身也會因病毒產生的結節而發炎，但疼痛仍然來自那些關節周邊的神經。

當病毒的神經毒素進入大腦，可能會引起身體不同部位的神經疼痛。如果身體

某處的長期慢性病毒感染釋放足夠的神經毒素，最終充滿大腦，這些神經毒素會匯集，在大腦疼痛感受器周圍形成神經毒素集群。當某人受傷時，這些疼痛感受器會接收來自身體各個部位的疼痛訊號。不過，在這種情況下，身體並未受傷，但疼痛感受器被大腦中的神經毒素激活，於是透過神經向全身發送疼痛信號，從而產生虛擬的身體疼痛感。我稱這些為「大腦錯覺性疼痛」。這種「錯覺」並不意味著疼痛不是真的，而是這種疼痛是來自大腦發出的信號。是一種非常真實的疼痛感，有著非常真實的來源，在許多神經系統疾病（如纖維肌痛）中很常見。某些變種病毒，例如 EB 病毒的突變，會產生神經毒素，當它們進入大腦時毒性更強，從而在全身造成更多的大腦錯覺性疼痛。

有些人可能同時發生這些症狀。受神經毒素影響的大腦發出引起神經疼痛的信號；病毒性神經毒素漂浮在血液中使神經發炎；EB 病毒等病毒的變異病毒直接接觸引起神經發炎；病毒本身進入關節導致發炎和腫脹，使關節周邊的神經壓力增加。又或者有些人可能會遇到以上這些原因的一種、兩種或三種。

當人們患有類似萊姆病、類風濕性關節炎、纖維肌痛或慢性疲勞症候群等疾病而虛弱時，基本的日常家務和功能可能會變得困難重重，他們無法像平時那樣運動或活動身體，以打造或維持肌肉力量。有時當他們運動或活動時，他們會感到關節和肌肉疼痛加劇，形成進退兩難的僵局，因為疼痛和不適，讓你更難維持或鍛煉肌肉。當血液中的神經毒素越多，運動就越困難，隨著心跳將血液輸送全身，疲勞、關節和肌肉疼痛的症狀會反覆出現。

更多關於第六部〈修復你的大腦〉中療癒方案之外的訊息，請參閱《守護大腦的激活配方》中的「關節疼痛和／或纖維肌痛」方案。

## 學習障礙和學習困難

學習障礙和學習困難可能從年幼時期開始，因為汞和鋁等有毒重金屬沉積在大腦中線管內。它們也可能是由「散布」在大腦不同區域的有毒重金屬引起。重金屬通常駐紮在大腦的處理中心，也就是接收信息的區域，進而影響其功能。此外，重金屬也存在於大腦中處理信息後的傳遞區域，這可能會影響某人在考試中回答問題或表達想法和感受的能力。

尚未完全發育的大腦會嘗試適應有毒重金屬的存在，透過改變電脈衝的傳遞路徑，以避免被這些金屬阻礙。兒童的大腦仍在發育中，結構上還沒有大量的結締組織或神經元，因此電脈衝會以非常其特的方式繞過有毒重金屬。這就是當有毒重金屬充滿年幼的大腦組織時，大腦適應和生存的方式之一。

除非大腦受到生理傷害，否則每個有學習障礙或困難的人，無論是兒童還是成人，都曾經接觸過某種形式的有毒重金屬。每個案例都是獨一無二，不會完全相同，因為每個人的有毒重金屬接觸源不一樣。隨著兒童大腦的成長和發育，會產生更多的結締組織，以及更多的腦細胞和更多的神經元，這通常使他們能夠克服部分，甚至所有的學習困難。一般學習障礙或困難始終存在的原因是，患者在生活上因醫療治療或持續接觸其他常見的有毒重金屬。

更多關於第六部〈修復你的大腦〉中療癒方案之外的訊息，請參閱《守護大腦的激活配方》中的「學習障礙和學習困難」方案。

## 長新冠症狀和長期流感

新冠肺炎或流感會導致免疫系統降低，重新觸發 EB 病毒和／或體內已經存在的其他皰疹病毒。

長期以來，沒有人真正留意流感病毒的後遺症。長期流感已存在數十年，並重新觸發人體內的 EB 病毒，導致流感後 EB 病毒相關症狀，如腦部發炎、慢性疲勞和神經系統症狀。這些長期症狀的原因不是流感本身，流感只是一個觸發因素，使免疫系統降低，讓 EB 病毒等皰疹病毒趁虛而入大量繁殖，並長期造成身體的負擔，使某人久病不癒。長新冠症狀對身體的影響也是一樣。

更多相關 EB 病毒重新被激發的資訊請參閱第四章〈病毒的大腦〉以及新增修訂版《醫療靈媒》。

更多關於第六部〈修復你的大腦〉中療癒方案之外的訊息，請參閱《守護大腦的激活配方》中的「自體免疫性疾病」方案。

## 狼瘡

狼瘡的成因是病毒感染。當有人出現醫學界稱為狼瘡的症狀時，其潛在的原因

是 EB 病毒。狼瘡會引起多種不同類型的皮疹，包括典型的蝴蝶狀皮疹。狼瘡皮疹是由 EB 病毒釋放的神經毒素和皮膚毒素組合引起的，這些病毒專門以有毒重金屬為食，主要是汞，因為患有狼瘡的人體內含有大量的汞。這種汞的存在和慢性 EB 病毒感染會導致免疫系統降低。

在狼瘡中，來自 EB 病毒的皮膚毒素在血液中循環，透過皮膚表層產生各種皮疹，在許多情況下還會出現關節疼痛。在血液中循環的 EB 病毒神經毒素會使中樞神經系統發炎，然後向外擴散到周邊神經系統。EB 病毒的神經毒素廢物和副產品會在身體各處產生蕁麻疹或不明原因的皮疹。這些副產品和廢物會在體內產生過敏反應，因為 EB 病毒已使免疫系統超負荷而無力再處理這些副產物和廢物。

EB 病毒引起狼瘡的神經系統症狀，從頭痛和偏頭痛（由發炎的三叉神經、顏面、視神經，有時是膈神經引起）到頭暈、焦慮、疲勞和平衡問題（發炎的迷走神經），再到頻尿和膀胱疼痛（發炎的陰部和坐骨神經）到肘部、手腕和肩膀的肌腱炎，以及手指和手部疼痛（發炎的尺神經）等等，因為全身其他各種神經也會發炎。

神經疲勞也可能是由中樞神經系統發炎引起的，這通常是狼瘡患者很大的問題。狼瘡患者通常會伴隨許多其他的病症，例如甲狀腺問題和萊姆病，這些都源於相同的 EB 病毒感染。狼瘡也是一系列症狀貼上其他病名的典型例子。狼瘡的診斷不僅模糊、矛盾且不一致，這讓人非常困惑。而且，所有這些症狀和疾病標籤都是在描述同一種原始病毒，只是說法不同。

更多關於第六部〈修復你的大腦〉中療癒方案之外的訊息，請參閱《守護大腦的激活配方》中的「自體免疫性疾病」方案。

## 萊姆病

在過去的幾十年，萊姆病帶給許多人莫大的痛苦。大多數醫學界仍然認為萊姆病是由蜱蟲叮咬引起的細菌感染。事實上，蜱蟲叮咬只是觸發已經存在的潛在因素，也就是病毒。幾乎所有的萊姆病患者從未被蜱蟲叮咬過，而是接觸其他的觸發因素。以下是萊姆病最常見的觸發因素。請留意，蜱蟲叮咬只是在這份列表中的最底部：

1. 嚴重新冠肺炎
2. 大量抽血
3. 牙齒汞合金填充物
   （特別是在填充和移除的過程）
4. 其他形式的汞
5. 持續接觸有毒黴菌
6. 殺蟲劑、除草劑和殺菌劑
7. 家庭殺蟲劑
8. 流感
9. 輕微新冠肺炎
10. 家人過世
11. 心碎
12. 照顧生病的親人
13. 餵養病毒的處方藥和藥物治療
14. 過量處方藥
15. 娛樂性藥物濫用
16. 身體傷害
17. 夏天在有毒徑流區域游泳
18. 專業地毯清潔
19. 蜘蛛咬傷
20. 蜜蜂蜇傷
21. 財務壓力
22. 新漆
23. 失眠
24. 蜱蟲叮咬

　　對於某些人來說，是 EB 病毒導致萊姆病的神經系統症狀。有些人還可能感染多種 EB 病毒株，以及帶狀皰疹病毒、單純皰疹病毒第一型和第二型、巨細胞病毒和／或 HHV-6 或 HHV-7，使身體負荷沉重。所謂的萊姆病菌不會引發神經系統症狀，也不會產生神經毒素，只有神經毒素才能產生各種神經性萊姆病症狀。像 EB 病毒等皰疹病毒就會產生一些最具攻擊性的神經毒素，導致疲勞、腦霧、刺痛、麻木、酸痛、疼痛、發燒、耳鳴、頭暈、飛蚊症、失眠等症狀。

　　在萊姆病的抗生素治療方面，有關赫氏反應的誤解始終存在。醫學界認為，萊姆病患者在服用抗生素時出現的症狀是藥物殺死萊姆病菌後產生的赫氏反應。然而，某人感到不適的真正原因不是細菌死亡，而是對抗生素和劣質補充品混合物的反應，這些物質對敏感、發炎的腦神經造成刺激。

　　再次強調，萊姆病與細菌無關，而是由 EB 病毒等皰疹病毒產生的神經毒素所致，這些神經毒素長期刺激中樞神經系統，個人的症狀則是取決於他們免疫系統的強弱，肝臟的毒素有多少，接觸有毒重金屬和化學物質的負荷量，以及生活、飲食和環境中的相關壓力指數和其他病毒觸發因素。這一切都會對萊姆病患者產生影

響，是一場非常真實的挑戰，也有非常實質的解決之道。更多萊姆病相關、詳細、保健的信息，請參閱新增修訂版《醫療靈媒》。

更多關於第六部〈修復你的大腦〉中療癒方案之外的訊息，請參閱《守護大腦的激活配方》中的「萊姆病」方案。

## 肌痛性腦脊髓炎／慢性疲勞症候群（ME/CFS）

**又稱為神經疲勞、慢性疲勞症候群（CFS）、慢性疲勞免疫功能障礙症候群（CFIDS）、全身勞力不耐症（SEID）、極度疲勞、病毒感染性疲勞等。**

有時疲勞很容易理解。例如，過度運動沒有足夠的休息或沒有攝入足夠的卡路里來平衡；在精神上或身體上過度勞累；在進行斷食；得到流感等急性疾病，這些只是一般人可以理解的暫時疲勞的例子。

另一方面，極度疲勞不是因睡眠不足，而是帶著一點神秘的色彩。儘管可能持續的時間較短，但極度疲勞通常是長期性，有時甚至長達數年甚至數十年。其中未被發現的根本原因是從肝臟開始的慢性、持續病毒感染。有時，疲勞源自多種病毒同時感染，從一到三種或更多種 EB 病毒和／或帶狀皰疹病毒、單純皰疹病毒第一型和第二型或巨細胞病毒。大多數時候，疲勞源於 EB 病毒，而其他病毒感染則會加重 EB 病毒疲勞的程度。

我通常將這種情況稱為神經疲勞或病毒感染疲勞，而不會稱為「慢性疲勞」，因為它是由長期發炎的中樞神經系統引起的。病毒若要保持活性，通常必須有餵養病毒的食物，進而導致病毒產生神經毒素，耗損神經能量而弱化神經，造成神經疲勞。由於神經毒素充滿中樞神經系統，使神經變得非常敏感和發炎，當今我們使用的技術無法檢測出這種大腦和神經發炎的症狀。有毒重金屬等病毒燃料是產生拮抗性神經毒素的主要元兇，其他可能為主要有害刺激物為第三部〈大腦的叛徒〉中提及的食物。當大腦或腦幹腫脹時，壓力會擴散到其他靠近腫脹部位和從腫脹部位延伸出去的神經。這些其他神經從中樞神經系統接收到出現問題的信息，造成神經緊張，導致進一步的能量消耗。

在許多病毒感染的情況下，腎上腺疲勞（與神經性疲勞不同）可能會同時發生，因為病毒釋放的神經毒素使中樞神經系統受到壓力而發炎，腎上腺必須更努力

運作。再加上疲勞的人必須更努力才能讓生活運作正常，又進一步推動腎上腺。或者某人可能因情緒創傷導致腎上腺疲勞，使免疫系統降低而引發病毒感染，進而產生病毒感染性疲勞。不過，他們仍然可能因情緒創傷而使腎上腺疲勞，所以現在他們即有腎上腺疲勞又有病毒感染性疲勞。

在某些情況下，腎上腺疲勞可能與病毒感染性疲勞無關（又名神經性疲勞），例如，因壓力過大、咖啡因過量、吸毒、過度勞累或暴露於高溫或寒冷引起的。腎上腺疲勞本身的復原是漸進式，因此有人會覺得自己日漸好轉，從慢慢恢復原氣中受到鼓舞。但如果疲勞感不減反增，那麼在症狀之下可能潛藏更多的問題：長期病毒負荷量。單純腎上腺疲勞的病症不會如此嚴重。

你的疲勞並不意味著其中有遺傳缺陷或自發性腎上腺功能失調，這種情況經常被誤診，醫生會開皮質醇類固醇處方，試圖糾正患者賀爾蒙流失或失衡的問題。事實上，一開始往往是病毒導致腎上腺功能衰弱。

有些人對某些氣味很反感，因為這些氣味對神經來說極具毒性和刺激性。例如，香薰蠟燭的香味可能會使已經疲憊不堪的人情況惡化。

更多關於第六部〈修復你的大腦〉中療癒方案之外的訊息，請參閱《守護大腦的激活配方》中的「肌痛性腦脊髓炎／慢性疲勞症候群（ME/CFS）」方案。

## 記憶力減退和健忘

記憶力減退和健忘有不同的程度。忘記一些事情很正常。隨著新體驗取代舊體驗，過去的一些記憶會逐漸消失。也許你會記得某些對你而言很重要的事情，不過隨著歲月流逝，更重要的經歷和記憶會取而代之，以至於曾經珍視的細節越來越模糊。如果你每天或每週很忙，有很多事情要處理，那麼你會很容易忘記每天的小事。許多沒有腦部疾病、阿茲海默症或失智症的人都要依靠清單來記住需要完成的事項。由於期望太多，很容易分心忘東忘西。

記憶喪失和健忘可能會持續和干擾生活。例如，有些人經常忘記寫下要記得的事情清單，或者忘記他們曾經記得的寵物和家人的重要生日，這可能會造成困擾而影響生活。當記憶真正喪失和長期健忘，這時大腦中已產生很大的變化。如果不是因為受傷或外傷，有毒重金屬就是記憶力減退的原因，加上病毒感染雙重效應。如

果病毒以汞等有毒重金屬為食，釋放干擾神經傳導物質的神經毒素，這可能會導致健忘和輕微記憶喪失，但有毒重金屬對大腦的直接影響是最主要的因素。

通常問題在於重金屬相互產生負面的作用。汞和鋁等金屬相互反應會向相鄰的腦組織釋放腐蝕性的廢棄物，削弱甚至破壞神經元，並飽和儲存記憶的大腦區域。當一個人失去以前的記憶，卻能記得最近發生的新事情，這往往讓醫學界困惑。他們沒有意識到真正的原因：有毒重金屬腐蝕大腦中存儲長期記憶的區域。反之亦然，有毒重金屬的氧化廢棄物使存儲當下記憶的區域飽和。我的鑰匙在哪裡？我住在哪個社區？我剛剛去了哪家商店？當短期記憶像這樣受到影響，但較舊的記憶仍然很容易記起時，這代表有毒重金屬沉積的位置不同。

這些變化很微妙，而且可能需要數十年才會出現記憶力減退或健忘的症狀。如果氧化徑流朝單一方向流動，它可能會影響大腦中儲存幾分鐘前發生事情的記憶區域，這意味著某人可能記得一年前發生的事情，而不是過去五分鐘發生的事情。有毒重金屬在不同人體內的含量、組合和位置不盡相同，它們引起的症狀也因人而異。如果某人還有其他因素而有其他的症狀，例如病毒感染導致更多的神經毒性接觸神經元和神經傳導物質，在這些助長因子的影響下，每個人的症狀差異性會更大，這對醫學界來說更加困惑。

更多關於第六部〈修復你的大腦〉中療癒方案之外的訊息，請參閱《守護大腦的激活配方》中的「腦霧和／或阿茲海默症」方案。

## 梅尼爾氏症

幾十年來，醫學界一直聲稱梅尼爾氏症是內耳中鈣晶體或結石干擾的結果。現在醫學界又有新的理論，說梅尼爾氏症是體液積聚和可能的病毒感染，同時又說原因不明。但一開始醫療靈媒訊息就明白表示梅尼爾氏症是病毒感染，而不是鈣結晶體引起的。

梅尼爾氏症是 EB 病毒的慢性病毒感染，基本上會造成暈眩，是迷走神經發炎。當迷走神經被 EB 病毒的神經毒素引起發炎時，它們會腫脹。這種腫脹會在頸部和耳朵產生壓力，導致長期或反覆出現平衡問題，讓你感覺像在船上一樣。症狀或許不明顯，可能很微妙。當腦幹受到發炎的影響時，帶著信息的信號會隨著信號

從腦幹進入迷走神經時產生變化，從而促使迷走神經痙攣。迷走神經發炎也會引發一系列頭暈，從輕微頭暈到感覺房間在旋轉，以至於你只要移動就會想吐。EB 病毒還可以直接進入腦幹，從迷走神經的源頭引發炎症。（更多頭暈相關訊息請參考「暈眩」。）

對於梅尼爾氏症的患者來說，無論是輕度還是重度，往往還有耳鳴的症狀，這是因為病毒神經毒素影響內耳的迷路，產生鈴聲或嗡嗡聲。如果有人感到頭部內有爆裂感，那是因為神經毒素引起迷走神經發炎，對內耳產生壓力，再加上神經毒素直接使內耳迷路腫脹。此外，EB 病毒也會進入內耳神經引起耳鳴。（更多相關訊息請閱讀「耳鳴」。）

當 EB 病毒進入內耳迷路時會產生液體。液體產生不會引起慢性眩暈和頭暈，但液體會產生壓力，從而造成嘶嘶聲或爆裂聲。有時，如果雙耳產生大量的液體會出現頭部漂浮的感覺。如果有人因雙耳內的液體感到頭暈，這種頭暈感是來自同時發炎的迷走神經，不是 EB 病毒產生的液體引起的。有些人可能耳內有液體產生但不會頭暈，因為迷走神經沒有發炎。

更多關於第六部〈修復你的大腦〉中療癒方案之外的訊息，請參閱《守護大腦的激活配方》中的「暈眩」方案。

## 腦膜炎（MENINGITIS）

醫學界認為腦膜炎不是細菌就是病毒感染。事實上，腦膜炎是病毒感染。病毒可能存在大腦內任何一個地方，有時病毒根本不在大腦附近，而是在於肝臟、其他器官或血液中，導致高燒和其他症狀。腦膜炎可能是體內長期（有時是數十年）慢性病毒感染的結果，但在大多數情況下，腦膜炎是急性新病毒感染發作的結果，就像身體對新入侵者的激發反應。

我們常聽到很多關於大學生感染腦膜炎的消息，當他們離家上學，學生們往往會因為熬夜寫論文、壓力過大和參加聚會導致免疫系統下降，且因活動有身體接觸或共用臥室和浴室，在過程中傳播病毒。你在大學常聽到腦膜炎的另一個原因是，醫療界利用大學生免疫系統降低這個好理由，來掩飾醫學治療並沒有解決腦膜炎病毒方面的真正解方。學生在大學接觸到的病毒可能是 EB 病毒的全新毒株和突變或

帶狀皰疹、單純皰疹病毒第一型或第二型、HHV-6、巨細胞病毒或 HHV-7 的全新變種。全新的接觸源可能會導致病毒細胞因子風暴，免疫系統會迅速啟動試圖消滅入侵者，有時會突然發高燒。

腦膜炎患者可能被診斷出腦膜炎，但也有可能被診斷為流感或根本診斷不出任何病情。脊髓穿刺很難診斷出腦膜炎，因為很少有病毒是透過檢測得知與腦膜炎有關。即使在脊髓液中發現細菌等病原體，也無法確定它是否為導致患者症狀的致因。細菌是病毒感染的常見輔助因子。當細菌存在於對全新急性病毒感染出現反應的人體時，這時脊髓穿刺檢測到細菌很正常，如果檢測結果準確，沒有外來汙染，在脊髓穿刺中發現的細菌並不代表這是腦膜炎的病因。此外，有些人可能多年來體內和脊髓液中潛藏著這些細菌，但沒有影響他們的健康。如果他們感染了導致腦膜炎症狀的病毒感染，並接受脊髓穿刺，細菌可能會出現在結果中，並被誤以為就是疾病的成因。細菌不會引起腦膜炎，因為細菌沒有神經毒素。當某人患有嚴重的病毒感染時，脊椎穿刺通常檢測不出任何異常，但許多醫生會自作聰明，不論脊椎穿刺結果為何，都會診斷為腦膜炎。

正如之前提及，引起腦膜炎的新病毒感染通常位於肝臟或血液中，透過釋放使大腦飽和並引起高燒和發炎的神經毒素，在遠端引起腦部發炎和高燒。新病毒感染會引發免疫系統與病毒之間的激烈戰爭，產生大量副產物，引起高燒。有時病毒甚至會感染脾臟，只有在極少數和極端的情況下，這些病毒才會真正進入大腦內。在某些情況下，這些病毒甚至會同時感染肝臟、脾臟和大腦。

更多關於第六部〈修復你的大腦〉中療癒方案之外的訊息，請參閱《守護大腦的激活配方》中的「腦膜炎」方案。


## 偏頭痛

偏頭痛有很多種類型，觸發因素也有很多。其中兩個潛在因素為大多數偏頭痛的根本原因，再加上各種觸發因素趁勢將其變成偏頭痛。

導致各種類型偏頭痛的有毒重金屬可能分散在大腦周圍的不同區域。無論在哪個區塊，都可能產生電流風暴，當大腦內部出現電流風暴時，偏頭痛可能會以各種不同類型出現。有些人會先看到光暈。這是由於視神經輕微腫脹，即使視神經很健

康，沒有受傷或疾病，也會出現這種情況。大腦不同部位的重金屬會導致這些區域產生疼痛，例如頭頂、頭部兩側、後腦或顏面，因為該區的電流風暴激增。

　　病毒是導致偏頭痛的另一個主要原因。EB 病毒、帶狀皰疹和單純皰疹的慢性感染是病毒性偏頭痛最常見的誘發因素。當它們的神經毒素漂浮在血液中並落在迷走神經、三叉神經、顏面神經或其他腦神經上時，這些神經很容易腫脹，造成頭痛或偏頭痛。長時間曝露在陽光下也會導致發炎的神經加劇並引發偏頭痛。吸入有毒空氣也是另一個主要的觸發因素，例如充滿化學物質的營火煙霧、香水、古龍水、洗滌劑、香薰蠟燭、汽油、殺蟲劑或空氣清新劑，但這些往往都被忽視，空氣中受到這些暴露源的汙染越來越嚴重。有些人甚至對這些化學物質非常敏感，只要走進一家散發香氛蠟燭、有毒清潔用品、空氣清新劑的商店立即頭痛，然後變成偏頭痛。在當今的環境下，香氣的影響擴展至另一個層次，它們的毒性開始直接影響到神經組織。另外，藥物也會引發偏頭痛。

　　有時候，一些觸發因素看似會引起偏頭痛，例如曝露在高溫環境或某些食物，但實際上，它們只是剛好激發背後的潛在原因，如大腦中的有毒重金屬和／或身體某處慢性低度病毒感染，從而使中樞神經系統變得敏感。其他潛在原因包括大腦中的大量鈣沉積、大量鹽結晶和大量味精沉積，形成有毒物質阻塞，使得任何觸發因素都可能引起偏頭痛。

　　當壓力引發偏頭痛時，並不是壓力本身造成偏頭痛，有些人在相同的壓力下並不會有偏頭痛。那些因壓力而出現偏頭痛的人，通常大腦內是因有毒重金屬受到輕微阻礙，導致大腦在某些時候過熱：如果這些重金屬位於大腦的情緒中樞，一旦感受到壓力，它們就會變熱，從而引發頭痛或偏頭痛。此外，穿過大腦的電脈衝也會因有毒重金屬而脫軌，進一步造成持續慢性的偏頭痛。醫學研究和科學界仍然沒有意識到導致偏頭痛的有毒重金屬。

　　有些人因為同時感染多種病毒使得中樞神經系統變得更敏感。一種帶狀皰疹病毒加上一種 EB 病毒，或兩種帶狀皰疹病毒加上兩種 EB 病毒，或一種 EB 病毒加上一種單純皰疹病毒第一型，依此類推。鏈球菌是病毒感染中常見的輔助因子，具有一定的影響。除了 EB 病毒或帶狀皰疹病毒之外，有些人還可能因為鼻竇腔中的鏈球菌而患上慢性鼻竇炎，使鼻竇腔產生輕微的發炎。當空氣中存在花粉時，他們

可能會出現偏頭痛，並認為花粉本身是原因。事實上，花粉只接觸到發炎的鼻竇腔壁，花粉只是一個觸發因素，鼻竇腔中的低度鏈球菌才是罪魁禍首。

偏頭痛的觸發因素不計其數，大多數人同時會經歷不止一種。他們可能只知道其中一種，完全沒有意識到其他觸發因素的存在。例如，身體可能因長期脫水而電解質偏低，再加上食用麩質、牛奶、乳酪、其他乳製品和雞蛋等滋養病毒的食物，導致病毒釋放更多的神經毒素，刺激神經和使神經發炎，或者滋養鏈球菌，使鼻竇腔發炎，但他們對這一切全然不知。他們可能會說，是電腦或手機引發他們的偏頭痛。

慢性脫水是偏頭痛的觸發因素之一，原因是脫水使身體難以將神經毒素或有毒化學物質、有毒物質或藥物從血液中排出，使這些物質積聚。幾乎每個長期處於脫水狀態的人，他們的神經傳導物質都會缺乏所需的微量礦物質，這意味著大腦中的有毒重金屬會造成更大的傷害並引發更多的偏頭痛。有關偏頭痛的更多信息，請參考新增修訂版《醫療靈媒》中的相關主題。

更多關於第六部〈修復你的大腦〉中療癒方案之外的訊息，請參閱《守護大腦的激活配方》中的「偏頭痛」方案。

## 粒線體肌病

粒線體細胞損傷是因慢性病毒感染、有毒重金屬和化學毒素引起的。醫學界將粒線體細胞損傷歸咎於基因，並將幾乎所有類似的病症和疾病歸納在粒線體肌病的範疇下。

沒錯，病毒和毒素會造成細胞損傷。也就是說，當病毒——特別是病毒神經毒素——破壞粒線體（細胞的一部分）時，粒線體並不是導致與粒線體肌病相關症狀和病症的主因。細胞損傷本身不會引起神經系統症狀，除非是神經細胞受損。當病毒和毒素快速殺死全身細胞，加速衰老過程時，這與出現的神經系統症狀不同。當病毒感染損害或刺激神經和神經細胞時，神經系統症狀才會出現。

有超過 60 種 EB 病毒、30 多種帶狀皰疹病毒、HHV-6 到 HHV-16 以及其他數十種皰疹病毒家族，其中含有各種病毒株和變種，且各有不同的喜好食物。大多數病毒會選擇攝入一種有毒重金屬，例如汞。許多病毒，除了有毒重金屬外，還會選

擇攝入化學工業生產的合成化學物質。一些突變病毒喜歡吃 2 種或 3 種重金屬、化學毒素、藥物和／或殺蟲劑的不同混合物，造成更具破壞性的神經毒素。當這些神經毒素滲透肌肉並落在神經和器官中時，本身就會造成傷害。有些病毒株還會進入細胞，直接傷害細胞。

再次強調，對於那些出現神經系統症狀與粒線體問題的人，他們的神經細胞肯定是受到病毒的刺激、發炎或侵入。當細胞中的粒線體受損時，其中的實際情況是由於細胞死亡而加速老化。這是當今社會的現象，人類的老化速度比以往任何時候都快，因為病毒、有毒重金屬和化學毒物正在殺死細胞，加速老化過程。全身肌肉無力、疼痛、麻木，以及身體各處的神經系統症狀都是由病毒感染引起的神經發炎所致，而不是粒線體細胞的問題。倘若患者出現麻木、萎縮、肌肉無力、行動不便，甚至癲癇發作等，並不代表他們患有粒線體肌病。

更多關於第六部〈修復你的大腦〉中療癒方案之外的訊息，請參閱《守護大腦的激活配方》中的「自體免疫性疾病」方案。

## 情緒轉化和情緒起伏

我們經常聽到將情緒變化歸咎於賀爾蒙失調。無論是青春期、月經週期還是更年期，賀爾蒙的變化成為一個好理由。事實上，情緒變化不只是賀爾蒙波動，當一個人的情緒起伏不是生活中遇到的情緒挑戰或創傷，那麼憤怒或憂鬱症一個常見的原因是血液中毒。當生活中遇到困難，如果這個人的血液充滿毒素，他們就會更加敏感，更容易因小事和衝突被激怒，甚至不過是日常工作的要求。

這正是我所說的「髒血症候群」。當血液充滿毒素時，血液是骯髒的。這是肝臟因有毒重金屬、腎上腺素、病毒、其他病原體，以及第三部〈大腦的叛徒〉提及的有害大腦的物質超負荷的結果。隨著肝臟成為身體的過濾器變得遲緩和停滯時，血液中的毒性變得更強。毒素去了哪裡？它們會在血液中漂浮，最後通常會找到進入大腦的途徑。

每個人體內的毒素含量不同，對每個人的影響也不同。這些毒素充滿大腦組織和神經元，降低神經傳導物質，從而改變一個人的情緒。汞和鋁等有毒重金屬可能駐留在大腦內並引起情緒變化，即使肝臟沒有毒物，血液中也沒有充滿有毒廢物和

毒素。肝臟內的病毒會攝入有毒重金屬並釋放不同種類的神經毒素，其中有些毒性較為強烈，可以進入大腦並產生輕微的電脈衝短路，引發沮喪、激動和煩躁。

　　每個人對毒素負荷量的處理方式都不同。當肝臟、血液和大腦充滿有毒廢物和毒物時，有些人可能不太會有情緒的起伏，有些人則會陷入情緒的黑洞。當某人因毒素負荷量過大時，可能會產生強烈的情緒起伏，這可能導致躁鬱症、抑鬱症、季節性情感障礙（SAD）、抽動症或強迫症等疾病。

　　為什麼兩個有相似毒素負荷量的人，在情緒表達上不同？童年可能有很大的影響。如果一個人在穩固的家庭環境中長大，帶給他們信心和情感支持，那麼他們的人生旅程將會充滿力量。有些人在成長過程中缺乏這種情感支持，有些人在年輕時可能擁有所需的資源，有些人可能在資源匱乏或不可預測的困境中掙扎，這往往會使人改變。

　　此外，每個人的靈魂也是獨一無二，在人生的過程中可能受傷，而心靈上的創傷會讓一個人變得更敏感，影響他們應對、處理或應對與他人有關的情境，這些都可能反映在情緒上。

　　有些人可能同時面對上述所有問題，他們的大腦含有有毒重金屬，肝臟充滿病原體和毒素而停滯和遲緩，從而發展出骯髒的血液，再加上人生種種磨難心靈受創。或者他們只面臨其中一個因素或一些組合。每個人的情況都不同，情緒不只是賀爾蒙的變化而已。

　　更多關於第六部〈修復你的大腦〉中療癒方案之外的訊息，請參閱《守護大腦的激活配方》中的「情緒轉化和情緒起伏」方案。

## 動作技能障礙（又名為發展性協調障礙）

　　這種疾病是由於兒童接觸有毒重金屬汞和鋁引起的，常這些重金屬充滿大腦中與協調、言語、運動或執行基本任務指令相關的區域時，電流活動在沿著神經元傳播時會脫軌。運動技能障礙通常在成長過程中可以克服或改善，因為大腦可以在一定程度上適應重金屬毒性。兒童每天都會生長新的腦組織和發育新的神經元，使電流活動能夠在汞和鋁的沉積物周圍移動。另一方面，如果在大腦發育的關鍵時期持續接觸重金屬，那麼擺脫重金屬可能會難上加難。

更多關於第六部〈修復你的大腦〉中療癒方案之外的訊息，請參閱《守護大腦的激活配方》中的「動作技能障礙」方案。

## 多發性硬化症（MS）

多發性硬化症有兩個主要群體，其中一種是 EB 病毒從肝臟釋放神經毒素，使中樞神經系統發炎，引起各種症狀，進而診斷出多發性硬化症。另一種是 MS 病毒直接進入大腦或腦幹，引起腦部發炎，有時會導致腦組織異常，如損傷。此外，還有許多症狀讓醫生以為患者可能患有多發性硬化症，但實際上並非如此。

值得注意的是，大腦損傷並不代表這些損傷就是導致症狀的原因。有時醫生發現損傷，患者卻沒有任何症狀。當有損傷的人出現多發性硬化症的症狀時，這些症狀通常是來自 EB 病毒的神經毒素使中樞神經系統發炎。那是因為你的 EB 病毒感染擴散到大腦或腦幹，（1）EB 病毒可以從大腦或腦幹釋放神經毒素，（2）一些 EB 病毒仍然在你的肝臟中，將神經毒素送入你的系統，再加上（3）肝臟中通常儲存大量的神經毒素，多年來這些毒素一直在累積，超負荷的肝臟正在釋放這些陳舊的神經毒素。來自這些任何組合的神經毒素都會加重神經系統症狀。

如果你有腦部損傷，你仍然可以控制病毒量並消除症狀，使損傷不再惡化。許多人多年前感染過 EB 病毒，這些損傷就像過去的戰爭創傷一直存在，但你的人生仍然可以繼續並治癒，大腦損傷並非決定你的感覺如何的關鍵因素。在極少數的情況下，嚴重腦損傷，大腦或腦幹中存在大量 EB 病毒，這可能導致更嚴重的多發性硬化症。即便如此，一旦病毒清除，就算腦損傷仍然存在，症狀也可能好轉。無論你罹患哪一種多發性硬化症，關鍵在於 EB 病毒。關於多發性硬化症的真正原因已發表在第一版《醫療靈媒》一書，許多醫生和健康專家已將其作為多發性硬化症的參考。

更多關於第六部〈修復你的大腦〉中療癒方案之外的訊息，請參閱《守護大腦的激活配方》中的「多發性硬化症」方案。

## 神經髓鞘受損和慢性脫髓鞘性神經炎（CIDP）

許多患有這種疾病的人試圖找出病因時會得到各種不同的診斷。神經髓鞘的慢

性發炎和損傷往往被誤診為自體免疫性疾病，這完全不正確。真正的原因是慢性病毒感染造成的慢性發炎，具體來說，是侵襲性皰疹家族病毒株附著在神經上，這就是導致髓鞘損傷的原因。

神經髓鞘受損或慢性脫髓鞘性神經炎（CIDP）患者經常接觸到高濃度的工業化學殺蟲劑和除草劑、家用清潔劑、洗滌劑、空氣清新劑、香薰蠟燭、溶劑和奈米噴霧劑。這些是造成神經髓鞘受損的病毒喜好的食物，當它們以此為燃料，它們會產生大量高度炎性的神經毒素，使中樞神經系統過敏，引發深層大神經和周邊神經慢性發炎。

神經髓鞘受損或慢性脫髓鞘性神經炎（CIDP）的症狀取決於病毒本身是否主動附著在神經上，造成髓鞘損傷，或者是病毒神經毒素引起的發炎。有些人的病毒總負荷量較低，因此神經毒素較低，但他們攜帶的病毒株可能更具攻擊性，會黏附在神經鞘上，刺激它們並導致髓鞘逐漸受損。

更多關於第六部〈修復你的大腦〉中療癒方案之外的訊息，請參閱《守護大腦的激活配方》中的「腦神經發炎」方案。

## 不明原因的恐懼和擔憂

有時我們清楚知道自己為什麼害怕或擔心，有時感覺像是莫名興起，這些無法解釋的恐懼和擔憂，往往是因過去的經歷在我們不知情的情況下被觸發。因為在痛苦時期，我們的大腦會建立一道健康、有利於我們的情感防衛機制，協助我們應對困境。這些防衛機制原本不該被打破，這樣我們才能安然度過每一天，而不會經常被過去的事件牽絆，但未化解的經歷仍然在我們的大腦中，所以當我們在當下遇到喚起過去的經歷時，它會觸發我們以前的感受，即使我們不明白什麼原因。

大多數時候，那些未竟事宜涉及其他人，他們沒有改變或承認他們的錯誤。有時發生的事件非常可怕、極端或難以想像；有時，對於局外人來說，或許只是小事一件，但我們卻有自己的理由認為受到極大的傷害。當一個陌生人出現在我們的生活中，讓我們想起過去的某個人（甚至是潛意識），這時莫名的恐懼和擔憂就會浮現，情感防衛機制打開了一扇門，因為這個新人喚醒了我們情感深處的記憶。

另一個讓我們痛苦的來源可能是因為曾經生病或受傷的創傷。在我們痊癒後，

再次感覺到一點症狀或任何的不適，都會讓我們陷入恐懼和擔憂，而我們卻沒有意識到，這是因為我們害怕再次生病。對於那些目睹親人受苦的人也是一樣，如果你身邊的人只是疲勞或感冒，甚至流鼻涕，看到他們身體不適，可能引起你在潛意識中的恐慌，認為困難時期又要重演了。

最後，一個一生勞碌命的人，從小在缺乏援助或支持的環境下生存，突然間因為意外之財、新工作或事業、有機會休息、良師益友或關係，所有壓力全部消失，這時他可能需要一些時間來消化過去的經歷。因為不再逃避，療癒就會開始，這意味著放下生命過去的苦難。當身體釋放傷痛和辛酸時，無論是透過夜間的夢境還是白天無法解釋的情緒波動和眼淚，憂慮和恐懼都可能在消失的過程中浮出水面。在這種新關係、工作、地點或其他改善的環境中，通常需要一年的時間才能從情感防衛機制中痊癒。

更多關於第六部〈修復你的大腦〉中療癒方案之外的訊息，請參閱《守護大腦的激活配方》中的「不明原因的恐懼和擔憂」方案。

## 不明原因的反胃和嘔吐

當有人感到反胃或嘔吐時，幾乎每個人首先想到的是與胃有關。因反胃去看醫生的人會摸他們的胃，因為這是不舒服的地方。的確，當食物中毒或腸胃流感導致症狀時，這些症狀可能源自於胃和腸道區域。某些情況下，胃癌也會引起反胃和嘔吐，儘管在許多情況下這並不是主要的症狀。

大多數不明原因的反胃和嘔吐都與中樞神經系統和附近的神經有關。起源於腦幹的迷走神經是與胃有關最重要的神經。如果迷走神經在任何層面發炎或受到刺激，無論是在大腦內部或附近，還是在靠近胃部，都可能會導致反胃。迷走神經甚至會痙攣，導致嘔吐。迷走神經發炎的原因通常是慢性低度病毒感染所釋放的神經毒素。

大腦內部靠近迷走神經的有毒重金屬也可能引起反胃。剛接觸到重金屬，如汞也會導致反胃和嘔吐。有些人在移除所有牙齒汞合金填充物，隨後因接觸汞而出現這些症狀的情況也很常見。其他因醫療治療而接觸汞也會引起反胃和嘔吐。

此外，與病毒感染或有毒重金屬有關的偏頭痛和其他頭痛會使迷走神經敏感，

導致不明原因的胃不適。情感創傷是反胃和嘔吐的另一個原因，當大腦經歷情緒打擊或心煩意亂時，我們的腸道或心臟會感到不適，這都與迷走神經有關。多年來存在於鼻竇腔壁中的鏈球菌所引起的鼻竇感染也可能影響顏面神經和其他腦神經，最終對迷走神經產生壓力，造成長期反胃的症狀。這是由於鼻竇神經影響顏面神經和其他腦神經，最終對迷走神經施加壓力。

在某些情況下，由於肝臟中毒和腸道鏈球菌或幽門螺旋桿菌超負荷，有些人可能會出現胃酸逆流，從而產生小腸菌叢過度增生（SIBO），這可能會引起反胃。這是迷走神經和其他與腸道相關的神經從神經末梢收到信號，而不是從大腦接收信號。

更多關於第六部〈修復你的大腦〉中療癒方案之外的訊息，請參閱《守護大腦的激活配方》中的「迷走神經問題或胃病」方案。

## 嗜睡症

嗜睡症或看似嗜睡症的疾病可能有不同的原因，醫療業不知道，當某人有慢性病毒感染導致神經疲勞時，他們的神經系統會無預期關閉，必須找個地方躺下休息。具體來說，這是由於病毒性神經毒素使中樞神經系統發炎，導致神經無力，特別是如果大腦和腦幹中沒有足夠的電流傳遞以驅動腦神經。但並非所有導致慢性疲勞的病毒感染都會導致嗜睡。在許多情況下，極度疲勞會伴隨著焦慮和失眠。病毒性嗜睡症是一種特定未知的類別，其中，神經毒素充滿控制睡眠的大腦區域，這是大腦的中心，包含左右腦、額葉和枕葉。是一個結合身體和精神的球形區域。為了應對病毒性嗜睡症，有些人必須在白天每隔幾個小時休息一下，找個沙發、椅子或角落讓他們閉眼入睡，否則他們會不斷打瞌睡，進入半睡半醒的狀態。

另一個引發嗜睡症的原因是大腦中充滿有毒重金屬。與病毒一樣，接觸到重金屬可能會產生兩種結果，不是無法入睡，就是隨時都可能想睡覺。如果在關鍵時刻沒有入睡，可能就會引發輕度癲癇發作或感覺像是完全關機，包括言語不清和嚴重肌肉無力。鋁是引發嗜睡症的主要有毒重金屬，當大腦特定區域的鋁含量升高時，會產生破壞性的鎮靜作用。鋁充滿大腦的睡眠中心時，會導致睡眠時間表變得混亂。這種嗜睡症的患者可能整夜無法入眠，然後在白天斷斷續續睡一整天；或者他

們晚上能入睡，但白天仍然斷斷續續想睡覺。無論哪一種，睡眠時鐘永遠無法平衡，特別是如果他們大腦的睡眠中心同時存在病毒性發炎和重金屬。

醫學研究和科學認為，基因是嗜睡症的原因，但目前仍在尋找相關的基因。

控制睡眠的電流活動不同於大腦其他途徑的電流活動，大腦無法控制睡眠的電流活動。當我們睡著時，我們就失去了主導權。

儘管主要是鋁，汞對嗜睡症也有一些影響；當鋁位於大腦的睡眠區域時，它具有極強的鎮靜作用。鋁會減緩腦細胞活動，如果大腦這個區域的汞含量過多，那麼某人的睡眠時間就會減少，整體的失眠會增加。鋁會減弱電脈衝的火花，抑制電流，以至於在特定時刻，無論身在何處都需要睡覺。雖然可能是無預期想睡覺，但許多嗜睡症患者已學會預測睡眠的起伏和節奏，並發現在某種程度上這是可以預測的。

更多關於第六部〈修復你的大腦〉中療癒方案之外的訊息，請參閱《守護大腦的激活配方》中的「嗜睡症」方案。

## 神經痛（包括枕神經痛）

神經痛一詞與各種疾病有關，從纖維肌痛到神經病變，以及介於兩者之間的各種疾病。神經痛的一個原因是外傷造成的神經受損，這是醫學界可以確定的原因。但大多數神經痛並沒有明確的原因，真正的原因是來自體內，對醫學研究和科學來說仍然是一個謎。

神經痛是由一到三種病毒引起的：單純皰疹病毒第一型或第二型、EB 病毒或帶狀皰疹病毒。請注意，體內有帶狀皰疹病毒未必會讓人出現帶狀皰疹症狀，該病毒有三十多種變種，且這些突變種持續增加中，其中許多不會出現皮疹。某些類型的帶狀皰疹會引起深層瘙癢、刺痛、脈衝和灼痛。某些類型的 EB 病毒會引起周邊部位瘙癢、移動性或全身疼痛、刺痛、麻木和灼痛。某些類型的單純皰疹第一型或第二型會導致持續疼痛、灼痛、抽痛或刺痛。大多數感染這三種的人都會出現嚴重的神經痛，可能會隨時在身體的任何部位出現，尤其是當免疫系統因某些觸發因素降低時。

以帶狀皰疹為主的神經痛通常會出現在臀部、背部、腿部、腳部和肩膀。枕骨神經痛是當帶狀皰疹或單純皰疹病毒第一型或第二型為主要的病毒，並且會影響

到頸後方、頭部側面或後部，以及顏面神經。帶狀皰疹時常會寄居在肩膀和頸部區域，釋放神經毒素，影響後腦勺神經以及膈神經和顏面神經。EB 病毒也會影響其中一些症狀。以 EB 病毒為主的神經痛往往會出現在手臂、手、背部、胸部和頸部。而醫學界還不知道單純皰疹病毒或 EB 病毒會引起神經痛。

神經痛令人困惑的原因之一是可能有許多不同的症狀，因此會有許多種診斷，全取決於醫生的判斷。一位醫生可能將症狀解釋為另一種情況，而另一位醫生可能會做出不同的診斷。神經痛不是一種檢測即可確定的疾病，通常需要反覆看醫生，進行多項無法得出結論的檢測，才能確定可能的問題，但診斷只是根據患者的不適症狀，對照醫師的教科書來猜測真正的病因。如果醫生在受訓中知道神經痛是一種侵略性神經毒素混合物引起的，那該有多好！

更多關於第六部〈修復你的大腦〉中療癒方案之外的訊息，請參閱《守護大腦的激活配方》中的「單純皰疹第一型和第二型或帶狀皰疹」方案。

## 神經性哮喘

參考第六章〈發炎的腦神經〉。

## 神經性肌肉無力（包括重症肌無力）

這一連串導致肌肉無力和神經失控的病症是由於發炎的神經系統引起的。通常，從肝臟漂浮到血液中的病毒性神經毒素會導致身體任何部位，包括四肢的神經發炎。如果 EB 病毒、帶狀皰疹、HHV-6、單純皰疹第一型或第二型或巨細胞病毒的特定病毒株，以肝臟中某些金屬和合成工業化學物質組合為食，該病毒就會釋放特定的強效神經毒素影響神經肌肉效應。在極少數情況下，這些神經毒素是來自這些病毒中任何一種具有侵略性的突變菌株。

許多病毒只以存在於肝臟內的幾種毒素為食，有些病毒不挑食，喜歡各種毒物。這些病毒以多種大腦叛徒為燃料（例如香水和其他化學物質），使它們更具攻擊性和傷害性。大多數神經肌肉疾病患者的肝臟都含有大量毒素，其中也充滿適當比例的有毒重金屬和其他毒物，以及多種寄生在肝臟以這些毒物為食的病毒。這些病毒產生的神經毒素會充滿大腦，侵入神經元，減少神經傳導物質，使大腦中的神

經膠質細胞等結締組織發炎。大腦中發炎的結締組織會對其他起源於大腦或靠近大腦的其他神經產生壓力，例如迷走神經、視神經、三叉神經和顏面神經。這會導致臉部和頸部下垂、四肢無力，甚至消化系統癱瘓。肌肉會變得虛弱，因為肌肉內的神經被神經毒素暫時麻痺，阻礙身體正常運作。

　　許多神經肌肉疾病的症狀非常輕微，但有些病例較為嚴重，這取決於體內的病毒突變株、體內含有多少有害大腦的叛徒、免疫系統的強弱、身體耗竭的程度、體內存在哪些有害物質，以及突變病毒的活躍程度。

　　更多關於第六部〈修復你的大腦〉中療癒方案之外的訊息，請參閱《守護大腦的激活配方》中的「自體免疫性疾病」方案。

## 神經病變（神經發炎）

　　神經病變和神經發炎是很廣泛的術語，有時會交替使用，用來診斷從神經性萊姆病、纖維肌痛、神經痛、類風濕性關節炎和乾癬性關節炎等疾病。這些疾病都是病毒引起的，與某些神經毒素和／或皮膚毒素有關，且會導致某種程度的神經病變或神經發炎，即使症狀很輕微。

　　許多神經病變發生在腿、腳和腳趾上。這是在周邊神經經過一段時間不明發炎後受損的結果。大多數時候，神經並非真正受損，神經病變患者所經歷的麻木、灼熱和／或疼痛不一定是因為神經壞死。相反，可能是來自長期慢性發炎的神經。神經可能受到一定程度的傷害，但通常不會壞死。

　　許多帶狀皰疹會引起大部分下半身神經病變。單純皰疹第一型或第二型和 EB 病毒也可能引起一些下半身神經病變。這些病毒會釋放大量神經毒素，使神經長期發炎。這通常會與糖尿病混淆，因為有些糖尿病患者會出現神經病變。事實上，沒有糖尿病的人出現下半身神經病變的比例比糖尿病患者更高。帶狀皰疹本身也會黏附在臀部、腰部、梨狀肌和臀肌區的神經上導致發炎；帶狀皰疹也會引起坐骨神經發炎，無論椎骨是否阻礙到神經，而且不僅是坐骨神經，帶狀皰疹還會刺激陰部和脛神經，導致下半身出現神經病變的感覺。

　　不同種類的帶狀皰疹表現的方式也不同，且未知的種類超過三十多種。有些帶狀皰疹會黏附在某些神經上，引起刺激和發炎，同時還會釋放神經毒素，導致身體

其他部位的周邊神經發生神經病變。帶狀皰疹或單純皰疹可能發生在頸部或下額區域，導致三叉神經痛，這是一種神經發炎，使顏面變得非常敏感，以至於顏面、頭部和頸部周圍的神經都感到疼痛或灼熱。有些人可能同時感染 EB 病毒、帶狀皰疹和單純皰疹病毒，這些病毒可能以存在於肝臟或身體其他部位的毒物為食後，釋放神經毒素和皮膚毒素，使神經發炎。

視神經發炎除本身病症外，也會出現某種類型的病變或症狀。患有視神經炎的人通常會同時被診斷出患有多發性硬化症，之所以同時有這兩種病症的原因是 EB 病毒為視神經發炎和多發性硬化症的幕後黑手。（請參閱「多發性硬化症」以瞭解更多的訊息）該病毒可以透過兩種不同的方式直接刺激視神經：（1）如果它是某種特定 EB 病毒，可以附著在視神經上，暫時駐紮使神經發炎，造成一些明顯的損傷，通常會用類固醇治療。（2）在大多數情況下，EB 病毒不是直接附著在神經上；相反，來自病毒的神經毒素引起全身的神經發炎，這導致數以百萬計的多發性硬化症診斷。某些神經毒素可能會對身體的某些神經產生強烈的刺激，視神經特別敏感，因此，在某些特定 EB 菌株以特定毒物為食的情況下，視神經可能會受到影響。眼睛問題通常是由 EB 病毒引起的，例如，青光眼就是由該病毒引起的。在其他情況下，EB 病毒以不同的有毒重金屬、殺蟲劑、殺菌劑、芳香劑或其他有害大腦的物質為食，產生不同的神經毒素，進而影響迷走神經或膈神經。每個人體內的病毒和毒素不盡相同，因此症狀也不同。

更多關於第六部〈修復你的大腦〉中療癒方案之外的訊息，請參閱《守護大腦的激活配方》中的「帶狀皰疹」方案。

## 精神官能症

請參考第三十一章〈焦慮〉、第三十二章〈憂鬱症〉、第三十四章〈強迫症〉和／或第三十五章〈躁鬱症〉。

## 麻木和刺痛

麻木和刺痛可能是直接發炎引起的，因為全身神經腫脹，或者是影響其他神經的大腦或腦幹發炎。出現這些症狀是因為其中一種病毒（例如 EB 病毒、帶狀皰

疹、單純皰疹病毒第一型或第二型、HHV-6、HHV-7 或許多其他未發現的人類皰疹病毒變種和突變）產生的神經毒素。大多數有麻木和刺痛的人，體內都有 EB 病毒神經毒素。EB 病毒是最常見會產生神經毒素的病毒，它以汞、鋁和其他有毒重金屬，以及在肝臟或脾臟等器官發現的有毒物質為食來產生神經毒素。一旦它釋放神經毒素作為廢物，它們就會充滿血液並流經全身的肌肉。

除了發炎性肌肉病變（更多訊息請閱讀「發炎性肌肉病變」）之外，神經毒素對肌肉的影響不如對肌肉神經影響得大。這些神經對神經毒素變得非常敏感，即是它們腫脹的原因，因此可能被診斷為神經病變。當一個人出現麻木感，醫生很容易誤以為神經壞死，實際上只是神經發炎而已。

在麻木感之前，患者會先有刺痛感。這種刺痛感可能非常輕微，以至於很難察覺，但也可能非常明顯。由於這是病毒性神經毒素，無論是否發覺，都來自肌肉內、皮膚下或器官周圍和內部開始腫脹和發炎的神經。刺痛可能發生在頸後、手臂、手、腿、腳、腳趾、手指，身體的任何部位，甚至在鼻子上。雖然它可能在同一個部位再次發生，但刺痛感是移動性的，可能幾天、幾週或幾個月在身體的一個部位，其他時間則在另一個部位。這是因為神經會因發炎而腫脹和消腫，取決於神經毒素落在的位置。如果頭內出現刺痛感，這意味著神經毒素可能落在大腦和顱骨之間的神經上，或落在腦神經上。如果病毒本身在大腦或腦幹內或附近，刺痛感可能會更明顯，一定感受得到，因為神經毒素不用傳播太遠就能到達大腦，也不會被稀釋。

麻木感並不總是伴隨著刺痛感。但在許多情況下，不管是輕微或嚴重的麻木感，都會與刺痛感交替出現。如果神經毒素很強，那麼神經會腫脹更大，造成擠壓或壓迫神經，使身體某個部位變得麻木（例如，入睡時）。如果某人在飲水、咀嚼或說話方面有困難，且不是中風，那麼很可能是由於神經毒素充滿控制嘴巴和言語的神經而導致麻木，他們可能甚至沒有感覺，因為某些神經與運動的關係更加密切。如果神經毒素充滿腳部區域，這種麻木感通常很容易感覺到，因為你是用腳站立，而不是用手站立。有些突變的病毒株，例如 EB 病毒或帶狀皰疹病毒株，可能會附著在神經上，直接導致刺痛和麻木感，而不僅是透過神經毒素。

刺痛和麻木幾乎是大多數萊姆病患者的普遍症狀。正如我們在「萊姆症」章節

中提及，這是因為萊姆病患者也有病毒感染，而不是被醫療業誤認為萊姆病病因的共同因子是細菌。萊姆病患者的神經系統症狀是病毒性，這就是萊姆病患者經常出現刺痛和麻木的原因。

更多關於第六部〈修復你的大腦〉中療癒方案之外的訊息，請參閱《守護大腦的激活配方》中的「腦神經發炎」方案。

## 強迫症

請參考第三十四章〈強迫症〉。

## 厭食症

請參考第三十三章〈飲食失調〉。

## 暴飲暴食

請參考第三十三章〈飲食失調〉。

## 帕金森氏症

今日醫學界對帕金森氏症已有不同的看法。現在有越來越多的醫生傾向於做出過去不會判定為該病的症狀來診斷帕金森氏症，診斷的標準已經擴大。過去帕金森氏症的症狀相當有限，主要為震顫和顫抖。現在，結合一些症狀，如全身僵硬、疼痛、意識模糊、憂鬱和焦慮等症狀都可能被錯誤歸類為帕金森氏症。

醫學界沒有意識到他們在混淆病情，由於患者顫抖和震顫，他們將患者的所有其他症狀都歸為帕金森氏症的診斷。帕金森氏症的定義已擴大到，即使患者沒有顫抖或震顫，而是出現其他症狀，例如意識不清或腦霧，他們也可能被誤診為帕金森氏症，關於這一點我們需要特別留意。帕金森氏症的診斷僅適用於患者出現嚴重震顫和顫抖的情況。醫學界也要保持開放的態度，帕金森氏症患者可能同時患有其他疾病。

如果醫生擁有所需的工具和訓練，他們會發現帕金森氏症的真正根源是有毒重金屬汞、鋁和銅，在大腦中相互作用並氧化，導致腐蝕性徑流擴散到大腦鄰近的結

締組織中，進而傷害神經元，減弱電脈衝，使神經傳導物質缺乏保持健康和活躍所需的電力和燃料。

這是造成帕金森氏症患者不自主顫抖和震顫嚴重的部分原因。另一個部分原因是有毒重金屬和其他汙染物的大量沉積物散布在大腦的許多區域，包圍著神經元。神經元對殺蟲劑、除草劑、殺菌劑、芳香劑、香薰蠟燭、空氣清新劑、古龍水、香水和汽油等變得很敏感，使原本已經弱化的神經傳導物質惡化。於是神經元的功能失調，神經傳導物質則失去作用與脫水。

在帕金森氏症中，有毒重金屬集中在大腦深處。儘管有些人體內的金屬含量可能更高或更低，但必須要與汞、鋁和銅的一定比例混合，相互作用才會引起「典型」帕金森氏症的震顫和顫抖。如果該患者還出現焦慮和健忘等其他症狀，那麼這些其他症狀則是由分布在大腦不同區域、不同數量的有毒重金屬引起的。

儘管如此，公眾醫學界仍然不知道有毒重金屬才是典型帕金森症的真正原因，他們也沒有意識到病毒可能會導致誤診為帕金森氏症。當病毒以體內有毒重金屬為食，釋放出使大腦飽和的神經毒素時，可能會引發震顫、混亂和腦霧等症狀，這種慢性病毒負荷量可能會被誤認為是帕金森氏症。

更多關於第六部〈修復你的大腦〉中療癒方案之外的訊息，請參閱《守護大腦的激活配方》中的「帕金森氏症」方案。

## 人格障礙

醫療業已經將所有人格障礙症狀歸納在一個大傘下，就像強迫症一樣。他們把每一個人類的特質、行為、動作和人格都歸納在人格障礙的保護傘下，然後將其歸咎於你的家族基因。

性格轉變和人格障礙之間的差別很微妙，人們不應該因某種原因改變而受到指責。許多人喜歡在生活中嘗試新體驗，這對家人或朋友來說，或許看起來不太正常。我們也會情緒化，生活並非一帆風順，世界也不是充滿樂趣。對許多人來說，每天遇到的困難和繁重的工作讓人生畏。「中年」危機可能發生，不論你是 20 多歲、30 多歲、40 多歲、50 多歲或更晚。情緒、興趣和性格的改變可能會讓身邊習慣你的人感到震驚。如果你的行事風格變了，每個人都會察覺到。我聽到了什麼不

同的聲音？我們會給青少年去探索不同的音樂，不同的穿著和行為表現的空間，有時，在我們日後的生活也需要這種空間。

讓我們先將所有健康的自我探索放一邊。如果某人的情緒或對自己或世界的看法明顯受到有毒物質的影響，該怎麼辦？這可能會讓身邊的人困惑，這個人有憂鬱症嗎？他們為什麼總是生氣？人格障礙有很多不同類型，幾乎難以捉摸，每個人都有生氣的權利，但可以到什麼程度呢？每個人都有情緒低落的權利，但可以到什麼程度呢？這與他們平時的行為差異很大嗎？他們有可能破壞或傷害身邊的人，甚至他們自己嗎？這些都是判定某人是否患有人格障礙必須監測的部分。老實說，地球上每個人都可能在他們生命中的某個時刻被診斷患有人格障礙。當症狀變得極端和明顯並成為長期症狀，甚至令人不安具有危險性時，這個人很可能是真的患有人格障礙或其他的精神疾病。

是什麼原因造成的？首先，某人的大腦可能有情感創傷。當人經歷一次或接二連三的情感打擊時，生命中一次又一次的創傷所產生的腎上腺素具有不同的混合物，進而灼傷大腦。正如我們在第五章〈情緒化的大腦〉中提及，大腦的某些情緒區域可能會受到傷害。日後，那個人可能會對以前傷害過他們的事情特別敏感。僅此一項就可能改變一個人的性格，造成輕微到極端的人格障礙。

當然，我們也要考慮有毒重金屬。最近有接觸嗎？還是以前接觸過？以前接觸的金屬氧化了。隨著時間推移，有毒重金屬會分解並滲透周邊組織，這可能會導致人們意想不到的改變，這種改變可能是毀滅性和不可預測，導致性格、行為、思維和喜好改變。

對於某些人來說，肝臟和腸道中的鏈球菌足以引起情緒起伏。單純皰疹病毒第一型（唇皰疹病毒）等病毒可在人體內存活，每天釋放有毒廢物。如果這些廢物在血液中流動，它可能使人的性格改變，但不知原因為何。這種單純皰疹第一型病毒性廢物可能使人的腦神經產生輕微腫脹，改變一個人的性格。或者可能在你不知情的情況下，因中樞神精系統低度病毒感染而嚴厲指責同事，但你沒有出現任何其他症狀。如果這些突發情況一再發生，這很可能就是人格障礙的症狀。

接觸某些化學物質對人格會產生深遠的影響。有些人可能原本沒有症狀，但在家接觸到空氣清新劑、香薰蠟燭、衣物柔軟劑、古龍水、殺蟲劑和除草劑，他們可能會

在一個星期或更長時間內失去理智，性格大變做出奇怪的決定。這是因為受到改變大腦的化學物質的影響，使他們日後對化學物質更敏感，以至於每次在接觸到新的化學物質，他們的性格就會改變，導致情緒不斷波動，但永遠找不到真正的根源。

許多其他因素會影響我們的感受和行為，包括遲緩、發炎或生病的肝臟，以及高脂飲食，無論是否為所謂的健康高脂飲食。光是這些因素就可以讓人的情緒變化無常，行事風格改變。隨著肝臟負擔越來越大，更加停滯和遲緩，肝功能失調，一個人的性格都會受到影響。

還有長期生病的因素。當一個人經歷久病不癒的長期折磨，他們的性格也會改變。四處求醫尋找答案和認同；失去朋友、配偶、伴侶；發現哪些人才是你真正的朋友；擔心自己的生計；每天飽受疼痛和其他症狀之苦，這些都可能讓你改變對周遭世界和自己的看法。那些與慢性病患關係密切的人通常會覺得患者的性格變了。這是一個非常狀況，雖然陷入黑暗會讓我們暫時停滯不前，但生病帶來的一些轉變可能會成為我們最寶貴的財富。

更多關於第六部〈修復你的大腦〉中療癒方案之外的訊息，請參閱《守護大腦的激活配方》中的「人格障礙」方案。

## 姿勢性直立心搏過速症候群（POTS）

患有 POTS 的人很辛苦。POTS 症狀說來就來，令許多人抓狂。在大多數 POTS 病例中，需要數月到數年的時間求醫，才能得到醫生的診斷和認同。這些神秘症狀的原因是由於停滯遲緩的肝臟將累積已久的副產品和毒素釋放出來，並聚集在心臟瓣膜周圍。POTS 症狀遠遠超出站立、前傾和俯身的問題，因為 POTS 是一種病毒神經毒素疾病。POTS 之所以難解，是因為它是一種慢性病毒感染，EB 病毒在肝臟中已有很長的時間，正是這種病毒釋放的神經毒素，導致 POTS 症狀，從頭暈、運動困難、頭輕、昏厥、疲勞、腦霧、噁心、胸痛、視力模糊、心跳加速和血壓不穩。當肝臟停滯、遲緩、負擔過重並充滿多年的病毒毒素時，肝臟的各個區域都會阻塞，使血液更難透過肝臟到達心臟，進而使心臟承受持續的壓力。當人在快速甚至正常站立、爬坡或運動時，他們可能會出現頭暈目眩或昏厥，心跳加快的情況。心臟正在努力將血液從肝臟中抽出，進而造成血壓不穩。

通常在 POTS 中，病毒神經毒素也會存在於神經系統中，使迷走神經等神經飽和並發炎。根據哪些神經充滿病毒神經毒素，患者的症狀會有所不同。如果迷走神經發炎的位置較高，更靠近大腦，那麼這些神經毒素引起的發炎可能會使某人在起床、從地上站起來、迅速站起來、彎下腰、爬山或運動時出現症狀。對有些人來說，這種感覺就像腿上綁了沙袋，全身無力，甚至有虛脫的感覺。

每個人的 POTS 症狀都不同，因為每個人的免疫系統、病毒數量或病毒突變種類，以及每個人的肝臟毒素容量也不同。今日，人們通常不會只被診斷患有 POTS。患有的人通常要看過多位醫生並有許多種其他診斷。POTS 通常會與萊姆病、纖維肌痛、狼瘡、眩暈和／或慢性疲勞症候群糾纏在一起，因為這些都是 EB 病毒引起的各種症狀。不同之處在於 POTS 會使肝臟更加停滯和遲緩，神經毒素超負荷，這意味著迷走神經的某些區域會更腫脹和發炎，因此某些運動或任何形式的勞動都會引起頭暈、眩暈、呼吸困難或心悸。阻塞的肝臟與病毒感染結合會造成這種不可預測的症狀。

在許多情況下，心搏過速是神經性心悸，尤其是當醫生找不到實際與心臟相關的疾病。來自大腦的信息在穿過腦幹進入迷走神經並到達心臟的過程可能出現偏差，但此時心臟實際的狀況良好。這些偏差的神經信息可能會產生神經性心搏過速，這意味著任何快速運動，例如轉頭、起身或試圖跑步，都會向心臟發送不完整的信號，從而導致心率加快。

任何檢測出現與 POTS 相關的抗體並不表示你的免疫系統正在攻擊你的身體。事實上，該抗體是身體產生的以對抗 EB 病毒，它的工作不是與你對抗，而是幫助你擊退 POTS 背後的病原體。

更多關於第六部〈修復你的大腦〉中療癒方案之外的訊息，請參閱《守護大腦的激活配方》中的「姿勢性直立心搏過速症候群」方案。

## 精神病

精神病有許多不同程度。最極端的情況是患者與周圍環境完全脫節，幾乎像是服用了改變思維的藥物，你無法與他們溝通，他們有妄想症出現幻覺，完全迷失像是「失魂」了。如果我們排除藥物（包括處方藥和娛樂性藥物）因素，另一種解釋

是大腦內的疾病，例如，有毒重金屬和溶劑之間的相互作用。具體來說，這是大腦深處的溶劑接觸到有毒重金屬引起的化學反應。精神病通常不會無緣無故一次性劇烈、急性的發作，而是多年從輕微精神病逐漸惡化，導致更嚴重的發作。

通常這需要三種或更多種存在於大腦深處的有毒重金屬，再加上「正確的」化學溶劑進入該區域才能引起反應。想像一下，一位化學家在實驗室裡準備不同的金屬，並在金屬上滴上不同的化學物質，然後監測和研究接下來發生什麼反應。現在代入至這些元素在大腦內，當它們產生結合反應時，可能會使人更容易罹患精神病。大麻通常會引發精神病，而影響精神病程度的因素取決於大麻的種植方式，以及噴灑在大麻上或添加到土壤中的化學物質。在種植大麻的過程中會使用許多化學溶劑；藥物也可能會加重精神病，許多藥物會觸發急性精神病發作；腎上腺素通常也是引起問題的一大因素。當某人經歷一次精神病發作時，大腦會充滿腎上腺素，引起「戰或逃」的反應使病情加重，再加上腎上腺素與深藏大腦的有毒重金屬和溶劑一起點燃大腦內的電流網，進而使精神病持續發作。

即使大腦中金屬和溶劑含量較低，患有慢性病和長期臥床的人很可能會有輕微的精神病症狀。這是很正常的，任何人在長期生病期間出現的情緒起伏、心理掙扎或創傷後壓力症候群都不應受到指責。我曾經看過有人扭傷腳踝，從忙碌的生活變成困在沙發一個月，因孤立和生活節奏改變而沮喪和不安，以至於患上輕微精神病，任何身體上的疾病或不適都可能引起精神病。

最重要的是，慢性病也可能是持續病毒感染的跡象，導致體內累積大量的病毒廢棄物和死亡病毒，並將有毒物質送入身體系統，最終充滿大腦。由於肝功能不佳導致消化功能減弱，氨氣在大腦中徘徊。再加上不被認同和生活不如意的困境，這些都可能使任何人患上輕微精神病。不是那種脫離現實妄想型的精神病，而是一種「完全清醒」的精神病。

那些患有慢性病的人經常被診斷出患有憂鬱症、焦慮症、精神問題、神經症甚至精神病，讓他們以為自己的病情全是心理作用，其實這些都是身體的問題。雖然我們剛探討為何精神病是一種自然的情緒掙扎，但將重點放在慢性病的心理狀態，我們可能會錯過真正問題的核心。最重要的是，我們要先認同患者身體上的病痛之苦。慢性疾病或長期受傷的人總是被誤解，他們的經歷常常被忽略、忽視或誤

解。當他們進入求存模式幫助自己度過難關時——這是任何人在絕境時會採取的行為——卻被貼上精神問題的標籤，這可能會使情況變得更糟。我們要記住，如果長期被誤解，任何人都可能失去理智。

更多關於第六部〈修復你的大腦〉中療癒方案之外的訊息，請參閱《守護大腦的激活配方》中的「精神病」方案。

## 創傷後壓力障礙（PTSD）╱創傷後壓力症候群（PTSS）

創傷後壓力症候群的變化和程度是無法想像，幾乎涵蓋我們面對的任何情況。

創傷後壓力症候群是身體和超自然傷害的結合：其中一個面向是身體腦組織中的印記，大腦情緒中心的一個特定區域因強烈電流衝擊或熱度造成的細胞損傷。

創傷後壓力症候群的另一個面向是潛意識和表意識的印記。身體的腦組織實際上是一個能量球，充滿這一生的信息、思想和記憶，這就是潛意識和表意識，是身體腦組織和靈魂之間的橋樑。

創傷後壓力症候群的其他面向是靈魂超自然的印記。這種印記來自生命中發生的一切，從悲劇到日常的困難挑戰，甚至可能源於每天必須重複做的困難或不愉快的事情，例如，長期千篇一律毫無樂趣的工作。

創傷後壓力症候群的一部分是靈魂試圖穿透潛意識和表意識的能量球，以便進行療癒。潛意識和表意識與靈魂相連，在創傷後壓力症候群中，超自然的靈魂創傷沒有被壓抑或掩埋。相反，靈魂創傷進入潛意識和表意識，讓人可以超越靈魂創傷在潛意識和表意識中找到解決方案，進而協助治癒受傷的靈魂和身體腦組織。

創傷後壓力症候群的程度取決於對大腦情緒中心靈魂和身體受傷的程度。每個人都不同，有些人可能在大腦的情感中心受到更多的身體傷害，而較少超自然的靈魂傷害，有些人可能在靈魂方面傷害更多，身體方面傷害較少。

另一個影響人們對生活事件不同的反應是，他們在生命中的其他時刻是否有過任何類型的創傷後壓力症候群，或者這是他們人生第一次經歷這種身體和靈魂上的傷害，這都會影響人們如何應對創傷後壓力症候群，或克服的時間長短。如果從未經歷過創傷後壓力症候群的人，當他們生命第一次出現危機時，他們可能比那些經

常遇到不順心的人更具毀滅性，且不同種類的危機會引發不同程度的創傷後壓力症候群。就像久病成良醫的人知道生病是什麼感覺，可以安然處理新的症狀，相較之下，那些第一次撞牆的人可能就會不知所措。

常見的創傷後壓力症候群的**觸發因素**包括：

- 不斷失望
- 背叛
- 信任破滅
- 心碎
- 失去
- 精神虐待
- 被虐待
- 恐懼
- 不被理解
- 被聆聽
- 財務壓力
- 家庭壓力
- 被忽略
- 承諾無法實現
- 突然遭受挫折或失敗
- 長期過量腎上腺激素
- 刺激腎上腺素的極端運動或活動
- 咖啡因相關的腎上腺素
- 煙火

更多關於創傷後壓力症候群的資訊請參閱新增修訂版《醫療靈媒》。

更多關於第六部〈修復你的大腦〉中療癒方案之外的訊息，請參閱《守護大腦的激活配方》中的「創傷後壓力症候群」方案。

### 重複性肌肉筋骨勞損創傷（RSI）

在明顯的重複性肌肉筋骨勞損創傷中，患者一遍又一遍使用身體同一個部位，通常是相同的動作，以至於肌肉在沒有足夠時間恢復和修復的情況下過度使用。這可能會導致肌肉無力和暫時受傷。在某些情況下，如果使用過度且持續時間更長，可能會導致近乎永久性的傷害。這類型的勞損傷在一些工作涉及需要勞動，且沒有很多休息時間的情況下很常見。教練們也會小心照顧運動員，他們在訓練中會拿捏訓練的強度和持續時間，並且遵循基本的自然法則，讓身體在運動之間有充分的休息。

有些人沒有做重複性動作卻出現 RSI 的症狀，這是什麼原因呢？有些人沒有一直寫字、繪畫、做手工藝或整天使用電腦，卻患有腕隧道症候群？有些人不打網球，卻有網球肘？有人根本不運動卻有肌腱炎？有人突然得到滑囊炎？有人沒有整天打電腦，卻得到扳機指？首先，當肝臟充滿神經毒素（EB 病毒以有毒重金屬、殺菌劑、

抗生素和其他藥物為食釋放出來的毒素），不得不將它們排入血液，造成神經、肌腱、韌帶、結締組織和肌肉組織受損。再加上沒有適當的飲食幫助清除這些神經毒素，神經毒素會沉積在組織和神經上，黏附在它們的表面，使神經變得更敏感與更活躍。神經反應的方式之一是輕微發炎，發炎的程度取決於肝臟中有哪些病毒與攝取何種毒素混合物。例如，某人的肝臟可能充滿藥物、抗生素、感冒藥、過動症藥物、抗憂鬱藥、抗焦慮藥、安眠藥和避孕藥，這些藥物都會增加肝臟的毒性。

接下來，神經毒素會進入大腦，停在神經元和結締腦組織上。神經毒素也會停留在身體其他部位的神經上，這些神經直接通向大腦或靠近大腦，連接到小腦、腦幹和脊柱。當這些靠近大腦的神經受到神經毒素的輕微刺激或發炎，它們會向全身的其他神經發出疼痛信號，例如手臂、手或腿。這就是為何許多患有慢性疾病的人無法運動的原因，他們不僅感到疲勞，且因為神經充滿神經毒素，通常是與大腦相連的神經，甚至充滿大腦，引起全身神經過敏，因此神經在接收來自大腦的信號時會痙攣和緊繃，這使得背部和足部受傷（例如莫頓神經瘤和足底筋膜炎）等疾病更為普遍，它會導致腕隧道症候群和肌腱炎，也可能導致與關節無關的肩膀受傷，而是由於尺神經發作引起小指或食指疼痛。

許多患有這些不明 RSI 的人也曾經患過纖維肌痛，是因為這兩者症狀都與 EB 病毒有關。在任何特定時刻，病毒會影響一個人經歷較明顯的 RSI 或較明顯的纖維肌痛，甚至兩者同時出現。很多時候 EB 病毒會尋找受傷區域，使該區域需要更長的時間才能癒合。

對於任何患有 RSI 的人來說睡眠非常重要。睡眠有助於更快恢復神經，讓免疫系統可以吞噬並克服引起神經發炎的神經毒素，這樣一來，用手臂擦洗淋浴間，用雙腿走路或進行任何其他可能很挑戰的事情，對你來說就不再是一件難事了。

在探討 RSI 時，我們還需要討論電磁波（EMF）。患有肌腱炎、腕隧道症候群、其他 RSI，甚至是大腦疲勞的人，往往會發現自己對電子產品很敏感。例如，有些人可能會在接觸手機或平板電腦時間過長後，手指到手肘感到刺痛或麻木。患有 RSI 的人都能敏感的感受到。電子設備會發出頻率，即使只是微量的輻射。儘管我們的科技很先進，但相較於三十年後的設備，肯定是小巫見大巫，我們現在受到影響的頻率或低水平輻射可能算少了。今日，我們仍然生活在無法看到或在技術上

感受到來自設備、無線網路路由器和手機基地台的振動和能量。所有這些都會影響神經敏感的人，這就是為何你的眼睛在看螢幕時容易疲勞，以及為何有些人在使用電子產品後會精疲力盡的原因之一；現代的電子設備實際上會吸取我們一些穩定的能量。如果你因神經毒素或其他低度病毒殘骸引起神經炎而變得更敏感，這些頻率就越能觸發你的 RSI，即使你沒有意識到。更多詳情請參考第二十七章〈輻射和電磁場〉。

更多關於第六部〈修復你的大腦〉中療癒方案之外的訊息，請參閱《守護大腦的激活配方》中的「纖維肌痛」方案。

## 不寧腿症候群

在處理不寧腿症候群時，醫療界通常會先從腿部開始。「有肌肉痙攣嗎？」他們會問。「問題出在這裡嗎？晚上睡覺時試著在兩腿之間放一個枕頭。」或者他們會問，「你的床和床墊舒服嗎？當你平躺時，它們可否支撐你的腰部？」甚至，「你的腳感覺如何？你的鞋子支撐力夠嗎？是否合腳？鞋墊夠高嗎？是不是一條腿比另一條腿短？」

如果看來看去都沒有問題，醫生可能會繼續問：「你睡覺時，大腦是否停不下來？你可以試著在睡前看書，或許點蠟燭、泡澡、聽一些輕柔的音樂、考慮服用鎂補充劑。」如果這些方法都無效，患者通常會被告知要進行下背部核磁共振，檢查是否有退化性椎間盤或椎間盤突出的問題。如果這一切檢驗都正常，沒有脊椎結構的問題，不寧腿症候群將被視為醫學上的謎團。現在有一些神經專家在這方面開始對大腦進行某種程度的研究，他們甚至要求對大腦進行核磁共振檢查，看看是否有任何異常，但這種方式仍然無法找出不寧腿症候群的原因。即使掃描顯示腦瘤，也不代表這就是原因；即使某人確實有下背部或其他類似的問題，也不意味著這就是問題的根源。

不寧腿症候群可能來自兩個成因，其中一個成因是帶狀皰疹病毒釋放的神經毒素影響脊椎下半部，使該區的神經發炎，這是不寧腿症候群未解的謎底之一。位於肝臟內的帶狀皰疹病毒所產生的神經毒素會沉積在體內不同的位置，取決於這些神經毒素含有哪些物質。如果帶狀皰疹病毒攝入更多的鉛和銅，由於它們的重量，神經毒素會

沉積在體內下半部，大多是在下背部、腿部和腳部，並刺激該區的神經產生輕微的痙攣。某些 EB 病毒變種也會產生這些較重的神經毒素。人們可能整天都有不寧腿的症狀，但在站立、工作或坐著時不會意識到，直到晚上躺下休息時才感覺到。

另一種導致不寧腿症候群的情況：充滿相同甲基化金屬的病毒性神經毒素進入大腦。儘管當我們整天站立或坐著時，血液會流向大腦，但較重的神經毒素通常不會隨血液流到高處。但當我們躺下時，情況就不同了。這時，這些載有金屬的神經毒素可以利用重力透過血流進入大腦。一旦到達大腦，神經毒素就會充滿大腦組織，干擾神經傳導物質和神經元，阻斷電脈衝。這種短路和雜訊是導致腿部（甚至手臂或軀幹）不適的原因。

不寧腿症候群不一定會在人們躺下時立即干擾他們。有時需要一、兩個小時才會出現。較重的神經毒素通常需要一段時間循環和沉澱。同時，神經毒素會使神經傳導物質出現短路，讓人難以在神經毒素沉澱下來，在新一波不寧腿症狀發作之前入睡，若能快速入睡則有助於避免不寧腿的夜晚。

不寧腿症候群的第二個成因，病毒性神經毒素充滿大腦，這就是為什麼患有不寧腿的人經常要躺在椅子上入睡以緩解症狀。頭部稍微抬高可以防止重型的神經毒素快速進入大腦，這也是為何他們會發現自己不得不站起來動一動，或是走去廚房，他們沒有意識到，他們正想辦法讓那些神經毒素遠離大腦。儘管這些神經毒素現在正流向下脊椎、腹部、膝蓋和腳部，但起來走動可以舒緩不寧腿的症狀，因為大腦中的神經毒素會使不寧腿的症狀變得更嚴重。

更多關於第六部〈修復你的大腦〉中療癒方案之外的訊息，請參閱《守護大腦的激活配方》中的「腦神經發炎」方案。

## 悲傷

莫名的悲傷會陷入惡性循環：我們無法理解自己的悲傷，造成更多的悲傷。如果身邊的人不理解我們的感受或因此指責我們，這可能會導致與朋友、家人和同事的關係緊張，造成更多的悲傷。當你難過時，你會懷疑自己，認為自己不正常或不夠好。這可能會導致情緒煩躁和易怒，久而久之甚至成為一種模式。

首先，我們要知道每個人都有悲傷的權利，人類有靈魂，悲傷是我們自由意志

和存在的一部分。即使心裡難受或別人看到不忍心，但當遇到困難時，我們有權利感到悲傷。

此外，有時候當一切看似美好，我們仍會有悲傷的感覺，這種悲傷對我們遇到的困境、失落或考驗一點幫助都沒有。我們不是在談論他人對你的看法，那些可能完全不瞭解你、你的生活、你的世界或你的靈魂的人，會告訴你一切看起來都很好，所以你應該沒問題。只有你有權利決定你的悲傷是否有原因，還是突然間莫名的悲傷。莫名的悲傷並不意味著背後毫無意義，也不代表它不是真實的。我們不需要為悲傷辯護。但是，如果我們想走出悲傷，瞭解悲傷產生的方式或許對我們有幫助。

莫名悲傷的來源之一是昔日的傷痛。當生活經歷艱難時期時，有時伴隨這些情緒而來的腎上腺素會與身體儲存的毒素一起儲存起來以保護你。當身體每天進行排毒時，許多不同的毒素會浮現，隨著這些毒素一起儲存的腎上腺素，可能會以情緒的訊息形式出現。隨著腎上腺素重新進入你的系統，你可能會在排毒過程中重新體驗昔日的悲傷。甚至脂肪細胞也會儲存帶有過去信息的腎上腺素，當這些脂肪細胞消失時，釋放出的腎上腺素通常也會釋放儲存的情緒體驗和毒素。

器官細胞內也會潛藏情緒體驗與毒素和腎上腺素，大腦更是另一個層次。大腦的細胞組織可以儲存不含毒素和腎上腺素的記憶和情感體驗，也可以儲存含有腎上腺素和毒素的信息，並伴隨著記憶和經驗。這些儲存的腎上腺素和毒素可能會與附近儲存的記憶和經歷發生衝突，產生額外的情緒感受和悲傷。有時，一種經歷會觸發過去存儲的信息，這些信息讓我們感到悲傷，而我們甚至沒有意識到是什麼觸發我們受傷的感覺，即使傷害早已是陳年往事。

通常，讓我們感到悲傷的不僅是儲存的腎上腺素，另一種莫名的悲傷來自漂浮在身體中進入大腦的毒素。例如，當病毒產生的神經毒素等廢物使大腦飽和時，它們會抑制神經傳導物質，使其反應遲鈍並導致情緒麻木。EB 病毒、單純皰疹病毒第一型和第二型是一些釋放毒物和毒素的病毒，這些毒物和毒素會充滿神經傳導物質，即使很輕微也會導致悲傷。

有時，悲傷可能來自於剛接觸到的毒素，與病毒感染或過去的創傷無關。吸入香薰蠟燭的煙霧可能會使大腦飽和，導致悲傷持續數天甚至數週。

更多關於第六部〈修復你的大腦〉中療癒方案之外的訊息，請參閱《守護大腦的激活配方》中的「應對困難」、「長期莫名的罪惡感」以及／或「季節性情緒失調」方案。

## 思覺失調症

思覺失調症是一種身體狀況，不應該只視為是一種精神或情緒狀況。如果某人受到其他人或某些機構的情緒和／或身體虐待而受到重創，那麼確實會發展出類似思覺失調症的情緒心理狀況。但這種情況實際上更像是集結嚴重強迫症、創傷後壓力症候群、憂鬱症、焦慮症和失眠，不過，這其中仍然有身體因素。即使症狀與思覺失調症相似，也很可能被診斷為思覺失調症，但仍是誤診。

非身體或情感虐待的思覺失調症就是另一回事了。將其視為「化學失衡」、基因或多巴胺不足的說法已經過時。數百年來代代相傳的陳年有毒汞氧化物，加上最近幾代人接觸的鋁，會以特定方式干擾神經元，導致思覺失調症。這些氧化物會穿過神經元通道使多個神經元區域飽和。

思覺失調症有上千種，取決於大腦中汞與鋁的位置和數量，汞的老化程度，以及汞和鋁的氧化程度和移動路線。在大多數情況下，思覺失調症發展迅速，而因汞和鋁引起的失智症則發展較慢，這就是為何年輕人容易患上思覺失調症的原因。有毒重金屬汙染迅速擴散和分解，導致思覺失調症突然出現，是重金屬副產品快速汙染的結果。相反，在失智症中，有毒重金屬是穩定的，經過多年的累積，氧化速度較慢，久而久之滲入腦組織，進而導致妄想、混亂、健忘、憤怒咆哮、持續挫敗感，以及無法分辨現實和非現實。思覺失調症可能有許多以上這些症狀，因為背後有相同的有毒重金屬，但症狀可能會突然出現，然後消失，因為神經毒性重金屬的快速分解導致急性發作，隨後身體和大腦會試圖重新平衡。通常，急性發作是由於副產物的大爆發，以及汞和鋁的逕流（往往是由於近期接受含有隱藏的有毒重金屬，如汞和鋁的醫療治療引起）與咖啡因的結合所致。

如果某人正在服用咖啡因，當更大量的汞和鋁沉積物在腦組織中分解時，汞和鋁的副產物可以透過咖啡因的腎上腺素反應，更深入靠近原始沉積物的腦組織中。人們在服用娛樂性藥物時經常是思覺失調症發作的原因之一，是因為他們還使用大

量的咖啡因。娛樂性藥物含有更高濃度的化學溶劑，再加上使用娛樂性藥物的人往往會自行服用大量咖啡因，進而產生「戰或逃」的反應，促使腎上腺素和心率加快，沖刷出原始腐朽的有毒重金屬副產物更深入大腦。處方藥也是如此，藥物中有許多不同的化學成分，它們會與濃度較高且腐朽的汞和鋁發生反應。

思覺失調症患者的體內氧化速度會加快，他們的血液酸度很高。他們的飲食通常富含高脂，而他們大腦真正需要的是葡萄糖。更不用說，被診斷患有思覺失調症或有類似症狀的人，醫生往往會告訴他們要吃富含脂肪的飲食，這反而進一步使症狀惡化。以脂肪為基礎的飲食會使導致思覺失調症的有毒重金屬更快氧化。

更多關於第六部〈修復你的大腦〉中療癒方案之外的訊息，請參閱《守護大腦的激活配方》中的「思覺失調症」方案。

## 癲癇

間歇性的嚴重癲癇發作來自大量重金屬沉積物，而不是重金屬「散布」在整個大腦中，後者會導致其他有毒重金屬症狀和疾病。有時甚至會有大型沉積物，不過通常只是兩種沉積物的組合。造成這些癲癇發作是因為金屬相互作用，特別是汞、鋁和銅的合金，這三種金屬彼此相鄰，有時甚至是因為過去癲癇發作的熱量傳導而部分熔合在一起。大多數患有嚴重癲癇的人體內同時有這三種金屬，而不是在不同時間接觸不同的金屬。經常癲癇發作的人在核磁共振掃描中，大腦往往會出現不明陰影，這些標記是因金屬和金屬之間相互作用所產生的。

重金屬合金沉積物或沉積物集群不一定會引起許多其他的症狀，因為它們不會像重金屬分布在整個大腦，干擾大量的信號。導致嚴重癲癇發作的原因通常是與合金沉積物或沉積物發生化學反應。這種化學反應可能來自攝入的某些物質，包括某些藥物，或者是巨大的壓力事件，因為在這種情況下，腎上腺素會充斥大腦。無論什麼化學反應，都會在大腦中產生熱量，由於金屬導熱的屬性會將強烈的熱量帶到重金屬沉積物或集群區。當身體和大腦試圖平衡時，就會產生電流風暴，這就是造成嚴重癲癇的原因。在癲癇之後，由於熱量傳導，有毒重金屬會更加熔合在一起。

一些癲癇發作不僅是由有毒重金屬引起的。許多因素和組合都可能導致癲癇，包括大腦中的味精沉積物、鈣和鈉沉積物、病毒和病毒副產物，甚至大腦中的病毒

神經毒素沉積、正在長繭或結疤的腦組織、正在死亡的腦組織，大腦中神經傳導物質嚴重不足、大腦中嚴重維生素 B12 不足、大腦含有高濃度的有毒化學品，以及食源性病原體產生的副產物和廢物，這還不是詳盡的清單。大多數癲癇患者腦內都有金屬，並結合以上這些因素中的一種或多種。

　　每個人的大腦中都有一些有毒重金屬。如果條件吻合，這些散布在大腦周圍的微量有毒重金屬可能在某日會成為癲癇發作的因素。這些其他因素使大腦更容易受到電流風暴的影響，即使最少量的有毒重金屬都可能與味精沉積物、鈣沉積物、鈉沉積物、病毒性神經毒素沉積物、老繭、疤痕、死亡或垂死的腦組織、神經傳導物質缺乏、維生素 B12 不足等因素結合而導致癲癇發作。

　　癲癇的種類繁多，有些人因癲癇症狀而被診斷為癲癇。在許多類型的癲癇中，有些人在癲癇發作時意識是完全清醒。這種癲癇屬於輕微，仍然可以正常運作。有些癲癇更嚴重，連續性發作使某人處於電擊狀態，大腦因過熱出現電流風暴。中樞神經系統像是關閉中，患者必須休息才能恢復，即使只是發作很短的時間，這種情況可能是該患者有更多的觸發因素。

　　當你察覺癲癇要發作時，其實你的大腦某個部分早已開始癲癇發作。隨著電波效應發生，蔓延到大腦其他部分，最終當整個大腦被電流風暴籠罩時，你才會感覺到癲癇發作。

　　曾經經歷過癲癇發作的人通常知道哪些症狀是前兆。當他們察覺到癲癇發作的第一個信號時會想辦法應對。他們學會一些技巧，可以減輕或處理癲癇發作，使症狀不會太大或可以完全預防。對於某些人來說，震顫是癲癇發作的前兆，或者腿部無力、抽搐和痙攣，或嚴重的頭痛。這些技巧包括找一個安全的地方、保持冷靜、喝水補充水分、躺下休息、閉上眼睛、不說話、放鬆呼吸、保持涼爽或降溫、往臉上潑冷水、如果太熱就脫掉多餘的衣服、如果太冷就加衣服、呼吸新鮮空氣，預先警告身邊的親人，並停止所有手邊的工作以保持清醒的意識。

　　更多關於第六部〈修復你的大腦〉中療癒方案之外的訊息，請參閱《守護大腦的激活配方》中的「癲癇」方案。

## 僵硬（包括僵體症候群）

僵硬是一種與酸中毒有關的症狀，由於食物、化學物質、輻射和高強度或無法忍受的壓力造成的。「戰或逃」反應會產生高度酸性和腐蝕性的腎上腺素；當一個人承受巨大壓力、服用咖啡因時會釋放出更多的腎上腺素，造成血液呈酸性狀態，這種狀態通常會變成慢性，尤其是年紀漸長，不再是 20、30 歲的年紀。咖啡因只是導致血液呈酸性的一個因素；醋是另一個因素；乳製品、製藥、營養酵母和康普茶亦是其他常見的因素。

當我們的血液呈酸性狀態，我們骨骼和牙齒中的鈣質很快會流失。鈣是我們的緩衝劑和中和劑，讓血液的酸鹼值盡可能保持平衡，以免酸度到達危險的狀態。微小的鈣晶體最終會浸透神經周圍、肌肉內部和關節周圍的結締組織，導致僵硬的感覺，這種感覺最後會隨著你一天的活動而消失。當你年輕時，你不會感覺到這些影響。隨著歲月流逝，如果這種積聚變成慢性並開始在大腦和其他器官中積聚，僵硬的感覺就會越來越明顯。

當病毒和有毒重金屬混合在一起，僵硬就會變成一種慢性嚴重的疾病，甚至可能被診斷為僵硬症候群。例如 EB 病毒等病毒會釋放附著在神經上的神經毒素。當這些病毒神經毒素浸透全身的結締組織和神經時，僵硬的程度會更嚴重，讓人極度不舒服。

如果有毒重金屬進入大腦，干擾電脈衝和神經元，就會產生各種僵硬的症狀。這是因為透過神經傳遞的信號受到有毒重金屬的影響，因此信號不如以前那麼強。如果大腦和神經功能處於最佳狀態，且中樞神經系統強健，則其他因素引起的僵硬可能性會變小。一旦電脈衝受到壓力，例如大腦中有毒重金屬造成的壓力，神經就無法強到可以補償和克服已有的僵硬。

如果有人因多種原因造成僵硬，例如酸性血液導致鈣積聚、病毒神經毒素滲透神經和結締組織，以及／或大腦組織中的有毒重金屬，再加上嚴重的甲基化問題，也就是肝臟無法甲基化或轉化維生素和營養素（如維生素 $B_{12}$），這樣一來，僵硬就會變得更嚴重。

更多關於第六部〈修復你的大腦〉中療癒方案之外的訊息，請參閱《守護大腦

的激活配方》中的「腦神經發炎」方案。

## 中風（包括暫時性腦缺血中風）和血栓

中風的原因之一是外來入侵者進入身體，通常是病原體，也可能是毒素或有毒物質。如果病毒或某種細菌等入侵者是透過口腔或肺部進入體內，引起中風的機率則是微乎其微。通常，造成中風的入侵者是透過皮膚進入體內，穿過真皮層直接進入血液，此時身體會將病原體或有毒化學物質視為威脅，而白血球細胞會試圖攻擊並摧毀入侵者，以防止入侵者在體內繁殖造成感染，但有毒入侵者不容易被白血球細胞摧毀，更多的白血球細胞會前來救援，最終，一大群白血球細胞包圍入侵者形成血塊。血塊的大小和長度取決於毒素的數量，如果這些血塊在進入大腦之前還無法及時解決，中風的可能性就會增加。當包圍入侵者的白血球細胞群到達大腦內較小的血管時，可能會發生堵塞，導致輕微至嚴重的中風，或者如果血塊阻塞或填滿動脈，這時可能會發生中風或心臟病發作。

病毒感染可能引起輕微的中風，這些病毒避開免疫系統在體內活躍多年，免疫系統無法及時控制病毒感染。例如 EB 病毒等也可能引起格林－巴利症候群，在嚴重的情況下，這種症狀類似於中風。或者有些人可能有綜合的症狀：病毒性中風加上病毒引起的其他症狀。如果某人的免疫系統長期處於低下狀態且體內病毒量很高，則病毒（或多種病毒）很可能會找到進入大腦的途徑，因為病毒以隱藏的方式跳過免疫系統，導致慢性疲勞症候群、腦部發炎和腦炎等疾病，如果慢性病持續多年，隨著大腦老化很可能導致中風，因為腦組織和血管也會因年紀漸長而萎縮。

我們經常認為壓力會導致中風。但我們沒有意識到的是，壓力會降低我們的免疫系統，導致病原體感染引起中風。當我們生氣或在極度高壓下，大腦內的血管確實會收縮。但造成中風還有其他因素，例如低度病毒感染、有毒重金屬、長期慢性脫水和高脂肪飲食。持續的高血脂意味著更少的氧氣進入大腦，當血液變黏稠，血液在大腦血管中的移動速度就會變慢，進而為其他問題埋下伏筆。大腦血液中的氧氣含量越低，病毒繁殖的機率就越高，因為保持免疫系統強健需要足夠的氧氣，白血球細胞也需要氧氣才能生存，並阻止病毒進入大腦。

高血脂也會造成體內酸性環境，因為脂肪是酸性。再加上高壓、憤怒、憂慮和

恐懼導致血管收縮，以及攝入高鹽和咖啡因導致的慢性脫水，還有飲食中水果、綠葉蔬菜、香草、果汁或水攝取不足，這種酸性環境會讓大腦中因有毒重金屬、化學毒素、藥物、情感創傷或味精沉積物造成的疤痕組織變得更加脆弱。因此，當低度病毒感染時，例如流感或新冠肺炎都可能導致暫時性腦缺血中風或中風。

在某些情況下，斑塊沉積物在血管中脫落也會導致中風。

更多關於第六部〈修復你的大腦〉中療癒方案之外的訊息，請參閱《守護大腦的激活配方》中的「中風」方案。

## 抽搐、痙攣和肌張力不全症

抽搐、痙攣和肌張力不全症通常是大腦內有毒重金屬，主要是汞和銅的結果，很多時候是在額葉或腦幹。當電脈衝穿過突觸進入其他神經元時，如果碰到銅或汞沉積物（或銅和汞的混合物），電脈衝會被充電，產生快速向外噴射的火花。汞和銅的混合物會使火花暴衝，這些快速的火花往往會在突觸外發射電流，通過腦神經和其他神經，例如迷走神經、顏面神經、三叉神經、視神經、膈神經和／或脊神經發送電荷。火化可能引起臉部、手臂、手、脖子、眼睛或延伸到背部和大腿的抽搐或痙攣。

每個人的抽搐、痙攣、不自主的身體運動程度，取決於大腦中汞和／或銅的含量、汞和銅的特定混合比例，以及它們所在的位置。

以銅為食的病毒，如 EB 病毒、單純皰疹病毒第一型和第二型，以及帶狀皰疹，都可能引發症狀。帶狀皰疹病毒、單純皰疹病毒或 EB 病毒產生的神經毒素會加劇病症，因為當病毒以體內任何部位的銅和／或汞為食，該病毒會釋放一種基於銅和／或汞的神經毒素。當毒素漂浮在系統中，它會進入大腦使病情加重。

更多關於第六部〈修復你的大腦〉中療癒方案之外的訊息，請參閱《守護大腦的激活配方》中的「腦神經發炎」方案。

## 耳鳴

如果排除聲音分貝造成的損傷，且多年沒有接觸重型機械、沒有在音樂界現場音樂會工作，或者耳朵或耳內結構沒有受過傷害，但你被診斷為耳鳴，那你可能是

因為病毒感染而產生發炎。

　　耳鳴不一定是耳朵出現鈴聲，它可能是嗡嗡聲、震動聲、顫動聲、爆裂聲、劈啪聲或嘶嘶聲。當一個人的耳朵裡有高音頻的鈴聲時，它會隨著風扇或空調打開或音樂播放而改變、變形和跳動。有些人會聽到像風在耳朵吹的聲音；有些人會聽到爆裂聲，就像他們在耳朵裡爆米花一樣。耳鳴的程度從輕微到極端都有，許多人的耳鳴是一瞬間後消失。這通常被當成為「有人在談論你」或「天使正在對你說話」。曾經耳鳴的人大多數會發現，耳鳴的持續時間會越來越長，他們不再認為這是「幽靈、精靈、天使或某人在談論你」，而是意識到自己一定有某些症狀。

　　有時要長年不時出現耳鳴才會被診斷出耳鳴。很多時候耳鳴太大聲會導致聽力受損。在許多情況下，即使耳鳴聲不明顯，聽力也可能會喪失。

　　EB 病毒是人們出現莫名耳鳴的首要原因。EB 病毒可能會導致兩種情況：

　　第一種情況：病毒釋放的神經毒素會對耳道神經和內耳神經，如前庭蝸神經造成傷害。這些神經會因不斷被神經毒素浸潤而腫脹。最接近病毒感染的神經通常反應更嚴重。當你的坐骨神經發炎時，你無法用耳朵聽到，因為坐骨神經位於你的下背部以下。耳朵裡發炎的神經就另當別論，那是你唯一會聽到發炎有聲音的情況，你聽到的是神經痙攣和振動的聲音。

　　第二種情況：在許多情況下，病毒本身最終進駐在內耳的迷路中，這時耳鳴會變得更嚴重、時間更長，從而導致各種不同的症狀，從原本的鈴聲到更響亮的鈴聲、爆裂聲、嗡嗡聲、震顫聲或嘶嘶聲。在大多數情況下，主要的病毒是 EB 病毒。而某些情況下，它是 EB 病毒、帶狀皰疹和／或單純皰疹病毒第一型的組合。至於在極少數情況下，它只是帶狀皰疹或單純皰疹病毒。如果有帶狀皰疹或單純皰疹病毒，並且活躍於頸部、頭部側面甚至肩部，則帶狀皰疹或單純皰疹病毒釋放的神經毒素會導致耳鳴。在這些情況下，耳鳴可能是短暫性。

　　更多關於第六部〈修復你的大腦〉中療癒方案之外的訊息，請參閱《守護大腦的激活配方》中的「耳鳴」方案。

### 妥瑞氏症

　　妥瑞氏症主要是由汞和銅，還有微量的鉛阻礙大腦中的電脈衝引起的。具體來

說：當電脈衝穿過突觸時，就像穿過隧道一樣。如果隧道周圍有有毒重金屬沉積物，這時通道就會變窄形成瓶頸，而穿過的電脈衝就會卡住，幾乎是塞住，且在很短的時間內（一瞬間），另一個電脈衝又緊隨其後。這個新的電脈衝撞擊受阻的電脈衝，並推動受阻的電脈衝向前。這與強迫症不同，在強迫症中，電脈衝撞擊重金屬沉積物後會被向後推擠。在妥瑞氏症中，包圍突觸的銅和鉛混合物會將電脈衝向前傳導，即使瓶頸上塞住這些電脈衝，有時兩個電脈衝甚至黏在一起，並在結合後一起從突觸射出。

大腦中的這些電脈衝攜帶著信息，它們攜帶著某人試圖表達或傳遞的信息。當這些電脈衝受到阻礙後向前推進時，電脈衝中的信息也會被推進，這使得信息難以控制或抑制。這些信息不受控，這意味著行動、語言、動作或聲音可能以一種無法控制的方式發生。電脈衝實際上可能比正常更快的速度朝許多不同的方向傳播。這就是為何妥瑞氏症如此廣泛、變數如此多的原因。神經元之間通道的大小，以及突觸和神經元周圍有多少有毒重金屬也會影響妥瑞氏症的症狀；汞、銅和微量鉛也有一定程度的影響。在許多情況下，在第一個電脈衝與其他兩個電脈衝結合通過突觸通道之前，這三個電脈衝會相互碰撞。基本上，會造成阻塞，所有這些因素決定了個人妥瑞氏症的嚴重程度。

大多數時候，妥瑞氏症是持續且可以預測的，因為有毒重金屬沉積在這些區域，導致神經傳導受阻在該區持續發生。當有人努力專注以克服妥瑞氏症的症狀時，他們所做的就是重新引導神經通路，即使他們沒有意識到自己正在做的事情。他們的大腦中發送電脈衝，經過可能沒有受到有毒性重金屬影響的不同通路，以避免神經傳導受阻，藉此改變妥瑞氏症的體驗，但有時是可預不可求。

更多關於第六部〈修復你的大腦〉中療癒方案之外的訊息，請參閱《守護大腦的激活配方》中的「妥瑞氏症」方案。

## 顫抖

顫抖通常是由大腦中大量有毒重金屬沉積物引起的，其中包含汞和鋁，還有一些銅。這些有毒重金屬沉積物不需要經過多年的氧化就會產生問題，有些人不用等到 40 多歲、50 多歲、60 多歲或更年長，就會因有毒重金屬沉積物而引起震顫，這

可能是任何年齡都會遇到的問題。

如果有人出現顫抖，且神經系統變弱，那麼他們的顫抖症狀可能會越來越嚴重。嚴重的顫抖通常來自較大的有毒重金屬沉積物，這些有毒重金屬氧化也可能導致顫抖惡化，且金屬的副產品會滲入大腦的其他區域，汙染其他神經元，並分解神經傳導物質。最終，惡化的顫抖可能被診斷為帕金森氏症。

有時顫抖可能是由於血糖失衡。這種顫抖被稱為「抖動」，它們是不同類型的顫抖。由於胰島素阻抗或胰腺功能減弱或腎上腺功能減弱，血糖可能會急劇下降，造成低血糖症，因而引起暫時輕微的抖動。這是大腦發出的警訊，表示葡萄糖並未在最佳水平的狀態，此時需要更多葡萄糖來維持神經強度。當你的葡萄糖含量降低時，就會出現短路。對於某些人來說，低血糖引起的震動可能不會那麼強烈，因為他們的神經系統和神經傳導物質更強，有毒重金屬沉積物較少。當某人在低血糖的情況下，大腦存在有毒重金屬障礙時，可能會導致最嚴重的顫抖，這種顫抖通常比抖動更加強烈。

腎上腺素激增會使人出現間歇性抖動，類似於低血糖症。在高速公路上差點發生意外、收到壞消息或面臨衝突時，身體可能會出現腎上腺素激增而抖動的情況。如果神經系統一開始就很虛弱，那麼腎上腺素激增帶來的抖動可能會更強烈且持久。當腎上腺素飆升時，你的迷走神經也會震動，且腎上腺素的腐蝕性還會過度刺激已發炎或敏感的腦神經。

像 EB 病毒等病毒感染也會導致顫抖，因為病毒以有毒重金屬為食而釋放大量神經毒素。神經會產生反應而躁動，當這些神經毒素浸潤更靠近腦幹的腦神經，有些人可能會出現全身震動，類似於全身顫抖，但較輕微。這些神經毒素會附著在神經上，甚至會進入大腦附著在神經元上，使顫抖更加嚴重。

有毒重金屬或病毒性神經毒素在大腦或神經系統的位置決定了顫抖會發生在哪隻手臂上，或者是在軀幹還是腿部。

如果像帶狀皰疹病毒位於下背部區域刺激神經發炎，則小腿可能會因腰神經和坐骨神經而出現顫抖。如果背部和腿部不會疼痛，那麼這些類型的顫抖往往很短。如果背痛和腿部疼痛是因帶狀皰疹病毒引起的脊髓神經、坐骨神經和脛神經發炎，那麼顫抖等其他症狀可能會持續較久。當這些發炎的神經疼痛消退後，由於神經發

炎症狀減緩，顫抖的情況通常也會減輕。

在應對顫抖時，強化神經系統可以幫助減輕顫抖。通常，電脈衝會繞過較大的汞、鋁和銅沉積物，以不同的路徑穿過大腦的不同部位，讓人可以暫時舒緩一下。這就是為何輕度顫抖的人有時會停止顫抖，然後不久又再次顫抖的原因。

更多關於第六部〈修復你的大腦〉中療癒方案之外的訊息，請參閱《守護大腦的激活配方》中的「腦神經發炎」方案。

## 三叉神經痛

過去，大多數三叉神經痛病例是由帶狀皰疹病毒引起的。然而時代在改變，病毒日新月異，單純皰疹第一型病毒（又名唇皰疹病毒）有上升的趨勢，這就是為什麼現在有越來越多孩子出現唇皰疹的原因。與過去相比現在兒童出現唇皰疹相當普遍。單純皰疹病毒第一型正在代代相傳，新的變異體不斷增加，導致複雜的症狀，現在有將近50%的三叉神經痛是由單純皰疹病毒第一型引起的。其中一些非常嚴重的三叉神經痛則是由帶狀皰疹病毒和單純皰疹病毒第一型共同引起的。

這些病毒不一定要看起來很活躍，例如你的臉上或身體側面有帶狀皰疹，或者你的嘴巴、鼻子或臉上有單純皰疹潰瘍或唇皰疹。即使身體表面沒有症狀，這兩種病毒仍然可能在體內很活躍，使三叉神經發炎引起讓人虛弱的疼痛。帶狀皰疹和單純皰疹第一型會導致所有顏面神經和其他腦神經發炎，症狀可能包括下巴或牙齒疼痛、牙齦周圍灼痛、臉部側面疼痛、頸後疼痛、太陽穴疼痛，以及眼睛後方疼痛。在某些情況下，甚至會出現舌頭上的燒灼感和疼痛，或頭部內燒熱感。數百萬人因三叉神經痛經常被誤認為是牙齒或口腔問題而接受根管治療或不必要的植牙或拔牙。

由於不明其中的原因，三叉神經痛很難克服，但當我們更瞭解三叉神經痛，我們就更清楚：帶狀皰疹和／或單純皰疹第一型的病毒神經毒素滲透到三叉神經、其他顏面神經和腦神經，進而導致發炎。在某些情況下，帶狀皰疹或單純皰疹甚至會在三叉神經內定居，使三叉神經痛更嚴重。許多人會進行肉毒桿菌注射（傳統上用於美容注射）作為緩解顏面、頸部、眼睛、下巴和頭部疼痛的方法，因為他們試圖尋求任何可以舒緩的解方。許多人會接受三叉神經痛手術但效果不彰，反而添增手

術併發症和治療產生的額外問題。

更多關於第六部〈修復你的大腦〉中療癒方案之外的訊息，請參閱《守護大腦的激活配方》中的「帶狀皰疹和／或單純皰疹第一型或第二型」方案。

## 暈眩

大多數暈眩是由病毒感染引起的。有些是因身體損傷或大腦內的腫瘤，有些則是身體障礙引起的，這些都可以透過診斷發現問題。如果沒有這些問題，那就是不明原因的暈眩。醫學界認為暈眩可能是內耳的問題，可能涉及內耳內的晶體、顆粒或結石。理論認為，如果你以某種方式移動脖子或頭部，這會擾亂晶體引發眩暈發作。

事實上，大多數暈眩的真正原因是 EB 病毒排出的神經毒素，引起迷走神經發炎，而剛好發炎的區域會影響暈眩。少數罕見的暈眩可能是腦部發炎，一些較輕微、未確診的腦炎，或者甚至是由病毒感染（主要是 EB 病毒）引起的嚴重腦部發炎。

暈眩的症狀範圍很廣，從感覺像在船上，到感覺不平衡，再到走路時向前或向側面倒下。症狀可能變得非常嚴重，以至於出現我所說的床上旋轉症：當你躺在床上時，房間似乎在旋轉，或當你閉上眼睛時，感覺像是來回搖晃。有些暈眩很嚴重，可能會嘔吐，甚至無法轉動頭部。這是急性病毒感染，因免疫系統下降，EB 病毒趁勢進駐迷走神經，或進入或附著在迷走神經起源的腦幹上。在許多情況下，不僅是 EB 病毒神經毒素使迷走神經發炎，EB 病毒本身可能會附著在迷走神經上使其發炎。在許多其他情況下，只有 EB 病毒神經毒素使迷走神經網絡發炎。有時，這些神經毒素會導致迷走神經從上到下或從下到上全部發炎。

進行扭轉頭部或暈眩的物理治療（包括迷走神經運動）成效有限。在許多情況下，迷走神經運動可能會加重暈眩，如果運動有效，那是因為迷走神經稍微被移位，但腫脹仍然存在，不過由於迷走神經已經移位至足以改變對這種發炎的反應。很多時候，暈眩只是暫時性，一週後會自行消失，無論是否接受治療。

與 EB 病毒相關暈眩的慢性病症不會自行消失。多年來，有些人可能一直出現各種不同的暈眩，始終沒有好轉。在極少數情況下，視神經會因 EB 病毒而嚴重發

炎，導致患者在行走或站立時出現平衡問題。在大多數情況下，視神經會與迷走神經同時發炎，這種發炎可能源自於腦幹。眩暈可能有各種複雜的原因。

迷走神經是平衡神經，傳遞來自大腦信息的神經，讓你在對抗重力作用時保持身體穩定站穩腳跟。迷走神經讓你在地心引力拉扯下可以保持平衡。當迷走神經發炎時，來自大腦的信號會變得斷斷續續和支離破碎，使得重力改變你的感知。迷走神經可以保持大腦各個部分之間的平衡，這就是為什麼當人們出現暈眩時，走路會有被拉下或向前倒的感覺，這是當迷走神經短路時，重力作用會影響我們平衡的例子。

相關資訊請參考「梅尼爾氏症」。

更多關於第六部〈修復你的大腦〉中療癒方案之外的訊息，請參閱《守護大腦的激活配方》中的「迷走神經」方案。

---

與其將我們的大腦視為單一、孤立的灰質塊，不如將大腦視為一組神經元，因為事實上，大腦是一個包含數十億個神經元的複雜器官。即使我們稱大腦為神經元，我們也要學習如何掌握和保護它，同時理解它究竟出了什麼問題。

—— 安東尼·威廉

---

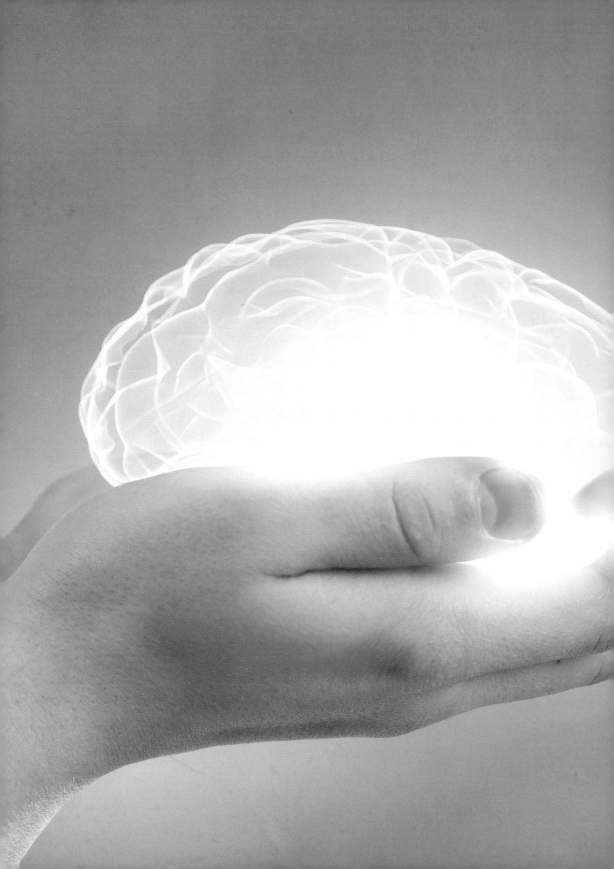

# 第六部

# 修復你的大腦

大腦很神奇，擁有根據各種情況調整的適應能力，這樣我們也能調整和
適應。當大腦中的金屬消失後，尤其是位於情感中心的金屬，大腦就可
以自行冷卻以預防情緒崩潰。當一個人攝取足夠的葡萄糖，足夠的天然
糖分和健康碳水化合物來強化大腦時，大腦的溫度調節力會更快，大腦
內的葡萄糖就像閃電交加後的大雨將火熄滅。

——安東尼·威廉

# 第三十九章

# 大腦的組成成分

　　我們知道大腦的組成成分有什麼，很重要嗎？非常重要！為什麼？因為如果你知道大腦是由什麼組成的，你可以活得更久。這些知識讓你更有意識地保持覺知，讓你的世界全面提升。它可能不會讓那些想要向你推銷時尚「健康」理念的人致富，但它能協助你避免疾病，預防大腦腐壞、萎縮、發炎和提早老化，所以知道腦袋裡有什麼非常的重要。

　　現今的趨勢試圖讓每個人相信：大腦是由脂肪組成的，大腦非常需要高品質的油脂，例如 omega 脂肪酸來保持我們的健康。我們被告知糖會傷害大腦，使大腦受損，甚至導致大腦死亡，於是我們開始遵循無糖、低碳或零碳水化合物的飲食。

　　儘管傳統科學已經知道大腦是以葡萄糖作為燃料在運轉，我們仍然被告知要避免糖。你會在醫學教科書中看到，只要在短時間內大腦缺乏葡萄糖，大腦就會陷入危機。這項醫學研究和科學的發現非常正確，但是好的研究通常很快被埋沒和忽略，因為趨勢大力鼓吹完全不同的理念。即使科學已經知道葡萄糖是大腦真正的燃料，我們得到的訊息仍然是脂肪為大腦的主要燃料。

　　我們的大腦裡真的有脂肪嗎？是的。真的有健康脂肪這回事嗎？是的。不過，還有其他的因素被忽略了。我們的大腦內究竟有多少脂肪？我們的大腦需要攝取多少脂肪？我們的大腦到底需要什麼，但我們卻讓它挨餓？

　　當我們談到飲食信仰系統時，相關的科學都被操弄了。現今的潮流創造者尋找科學研究的片段，斷章取義東湊西湊，省略部分內容變成自己的論點。許多人被說服以高蛋白飲食為由，攝取幾乎全是脂肪的食物。那些提倡大腦以脂肪為燃料運作或大腦需要大量油脂以保持健康的研究，並不像表面看起來那麼可靠。因為這些研究的背後，結論往往不一致或研究方法有缺陷。很多時候，研究的經費會影響研究的結果；很多時候，只有一篇文章或論文也會被當成是一個大規模的

研究；很多時候，單是理論和意見也會成為事實。種種現象都可能讓立意良善的專家被誤導。


## 錯誤的供給

還記得第一章〈拯救你的大腦〉中的健行嗎？讓我們來看另一個不同的版本。

假設，當你開車前往目的地，為了提升能量，你喝著加了奶油或 MCT 油的咖啡。當你抵達後，你將車子停在步道入口處，你充滿信心認為一切已準備妥當，今天會是美好的一天。

你開始健行，天氣比你想像中的還炎熱，你聽說路上會有很多樹蔭，所以你繼續走，以為等一下會好一點。但兩個小時過去了，你仍然在太陽下，你覺得口乾舌燥，但沒關係，你決定停下來，好好享用你的高科技食品，包括時髦的康普茶。

又一個小時過去了，你感覺不太舒服，所以當你終於看到一片樹蔭時，你決定要在那裡休息一下。你因為太熱感到有點頭暈，但在你打開背包之前，你鬆了一口氣，你想到自己準備的糧食，你很慶幸自己事先有做功課，認真研究最新的資料，為自己準備了蛋白質和健康的油脂以增強耐力。

當你開始在背包中翻找恢復體力的食物，你的手摸到一包含有可可碎片的堅果棒。就在你要打開包裝前想到，現在吃這個可能不好消化，於是你換另外一樣：雞肉塊。雖然你告訴自己這將會是很好的午餐，但是你現在有點頭暈，目前不想吃這個。接下來，你找到一瓶裝有大骨湯的塑料容器，但是上面浮一層油讓你覺得怪怪的，所以你最後拿出包包底下那罐你覺得此刻真正需要的東西：康普茶。

當你打開瓶蓋喝一口，感覺不如預期的清涼。你想起小時候和家人一起爬山，當你口渴到不行，彷彿身在炎熱的沙漠中，隨後得到一罐冰涼的山泉水，這讓你整個人活了過來；你記得在大熱天和朋友一起在後院玩耍，大家都會圍在沁涼的水管旁沖涼；你想起高中的足球比賽，在烈日下，大家迫不及待衝到飲水機豪飲冰涼

的水。但今天的狀況就不一樣了，當你打開康普茶的罐子，聞到的是一股刺鼻的酸味，發酵過後帶有酸味和氣泡的濃稠液體，這並不像康普茶被炒作的功效那樣神奇，它並沒有帶給你任何緩解，甚至還會讓你脫水。在攝氏 40 度的溫度下，你的身體每分每秒都在流失水分，此刻你需要回家。

我們往往不知道遵照趨勢的知識來滋養大腦，反而讓自己踏上危險之路。背包裡裝滿健康潮流主張對大腦有利的食物，其實和背包裡什麼都沒有並無兩樣。當大腦處於受壓的狀態，它更清楚自己真正需要什麼東西，顯然並不是這些油脂和促使身體脫水的飲料。

假設，你已經實行高脂低糖飲食好幾個月，這代表你沒有從天然果汁或椰子水中獲得水分，反而喝一些會讓身體脫水的咖啡、康普茶和抹茶等等。沒有人告訴你，每天早上喝要 900 毫升含有新鮮檸檬汁的檸檬水，以獲得電解質、水分還有一點葡萄糖。雖然你不時喝一些綠色果汁，但這些果汁並不是以小黃瓜或是西洋芹為基底，所以不是最佳補充水分的方式，而且很可能是從商店購買經過高壓殺菌的果汁。攝取大量的油脂（這些食物可能被宣傳為高蛋白食物）基本上會讓血液變濃稠，讓你的大腦在不知不覺中嚴重脫水。還記得在前往登山入口的途中，你喝著加入奶油或 MCT 油的咖啡或抹茶，或是加入燕麥奶、豆漿、堅果奶或是牛奶的紅茶，卻不知這些飲料會讓你在早上就開始脫水，讓你的血液在健行前就變得很濃稠，所以當你行走三個小時後，你的體內已經沒有儲備的水分可以冷卻大腦和身體。

如果你的背包裡有其他的東西，情況可能會好一些，例如椰子水，或者是普通的飲用水。光是半顆瓜類就足以讓健行者保持充足的水分，即使經過數月的脫水飲食。一大顆水分飽滿的富士蘋果，在危急的情況也可以救命，它可以預防體溫過熱。在長途旅程中，我們需要的是富含活性水分和葡萄糖的多汁芒果或哈密瓜。

但是我們一直被教導相反的觀點：為了增強耐力，不管是運動或是整天漫長的工作，我們需要的是脂肪和蛋白質，而不是碳水化合物。我們被教導糖會損害肝臟，脂肪會滋養肝臟；糖會使大腦失控，脂肪可以讓大腦正常運作。直到一切為時已晚，我們才發現這些是空洞錯誤的資訊。

# 大腦儲備量

你的生存取決於體內擁有多少營養的儲備量。健行前身體的水分有多少？同時間，你的血液有多濃稠？你的血液中有多少脂肪？大腦內缺乏多少葡萄糖和微量礦物鹽？

大腦裡的儲備量將決定你回家的時程表，或者是否能回到家，也將決定你走出困境時的狀態。「我卡在這裡，我迷路了。我沒有適當的補給品，時間在倒數中，我還剩下多少時間？是什麼因素決定我還有多少時間？是什麼決定我可以有別於他人，全身而退脫離困境？」

我們也要問自己：「如果我已經有注意力不足過動症（ADHD）或是焦慮的狀況，那我的大腦裡有多少的有毒重金屬，需要更多的電解質來協助大腦運作？我是否已經有輕微的神經系統症狀，但完全沒有意識到這是大腦相關的問題？」

重點不在於「我是否過胖？我有多少肌肉？」這些未必可以決定你的耐力，你可以撐多久。你可能是一個身形纖瘦沒有太多肌肉的人，但你的大腦卻擁有充足的儲備量，可以在沒有供給的情況下，長時間在炎熱的環境中活動並運作正常。

# 大腦真正的需要

## 葡萄糖與糖原

你的大腦就像胃一樣，都是需要食物的器官。大腦需要這些食物以轉換成能量才能運作。那麼大腦究竟需要哪些食物呢？葡萄糖。我們的大腦主要是由糖原組成，也就是儲存的葡萄糖，我們在母親的子宮內和母乳中得到最初的葡萄糖與糖原（糖原又名肝醣）。

母乳的特點是其天然的糖分含量，相對的，還有一點的脂肪和蛋白質，這種生物可利用度高的糖分就是建構嬰兒大腦的基石。（如果新生兒無法進行母乳哺育，這些有益的糖會從日後一些嬰兒食品中的水果和地瓜取得）這些早期獲得的糖原，

有一部分會永久封存在體內變成腦組織，糖原以這種方式儲存下來，以免未來受到干擾而改變。從某個程度來說，你的大腦在童年、青少年和二十多歲的早期會不斷的發展，同時間也會持續累積這些基本的糖原儲存量。這些糖原組織就好比大腦骨骼上的肌肉，如果有人把你的大腦像雞腿一樣撕開來，那些灰色物質的「肉」就是幾十年前的糖原所組成的。糖是大腦來源，你的大腦也會開始收集糖原作為燃料使用，這些糖原結締組織形成的蜘蛛網是新生腦細胞發展的安全港，是大腦細胞新生的方式。

一個身體和大腦都健康的人，其大腦是否含有任何的脂肪？有的，但相對於科學研究的理論，大腦中的脂肪含量非常低，脂肪只占一小部分，越健康的大腦和身體，大腦內的脂肪就越少；越不健康的大腦和身體，大腦內含的脂肪就越多。醫學研究用來解剖瞭解腦中有多少脂肪含量的大體老師，基本上都是年紀比較大或是健康欠佳的人，他們的大腦已經開始萎縮，而取代這些萎縮的組織其實就是脂肪沉積物。

一個健康的人腦中所含的脂肪量應該與身體其他器官的脂肪含量大致相同。就像有些人的肝臟變得不健康並開始吸收額外的脂肪，最後發展成脂肪肝一樣，大腦也會有同樣的狀況，變成充滿不健康脂肪的「脂肪腦」。醫學研究非但沒有瞭解到發生在肝臟的狀況也會發生在大腦，反而推論大腦應該含有這麼多的脂肪。事實上，一個二十歲健康狀況良好的人，他的大腦不會是由百分之六十的脂肪組成的。

那些醫學研究和科學聲稱存在於大腦內百分之六十的脂肪，並非全是 omega 脂肪酸，而是類似於不健康肝臟內的脂肪，同樣也不全是 omega 脂肪酸，而是無益的脂肪。那健康的大腦內有 omega 脂肪酸嗎？有的。它們有任何作用嗎？有的，但影響不大。大腦中的微量脂肪酸和在其他器官裡的脂肪酸作用一樣：它們是隔絕低溫的絕緣物，每個器官裡都有 Omega 脂肪酸，包括大腦，它的作用是預防身體因為低溫受到衝擊而休克。但是一直強調脂肪對大腦的重要性並不能拯救我們。比起維持生命必要的糖類，脂肪對大腦來說只是一個相對較小的工具。

相較於脂肪的重要性，糖在大腦中所扮演的角色就非常重要。首先，在嬰兒、童年和青少年時期所獲得的糖原儲存量可以維持大腦健康，避免腦萎縮。大腦長期

缺乏葡萄糖會開始萎縮，這也是為什麼現今數百萬計的美國人正為大腦疾病所苦的原因之一。當大腦正在退化和縮小時，那些健康專家應該疾呼：「正確的飲食勢在必行，我們需要再次提供大腦糖才行。」

大腦的電力活動不是依靠脂肪運作，而是依靠糖。太多的脂肪會妨礙大腦的電流網，導致大腦內部過熱，這就是為何健康的大腦中只會有一小部分的脂肪，而葡萄糖有助於大腦降溫，維持大腦組織在冷卻的狀態。這也是為什麼有些因有毒重金屬造成的症狀，如躁鬱症患者往往有強烈的糖癮，因為當有毒重金屬的溫度升高時，大腦本身的降溫機制會慢慢減弱，再加上長期攝取過多的脂肪，導致許多不健康的脂肪組織累積在大腦深度，進而使大腦溫度上升。當這些事情發生時，由糖原組成的大腦會開始萎縮，取而代之的是脂肪進入大腦，占據大腦組織的空間，再加上重金屬會氧化，更容易引起中風、阿茲海默症和失智症等疾病。

大腦中累積的脂肪組織不同於身體超重的脂肪，若體重過重的人飲食健康，並不代表他們有「脂肪腦」。同樣，即使體重沒有超重，也不代表他的大腦沒有脂肪累積，他們可能有大量不健康的脂肪累積在大腦中。無論是否超重，只要實行低脂飲食和攝取大量健康的食物，大腦中的脂肪組織就不會持續累積。

長時間執行低碳飲食會讓你開始失去重要的糖原，短期內你可能不會留意到身體有異狀，甚至還會覺得身體狀況得到改善。如果你刪除加工製品，你的發炎反應可能會降低，困擾你的症狀暫時緩解。但同時間，你也開始失去糖原儲備量，肝臟首當其衝，接下來才會是大腦，因為大腦早期的問題是從肝臟開始。

治療疾病的其中一個方法是提供大腦所需的葡萄糖。因流感、新冠肺炎，還有其他病原體感染所引起的發燒，會用掉大腦中的糖原儲備量。所以在發燒後身體的康復期，飲食要採取少油與富含純淨碳水化合物食物，像是水果、澱粉類蔬菜和馬鈴薯。

即使大腦細胞需要攝取糖才能茁壯成長，也不代表我主張直接食用砂糖。因為大腦需要的糖是未經過精緻加工的天然糖，這些糖同時也會和其他的營養素結合，像是微量礦物質、微量礦物鹽、植物化合物、抗氧化劑、花青素、維生素和其他營養素等。

#### 微量礦物鹽

你的大腦需要足夠的微量礦物鹽，以點燃和維持大腦中的電流網，確保大腦運作正常。但現今的健康潮流告訴我們，在水中加入一小撮鹽，這樣就可以獲得微量礦物質，但其實不然，你無法從中獲得必需的微量礦物質。你需要的微量礦物鹽必須來自綠色葉菜，像是菠菜、西芹汁甚至是檸檬。

微量礦物鹽如何在大腦中運作呢？它們有何作用呢？

首先，我們要知道神經傳導物質位於神經元上，將大腦的訊號和頻率傳送至全身，這些頻率會與宇宙高層連結。大腦中的神經傳導物質是大腦內的神經元與星空之外大氣層——我們的源頭之間的橋樑。

微量礦物質不只是有形的物質層面，它們具有神聖的屬性，連結超越地球更高存有的源頭。大氣層充滿微量礦物質，外太空也充滿微量礦物質，但微量礦物質可能沒有活性，也能充滿活性。而來自宇宙的頻率與訊號，透過神經傳導物質傳送下來，可以刺激、啟動和活化大腦中的微量礦物質，讓它們有正確的順序及方向：直接附著在神經元上並恢復神經傳導物質的功能。

當來自植物的微量礦物質進入血液，它們會開始感應大腦和宇宙之間的頻率，觸發大腦中的微量礦物質。這些來自植物的微量礦物質不僅帶有生命力，同時它的活性可以將生命力提升到另一個層次，充滿電力與活躍，不會隨著時間消散死亡，且帶有更大的目的，它們不再只是活性礦物質，它們會在血液中漂浮，尋找落腳之處，它們受到高層能量頻率的指引充滿智慧。

血液中的脂肪和不應該存在於大腦中的脂肪沉積物，都會降低到達腦細胞的含氧量，同時也會阻礙礦物鹽進入腦細胞。事實上，脂肪會攔截礦物鹽，阻礙腦細胞和神經傳導物質吸收它們。

更多關於大腦的需要，請參考第七章〈耗竭的大腦〉。


# 終於瞭解何謂脂溶性

如果我們想從飲食的角度來看待什麼食物對大腦有益，那麼，我們要先質疑所

聽到的資訊，例如，大眾認為綠色葉菜和蔬菜搭配脂肪一起食用可以幫助營養的吸收，但潮流資訊未必是基於邏輯或事實。關於脂溶性維生素就是一個常見的例子，研究者取得資料後，將數據解讀、歪曲、引用，不讓任何人知道他們完整資訊的出處。最後，就像法庭一樣，取決於陪審團是否理解他們收到的訊息。

這些領域的研究提出假設。他們測量血液中的營養數值，得到的結論是：血液中存在著營養素，就代表你正在吸收營養。但他們不會說「血液中營養素的數值，並不代表器官和肝臟會吸收到這些營養，我們仍然不知道這些營養是否能被確實吸收。」

## 吸收營養素

事實上，當你吃沙拉時，來自沙拉的營養素不應該漂浮在血液中，準備從腎臟或是腸道排出。營養不應該大量自由漂浮在血液中，它們應該在具有活性時，迅速被器官和細胞吸收。你不會想將沙拉中的營養素如同廉價的綜合維生素一般從尿液排出，尿液檢測的數值應該是檢視維生素在攝取後是否快速被排出體外。如果有人吃了高脂沙拉，數小時後，你會在他們的尿液中發現這些沒有被身體吸收的維生素。然而，如果有人吃的是無脂沙拉，且當天沒有吃任何含油脂的食物，那麼在他們的尿液中則很難發現任何的營養素。在無脂的情況下，大部分的維生素去了哪裡？它們被器官和細胞吸收了。不管是血液樣本或尿液樣本，也都無法提供完整的資訊，不過，至少可以從不同的角度來檢視營養素的吸收。

當我們透過消化道吸收維生素和其他的營養時，有些營養素必須經由肝臟轉化為更有利於人體利用的形式，然後儲存或是再次釋放到血液中。你的肝臟就是營養的儲備箱，飲食中過多的脂肪會阻礙肝臟，所以像是維生素和礦物質等營養素就無法順利找到它們在肝臟裡應該儲存的位置。有些奈米級的植化素和營養素，例如透過食道、胃、十二指腸、腸道壁吸收的微量葡萄糖，會直接進入血液而不需要經過肝門靜脈吸收與轉換。不管是哪一種方法，維生素和營養素最佳的利用方式就是快速從血液中進入細胞和器官。不管營養素是否需要透過肝臟轉換，在血液中的脂肪都會阻礙營養素原本的旅程。

來自食物和補充品的維生素、礦物質和其他營養素，在血液中都有一定的效

期。大部分的營養素應該被肝臟吸收，而不是懸浮於血液中數小時，並和脂肪糾結在一起。這些營養素很快就會氧化並失去其功效。血液中的脂肪也會引起胰島素阻抗，阻礙葡萄糖進入細胞。這時，胰臟必須釋放更多的胰島素，希望能協助葡萄糖繞過部分的脂肪進入細胞。胰島素阻抗也是阻礙營養素離開血液進入細胞的部分原因。當維生素、礦物質還有其他營養素因脂肪而在血液中漂浮太久時，它們就無法進入細胞被細胞利用。

為了有效利用維生素和其他營養素，細胞和器官必須迅速吸收這些營養。你必需在礦物質、維生素和其他營養素可利用度最高的時候獲取這些營養。同樣的，營養素應該快速進入器官，進入全身的神經細胞，最重要的是，進入肝臟與大腦。營養不應該懸浮於血液中太久，脂肪會以對身體無益的方式讓一切變慢，而不是脂肪會停留在血液中，抓住維生素和營養素，然後慢慢在體內釋放這些營養素。

當你攝入任何形式的脂肪，胰島素不會附著在這些脂質和脂肪酸上，將它們推入體內細胞。脂質和脂肪酸的利用方式和糖不同，葡萄糖是首要的營養素，比其他營養素都重要。請記住，大腦在幾秒鐘內若缺乏葡萄糖就會陷入巨大的危機，而在血液中所有的脂肪都會降低葡萄糖進入細胞的能力。葡萄糖是營養素和維生素快速進入細胞的通行證，維生素和營養素必須附著在糖和胰島素上才能進入細胞被利用，否則無法進入細胞。胰島素會刺激細胞打開通道，再將自己黏附在糖分子上，以便糖能進入細胞。

如果某個人吃 份以木瓜和莓果，搭配綠色蔬菜、小黃瓜、蕃茄和新鮮香草的沙拉，在綠色葉菜和新鮮香草裡的營養素就可以和木瓜、莓果、蕃茄，甚至是小黃瓜裡的葡萄糖結合，將營養素快速送入全身細胞，而不需要在血液中漂浮。胰島素可以輕鬆打開神經細胞和通往大腦的通道。這是一份讓細胞可以高效率吸收營養素，且不會觸發胰島素阻抗的絕佳沙拉。

另外一方面，如果有人吃沙拉搭配脂肪，例如酪梨、堅果、種籽類、動物性蛋白質或油（不管是有毒芥花油或是健康橄欖油），沙拉的營養素都無法快速進入神經細胞。這些營養素因為被包覆在血液中的脂肪周圍而被身體吸收緩慢，即使胰臟已經分泌胰島素，試圖找出被困在脂肪周圍的葡萄糖，讓它們進入細胞而不是隨著尿液排出體外。記住，那些有幸進入細胞的葡萄糖也不會充滿維生素和其他營養

素，因為沙拉中的脂肪會阻礙綠葉蔬菜的營養素附著在糖上，使胰島素無法輕鬆打開細胞的通道。因此只有少量在血液中脂肪周圍的營養素能夠順利進入細胞，所以當某人進行血液檢查時，測得的大量維生素與營養素數據，會讓人誤以為在飲食中攝取脂肪可以提高營養素的吸收率。

舉例來說，如果血液中持續含有脂肪，我們就會缺少抗氧化劑。大腦有部分區域充滿抗氧化劑，我們仰賴這些抗氧化劑以減緩腦組織氧化。當我們攝取富含抗氧化劑的食物時，大部分的抗氧化劑應該被大腦吸收。但血液中持續的脂肪會干擾大腦吸收抗氧化劑，減少進入大腦的抗氧化劑含量，甚至讓抗氧化劑無法到達大腦。在血液和大腦中的脂肪就是抗氧化劑的攔截者。

## 混淆之源

談到脂肪與營養素的吸收，你會聽到許多對於「脂溶性」的誤解。人們通常認為「脂溶性」代表某種維生素需要與脂肪一起攝取，這樣維生素才能在體內溶解和吸收。「脂溶性」真正的含意為，某些維生素，例如維生素 D，在血液中含量太高時，會被脂肪細胞的沉積物吸收。事實上，當維生素被儲存在脂肪細胞內，這就代表該維生素並未被利用。

脂溶性也可能造成維生素不必要的累積，醫學和科學研究偶然發現攝取高劑量的維生素 A 補充品會讓身體出現問題，他們必須瞭解為什麼這對身體來說具有毒性。他們得出的理論是，當某些人攝取大量的脂溶性維生素，這些多餘的維生素無法被身體排出，於是大量的維生素停留在體內。「這些維生素被脂肪細胞吸收了嗎？」研究者不禁好奇心想：「應該是吧！」

確實有某些維生素，例如維生素 A 和 D 會被困在肝臟和全身的脂肪中。如果有大量脂溶性維生素留在體內無法快速排除，它們最終可能造成血液和器官嚴重中毒的情況。

重點是，我們討論的是體內的脂肪細胞，不是我們攝入的脂肪。當脂肪細胞儲存在體內時會開始改變，變成具有活性，這也是為什麼在腫瘤中可以看到脂肪，即使脂肪在我們攝入時已經煮熟，也不代表它沒有活性，例如一片雞肉中的脂肪，即使內含的油脂已經煮熟，一旦被轉化和儲存在我們的腰圍和身體的其他部位，脂肪

就具有活性。

脂溶性維生素會被身體既有的脂肪細胞吸收，但不代表攝入的脂肪可以增加營養素的吸收率和生物可利用度。當你聽到「脂溶性」這個詞，指的不是你攝入含有植物性的脂肪（如酪梨）或動物性脂肪（如雞肉）的食物，可以幫助你吸收該餐點的維生素。相反，你攝入的脂肪會阻礙維生素和營養素輕鬆進入神經細胞或器官細胞，脂肪會減緩器官和細胞吸收對身體有益的營養素。

「脂溶性」真正的意思是，存在於體內的脂肪細胞會吸收維生素，例如維生素 A 和 D，並非維生素 A 或 D 被吸收後可以轉化成營養素，被任何神經組織、體內器官或細胞利用和吸收。這些在脂肪細胞和器官中累積的維生素，與實際上被吸收和利用的維生素完全是兩回事。相反，大劑量補充維生素 A 和 D，以及其他脂溶性維生素會被肝臟吸收以保護身體，使你免於受到傷害。肝臟是許多維生素、礦物質和其他營養素的轉化器和儲備箱，同時也會儲存有毒物質，像是高劑量的維生素 A，所以維生素 A 會被單獨存放於肝臟的脂肪細胞中，這些脂肪和你攝入的脂肪完全不同。

例如萵苣、香蕉和馬鈴薯都含有脂肪，包含微量的脂肪酸，但是它們的脂肪含量非常低，不至於阻礙胰島素將葡萄糖帶入細胞，所以單吃這些食物不會引起胰島素阻抗，這種平衡恰到好處，任何食物、餐點或整天的飲食中含有 2% 到 5% 的脂肪，都可以讓營養素迅速吸收，且不會產生胰島素阻抗。

過去避免所有碳水化合物和天然糖類的傳統生酮飲食和傳統全肉飲食法已經過時，現在的生酮飲食已不再是過去的生酮飲食，因為這些飲食法含有酪梨、青蘋果和漿果等含糖食物，讓你無法進入生酮狀態。同樣，全肉飲食法也不再是全肉飲食法，因為人們開始攝入綠色果汁和蜂蜜。這些飲食法之所以轉變是因為，沒有人能在完全缺乏葡萄糖的來源下長時間存活，否則會出現嚴重的病症。然而，即使它們已經產生了變化，這些飲食法仍然保有同樣的名稱。

### 漂浮與沉沒的糞便

將飲食中的脂肪保持在 2% 至 5% 的範圍內，這有助於促進你的消化，幫助你從飲食中獲得對大腦有益的營養素。其運作機制如下：

食物中少量比例的脂肪可以促進腸道快速吸收蛋白質及脂肪。較少的脂肪也代表你的胃、肝臟和胰臟不需要那麼奮力工作，因此有機會進行修復。顯現出你攝入的蛋白質與脂肪可以被分解、吸收和利用。因此，你的腸道內不會充滿未消化的腐爛脂肪，不然這些脂肪會阻礙食物營養素的消化與吸收。

未消化和腐爛的蛋白質及脂肪充滿腸道，會使你的糞便變得沉重，因此會沉入馬桶的底部。相反的，不含未消化的蛋白質或脂肪的糞便，有時會在水中漂浮，因為較輕，含有更多的纖維、果膠和果渣，甚至是動物的軟骨，如果你有攝取動物性蛋白質。飲食中若含有更多的水果、綠色葉菜、香草和蔬菜，這都有助於排出健康漂浮在水中的糞便。

但請不要與另外一種漂浮的糞便混淆：因為腐爛的蛋白質和脂肪長期發酵，導致腸道充滿氣體和氨，使人患有慢性胃炎，這種情況也會使糞便浮在水面上。

即使你的飲食非常健康，甚至是低脂飲食，但糞便沉重也無妨。當你持續治療腸道，增強膽汁儲備量和胃酸，你也許會看到浮載於水中的糞便，這是好的開始。健康的糞便代表消化系統中的營養素處理得當，這有助於大腦的健康，因為這樣大腦才能吸收到更多的營養素。

## 測試營養缺乏的新觀點

如果你進行抽血做維生素和營養素分析，而你的飲食習慣一直是以脂肪為主，隨後你看到分析結果顯示，你缺乏某種維生素和營養素，這代表你是嚴重缺乏。如果你的分析結果顯示體內含有充足或大量的營養素，你仍然有可能缺乏營養素，因為它們還停留在血液中尚未被吸收。測試維生素和其他營養素缺乏的最佳方式是飲食中至少 30 天不要攝取脂肪。

如果 30 天後數值顯示你仍然缺乏營養素，這並不代表你真的缺乏營養素。有可能表示你正在吸收和利用這些維生素和營養素，是一個正面的指標，因為營養素沒有滯留於血液中。維持低脂或是無脂的飲食越久，你就能恢復更多體內維生素和營養素的儲備量。最終血液檢查結果將不再顯示營養素缺乏，因為器官中已經存滿所需的營養素。如果你保持低脂飲食的時間夠長，且停留在血液中的營養素夠久，你的血液檢查結果就會是真正的富含營養素，而不是被脂肪困在血液中的營養素。

對於一些承受著巨大壓力或對體能有較大需求的人或慢性疾病患者來說，這種儲備量的恢復可能需要更多時間，因為他們的營養素庫存量非常低，只要營養素一進入儲存庫，下一秒就會被身體所利用。

請記住，血液檢測只能表示一段時間內的狀態，例如進行抽血時的那一個小時。一些簡單的因素，例如抽血前上洗手間、前一晚吃的晚餐或腎上腺對健康檢查的反應等，都會影響檢查結果。不要只依賴一次的血液檢查就判定自己是否缺乏營養素。

下一章〈關於抽血〉非常重要，協助你在抽血前後做好保護自己的措施。

---

不管你有什麼需求，醫療靈媒的療癒方案可以依照個人的狀況做調整與客製化。

—— 安東尼・威廉

---

第四十章

# 關於抽血

當你一邊進行治療，一邊又要面對每天的壓力、汙染、化學物質和其他環境干擾與接觸源，包括有毒重金屬和病原體等，這可不是一件簡單的事。療癒過程中有許多的阻礙，光是這些阻礙就足以讓人卻步，更何況療癒本身也很困難。

在醫學治療和檢測中存在許多從未被仔細審視或被忽略的阻礙，這些阻礙可能會干擾某些人的療癒和康復，或對保持健康和強壯有害。產生影響尤其是不明原因的神經症狀，通常會導致患者做更多的檢查，進而對身體造成更大的負擔。血液檢查是最耗損大腦的檢查，基本上是消耗維持身體平衡與穩定全身的血液系統。尤其當前疾病和死亡人數以前所未有的速度增加，血液檢查的執行率創歷史新高。

血液檢測有一個共同點，不管你是為何種疾病所苦，血液檢測可以取得一些重要的線索，協助醫生做出診斷或確認你的健康沒有問題。同時間，如果我們沒有謹慎應對，血液檢測伴隨著巨大的陷阱，從有問題到危及生命。其中一個陷阱是，許多人有不明原因的症狀，他們的血液檢測結果卻是正常、健康和穩定的，因為許多慢性疾病和症狀無法藉由血液檢查得知。關於血液檢查和其他的問題，請繼續閱讀下半段。在任何情況下，要瞭解我們用來檢測和治療疾病的工具有其極限性，特別是任何與大腦相關的問題，因為這些檢測和治療工具可能會帶來更多的傷害。

## 滴滴皆珍貴

血液檢測中被健康產業忽略的重要議題是抽血過多和浪費。我們的血液被視為一次性產品用完就丟，沒有受到重視。當有人做血液檢測時，為了進行檢驗，通常會抽取比實際需要的血液量還多。最後這些多餘的血液會被丟棄，好像我們的血液

沒有價值，而且沒有人質疑過這一點。沒有人質疑對從身體虛弱的人身上抽取過多的血液是否恰當；沒有人質疑這些額外未使用的血液去了哪裡。

甚至我們被告知，抽血對身體有益。因為這樣可以淨化血液，幫助身體製造更多新鮮的血液，讓整件事情看起來像是一件好事。我們被教導血液可以立即補充，一切很快就會恢復正常，他們說得好像血液在幾分鐘或幾小時內就可以補足。但實際上並不是我們想的那麼簡單，光是攝取一些液體補充血液中的水分，吃一些糖補充血糖，這些並不代表你的血液已經恢復正常。血液通常需要數週甚至是數個月的時間才可能恢復。

血液測試所取的血液只有一小部分會用於檢驗，其餘的血液會被丟棄。同時，身體處於更虛弱、更脆弱的狀態，因為失去那些被任意處置的血液。然後，當那個人開始恢復一些體力並重新造血時，他們又被要求進行另一個測試，又得再次抽血。對許多病人而言，他們不瞭解實際發生的事情，以及血液測試和抽血對身體的影響。如果你飽受疾病之苦，那麼抽更多的血可能會讓你更虛弱。你的病情越嚴重，抽血的次數就越頻繁，因而變成一個惡性循環，進一步使你的病情惡化。

# 重要的免疫系統資訊

有一個理論主張「免疫系統全在腸道」中，這個理論毫無科學根據。這是來自被傳統醫學認為是偽科學的另類醫學理論。在這個情況下，傳統醫學是對的，它是偽科學，而這種偽科學剛好符合益生菌產品公司想要我們相信的觀點，你的免疫系統全部都在腸道中。對於另類醫療甚至部分試圖瞭解人們為何生病的傳統醫學界來說，這樣的理論似乎很有道理。我們的免疫系統在腸道中，這就是每個人健康出現問題的原因嗎？這聽起來蠻有道理。

當他們主張免疫系統存在於腸道中，他們聲稱腸道裡和腸壁內襯上的微生物菌叢是你的免疫系統，這是一個誤導的資訊，並招致更大的問題：銷售益生菌健康產品的公司，聲稱只要這些微生物菌叢進入腸道就可以提升你的免疫系統。問題是，微生物菌叢和益生菌並不是免疫細胞；腸道中的有益菌不是免疫細胞；腸道中的有

益菌不會創造或餵養免疫細胞；腸道中的有益菌無法維持免疫細胞的健康。此外，身體真正主要的免疫細胞不會和腸道菌叢一起坐落在你的腸道內。

你的免疫系統最大的部分位於你的軀幹，因為身體的主要部位就是軀幹，即使免疫系統是在身體的中段，這也不代表你的免疫系統是在腸道中。另類醫療，甚至現在的傳統醫學對這個部分都有一些混淆，而且不斷灌輸我們，大部分的免疫系統是在腸道中，然後益生菌公司可以提供益生菌來幫助你重建免疫系統，整個概念是一個嚴重的錯誤。

你不妨問自己：如果你的免疫系統真的全部都在腸道中，而不在全身的血液系統，那為什麼要做血液檢查來測量你的免疫細胞數量呢？每次看醫生要測量免疫細胞數量時，他們不是收集糞便的取樣來測量免疫細胞數量，而是藉由完整的血液檢查。這顯示出在這個部分充滿許多矛盾，一旦你開始深入檢視「免疫系統全在腸道」的理論，你便會發現這個理論根本站不住腳。

事實上，大部分的免疫系統存在於血液中，所以你的大腦才不會受到感染。你的免疫細胞會系統性地在血液中巡邏，尋找潛在的入侵者，這樣這些入侵者才不會到達大腦或是心臟。免疫系統會保護最重要的器官大腦和心臟，再加上肺臟、胰臟、腎臟、脾臟等各器官。大部分的免疫細胞並不在腸道內和益生菌與腸道菌叢一起尋找入侵者，而是在流經全身的血液和血管中。

你的淋巴系統也含有大部分的免疫系統，淋巴系統覆蓋整個軀幹的器官，其中包括胸腔和腹腔，這顯示你的免疫系統並不是全都在腸道內。有一部分的免疫系統也存在於肝臟和脾臟內，但不要因此與免疫系統都在腸道內的理論混淆，因為腸道理論並未提及肝臟和脾臟。

沒有大腦，沒有心臟，你都無法存活，但即使缺少大部分的腸道，你仍然可以存活，仍然可以擁有強健的免疫系統，因為少了腸道系統，你還有大部分的淋巴系統，骨骼仍然可以為血液製造各種免疫細胞，所以你的血液才是主要的免疫系統，不然，血液感染將會是造成死亡的首要原因。

當你進行血液檢查時，通常會多抽取一些血液，這代表每抽血一次就會有一部分的免疫系統流失。如果你生病了，失去任何一部分的免疫系統都可能讓你的病症更容易復發或出現新症狀。醫生們沒有時間、精力或覺知，將檢查分為多次，透過

抽取較小量的血液來檢測不同的指標，以減少總抽血量。他們習慣在一次檢查中檢測所有的指標，尤其是當你患有某種病症。通常一次至少會抽取超過 3 管的血液，正常來說是 5 到 7 管，有時甚至從 14 到 30 管不等或甚至更多。這一切都需要重新思索是否有其必要性。

大家對血液檢查、抽血和免疫系統缺乏相關知識、理解和資訊的部分原因是：同樣的，醫學研究和科學界不知道為什麼人會生病。這也是為什麼自體免疫性疾病都被列為「原因不明」或提出一些理論像是「因為基因，還有你的身體在攻擊自己」等，或是較新的理論「你的疾病來自於你的信念，你其實不是真的生病。」這個理論如今已被傳統醫學採納作為一種參考。

為什麼他們在抽取你的免疫系統時看似不在乎？因為他們從來都沒有這樣想過，甚至醫生也沒有意識到患者每次抽血就會流失部分的免疫系統，他們根本不知道。為什麼知道抽血會失去部分免疫系統這點很重要？如果醫學研究和科學界瞭解人們為什麼會生病，也就是因為低度和高度病毒感染，例如 EB 病毒造成許多慢性疾病和數十種免疫疾病。也許他們在抽取你的免疫系統前會三思而行，因為這是避免病毒感染惡化的第一道防線。

確實，接受抽血檢查的患者通常病毒感染的情形會惡化，尤其是抽取更多的血液，有時候甚至會讓他們永久臥床，之前他們只有疲倦等困擾，身體仍然可以正常運作。但當病情越來越嚴重時，標準的程序就需要抽取更多的血液樣本。為了找到病因，你必須再去醫院看其他的專家。當你的病情越嚴重時，你的身體運作也會隨之停擺，於是需要抽取更多的血液以找出問題的根源。在六個月之內抽取 100 管的血液是常有的事，在見過第五位專家進行抽血檢查後，你可能開始會臥床不起。這個部分並未受到重視，但每天都在發生。

抽血會加速老化，因為這會耗盡體內的營養儲備量。抽取的血液越多，老化的速度越快。大量抽血，尤其是頻繁抽血時會耗盡生命力，增加體內器官的負擔。醫學研究並不知道在一個人死亡之前實際上可以抽取多少血液，每個人的體力和極限都不同，目前關於能抽取多少血液的準確量至今仍只是理論，醫學界為此仍有爭議。這代表我們應更加謹慎關於抽血量和捐血量。

輕忽隨便的抽血已經造成數百萬人提早死亡，這是一種緩慢步向死亡的方式。

你可能經過多年的慢性疾病和抽血檢查,直到某天超過身體極限,最後疾病上身。今日實行的一般抽血,就足已成為使疾病惡化的因素。

如果某人患有慢性疾病,這代表他們很虛弱,免疫系統一直在與疾病對抗。這些抗爭無法藉由顯微鏡和醫學檢查得知。這就是為何慢性疾病至今仍然是一個神秘無解的謎。這些免疫系統的戰爭是你為什麼生病的大部分原因。你的免疫系統依靠著僅剩的營養儲備量,試圖對抗低度或高度的病毒感染、細菌感染和毒素的侵害。接下來,你要進行血液檢查:代謝檢查、甲狀腺檢查、全套血液檢查、賀爾蒙檢查、營養缺乏檢查等更多。現在,你必須抽取 5 管、10 管、12 管,也許是 14 管或更多管的血液樣本。從這些血液中,你的免疫細胞在不知不覺中從身體隨便被取出,這帶給骨髓極大的壓力,因為你的骨髓必須超速運轉,耗盡它的儲存量以彌補失去的免疫系統。

如果他們需要那麼多的血液來進行測試,那又另當別論。即使如此,血液檢查仍然有不同的方式。實際上,檢測不需要那麼多的血液,大部分的抽血都是不必要的,最後可能被丟棄,或是用於一些不法的實驗性測試。這是一個古老的體系,不受監控和紊亂,就像其他的腐敗問題,就像許多過時的醫療技術和醫療體系。


# 「我們還要抽取更多的血液」之無限循環

在一般血液檢測後,專科醫生可能會要求抽取更多的血液,以便深入找出任何新發現,但是沒有人在計算,也沒有人會說「哇!我們正在抽取更多你需要用來對抗感染的血液,例如你的橋本氏甲狀腺」,或是你的多發性硬化症、濕疹、慢性疲勞症候群和紅斑性狼瘡。「你的慢性症狀其實是慢性病毒感染,現在我們要抽取你的免疫系統,但我們會很小心,一次只抽取一點,讓你的症狀不會惡化。」沒有人這樣做,其中的部分原因是醫生們甚至不瞭解你正在對抗病毒感染,除非他們開始學習《醫療靈媒》的資訊。

有些醫生認為抽血對自體免疫性疾病有幫助,因為他們認為免疫細胞在攻擊器官和和腺體。這也是為什麼許多醫生會推薦患者去捐血,他們認為這樣可以降低免

疫細胞的數量，並且重新製造新鮮的血液，在某種程度來說，就像一個新的開始。（稍後會提及更多關於捐血）這是一個錯誤的觀念，由於某種原因，醫學界忽略一個重要的觀點，患者正在與自體免疫性疾病對抗，而你卻讓他們去捐血，沒有意識到患者的血液可能不健康，甚至具有傳染性，並不適合捐血。醫生常推薦血鐵質沉積症患者去捐血，目的是降低血液中的鐵質，但同時醫學研究並不知道真正引起血鐵質沉積症的原因。實際上，這是因為骨骼中有慢性病毒感染，而免疫系統對於對抗該病毒感染非常的重要。

這應該是你第一次聽到關於抽血和免疫系統的資訊。也就是說，除非你從醫療靈媒的資訊或藉由其他人分享的醫療靈媒資訊，或是在書籍還未出版前在我的其他數位資源學習到，不然你不會知道這些訊息。我已經傳達這個主題數十年，因為我希望人們知道該如何保護他們的家人、親人，還有自己。

抽血過量是醫學界另外一個很大的錯誤，或這真的是一個錯誤？還是另有其他目的？多餘的血液去了哪裡？被丟棄了嗎？沒有人知道。但可以肯定的是，抽取出來的血液並沒有全部用完，是否用在不可告人之處？是否用在一些對人體有害的基因測試？是否有神秘的嗜血組織？是否提供給外星種族當作食物來源或是實驗測試？實驗室是否真的單純把血液丟棄？只有少部分的捐血送達醫院，其他剩下數百萬加侖的血液到哪裡去了呢？

姑且不論有多少剩餘的血液被丟棄，進入下水道或其他地方，你的白血球細胞都需要時間重建。血液中大部分的免疫系統需要時間重建和補充，這可能需要數週的時間。對許多深受疾病或症狀所苦的人，依照病情嚴重程度不同，可能需要兩至六個月，甚至更久的時間恢復。這好比你的血液銀行帳戶不斷被提領，在你存入足夠的錢之前又繼續被領走更多的錢。也就是在血液中足夠的免疫系統恢復前，更多的免疫系統又流失了。於是你變得更虛弱，因為身體持續流失更多的免疫系統，接下來又需要更多的血液檢查來查明原因。慢性疾病仍然是一個謎，不管多少專家認為他們已經掌握相關資訊，病因仍待追尋，於是「我們還要抽取更多的血液」，就是我之前提及的惡性循環，有許多人很難從持續的抽血檢查中恢復，有些人甚至永遠無法恢復。

當某人有嚴重的割傷，例如被碎玻璃劃傷或刀子割傷，他們會流失很多血液，

這對身體來說是一個創傷。光是失去相當 10 到 14 管血液的衝擊就足以對身體造成驚嚇與創傷，即使不是嚴重的身體傷害，但造成 7 小管的血液流失也會對身體產生影響，還是需要一些時間才能恢復。然而，我們卻從未質疑從體內抽取這麼多血液，可能會產生的任何影響。醫護人員會說：「稍後補充一點流質飲料，吃一點食物，這樣就能恢復了，兩個星期後再回來看報告。」他們一付自信滿滿，好像身體在幾個小時之內一定會恢復。

當你去新的醫生或專科醫生看診，他們會要求你做一次全套的血液檢查，不管你上一次抽血是什麼時候。我們每一次抽血都會失去部分的免疫系統，除非是進行單獨的檢測，只抽取出小規模的血液，且多次在就診中分開檢測，而不是一次抽取大量血液就完成全部檢測。藉由這種更謹慎的方式，我們可以保留身體大部分的免疫系統。否則，抽血可能會促使免疫系統減弱，導致病原體大肆生長，加劇身體的症狀。保護我們的免疫系統比我們想像中的還要重要。

另外，我們也要考慮失血性休克。醫學研究和科學界只認定某些程度的失血才是失血性休克。實際上，這是因人而異，有些患有慢性疾病身體較虛弱的人，可能會因為一次大量抽血而出現輕微缺血性休克，有些人可能會因為經常捐血而出現輕微，甚至是嚴重的失血性休克。醫療業並未監測因抽血引起缺血性休克的各種變因。他們對於導致出血性休克的失血程度已有既定的看法，所以不會再深入研究每個人對於大量抽血或捐血所產生的細微差異。現在醫療界所用的「通用」標準完全忽略個體差異性，判定缺血性休克應該要有一個級別之分，從輕微到嚴重不等，並考慮到不同程度失血可能會導致不同程度缺血性休克的可能性。

## 榨乾我們的大腦

血液中的免疫細胞不是抽血時唯一會流失的東西。那血液中維持中樞神經系統和大腦運作所需的重要電解質呢？那些電解質難道是無中生有嗎？即使你喝電解質飲品，可能也需要喝上數百瓶才能回復體內所需的電解質數值。當我們攝取電解質，電解質要花一些時間才能找到需要它們的地方。再加上抽血前體內本身就已缺

乏電解質，所以不是喝下電解質飲品就可以立即補充體內的儲備量，這是需要時間一點一滴的恢復過程。可能要持續好幾個月才能補足深層的電解質儲備量，你的漢堡、披薩或生酮晚餐都無法補充這些深層的電解質儲備量。本書提及關於神經傳導物質缺乏營養素和脫水的情況，同樣也適用於抽血。

還有營養素缺乏的問題要考量。來自食物的重要營養素正前往目的地前進，例如維持身體平衡和提供大腦能量的葡萄糖（我們的血糖），當我們抽血時，這些營養素也會流失，這導致營養素缺乏的速度比不良飲食還要快。

諷刺的是，我們通常進行血液檢測是要檢查身體是否缺乏營養素，但抽血反而讓營養素更缺乏。我們不會在血液檢查結果中看到那些流失的營養素，因為這是在抽血之後發生的。當我們離開診所或血液研究室，我們體內的營養素缺乏問題比之前更嚴重。關心我們健康的醫生或醫療保健人員在無意中讓我們更缺乏營養。如果接著又馬上進行另一次血液測試，結果將大相逕庭。但沒有人這麼做，也幸好沒有，因為再次抽血會讓你失去更多的寶貴營養素，如果醫生發現你的營養素不足，他們又會要求抽取更多的血液來分析你的營養缺乏狀況，形成沒完沒了的惡性循環。

通常在抽血檢查拿到報告後，醫生會試圖用補充品「解決」我們營養素缺乏的問題。但這些為了解決血液檢查結果顯示為營養不足的方法，都無法快速補足抽血時流失的營養素。醫生會分析你的鈣質、維生素 $B_{12}$、鋅和維生素 D 等許多其他營養素的數值，但同時間，他們也在抽取這些營養和更多的血液。然後，他們可能會建議許多甚至不是最高品質的補充品來達到他們的訴求（高品質代表同化性、吸收度和生物利用度）。

當今，維生素 C 對於保持健康或治療疾病非常重要，維生素 C 是一種抗氧化劑，也是免疫細胞的燃料。當血液流失時，我們會失去大量的維生素 C 儲存量：在抽血之後，儲存在細胞組織和器官中的維生素 C 會快速釋放到血液中，填補流失的維生素 C。當這種情形發生後，我們的血液不只會缺乏維生素 C，連器官包括大腦也都會缺乏維生素 C。所以在抽血後，你的大腦會失去防止大腦被感染，腦組織氧化及老化的維生素 C 庫存量。

# 現代版的放血

在古老的年代，尤其是西元十七和十八世紀，傳統醫學很流行放血療法。當你生病時，他們會劃開你的皮膚，讓你的血流到鍋子裡。其實這對身體恢復並沒有幫助，傳統醫學後來花了一些時間才學到並記取教訓。在那個年代，如果第一次放血後症狀沒有改善，患者會被再次放血，讓血液流進鍋子裡。幾天或幾週後，如果症狀仍然沒有好轉，患者很有可能又會被再次放血。最後，患者可能因為放血而症狀急轉直下，甚至致死。

不管你是否想聽，或是相信與否，有些醫療產業機構知道現代醫學抽取過多的血液，他們的作法類似歷史上過時的放血療法。幕後醫療產業心知肚明，但不會在醫療教育或醫學院中提及相關的資訊。這是一種秘而不宣的高級放血法，尤其協助抽血的人都是熱心的專業人士，這就是現代版的放血療法。

如果你不以為然，你可以問自己這個問題：為什麼血液檢查只需一點血液，卻要抽取那麼多的血液呢？如果你的答案是，可能之後的檢查會用得上，那你更要瞭解這不是運作的方式。新的檢查需要新的血液。如果你的答案是，他們需要額外的血液做成血清，事情也不是你以為的那樣。製造血清不需要那麼多的血液，只需要最少量的血液即可。他們可以從嬰兒身上抽取少量的血液，他們也可以使用那麼少量的血液，檢測一般要從成年人身上抽取更多血液的甲狀腺測試。

神經性萊姆病患者通常需要進行頻繁抽血檢查，如果他們能因此康復，這還真是奇蹟！這也是大部分患者無法痊癒的原因之一，神經性萊姆病只是其中一種情況。癌症患者也會被迫進行許多抽血檢查，其中引起癌症一個重要因素，就是患者長期感染某種具有侵略性的病毒株，其釋放的毒素餵養了癌細胞。例如，醫學研究和科學界意識到 EB 病毒和非霍奇金氏淋巴瘤有關聯，但他們不知道在抽血時要更謹慎，因為抽取血液就是在削弱防止病毒感染和癌細胞擴散的免疫細胞。進行例行性的抽血可能對健康造成很大的危害，尤其是正在接受骨髓移植的癌症病患，因為他們的免疫系統已經部分受損。

正如之前提及，你的大腦應該由免疫系統來保護。你的免疫系統大部分在你的血液中，而不是另類醫學專家們主張的在腸道中，藉此推銷他們的腸道健康產品。

然而，理論和趨勢往往占上風，它們偏離重點，無法保護那些飽受病痛之苦的人，無法保護你，也無法保護你的大腦。另類療法中的腸道健康專家，無論是綜合傳統和另類醫學，還是單純另類醫學，都會抽取大量的血液，以觀察在腸道治療或狀況方面的結果。他們認為腸道是造成健康問題的主因，卻不瞭解真正造成患者許多慢性疾病的真正原因。正是這樣的流行理論讓「現代版放血療法」持續猖獗，並讓病患因為疾病而踏上一條更黑暗的道路。

有些人會問：「失血不是很正常嗎？女性生理期就是如此。」這和抽血完全是兩回事。當女性在生理期間，她們通常會藉由子宮內膜脫落的過程流失一些血液。但這是自然的過程，仍然可以保留和維持身體的免疫細胞，不像抽血。免疫系統充滿智慧，當血液透過生理週期排出時，在血液排出之前，大部分的免疫細胞會離開血液，停留在生殖系統中。這也是為什麼在生理期時，百分之八十的免疫系統會用來保護生殖系統。同時，生理期間流失的血液並沒有看起來那麼多，這些並不全都是血液，有些是黏液、子宮內膜和其他的液體。

有些人的經血量很大，大量出血似乎流不停且接近出血過量，這時醫生可能會擔心失血的問題。但他們並不知道，在生理期間免疫系統的運作方式，出血量大的生理期代表有更多的免疫系統流失，他們只關注失血太多，甚至可能需要輸血。然而，他們卻不在乎從孕婦身上抽取 5 管，甚至更多的血液，或是進行頻繁的抽血檢查，又或是鼓勵慢性疾病患者去捐血，這又是另一個讓人想不通的論點。

另一個矛盾點是捐血的程序。當有人捐血時，整個醫療系統忽略了許多重要的面向。其中一個非常重要的考慮因素是捐血者是否有慢性疾病史。現在，他們可能會詢問一些問題，但只有特定某些健康問題不宜捐血。基本上醫療系統並沒有將自體免疫性疾病或其他數百種症狀和疾病視為隱憂，而且，大部分的捐血者都是有慢性疾病史的女性，很多都是她們的醫生鼓勵她們捐血。這些慷慨的女性為了幫助別人而捐血，令人驚訝的是，最健康和最強壯的人卻很少捐血。這樣的捐血流程需要重新審視與評估，需要更仔細篩選潛在的捐血者是否有任何的慢性疾病史。

# 血液檢查的實際評估

如果此時，你認為我不相信血液檢測，那你就錯了，其實我相信血液檢測。我認為這是提供給醫生和患者的一個判斷依據，但我也認為，醫療體系執行血液檢查的方式存在著嚴重的問題，這些問題會提早奪走人們的生命，這個問題始終被忽略或是刻意被忽略了。

如果你認為整個醫學界都忽略了有關我們的免疫系統和抽血的問題，而且我還是唯一提出這個問題的人，這真的是太說不過去了。我非常同意你的看法，這其中肯定有人知道這個問題的存在。現在我們的技術已經非常先進，可以從四十年前埋在淺墓中一條牛仔褲上的一粒砂糖大小的血跡中找到謀殺案兇手。例如，進行家族血統 DNA 檢測，你不需要寄出一大管血液，只需要在嘴裡塞一根棉花棒。也就是說，隨著醫學進步，你不需要一大管血液來發現營養不足；你不需要一大管血液來觀察甲狀腺指數；你不需要一大管血液來進行 A1C（糖化血色素）測試。因此，我們要隨時保持警覺！

## 應該如何要求醫生

我建議要求醫生只抽取進行測試所需的最少血液樣本量，並詢問是否有可能定期回來，以便每次只抽取不超過 2 到 3 管標準試管的血液樣本。在理想情況下，一次血液檢測應限制在 2 到 3 管，四分之一或半管以下的標準試管量。（如果抽血人員只抽取低於標準試管的四分之一或一半量，那就更理想了。）

如果你向抽血人員或實驗室要求只抽取四分之一到半管的血液量，他們可能會說至少需要滿管的血液量才可能進行測試或分離血清。但這不是真的。血液實驗室只需要使用四分之一到半管，甚至更少的血液就可以進行檢測，只要醫生送出多少，實驗室就會接受。你可以尋找願意使用四分之一到半管血液的醫生，血液檢測的實驗室會接受並利用它們進行所有需要的檢測。即使有血液實驗室告訴抽血人員，他們無法使用四分之一或半管的血液量，他們還是會接受，因為實際上只需要一點血液即可。其實這些在實驗室只需要像米粒或豆子般大小的血液就可以完成檢驗，但他們通常會拒絕這麼少量的血液樣本。

如果你被告知需要抽取 5 管血液，那就抽取 5 次，每次四分之一管或半管。如果他們需要抽取 7 管血液，那就抽取 7 次，但每次只要四分之一管的血液（全部總量等於 1.75 滿管：0.25 x 7 管），或每次只抽半管的血液（全部總量為 3.5 滿管：0.5 x 7 管）。如果他們要求更多的血液，你可以詢問醫師是否能分次執行，讓你下次回診時再抽血。這樣一來，每一次的抽血量就能維持在總量最多 2 到 3 管之間。最理想的情況是越少抽血越好，尤其是那些身體微恙的人。

## 未來抽血的標準為四分之一管和半管

血液檢查很重要，你可以在醫生的要求下進行血液檢測，只是你要謹慎以對。

你有許多方法保護自己，不管你相不相信，你也同時在保護你的醫生，不論他們是否瞭解。因為如果你的病情加重，對你的醫生也沒有好處。大多數醫生的患者若是病情加重，這些都會留下記錄，如果你因為抽血而病情惡化，也會影響他們的信心、聲譽或是執業生涯，對他們造成不利的影響。

許多善心的醫生會因為患者的健康惡化而深受打擊，這也是為何許多醫生都有酗酒問題，這可能是他們面對巨大壓力和失落的方法。你的健康惡化對營養師和針灸師也毫無幫助，這些人建議你一些養生飲食，卻對你的健康每況愈下感到不解。每個人因你的病情惡化被指責，最後反過來責怪你。你的健身教練、營養師、針灸師、自然療法醫生、健康教練、家庭醫生、功能醫學醫生，你們可能會彼此責怪。這些情況未必會發生，但這是常有的事。與此同時，沒有人留意到一個吸血鬼，一個不受管制與監控的古老醫學系統吸血鬼。這不是醫生的錯，也不是你的錯，而是整個醫療體系的問題。

本書列出的任何大腦相關症狀或疾病，都會因為抽血過多而惡化，因為正如我們提到的抽血會使體內重要的基礎電解質、大量維生素、葡萄糖、微量礦物鹽、氨基酸、抗氧化劑，例如維生素 C、維生素 $B_{12}$，還有其他營養素，以及氧氣和賀爾蒙，連同其他對免疫系統非常重要的成份流失。

例如，焦慮症或憂鬱症患者在抽血後，如果他們不知道使用這個章節分享的工具保護自己，那他們的焦慮和憂鬱症狀有可能會在當天惡化，並在這之後持續惡化，通常會持續一週或一個月的時間。

疲倦和精神不濟的問題也很常見。在抽血完隔天有些人可能會出現疲倦，但不會聯想到這與抽血有關。這種疲勞可能會持續兩到三個星期，即使表面上看起來很健康的人在進行常規血液檢查後也可能出現這種情況。如果這種疲倦影響到日常生活，他們通常會再去看醫生接受另外的抽血檢查，於是這種疲倦的情況又會再持續一個月之久。

對於慢性疾病患者來說，抽血產生的影響會更嚴重且持續的時間更久。抽取過多的血液可能會觸發任何症狀或疾病，造成身體更大的負擔。

直至目前，我們主要都在探討失血對身體的影響。抽血對健康還有另一個影響：當針頭插入靜脈抽取血液時，身體會立即釋放腎上腺素，進入「戰或逃」的模式，這對於慢性病患者來說會造成困擾，後果可能是晚上失眠，心跳加速和／或神經性症狀加重，包括強迫症、焦慮症、憂鬱症和更加疲倦。

對於年輕的女性而言，因為慢性疲勞和腦霧，在六個月內看過二、三個或以上的醫生屢見不鮮，其中某位醫生可能會要求抽取 18 管血液，更不用說另一位醫生可能要求抽取 7 管血液，而另一位醫生則要求抽取 10 管血液。加總起來，在短短四到六個月內就抽血高達 35 管，但這還不算什麼，甚至有更多的年輕女性抽取比這更多的血液，而醫生在抽血方面也非常熱衷，尤其是功能性醫學的專科醫生。

我們必須從中找到平衡。過去的傳統醫師（二十至三十年前）可能會要求抽取 3 到 7 管的基本血液量，以檢測完整的血液細胞數、代謝功能、膽固醇、血糖以及肝酶等，這些只需要三到七管的血液。相較之下，現代的功能醫學醫師通常要求抽取 7 到 28 管的血液，而且這還不是最高的數字。有許多人會要求一次抽取更高的數量，例如 35 管至 40 管以上的血液。

透過這個章節，我並不是要散播恐懼，我相信血液測試，但我們要謹慎以對，以更恰當的方式來執行。**我們需要尊重人們內在的生命力：血液。**當我們抽取血液時，我們要先找到一個平衡，然後進一步做到更好，將未來的抽血標準設定在四分之一到半管的血液量。

## 如何重建你的血液

我們應該注重平衡，無論是運動、重訓、瑜伽、冥想、正念，還是「一切要適

量」的心態，我們不斷聽到一切都是關於保持平衡，基本上，我們幾乎非常執著於平衡這件事。但卻沒有人質疑：「大量抽血難道不會破壞平衡嗎？」

在進行血液檢驗時，從一個只有100磅體重的嬌小成人和一個250磅體重的成人身上抽取相同的血液量，這樣是否是平衡呢？很多捐血者在捐血後昏倒，或者很多患者在抽取2、3管以上的血液後昏厥，這樣是否是平衡呢？

孕婦經常進行抽血檢查，卻沒有考慮到這樣對於發展中的胎兒或母親的免疫系統（保護胎兒與母親）是否有任何影響。這樣是否平衡呢？

有些人的免疫系統很虛弱，抽血之後需要數月才能重新建立，但在恢復之前，通常他們又會接受另外一次抽血。再生血液並不像是建議在抽血後吃一點餅乾和喝一杯蘋果汁那麼簡單。這些食物只能補充血糖，提供一些電解質，但是無法幫助血液重建，因為重建血液需要時間。沒有人會說：「這些是幫助你在免疫系統流失後恢復的方法。」不過，醫護人員在抽取你的大量血液後，他們甚至不會留意到免疫系統流失的問題。

比起遵從醫護人員建議的只吃餅乾，還有許多更有效能補充血糖的方法，且這些營養素同樣能幫助造血。攝入過多的脂肪基（以脂肪為主的食物）並不是協助造血的有效方法，因為脂肪會減弱免疫系統，阻擋細胞吸收重要的營養素。選擇公認的「有益健康」的食物，例如牛排、雞肉、酪梨、花生醬、食用油、牛奶、乳酪、蛋或奶油，並不能快速恢復免疫系統和重建血液，這只會讓造血的過程更慢。反而，在抽血後攝取更多關鍵的「純」碳水化合物（不要同時攝取脂肪），對恢復血液會更有幫助。適用於造血的碳水化合物包括：馬鈴薯、地瓜、南瓜、香蕉、紅蘿蔔（不包含大量紅蘿蔔汁）、青豆、木瓜、芒果、野生藍莓和蘋果。

在抽血後，你可以具體採取什麼措施來增強你的免疫系統？為了協助身體重建免疫細胞（紅血球和白血球），你可以攝取螺旋藻、大麥苗汁粉、芹菜汁、菠菜和羽衣甘藍等綠色蔬菜，以及香菜和巴西里（歐芹）等香草植物。此外，葡萄、櫻桃、黑莓和黃瓜或黃瓜汁，以及瓜類（例如哈密瓜、西瓜，甚至是香瓜）等水果和椰子水（非粉紅色或紅色）也都很重要。

請注意，捐血後，你的身體知道它失去了部分的免疫系統，所以會開始製造。尤其是在捐血後，骨髓會進入快速製造免疫細胞的流程（因為在大多數情況下，捐

血會流失更多的血液），這個製造過程需要維生素B₁₂、鎂、鋅和維生素C。在飲食中盡量攝取更多的水果，這點非常重要。免疫細胞仰賴維生素C、鋅、維生素B₁₂和鎂提供營養。此外，你要知道攝入這些營養素無法立即創造新的免疫細胞，免疫細胞需要時間才能生成，同時，這些營養素也會協助抽血後剩下的免疫細胞。當白血球細胞中的殺手細胞離開器官進入血液，填補受損，保護大腦和心臟免於感染時，這時補充鋅（液態硫酸鋅）、維生素B₁₂（腺苷鈷胺素和甲基鈷胺素形式）、維生素C（又名微型-C或緩釋型非抗壞血酸形式的維生素C）和鎂（甘胺酸鎂），至少可以在免疫細胞數量減少時強化它們。你可以在我的網站www.medicalmedium.com找到各種補充品的最佳形式和推薦。更多關於補充品相關資訊，包括抽血前後的具體修復方案，請參考《守護大腦的激活配方》一書。

### 抽血前後的應對措施

以下的方案為支持身體在抽血前後的應對措施。你可以嘗試所有列出的選項，或是盡可能實行這些選項。

### 抽血前一週

抽血前一週開始強化你的血液，減少抽血帶來的衝擊，幫助血液快速恢復。

為了進一步保護自己，你可以在《守護大腦的激活配方》書中找到相對應的補充品推薦。

- 鮮榨芹菜汁：每日 500 至 1,000 毫升（參考第四十四章的食譜和指引）
- 檸檬或萊姆水：每日兩次，每次 1,000 毫升（參考第四十四章的食譜和指引）
- 椰子水：每日 600 至 1,200 毫升（純椰子水）
- 試著在一週內根據需要加入《守護大腦的療癒食譜》書中的食譜

### 抽血後一週內

這個方案可以協助你在抽血後的一週內重建血液和增強剩餘的免疫系統。讓你在重建血液的同時也能減少抽血為身體帶來的衝擊，還有恢復流失的營養，例如巨量礦物質、葡萄糖、微量礦物鹽、其他維生素、胺基酸及其他營養素。為了進一步

保護自己，你可以在《守護大腦的激活配方》書中找到相對應的補充品推薦。

- **鮮榨芹菜汁**：每日 500 至 1,000 毫升（參考第四十四章）
- **檸檬或萊姆水**：每日兩次，每次 1,000 毫升（參考第四十四章）
- **椰子水**：每日 600 至 1,200 毫升（純椰子水）
- **自選**：補腦蔬果汁、舒腦蔬果汁、500 至 1000 毫升鮮榨小黃瓜汁（《守護大腦的療癒食譜》中的食譜）
- **瓜類**：每天半顆甜瓜，如哈密瓜，或 2 至 3 杯西瓜
- **菠菜湯或大腦救星沙拉**：每日 1 份（《守護大腦的療癒食譜》中的食譜）
- **試著在一週內根據需要加入《守護大腦的療癒食譜》書中的食譜**

　　如果你對如何選擇食物有疑問，不在此處提供的選項中，本書接下來的幾章將提供更多答案。在接下來的內容，你可以獲得所需的知識，協助你引領自己踏上身心健康之路。

---

不管你是否想聽，相信與否，有些醫療產業機構知道現代醫學抽取過多的血液，他們的作法類似歷史上過時的放血療法。

—— 安東尼・威廉

---

第四十一章

# 腦細胞的食物和填飽肚子的食物

人們通常把「填飽肚子的食物」聯想為負面的加工食品、防腐劑、化學食物和添加物。實際上，這些成分不應該被稱為填飽肚子的食物，而是應該稱為有毒的加工食物、有毒的防腐劑、有毒的食品化合物和有毒的添加劑。這些食物和食品化學物質應該歸類於「大腦的叛徒」。

我們沒有意識到，其實我們的飲食有三大類別：

- **大腦的叛徒的食物**：阻礙我們療癒的食物和化學食品。
- **填飽肚子的食物**：填飽肚子，但無法提供療癒力協助我們對抗這個充滿疾病的有毒世界。
- **腦細胞的食物**：可以有效幫助我們療癒的食物。

填飽肚子的食物真正的意思是它們會占據其他食物在胃中的空間，那些具有療效的腦細胞食物，可以幫助你改變生活和逆轉慢性疾病的食物。填飽肚子的食物無法逆轉慢性疾病，也不會使慢性疾病惡化，但是它們仍然無法治療慢性疾病。想要恢復和治癒大腦不是依靠填飽肚子的食物，而是腦細胞的食物。

在這個章節中，你會看到填飽肚子的食物清單，當你發現一些全食物的名單，請不要驚訝。你可能會認為填飽肚子的食物清單中沒有加工食品是一個錯誤，但這不是錯誤。填飽肚子的食物顧名思義就是對健康有益、純淨、有機，而不是經過加工或是在實驗室裡製造的食品。當我們沒有慢性疾病時，填飽肚子的食物可以餵飽我們。身為人類，我們可以靠填飽肚子的食物存活，雖然生活品質不一定是最好的，但我們仍然可以生存。

直到當我們患有慢性疾病，出現任何症狀時，我們才會對食物有一些嚴格的要求。我們需要抗病毒化合物、抗細菌化合物、大量的營養素，例如微量礦物質、維

生素 C、抗氧化劑，以及對身體有幫助的胺基酸（而非無益的胺基酸）。

　　具有藥性的食物和填飽肚子的食物之間有其差異性。沒錯！填飽肚子的食物也含有營養，其中有礦物質、維生素、胺基酸、脂肪酸和其他營養素，但它們的含量非常少，不易被吸收和利用。相較於具有藥性和療癒性質的腦細胞食物，這些營養素的含量更高，更易於吸收和利用。填飽肚子的食物缺少人類在當今生存最重要的化合物：抗病毒、抗細菌、抗寄生蟲和抗霉菌的化合物。此外，它們還缺少另一類關鍵化合物：可以去除體內有毒重金屬和有毒化學物質的化合物。即使填飽肚子的食物含有營養素，但是它們沒有這些抗病原體和排除重金屬的功能。

　　我們依賴這些填飽肚子的食物是因為我們被教導它們很健康。我們以為根據食品科學的理論，這些填飽肚子的食物可以提供人體足夠的營養素。我們很容易被誤導，走上錯誤的營養之路。尤其當食品科學一直宣導堅果、魚肉、雞肉或豆類中的營養素，我們很容易趨之若鶩覺得自己如獲至寶，甚至當你在吃燕麥時，你可能會不斷在心裡想著，它含有的營養素對你的身體有多好。

　　我們習慣攝取填飽肚子的食物，飲食中大多也是以填飽肚子的食物和有害大腦的叛徒食物為主，這相對減少了我們攝取有助於療癒的食物的機會。恢復大腦健康需要高營養價值的食物，恢復神經元、神經傳導物質、大腦組織、人腦膠質細胞、神經細胞、腦幹和腦神經細胞需要的營養素，遠比草飼牛肉、燕麥或杏仁堅果醬所能提供的還要多更多。

## 腦細胞的食物清單

　　大腦細胞的食物可分為五類：水果、綠色葉菜、藥草與香料、野生食物和蔬菜。這些食物都具有抗疾病的功效，同時也有助於大腦細胞生長，像是大腦膠質細胞、結締組織和神經元。

　　你的目標不是在這個清單中吃越多種類越好，相反，如果你想治癒，請將你從清單中選擇的食物變成飲食中主要的部分，試著降低餵飽肚子的食物和大腦背叛者食物的比例，用更多的腦細胞食物替代。專注於任何你選擇的腦細胞食物，如果你

想要進行單一飲食一小段時間，請參閱《369 飲食排毒聖經》，在那本書中，你可以找到更多關於單一飲食法的指引，像是吃香蕉、木瓜、馬鈴薯或青豆（搭配芹菜汁和自選的萵苣），此外，還有其他針對不同症狀的單一飲食選項。

請記住，這不是一份詳盡的清單，例如，你可能有當地很好的水果，但沒有列在清單上，這些只是一個代表性的範例清單，讓你對水果、綠色葉菜、香草、野生食物和蔬菜有更多的瞭解，另外，這個清單上的順序並不是依照營養多寡來排序。

## 水果篇

- 蘋果
- 蕃茄
- 櫻桃
- 椰棗
- 芭樂
- 萊姆
- 油桃
- 柳橙／柳丁
- 西洋梨
- 石榴
- 白柿果

- 杏桃
- 冷子番荔枝 cherimoya
- 蔓越莓
- 無花果
- 波羅蜜
- 枇杷
- 芒果
- 木瓜
- 鳳梨
- 柚子
- 刺果番荔枝

- 水梨
- 冬南瓜
- 黃瓜
- 葡萄柚
- 奇異果
- 荔枝
- 李子
- 百香果
- 火龍果
- 紅毛丹
- 蛋黃果（俗名：仙桃）

- 楊桃
- 櫛瓜
- 釋迦
- 葡萄
- 檸檬
- 麻美蛋黃果
- 香蕉
- 桃子
- 黑棗
- 人蔘果／人生果
- 夏南瓜 Summer Squash

- 各種柑橘：年柑、火燒柑、砂糖橘等
- 酪梨（由於脂肪含量高，以少量為主）
- 所有瓜類（西瓜、香瓜、哈密瓜等）
- 成熟甜椒（非青椒）

- 橄欖（無添加醋、檸檬酸和防腐劑的產品）
- 莓果（黑莓、藍莓、覆盆莓、黑覆盆莓、草莓或當地任何可食用的莓果）

## 綠色葉菜篇

- 芝麻葉（非韓國芝麻葉）
- 綠捲鬚菜和苦苣
- 蘿蔔葉
- 萵苣（包含福山萵苣、紅葉萵苣、奶油萵苣、蘿蔓萵苣等各種萵苣）
- 青江菜
- 羽衣甘藍
- 菠菜
- 青花筍
- 羊齒菜
- 各種芽菜
- 各種菜苗（包括豌豆苗、葵瓜苗）
- 甘藍葉菜類
- 芥菜
- 西洋菜

## 藥草與香料

附註：額外有藥性可食用的香草在《守護大腦的激活配方》中「補充品的重要性」章節中可以找到。

- 薑黃
- 蒜頭
- 薄荷
- 迷迭香
- 羅勒（九層塔──台灣羅勒）
- 芹菜
- 薑
- 洋蔥
- 鼠尾草
- 細香蔥（蝦夷蔥）
- 檸檬香蜂草
- 奧勒岡
- 蔥
- 香菜
- 馬鬱蘭
- 巴西里（歐芹）
- 百里香

## 野生食物

如果你在這份名單中看到某樣食物懷疑它是否為野生的，請知道它被列入清單是有原因的：即使這些食物很容易在超市買到，它仍然很接近野生種。

提示：其他具有藥性可食用的香草，如蕁麻在《守護大腦的激活配方》一書中的「補充品的重要性」章節中可以找到。

- 蘆薈
- 椰子（少量）
- 芭蕉
- 生蜂蜜
- 牛蒡
- 椰子水（不是粉紅或紅色）
- 萵苣
- 人蔘
- 白樺茸
- 黑醋栗
- 桑椹
- 玫瑰果
- 栗子
- 蒲公英
- 柿子
- 野生蔓越莓

- 野生藍莓　　　　● 野生山楂（酸蘋果）　　● 其他野生可　　● 各種可食用香菇
　　　　　　　　　　　　　　　　　　　　食用莓果　　　（非迷幻藥用香
　　　　　　　　　　　　　　　　　　　　　　　　　　　菇）
- 海菜類食物（最推薦來自大西洋的大西洋紅藻海菜、昆布、珊瑚藻和海苔）

## 蔬菜

- 朝鮮薊　　　　　● 蘆筍　　　　　　● 綠花椰菜　　　● 球衣甘藍
- 高麗菜／大白菜　● 紅蘿蔔　　　　　● 白花椰菜　　　● 西洋芹菜莖
- 茄子　　　　　　● 大頭菜　　　　　● 防風草根　　　● 青豆
- 馬鈴薯　　　　　● 櫻桃蘿蔔　　　　● 羅馬花椰菜　　● 蕪菁甘藍
- 荷蘭豆　　　　　● 地瓜和山藥　　　● 蕪菁
- 甜菜根（請購買有機非基改甜菜根）　● 長豆（包括敏豆 / 四季豆）
- 扁豆（煮食前最好浸泡過夜，移除可能混雜在其中的小石塊。但請不要三餐都
　吃扁豆，除非這是你唯一的食物來源）

# 填飽肚子的食物清單

　　填飽肚子的食物未必對你有害，此清單的食物好壞也有分別，並非完全一樣。
無論如何，如果你的飲食中充滿這些填飽肚子的食物，不管是否為脂肪基或其他成
分，你都會錯過療癒和保持強健的營養素。

　　這些食物列出的順序並不代表它們的重要性排序。這也不是一份詳盡的清單。
相反，每個類別只列出一些代表性的例子，但這份清單並非鼓勵你攝取更多或更多
樣的餵飽肚子的食物，你的目標不是選擇更多這類的食物，尤其如果你正飽受疾病
之苦，這些食物你還是少吃一點為妙。

　　請記住，填飽肚子的食物不具抗病毒、抗細菌、抗寄生蟲和抗霉菌化合物，它
們也無法排除體內的病原體、有毒重金屬或有毒化學物，這些填飽肚子的食物有別
於具有藥性的大腦細胞的食物。

## 無麩質穀類和類穀類

- 無麩質燕麥
  （包含自製燕麥奶）
- 藜麥
- 莧菜籽
- 米飯
- 蕎麥
- 苔麩
- 小米
- 野米

## 豆類

- 黑眼豆
- 腰豆
- 紅豆
- 奶油豆
- 海軍豆
- 黑豆（台灣常見的黑豆是指黑大豆）
- 白腰豆
- 賓多豆
- 鷹嘴豆
- 白豆

# 填飽肚子的脂肪基食物

　　這個類別的食物都是脂肪基食物，這些食物會阻礙身體排毒。因為高脂含量會干擾肝臟、淋巴和血液排除病原體及毒素，也會阻礙大腦和其他器官淨化和恢復。雖然這些食物確實含有維生素、微量礦物質和其他營養素，但其所含有的營養比例不足以彌補現今人類所面對的病症和環境毒素問題。這些食物的營養無法抵銷高脂肪對身體帶來的影響。是否要攝取這些食物取決於你的病症嚴重程度，即使你現在仍在食用填飽肚子的食物，且身體目前沒有任何狀況，也應該「節制」攝取脂肪基食物。如果你正在試圖恢復健康，你更應該避免這些食物。

## 堅果和種子

- 杏仁
- 亞麻子
- 核桃
- 芝麻
- 巴西果
- 榛果
- 花生
- 葵花子
- 腰果
- 火麻仁子
- 開心果
- 堅果和種子奶（包含自製）
- 奇亞籽
- 夏威夷果
- 南瓜子

## 堅果和種子醬

- 杏仁醬
- 火麻仁子醬
- 南瓜子醬

- 巴西堅果醬
- 夏威夷堅果醬
- 葵花子醬

- 腰果醬
- 花生醬
- 芝麻醬

- 榛果醬
- 開心果醬
- 核桃醬

## 較健康的食用油

- 杏仁油
- 葡萄籽油
- 芝麻油

- 酪梨油
- 夏威夷果油
- 葵花油

- 椰子油
- 橄欖油
- 核桃油

- 亞麻仁籽油
- 花生油

## 魚類

和其他填飽肚子的食物一樣，如果你本來就不吃魚，那你就不需要**攝**取這些食物。以下是最安全的魚類選項：

- 野生黑線鱈
- 野生鮭魚

- 野生比目魚
- 野生沙丁魚

- 野生鯖魚
- 野生鱒魚

## 動物性食品

和其他填飽肚子的食物一樣，如果你原來不吃肉類，你就不需要攝取這些食物。

以下是最安全的肉品選項：

- 草飼牛
- 有機放養雞肉
- 有雞放養火雞肉
- 野味

第四十二章

# 安東尼大腦激活療法

當你想更深入修復你的大腦、神經系統和身體時，安東尼大腦激活療法可以讓你得到立即的緩解。你的大腦和身體對這些具有藥效的液體會有迅速的反應，我稱之為「激活飲」（shot）。這些來自高靈特別設計的大腦激活飲，在口中即可瞬間吸收，珍貴的療癒萃取液能夠秒速送達大腦，協助重置和重新連接大腦，在打破大腦舊有模式的同時減少病症的觸發源。

安東尼大腦激活療法是全新未知的領域，特殊配置的協同組合，將水果、香草、綠色葉菜、野生食物和蔬菜恰如其分地入藥。雖然創意綜合果汁廣受歡迎，且人們在廚房的創意也應受到尊重，但這不是本書的重點。這些大腦激活飲可不是為了娛樂和實驗而調製的飲品。

安東尼大腦激活療法的激活飲是來自高靈的療癒工具，由特定的成分組成，產生只有高靈才瞭解的協同作用。這些成分之間的關係錯綜複雜，無人能解，至今，人類對這些來自高靈的知識依然一無所知。

## 大腦激活療法清單

### 暴露源防護激活飲

| 1. 病原體 | 2. 有毒芳香劑 | 3. 負面能量 | 4. 黴菌 | 5. 電磁波和 5G |
| --- | --- | --- | --- | --- |
| 6. 輻射 | 7. 有毒重金屬 | 8. 殺蟲劑、除草劑和殺真菌劑 | 9. 藥品 | 10. 化學凝結尾 |

**轉換激活飲**

| 1. 強迫性思維 | 2. 情緒 | 3. 神經 | 4. 能量 | 5. 食物恐懼症 |
|---|---|---|---|---|
| 6. 成癮 | 7. 憤怒 | 8. 內疚和羞愧 | 9. 小我 | 10. 夢境 |

**安神激活飲**

| 1. 神經腸道酸性 | 2. 創傷、震驚和失落 | 3. 腎上腺之「戰或逃」 | 4. 倦怠 |
|---|---|---|---|
| 5. 背叛和信任破碎 | 6. 關係破裂 | 7. 睡眠和養精蓄銳 | 8. 追求真相 |
| 9. 尋找人生目標 | 10. 智慧和直覺 | | |

# 如何應用安東尼大腦激活療法

安東尼大腦激活療法非常符合你的需求。你有兩個主要選項：

- **將這些激活飲作為安東尼大腦激活療法中的單獨選項。** 根據需要或任何你想要緩解的部分，應用這些大腦激活飲。就像任何其它安東尼療法一樣，你也可以搭配其他安東尼治療方案，為自己量身訂作治癒療程。

- **將這些激活飲應用在安東尼大腦激活淨化法中。** 在 10、20 或 30 天的排毒療程中，有規劃地飲用激活飲。關於如何進行，你可以在下一章〈安東尼大腦激活淨化法〉中找到詳細的說明。

## 選擇治療工具

如果你單獨使用安東尼大腦激活療法，你只要從名稱中找到你想嘗試的激活飲即可，或者當你看完用法後，你可能會對某些療法產生共鳴；或者你想探索嘗試所有的激活飲。

請記住，大腦激活飲中的說明只是一些舉例，你可能面臨一些沒有列出的症狀，千萬不要因此卻步，這些激活飲對你仍然有益。例如，你可以從「情緒」或「倦怠」或「有毒芳香劑」等名稱，來衡量這些激活飲是否適合你的情況，

或許在這些名稱中的說明沒有完全符合你的症狀，但這些激活飲仍然對你有同樣的效益。

你可以盡情探索安東尼大腦激活療法，所有的大腦激活飲都適合每一個人，可以嘗試任何一種，將它們當成療癒工具，無論你是否有特定的需求，因為不管你是否意識到，你可能確實有某些原因需要這些大腦激活飲。例如，你可能不知道自己有信任方面的問題，但當你嘗試「背叛和信任破滅安神飲」時，你就會覺察到。

很多人不知道自己內在有哪些問題，也不知道問題出在哪裡。透過安東尼大腦激活療法，你不需要知道這些激活飲如何協助你，即使你不相信自己有需求，這些激活飲仍然可以找到協助你的方式。在安東尼大腦激活淨化療法中，有些是循序漸進引導你嘗試不同大腦激活飲，以便讓你從中得到啟發。

不論你決定怎麼使用它，你的療癒之旅可以透過安東尼大腦激活療法進入全新未知的領域。

## 什麼時候喝激活飲

如果你只進行安東尼大腦激活療法，你可以在一天當中的任何時間喝，只要你遵守這個黃金原則：**在喝芹菜汁之前或之後至少間隔 15 到 30 分鐘，再喝大腦激活飲**。換句話說，激活飲和芹菜汁要錯開時間喝，在喝激活飲和芹菜汁之間，至少要等 15 到 30 分鐘，以免干擾芹菜汁在大腦和身體發揮的療效。

最理想的方式是，在喝大腦激活飲前後至少 15 到 30 分鐘不要吃任何食物和飲料。給自己一些時間與每杯激活飲共振，讓它的療癒力進入你的血液，讓自己的身心靈接收這個激活飲的頻率。

如果你是進行安東尼大腦激活淨化療法，你將在下一章找到關於何時喝激活飲的具體指引。

## 喝的次數

如果你是單獨進行安東尼大腦激活療法，你可以自行決定喝激活飲的次數。你可以每天喝；如果你急需暴露源防護、轉換或平衡，或者你正在處理頑強的疾病，你可以一天喝好幾次；也可以在一天中喝不同的激活飲，或者每天喝不同的

激活飲。

　　關於〈安東尼大腦激活淨化療法〉，下一章會有激活飲的特定飲用指南。

## 準備和儲存

　　大腦激活飲可以現榨，也可以提前準備。如果你要提前準備，你可以在前一天晚上或當天早上一次榨好數杯激活飲。如果你沒有馬上喝完，你可以裝入有密封蓋的瓶罐放入冰箱保存，或放在陰涼的地方。如果要外帶出門，你可以使用保冰袋，並且在二十四小時內喝完。

## 榨汁注意事項

- 雖然你可以用任何榨汁機來製作這些食譜，但使用冷壓或冷萃慢磨機能夠更有效地萃取果汁中的營養成分，特別是香草和綠色葉菜類。若你使用的是離心式的榨汁機，你可能需要增加食材的分量才能榨出足夠的激活飲。
- 當你用離心式的榨汁機榨香草和綠色葉菜時，可以將香草和綠色葉菜包在一些比較堅硬的食材外，如蘋果，這樣出汁率比較多，而不是直接將香草、綠色葉菜和其它食材分別丟進榨汁機裡。
- 如果你的榨汁機無法榨出足夠的激活飲，可以試著加入一點水或椰子水一起榨，雖然這不是最理想的方法。如果可以，試著增加食材量，以榨出足夠的分量。
- 盡可能完全依照食譜。如果你無法使用或取得其中任何一種食材，可以用手邊僅有的食材來製作，或者先進行可以取得完整食材的激活飲。如果目前你找不到某種食材，你可以決定日後製作，或者自己動手種植。當你終於取得完整食材時，那杯大腦激活飲就會顯得格外珍貴。

## 兒童劑量調整

　　依據你孩子的年齡和體重，提供他們小分量的大腦激活飲，所謂的小分量可能是 30 毫升或甚至 1 茶匙。

# 暴露源防護激活飲

這些大腦激活飲可以在接觸暴露源之前、期間、之後不久，甚至接觸後數天、數週或數月內進行。

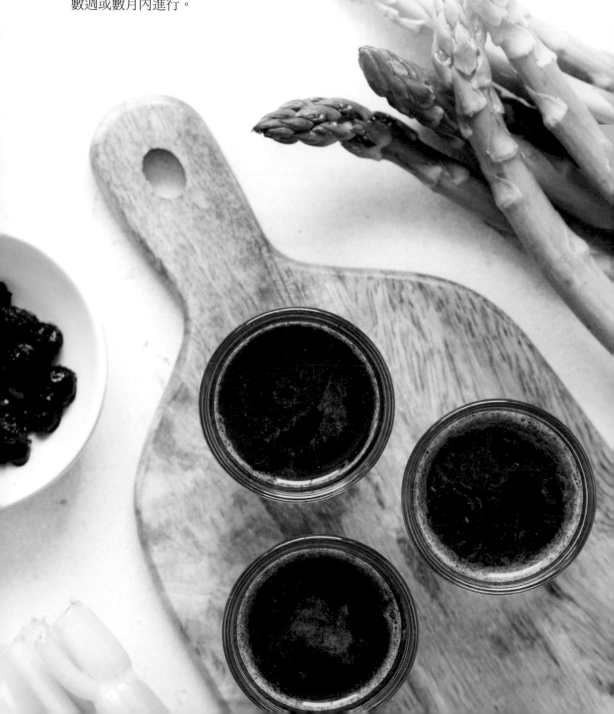

# 病原體
## （病毒、細菌以及病毒、細菌的副產物）

1-2 小杯

這份激活飲有助於：

- 認為身邊有一群可能感染新冠肺炎（COVID）、流感或單核細胞增多症的人。
- 擔心因為與其他人共用杯子、瓶罐、食物、餐具或餐盤，而接觸到他人的唾液。
- 擔心因為使用公共廁所或性行為，接觸到別人的體液。
- 可以在參與人群聚集活動之前，和／或去外面餐廳吃飯之前飲用。
- 可能接觸到食源性病毒，擔心食物中毒。

6 枝新鮮百里香

2 枝新鮮迷迭香

1 小瓣大蒜（自選）

2 根新鮮中型蘆筍（¼ 杯切碎）

2 顆新鮮孢子甘藍

1 到 2 根西洋芹菜

1 依照列出的順序，由上到下，將食材依序一次一樣放進榨汁機榨汁。

2 倒進玻璃杯即可飲用。

### 補充說明

- 如果新鮮百里香和迷迭香的莖太硬，你可以只取葉子。如果莖很軟，你可以放入一起榨汁。

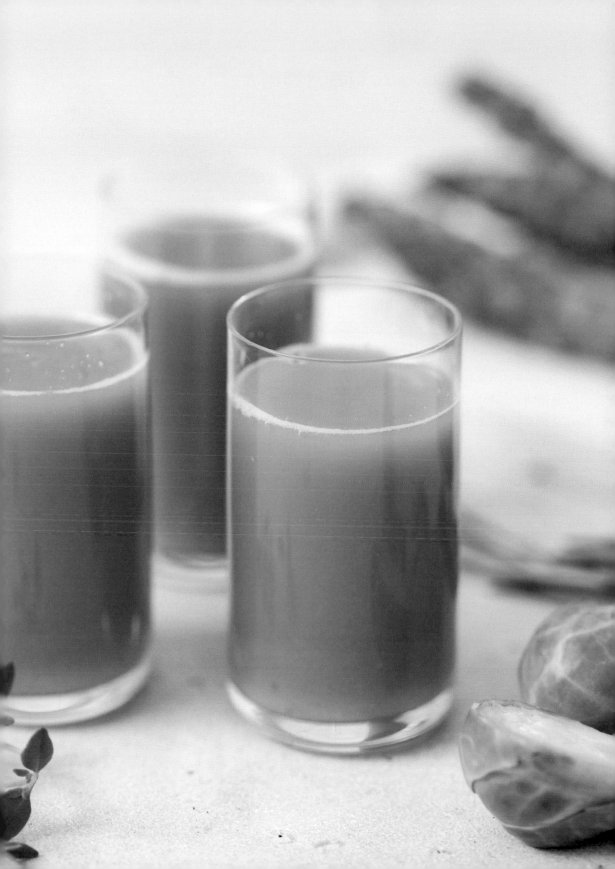

# 有毒芳香劑

你可以喝這份激活飲，當你已經暴露在有毒芳香劑的場合，例如：

- 與全身上下都是香水味的人在一起。
- 經過百貨公司、賣場、其他商店或看醫生時，身處充滿香水、古龍水、織物柔軟劑、香氛蠟燭、空氣清新劑和其他香味的環境。
- 最近開過充滿空氣清新劑的汽車，和／或與家人同坐一輛車，他們身上有很濃的香水、古龍水、洗衣精和其他有毒化學香氛。
- 密切接觸其他身上充滿有毒香氛的人，香氛來源可能是美髮產品、刮鬍產品、化妝品、身體乳液和按摩油。
- 鄰居洗衣在烘衣時，空氣充滿香水、古龍水、香氛清潔劑和織物柔軟劑的味道。

1 顆櫻桃蘿蔔
1 杯切碎的綠葉萵苣（緊實壓入量杯）
1 杯新鮮香菜（緊實壓入量杯）
半顆蘋果

1 依照列出的順序，由上到下，將食材依序一次一樣放進榨汁機榨汁。
2 倒進玻璃杯即可飲用。

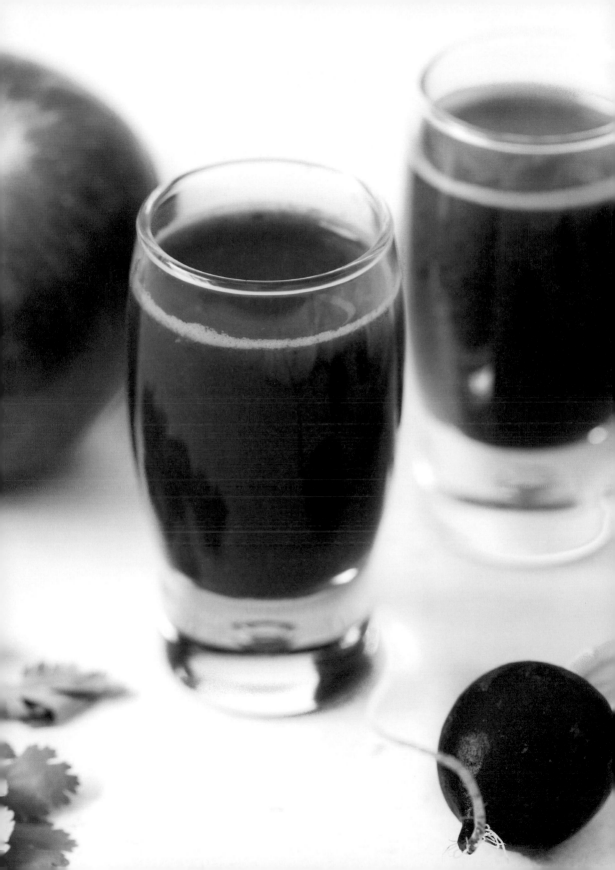

# 負面能量

這份激活飲對以下情況很有幫助：

- 感到一種無法言喻的悲傷湧上心頭。
- 和他人發生衝突或產生誤解。
- 莫名的憤怒出現於你的內心，甚至是對他人的身上。
- 最近諸事不順。
- 生活中問題總是層出不窮，或者你覺得很倒楣。
- 害怕某件事或某個人，無法擺脫這份恐懼。
- 做惡夢後心生恐懼。
- 必須保持正能量，因為你別無選擇，無法避免與那些有負能量或一直持否定態度的朋友或同事在一起。
- 此刻正在陪伴面臨心理受創而生氣或悲傷的人。
- 身邊有人痛苦到企圖自殺。
- 總是無法擺脫沮喪、悲觀的想法。

¼ 杯新鮮鼠尾草（約 30 片葉子）（緊實壓入量杯）

半杯向日葵芽（緊實壓入量杯）

¼ 杯小麥草（或 2 茶匙解凍的冷凍小麥草汁）（緊實壓入量杯）

半片小蒜瓣（自選）

半顆到 1 顆柳橙或 1 到 2 顆橘子，去皮

1 依照列出的順序，由上到下，將食材依序一次一樣放進榨汁機榨汁。

2 加入解凍的小麥草汁（如果有）。

3 倒進玻璃杯即可飲用。

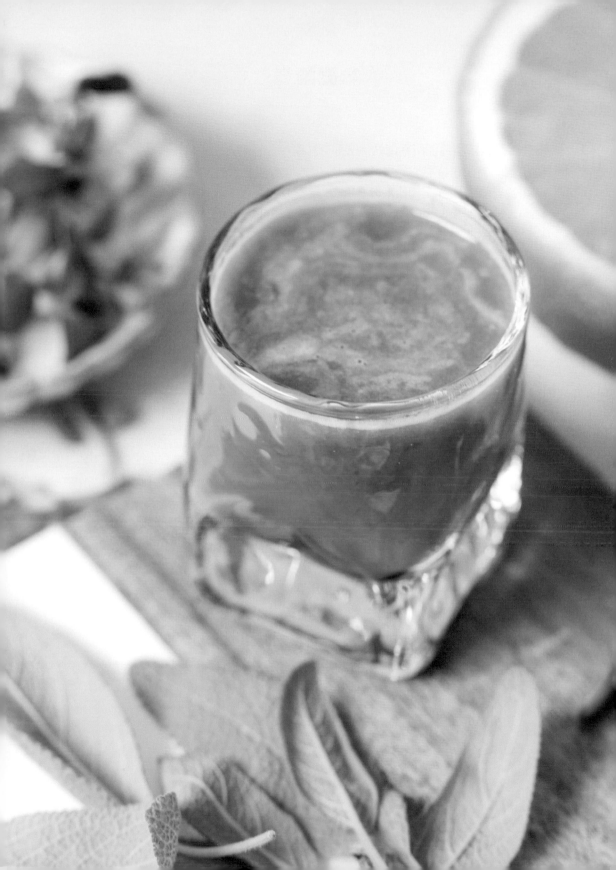

# 黴菌

這份激活飲對接觸過任何黴菌的情況都有幫助，包括曾經：

- 參觀或居住在發霉的房屋或建築物中。
- 在發霉的辦公室或其他工作場所工作。
- 吸入他人衣服上的黴菌。
- 飲用被黴菌或黴菌孢子汙染的水，或吃進發霉的食物。

半杯新鮮羅勒（緊實壓入量杯）

半杯新鮮奧勒岡（緊實壓入量杯）

2 枝新鮮迷迭香

半英吋新鮮生薑（1 英吋 =2.54 公分）

2 顆櫻桃蘿蔔

¼ 顆球莖茴香（半杯切碎）

1 依照列出的順序，由上到下，將食材依序一次一樣放進榨汁機榨汁。

2 倒進玻璃杯即可飲用。

## 補充說明

- 如果新鮮迷迭香的莖太硬，你可以只取葉子。如果莖很軟，你可以放入一起榨汁。

- 在榨茴香時，可以只使用球莖部分，或用球莖加中間段以下部分的莖（不含葉子）。

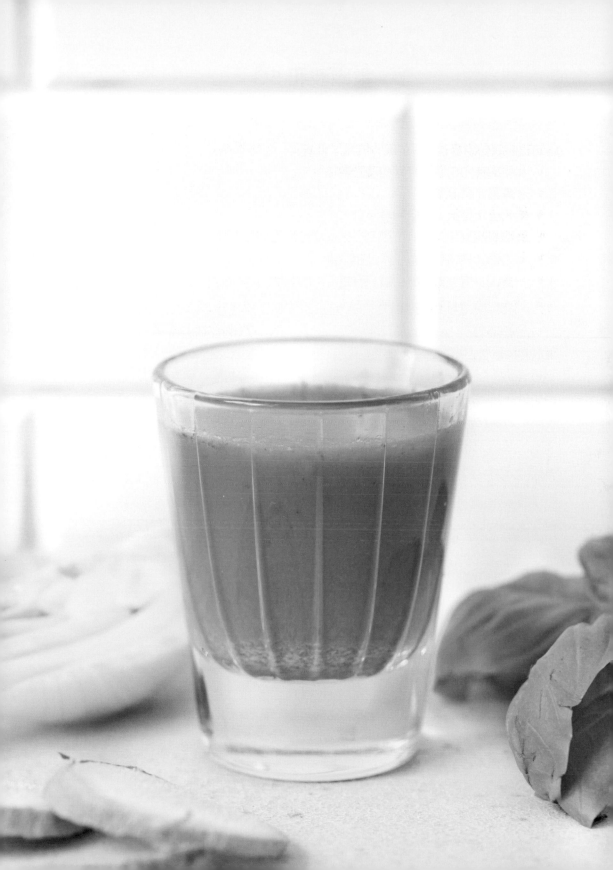

# 電磁波和 5G

你可以嘗試這份激活飲，如果你有以下情況：

- 長時間使用電腦和電腦相關設備。
- 住家附近有高壓電。
- 經常使用手機講電話和發訊息。
- 搭飛機旅行。
- 身邊的人經常使用電子產品和設備。
- 一整天身處在距離路由器只有幾英呎的範圍內。
- 住家附近有行動通信基地台。

¼ 杯新鮮歐芹（緊實壓入量杯）

半杯去皮切塊新鮮馬鈴薯，任何一種馬鈴薯都可以，例如育空黃金馬鈴薯

1 到 2 根西洋芹菜

1 依照列出的順序，由上到下，將食材依序一次一樣放進榨汁機榨汁。

2 倒進玻璃杯即可飲用。

## 補充說明

- 馬鈴薯削皮之前須刷洗乾淨，並削除任何帶有綠皮或發芽的部分。

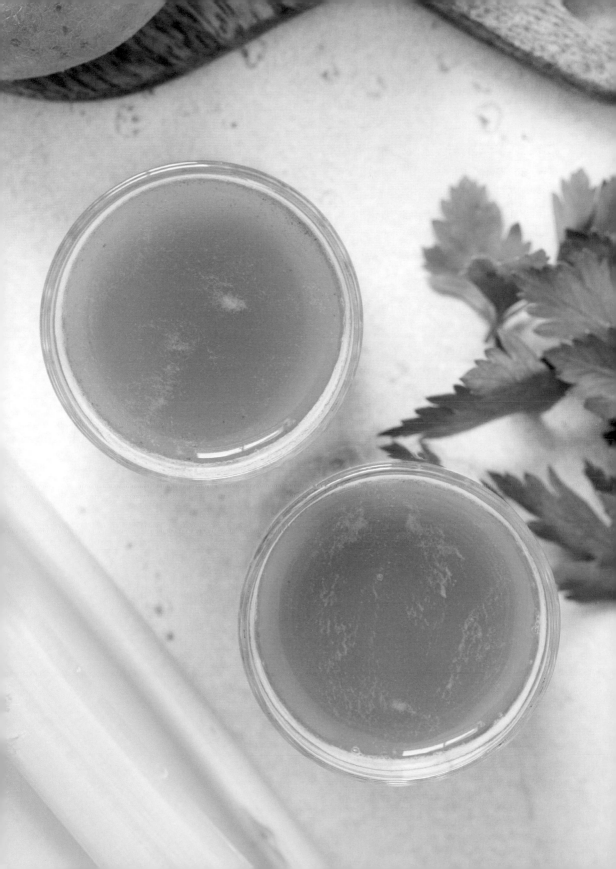

# 輻射線

如果你有以下情況，這份激活飲將對你有益：

- 搭乘飛機旅行。
- 穿梭機場、靠近機場掃描器或行李掃描器。
- 靠近曾經通過機場掃描器的行李。
- 醫學檢查，例如電腦斷層掃描(CT)、X 光、螢光檢查、甚至磁振造影（MRI）。
- 身邊的人做過電腦斷層掃描(CT)、X 光、螢光檢查、甚至磁振造影（MRI）。
- 接觸電腦設備。
- 曬傷後。

半杯新鮮香菜（緊實壓入量杯）

半杯新鮮或解凍的冷凍野生藍莓或 2 湯匙純野生藍莓汁或 1 湯匙純野生藍莓粉

4 根新鮮中型蘆筍（半杯切碎）

1 根西洋芹菜

半茶匙螺旋藻粉

半茶匙大麥苗汁粉

1 依照以下的順序將食材放進榨汁機，香菜、野生藍莓、蘆筍、西洋芹菜。如果你是使用野生藍莓汁或野生藍莓粉，請等到下一個步驟時才放。

2 加入螺旋藻粉和大麥苗汁粉攪拌均勻；如果你是使用野生藍莓汁或野生藍莓粉，這時加入攪拌均勻。

3 倒進玻璃杯即可飲用。

## 補充說明

- 如果你的所在地無法取得新鮮或冷凍野生藍莓、野生藍莓汁或野生藍莓粉，你可以用黑莓代替。雖然黑莓也是一種高抗氧化的食材，但黑莓無法像野生藍莓一樣，擁有保護細胞免於受到有毒重金屬、化學物質、輻射和其他毒素侵害的效力。

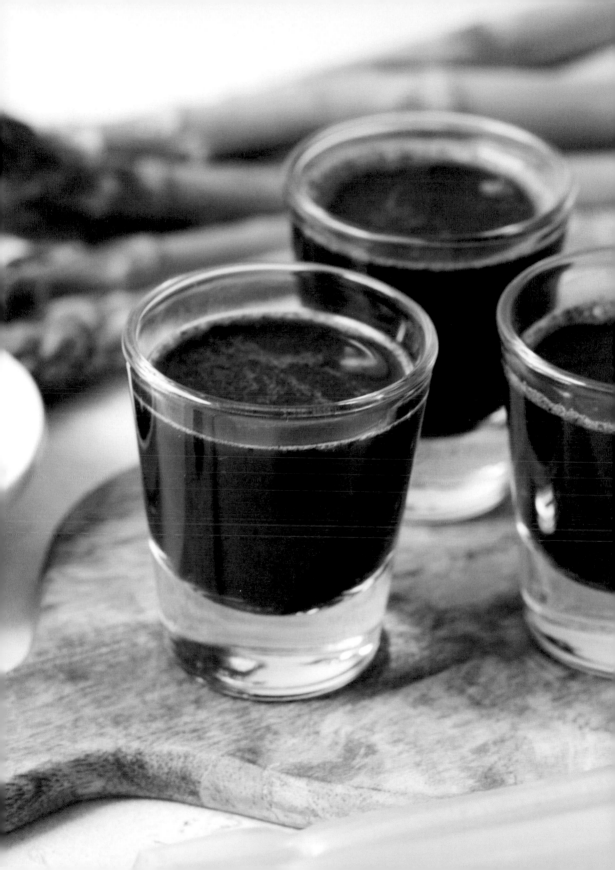

# 有毒重金屬

這份激活飲是專為近期接觸到有毒重金屬的人而設計的，可以阻止有毒重金屬往體內深處沉積。這份激活飲可作為第四十四章〈重金屬排毒〉時重金屬排毒果昔的附加療法，目的是將沉積在器官中的有毒重金屬拔除，同時持續對暴露於有毒重金屬的血液、淋巴液或腸道提供支持。

使用有毒重金屬防護飲的理想時機包括：
- 牙齒療程結束後，例如去除汞（汞合金）填充物或補牙（包括所有複合材料）。
- 進行氟化物治療、裝牙齒固定器或牙套。
- 吃完炭火燒烤或其他野炊的食物。
- 在市區的餐廳或連鎖咖啡店用餐，這些店內的飲用水是直接取自水龍頭的自來水。
- 吸入空氣清新劑、香水、古龍水、香氛蠟燭、洗潔劑或織物柔軟劑的化學香味。
- 聞到燃燒東西的煙味，但不知道煙霧的來源。
- 在美髮店做頭髮。
- 暴露在合成芳香劑的環境中。
- 到過或接近近期內曾使用過殺蟲劑、除草劑或殺蟲劑噴霧的環境。
- 在放煙火期間或放煙火後待在戶外。

半杯新鮮香菜（緊實壓入量杯）

⅓ 杯芝麻菜（緊實壓入量杯）

⅓ 杯高麗菜（紫紅色或綠色），切碎（緊實壓入量杯）

半杯新鮮或解凍的冷凍野生藍莓或 2 湯匙純野生藍莓汁或 1 湯匙純野生藍莓粉

1 到 2 根西洋芹菜

半顆到 1 顆柳橙或 1 到 2 顆橘子，去皮（自選）

半茶匙螺旋藻

1 依照以下的順序將食材放進榨汁機，香菜、芝麻菜、高麗菜、野生藍莓、西洋芹菜、柳橙或橘子。如果你是使用野生藍莓汁或野生藍莓粉，請等到下一個步驟時才放。

2 加入螺旋藻粉攪拌均勻；如果你是使用野生藍莓汁或野生藍莓粉，這時再加入攪拌均勻。

3 倒進玻璃杯即可飲用。

- 如果你的所在地無法取得新鮮或冷凍野生藍莓、野生藍莓汁或野生藍莓粉，你可以用黑莓替代。黑莓無法像野生藍莓可以根除與附著在有毒重金屬上，但黑莓的高抗氧化作用至少可以減緩重金屬的氧化速度，光是這點就很有幫助。

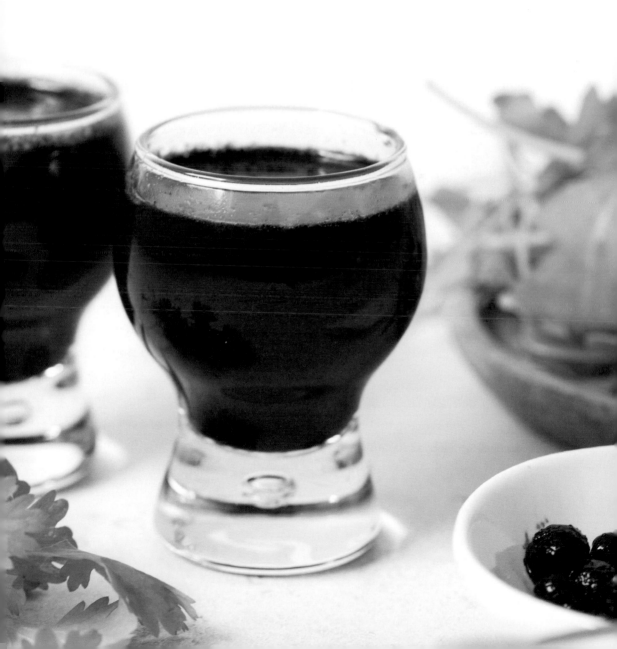

# 殺蟲劑、除草劑和殺真菌劑

1-2 小杯

在以下情況時，這份激活飲是一個很好的工具：

- 吸入不熟悉或奇怪的氣味。
- 接觸到最近剛收到的包裹。
- 鄰居用殺蟲劑或化肥噴灑或整理他們的草坪。
- 公寓大樓進行化學藥劑消毒。
- 城市的街道旁在進行化學藥劑消毒。
- 撞見有人背著噴藥桶，手持軟管在噴灑雜草。
- 撞見一輛中小型卡車，後面有大型儲存槽，車身上的公司商標寫著「草坪護理」、「蟲害控制」或任何類似的文字，在你家附近穿梭（這意味著他們可能最近噴灑了某人的草坪或房子）。
- 開車時，前方卡車上有不名液體儲存槽，且不斷漏出液體。
- 曾經坐在公園或在公園散步，或者在高爾夫球場上一段時間。
- 教室內噴灑殺蟲劑，從幼兒園、小學到大學，以及宿舍，尤其是在學期開始時。
- 在蔬果生長季節的期間，你居住的地方距離以傳統農法種植水果或蔬菜的農場不到 40 公里。

¼ 杯新鮮歐芹（緊實壓入量杯）

半杯新鮮香菜（緊實壓入量杯）

2 大片羽衣甘藍

2 顆櫻桃蘿蔔

¼ 杯新鮮或解凍的冷凍黑莓

1 到 2 根西洋芹菜

半顆到 1 顆柳橙或 1 到 2 顆橘子，去皮（自選）

¼ 茶匙螺旋藻粉

1 依照以下的順序將食材放進榨汁機，歐芹、香菜、羽衣甘藍、櫻桃蘿蔔、黑莓、西洋芹菜、柳橙或橘子（如果有）。

2 加入螺旋藻粉攪拌均勻。

3 倒進玻璃杯即可飲用。

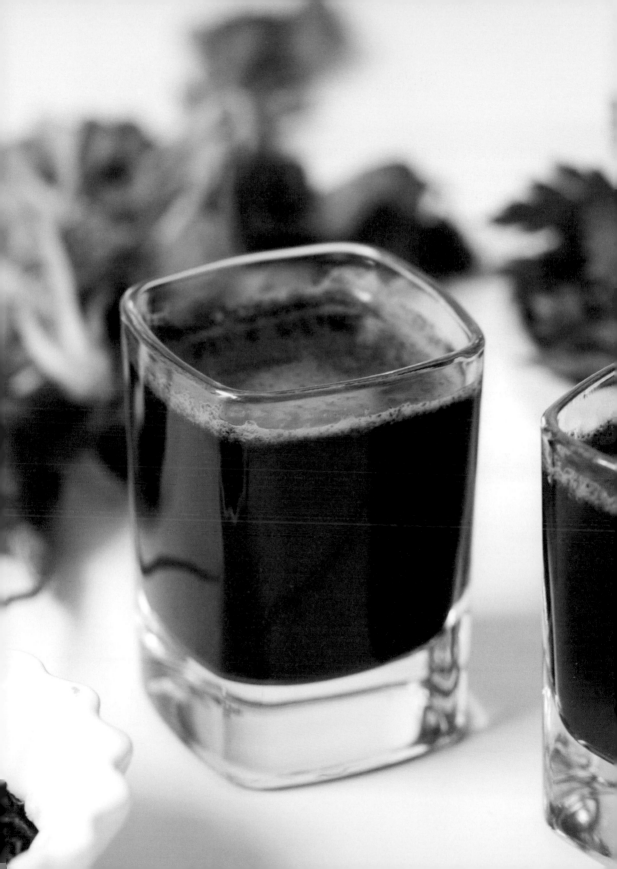

# 藥物

這份激活飲是特別給那些使用處方藥或非處方藥的人而設計的，不論你的用藥是一次性還是連續性，這其中包括：

- 避免感染的抗生素。
- 牙科用的麻醉劑。
- 避孕藥。
- 止痛藥。
- 手術。
- 美容療程，例如填充劑、肉毒桿菌、注射針劑或其他療程。
- 醫學檢查，包括顯影劑、鎮靜劑或麻醉劑。
- 任何新的醫學療法。

¼ 顆檸檬，去皮

¼ 顆萊姆，去皮

¼ 杯青蔥，切碎

半杯新鮮香菜（緊實壓入量杯）

2 根新鮮中型蘆筍（¼ 杯切碎）

半根西洋芹菜

半顆蘋果

1 依照列出的順序，由上到下，將食材依序一次一樣放進榨汁機榨汁。

2 倒進玻璃杯即可飲用。

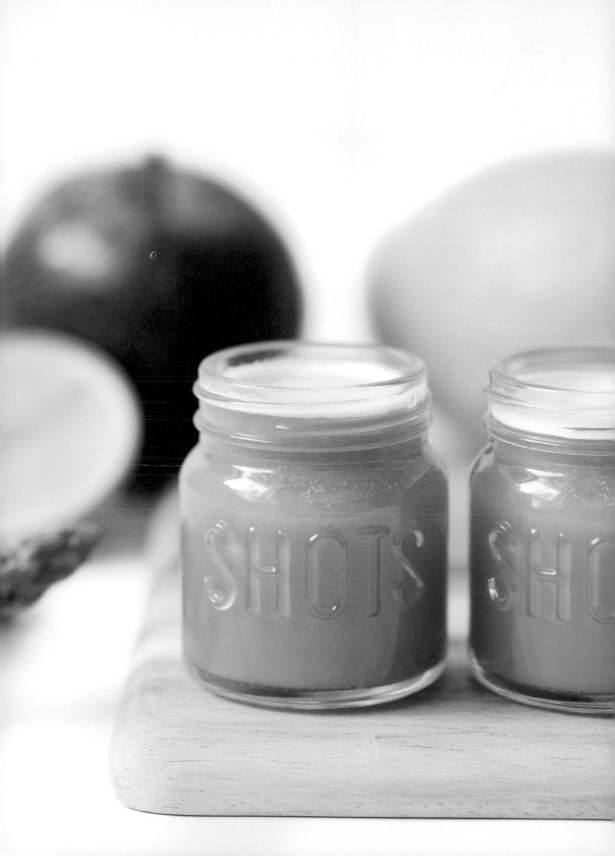

# 化學凝結尾

如果你有以下情況，可以喝這份激活飲：

* 你熱愛在大街、公園或小徑上跑步或步行。
* 你在海灘或坐在戶外聚會時，看到天空好幾條飛機飛過時留下的化學凝結尾。
* 你在晴空的假期裡做一些戶外活動（化學凝結尾的次數會在假期時激增，如復活節和七月四日等）。
* 曾經在海洋、湖泊、河流或池塘中游泳。
* 晚上開著窗戶睡覺。
* 淋到雨水，或者因某些原因，頭或皮膚接觸到大量雨水。

1 湯匙新鮮或解凍的冷凍野生藍莓、或 1 茶匙純野生藍莓汁、或 1 茶匙純野生藍莓粉

¼ 杯羽衣甘藍（緊實壓入量杯）

¼ 顆檸檬，去皮

半杯新鮮香菜（緊實壓入量杯）

¼ 杯新鮮細香蔥（蝦夷蔥）（緊實壓入量杯）

2 顆生的孢子甘藍

2 根新鮮中型蘆筍（¼ 杯切碎）

半根西洋芹菜

1 依照列出的順序，將食材依序放進榨汁機榨汁。如果你是使用野生藍莓汁或野生藍莓粉，請在榨完所有食材後，再將野生藍莓汁或野生藍莓粉加進去。

2 倒進玻璃杯即可飲用。

## 補充說明

* 如果你的所在地無法取得新鮮或冷凍野生藍莓、野生藍莓汁或野生藍莓粉，你可以用黑莓代替。雖然黑莓也是一個高抗氧化的食材選擇，但黑莓無法像野生藍莓一樣，擁有保護細胞免於受到有毒重金屬、化學物質、輻射和其他毒素侵害的效力。

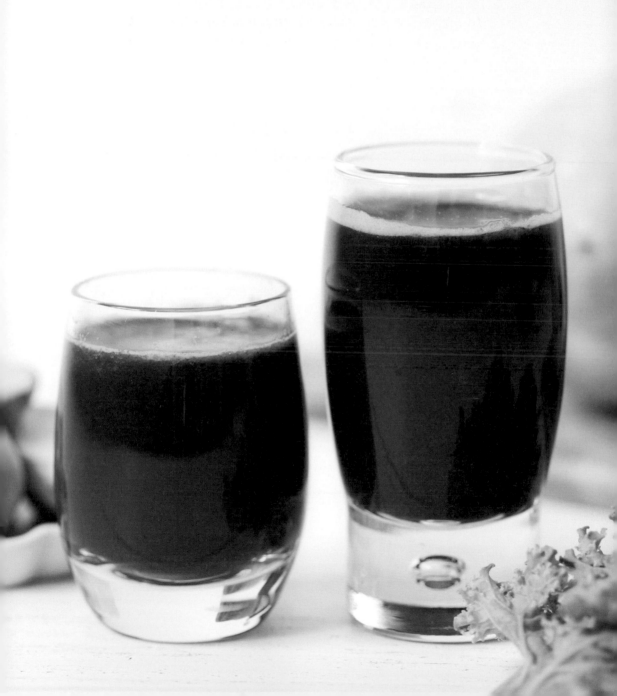

只有當我們與身體共同完成保護大腦的使命，我們才有可能拯救我們想要保護的所有生命——包括自己的生命。

—— 安東尼，威廉

# 轉換激活飲

　　世界的局勢越來越複雜多變，令人無所適從，我們很容易困惑或陷入對療癒毫無幫助的模式。這些大腦激活飲主要是協助我們轉換，這樣我們的身體才能好轉和治癒；我們的心靈才能打破這個複雜世界所創造出來的模式或限制。

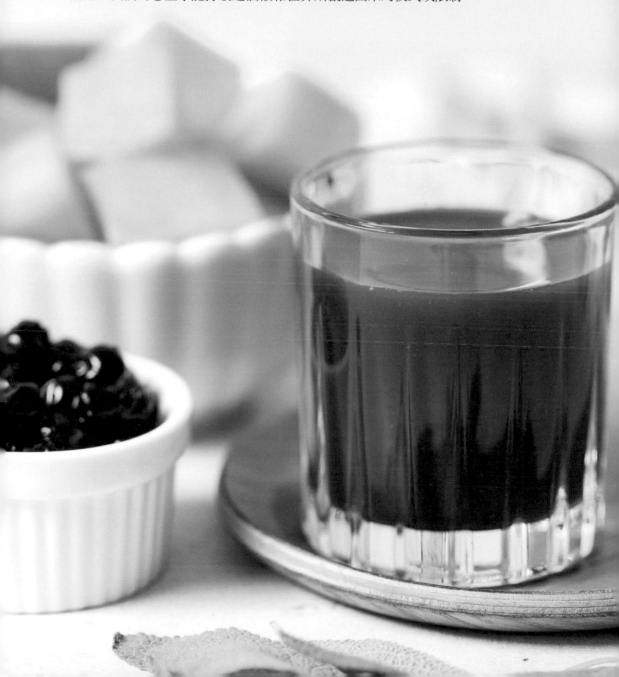

# 強迫症思維

你可以嘗試這份激活飲，當你遇到以下情況：

- 試圖打破因困境而導致不斷重複的痛苦思維模式。
- 患有長期強迫症，或者強迫症復發或症狀加重。這份大腦激活飲有助於所有種類的強迫症。
- 腦海中出現你不想聽到，卻不斷播放的歌曲。
- 令你不安的想法一直反覆出現。
- 重複的想法導致你一直重複同樣的行為。
- 腦海有一個小聲音或想法令你不安，對你無益和／或讓人存疑，而且會慫恿你做一些不好或不聰明的事。
- 過去經驗的片段記憶不斷在腦海中浮現，且持續回想對你一點幫助都沒有。

1 顆櫻桃蘿蔔

⅛ 杯新鮮鼠尾草（約 8 片葉子，鬆散裝入量杯）

半顆到 1 顆蘋果

1 根西洋芹菜

1 依照列出的順序，由上到下，將食材依序一次一樣放進榨汁機榨汁。

2 倒進玻璃杯即可享用。

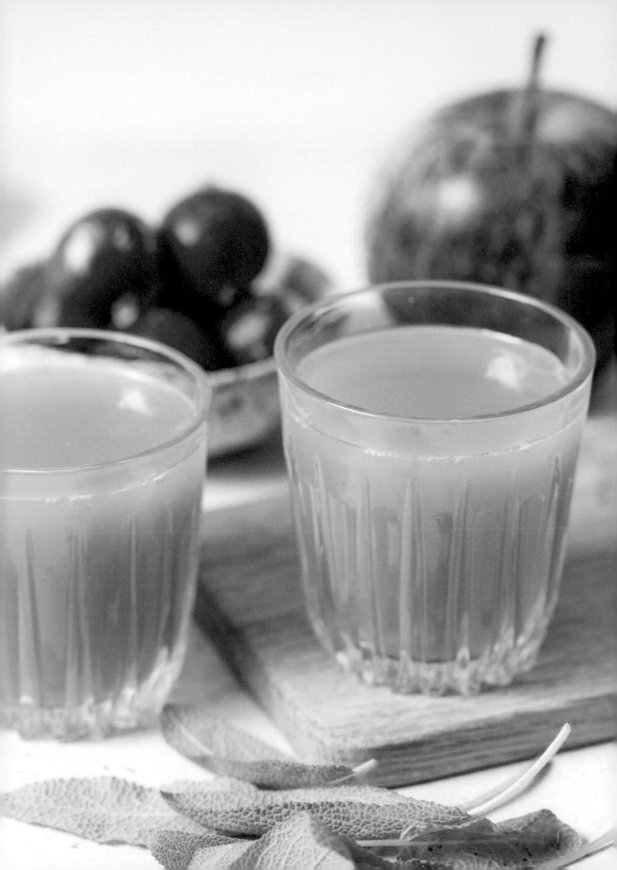

# 情緒

這是一份很棒的激活飲，當你遇到以下情況：

- 易怒、長期沮喪或脾氣暴躁。
- 感到不知所措和情緒耗竭。
- 當你信任的人留意到你不大對勁，感覺變了。
- 當你感到沮喪、心灰意冷或情緒低落需要援助。
- 情緒起伏很大，難以保持平衡、不穩定、動不動就有情緒，或者混亂。

1 湯匙新鮮或解凍的冷凍野生藍莓，或 1 茶匙純野生藍莓汁，或 1 茶匙純野生藍莓粉

¼ 杯新鮮細香蔥（蝦夷蔥）（緊實壓入量杯）

¼ 杯新鮮羅勒（緊實壓入量杯）

半杯新鮮苜蓿芽（緊實壓入量杯）

半顆萊姆，去皮

1 根西洋芹菜

半杯葡萄（自選）

1 依照列出的順序，由上到下，將食材依序一次一樣放進榨汁機榨汁。如果你是使用野生藍莓汁或野生藍莓粉，請等到所有食材榨完後再加入攪拌均勻。

2 倒進玻璃杯即可享用。

## 補充說明

- 如果你的所在地無法取得新鮮或冷凍野生藍莓、野生藍莓汁或野生藍莓粉，你可以用黑莓代替。雖然黑莓也是一個高抗氧化的食材選擇，但黑莓無法像野生藍莓一樣，擁有保護細胞免於受到有毒重金屬、化學物質、輻射和其他毒素侵害的效力。

- 如果你找不到或不喜歡苜蓿芽，可以使用任何種類的芽菜或微型菜苗，如青花椰苗、三葉草苗、向日葵苗或羽衣甘藍苗。每一種芽菜都會為這個激活飲帶來不同的風味。若你選擇使用櫻桃蘿蔔芽或芥末菜芽，請注意它會讓這份激活飲變得很辣。

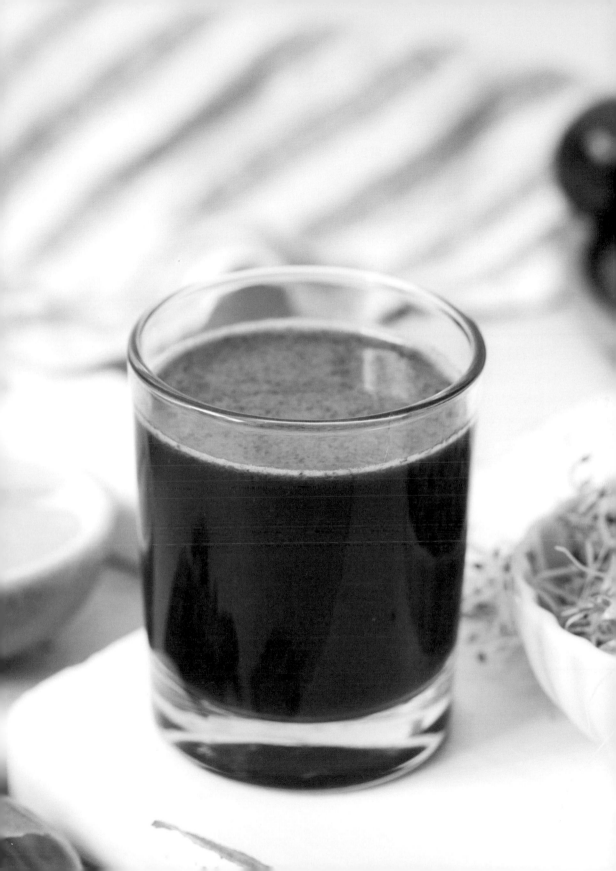

# 神經

這份激活飲的應用範圍很廣,當你出現以下情況,你可以試試看:

- 情緒不穩或焦慮。
- 出現不規律的痙攣、抽搐、抽動、顫動或遍及全身的疼痛。
- 遇到任何類型的神經系統疾病發作。
- 打破對當下、未來或過去事件的緊張情緒。
- 緩解不寧腿症候群。
- 搭飛機或旅行前。

神經轉換激活飲也是一個絕佳的工具,用來面對婚禮和其他對你意義重大的活動。

¼ 顆萊姆,去皮

¼ 杯菠菜(緊實壓入量杯)

¼ 杯羽衣甘藍,切碎(緊實壓入量杯)

¼ 杯萵苣,例如綠葉萵苣或奶油萵苣,切碎
(緊實壓入量杯)

¼ 杯新鮮香菜(緊實壓入量杯)

¼ 杯新鮮歐芹(緊實壓入量杯)

2 根新鮮中型蘆筍(¼ 杯,切碎)

半根西洋芹菜

1 依照列出的順序,由上到下,將食材依序一次一樣放進榨汁機榨汁。

2 倒進玻璃杯即可享用。

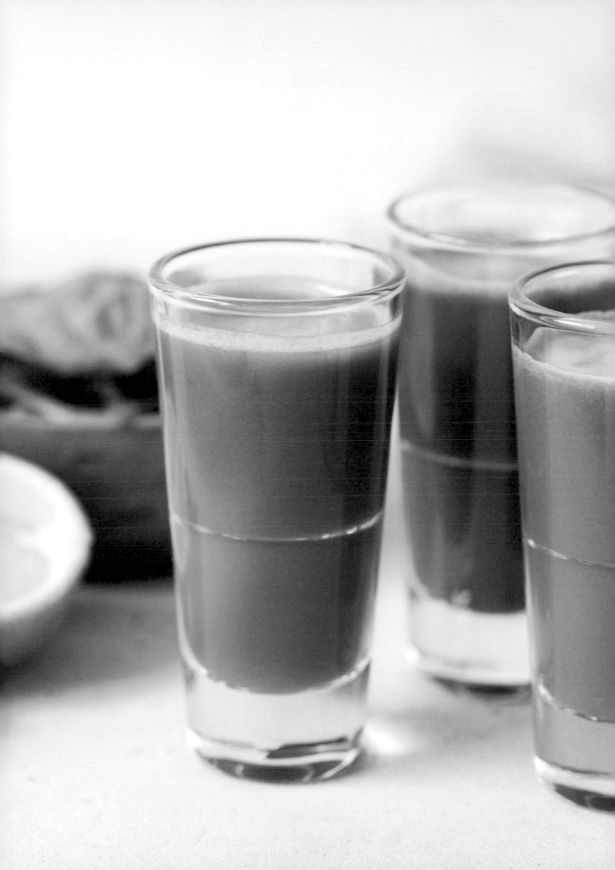

# 能量

當你需要補充精力時，你可以嘗試這份激活飲。例如：

- 經過漫長的一天，你迫切需要提升能量。
- 失去平衡，感覺後繼無力、能量不足。
- 感覺提不起勁，無精打采。
- 感覺精力過剩，希望緩和亢奮的情緒。
- 想要戒除咖啡因。
- 想在一天結束時放鬆一下，讓自己在晚間可以重新調整、休息和安眠。

這份激活飲也適用於：

- 腎上腺因過度分泌而衰竭，進而導致反應過度或反應遲緩。
- 感覺血糖降低，例如焦躁、疲憊、莫名情緒化，或很容易被激怒。

在進行任何形式的挑戰或冒險之前，你都可以使用這份能量轉換激活飲，無論是一份新工作、參加僻靜營、開始淨化、或生活中有任何變動。

¼ 杯胡蘿蔔，切碎

半杯生地瓜，切碎

半杯紅甜椒，切碎

半杯新鮮或解凍的冷凍鳳梨

1 依照列出的順序，由上到下，將食材依序一次一樣放進榨汁機榨汁。

2 倒進玻璃杯即可享用。

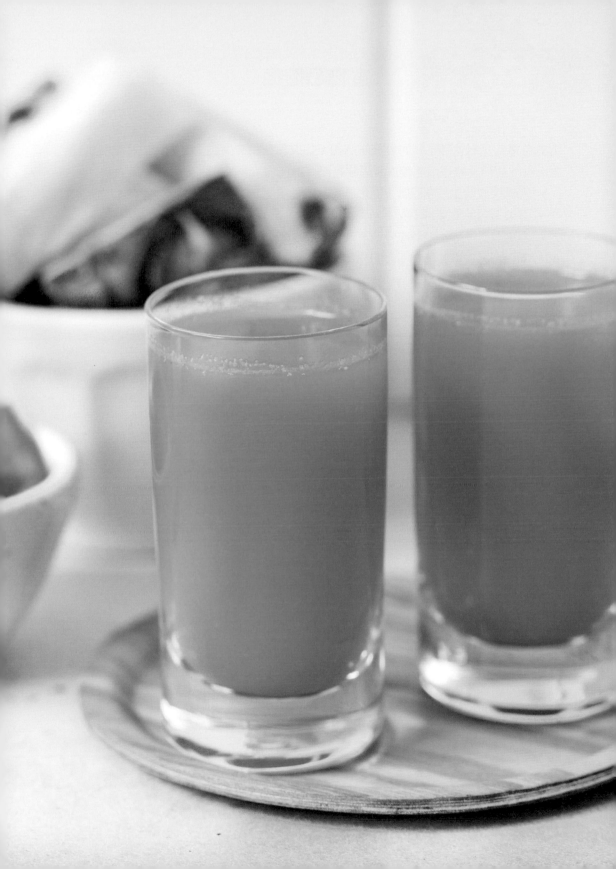

# 食物恐懼症

1-2 小杯

食物恐懼症具有各種不同的現象。例如，如果你有飲食失調症，你可以經常喝這份激活飲。這份食物恐懼症轉換激活飲在以下情況時，也是一個很有效的工具：

- 因你採取健康飲食而有人對你施壓。
- 對最近的飲食感到不安。
- 總體而言，你不知該吃什麼，或害怕吃東西，因為你不知道自己吃哪些食物才不會引起一些如消化不良的症狀。
- 你有其他病症，擔心為了療癒而必須改變飲食。
- 有人想讓你吃得健康，但你害怕水果、香草、綠葉蔬菜、野生食物和其它蔬菜。
- 對某些健康食物有無法解釋的厭惡或恐懼。
- 因錯誤資訊而對某種食物產生恐懼。
- 無法放棄那些讓你感到安心，但其實對你有害的「療癒美食」。

半杯新鮮蒔蘿（緊實壓入量杯）

半杯菠菜（緊實壓入量杯）

¾ 杯新鮮或解凍的冷凍芒果

¼ 根西洋芹菜

1 依照列出的順序，由上到下，將食材依序一次一樣放進榨汁機榨汁。

2 倒進玻璃杯即可享用。

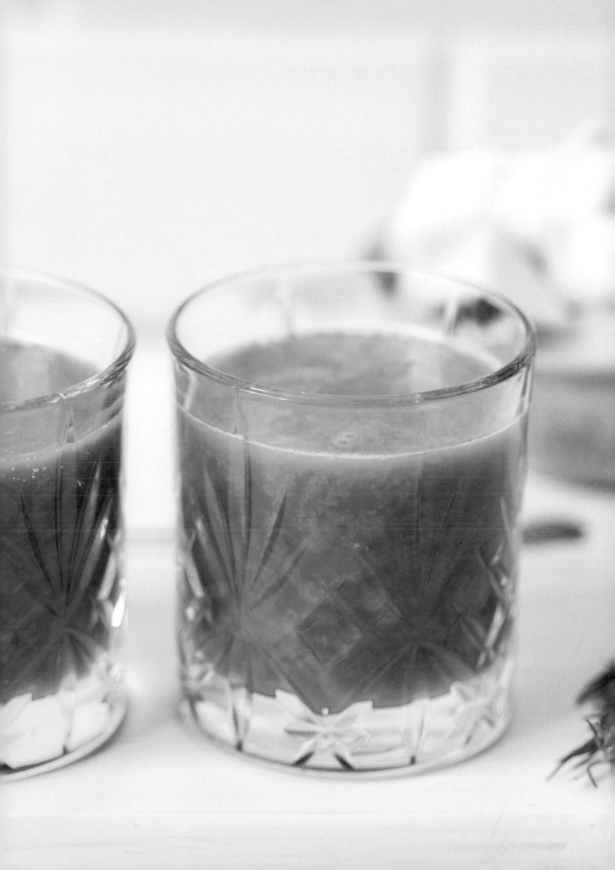

# 成癮

當渴望或癮頭的衝動造成你的困擾時，這份激活飲是很好的工具。當你有以下情況，你可以試試看：

- 無法滿足或無止盡的飢餓感。
- 克服口腹之慾。
- 在改變飲食的過程中，當作一種抑制飲食的工具。
- 飲食脂肪含量過高，你試圖減少脂肪的攝取量。
- 戒除暴飲暴食的模式、食物成癮，甚至咖啡因和鹽的癮頭。

如果你身邊某個人正在進行不健康的間歇性斷食，你可以鼓勵他們喝這份激活飲來保護他們的腎上腺和大腦。

半英吋新鮮生薑片（1 英吋 =2.54 公分）

¼ 杯新鮮羅勒（緊實壓入量杯）

半杯菠菜（緊實壓入量杯）

半杯羽衣甘藍（緊實壓入量杯），切碎

半杯任何顏色的高麗菜，切碎（緊實壓入量杯）

半顆柳橙，去皮

半根西洋芹菜

1 依照列出的順序，由上到下，將食材依序一次一樣放進榨汁機榨汁。

2 倒進玻璃杯即可享用。

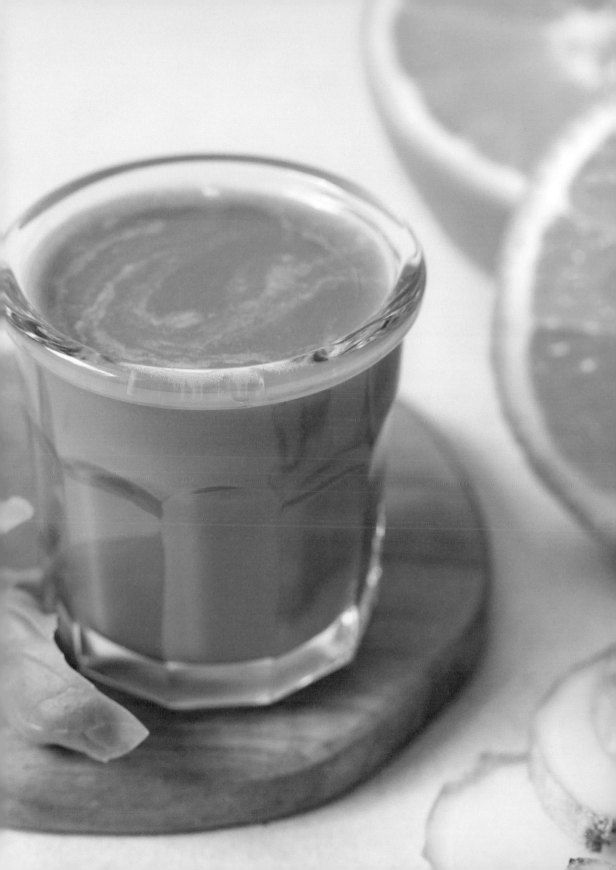

# 憤怒

將這份激活飲應用於：

- 莫名的憤怒或無緣由生起的怒氣。
- 因某些原因而憤怒。
- 因生病、受傷或健康問題和慢性疾病而感到憤怒。
- 當內心感到不快樂、沮喪或煩躁。
- 因委屈而憤怒，例如失望或背叛。
- 與他人對抗或爭執。
- 對世界發生的事件感到憤怒。
- 對自己生氣。

半杯新鮮薄荷（緊實壓入量杯）

¼ 杯新鮮鼠尾草（緊實壓入量杯）

半杯新鮮或解凍的冷凍芒果

1 湯匙新鮮或解凍的冷凍野生藍莓或 1 茶匙純野生藍莓汁或 1 茶匙純野生藍莓粉

1 杯切碎的胡蘿蔔

1 依照列出的順序，由上到下，將食材依序一次一樣放進榨汁機榨汁。如果你是使用野生藍莓汁或野生藍莓粉，請等到所有食材榨完後再加入攪拌均勻。

2 倒入玻璃杯即可享用。

## 補充說明

- 如果你的所在地無法取得新鮮或冷凍野生藍莓、野生藍莓汁或野生藍莓粉，你可以用黑莓代替。雖然黑莓也是一個高抗氧化的食材選擇，但黑莓無法像野生藍莓一樣，擁有保護細胞免於受到有毒重金屬、化學物質、輻射和其他毒素侵害的效力。

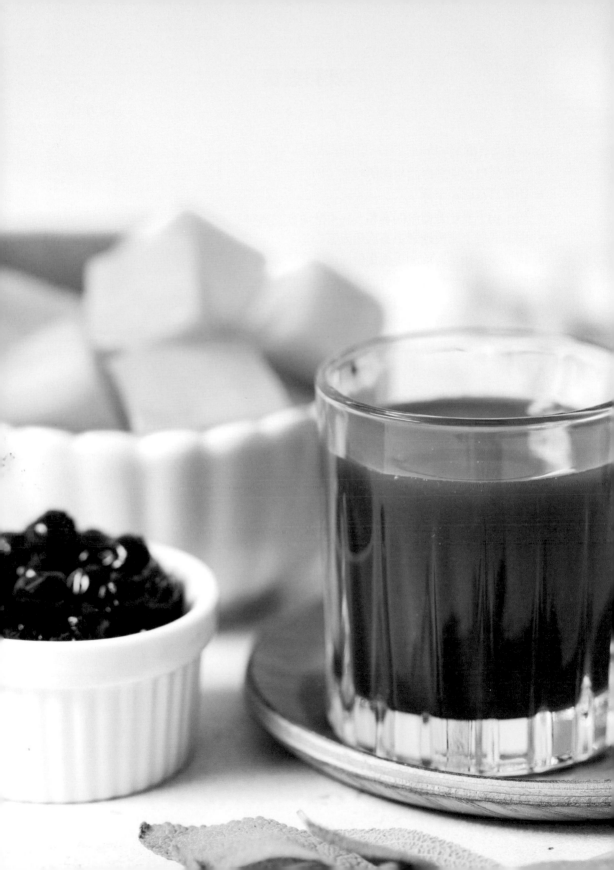

# 內疚和羞愧

1-2 小杯

如果你有以下情況，你可以嘗試這份激活飲：

- 不相信自己或對自己失去信心。
- 不相信自己是一個好人。
- 對自己生病感到內疚或羞愧。
- 因為久病不癒而感到不安或失去信心。
- 比上不足比下有餘或是總覺得自己不夠好。
- 將某些事情的錯加諸在自己身上而無法原諒自己。
- 對自己說過且無法收回的話感到內疚或羞愧。
- 對無法實現的夢想感到內疚或羞愧。
- 對當下無法幫助朋友或家人感到內疚或羞愧。
- 無法原諒那些曾經傷害你、讓你心碎或讓你失望的人。
- 莫名的羞愧或內疚——這份激活飲可以協助你理解並釋放一直讓你內疚或羞愧的情緒創傷。

半英吋新鮮生薑片（1 英吋 =2.54 公分）
半杯到 1 杯菠菜（緊實壓入量杯）
半顆到 1 顆柳橙，去皮

1 依照列出的順序，由上到下，將食材依序一次一樣放進榨汁機榨汁。

2 倒進玻璃杯即可享用。

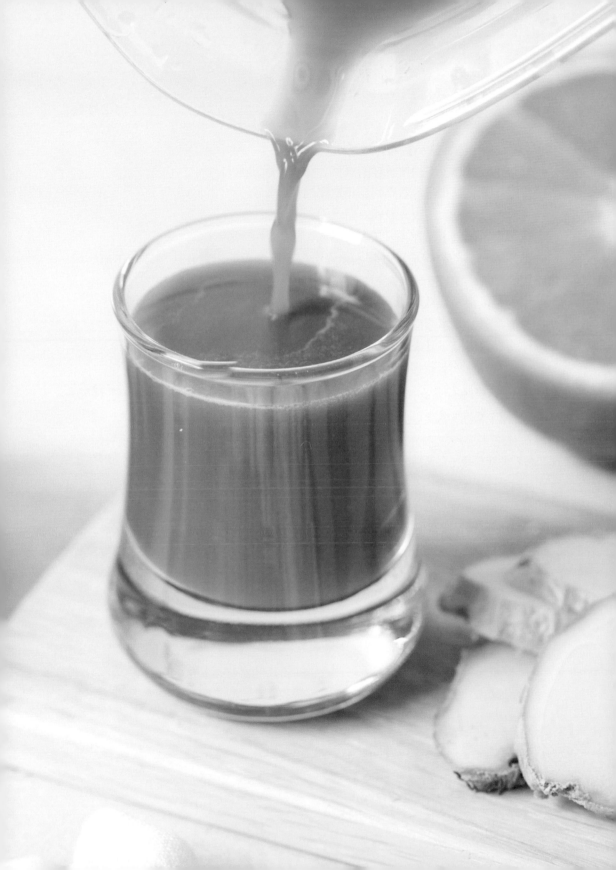

# 小我

你可以嘗試這份激活飲，當你有以下的情況：

- 覺得小我意識已經凌駕於你的感官、認知和感知能力。
- 覺得逐漸失去真我，看不到真正重要的東西。
- 覺得自己有點太自我，只顧及自己的利益。
- 意識到自己目中無人，只在乎自己。
- 當你以超然的面向看自己時，你覺得內在好像有股力量在控制你的生活和決定。
- 你的某位親友非常自我，但他們不以為然（為他們製作這份激活飲）。
- 你覺得有必要掌管自己的生活並克服傷害自己的衝動。
- 你要釋放自己，展現真實的靈魂，讓自己和周圍的人受益。

半英吋新鮮薑黃片

半杯奇異果，切碎，去皮

1 湯匙新鮮或解凍的冷凍野生藍莓或 1 茶匙純野生藍莓汁或 1 茶匙純野生藍莓粉

¼ 杯波特多蘑菇 *，切碎

¼ 杯羽衣甘藍，粗切碎（緊實壓入量杯）

半杯新鮮歐芹（緊實壓入量杯）

半根西洋芹菜

1 依照列出的順序，由上到下，將食材依序一次一樣放進榨汁機榨汁。如果你是使用野生藍莓汁或野生藍莓粉，請等到所有食材榨完後再加入攪拌均勻。

2 倒入玻璃杯即可享用。

* 用溫水至熱水徹底洗淨波特多蘑菇。不要使用黏稠或腐爛的波特多蘑菇，這是氧化和老化的跡象。

## 補充說明

- 如果你的所在地無法取得新鮮或冷凍野生藍莓、野生藍莓汁或野生藍莓粉，你可以用黑莓代替。雖然黑莓也是一個高抗氧化的食材選擇，但黑莓無法像野生藍莓一樣，擁有保護細胞免於受到有毒重金屬、化學物質、輻射和其他毒素侵害的效力。

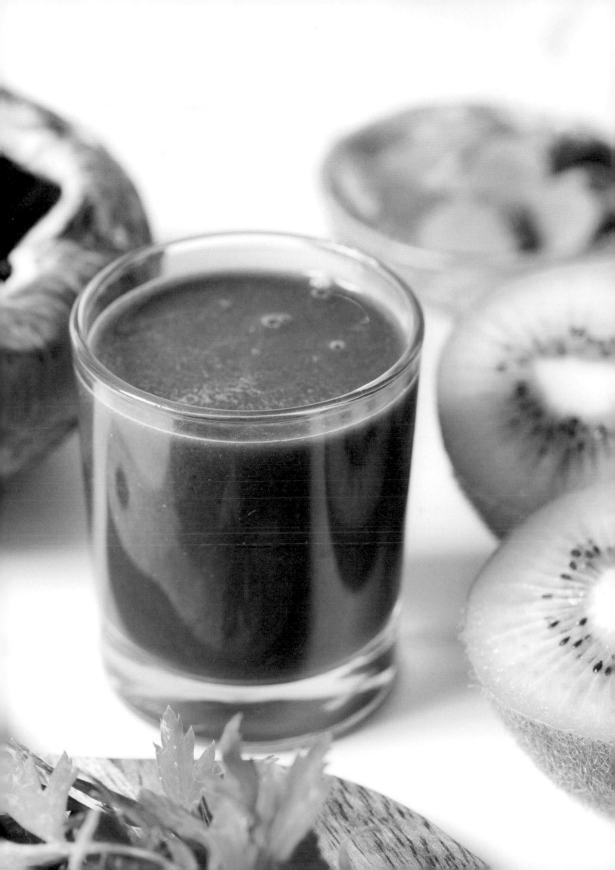

# 夢境

這份激活飲可以在白天或晚上的任何時間飲用。如果你想在小憩前或晚上睡前喝，你可以事前先做好，放在冰箱冷藏以備不時之需，例如：

- 你想利用夢境瞭解更多關於你的靈魂和靈魂的過往。
- 你很難做夢但想要做夢。
- 你的夢境曲折離奇，充滿不安、壓力，甚至恐怖。
- 你想要解析夢境的意義，洞悉自己的夢境。
- 經常因作夢而醒來。
- 害怕睡覺。
- 試圖透過夢境與他人連結。
- 試圖進入他人的夢境。
- 睡眠不足——這份激活飲可以讓你在短暫的睡眠中，透過夢境協助療癒你。

半英吋新鮮生薑片

半杯新鮮或解凍的冷凍芒果

半杯新鮮或解凍的冷凍櫻桃，去籽

半杯生櫛瓜，切碎

¼ 杯新鮮薄荷葉（自選）

1 依照列出的順序，由上到下，將食材依序一次一樣放進榨汁機榨汁。

2 倒進玻璃杯即可享用。

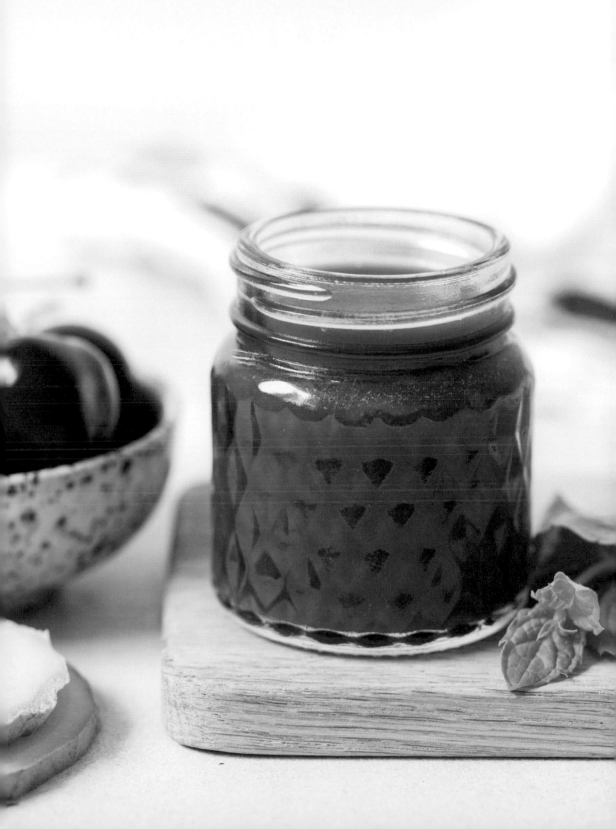

一個人的神經元出現問題，意味著他們的神經元在處理信息時會產生變化，影響該人的集中注意力、聆聽或準確從對話或故事中接收信息的能力。

當你將大腦視為一組神經元時，你就有更大的機會從與大腦相關的症狀和疾病中得到緩解和治癒，並從各種層面上與大腦連結。

—— 安東尼·威廉

# 安神激活飲

這些大腦激活飲主要是讓你在日益不安的世界中穩定下來。

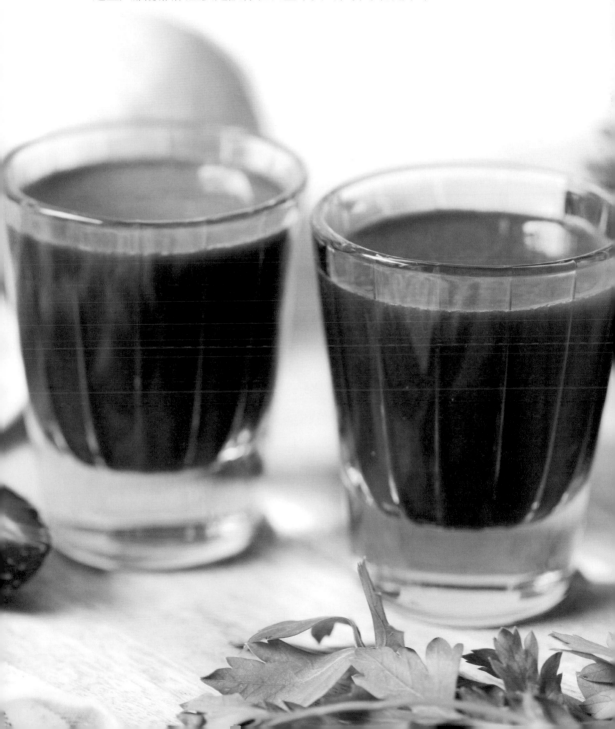

# 神經腸道酸性

當你有以下情況，你可以使用這份安神激活飲：

- 你想要強化迷走神經。
- 你有胃痙攣、胃脹氣、慢性胃炎、輕微胃食道逆流，或其他消化道問題（關於緩解急性胃食道逆流，請參閱配套書《守護大腦的激活配方》中的「安東尼密集蘆薈療法」）。
- 你覺得吃下的食物沒有消化、分解或吸收。
- 你覺得自己吸收營養的能力很差。
- 你被診斷出有微生物基因體或腸道菌群的問題。
- 你覺得自己體內有毒素，或者血液有毒素。
- 你覺得你的肝臟和淋巴液有毒素、停滯和遲緩。
- 你覺得自己胃酸過多、喉嚨或嘴巴有酸味，或全身帶有酸味。
- 你的體味比平時更明顯。
- 你有長期噁心或脹氣的問題。
- 你正在調整酸性體質，讓身體偏鹼性。

4 到 6 杯新鮮歐芹或新鮮香菜＊（緊實壓入量杯）

1 用榨汁機榨歐芹或香菜。

2 倒入玻璃杯立即享用。

＊注意：選擇歐芹或香菜（不是同時選擇兩種）單獨榨出純歐芹激活飲或純香菜激活飲。

## 補充說明

- 你可以在本食譜中使用任何種類的歐芹，義大利平葉或捲葉歐芹。
- 新鮮香菜在一些國家也被稱為芫荽。

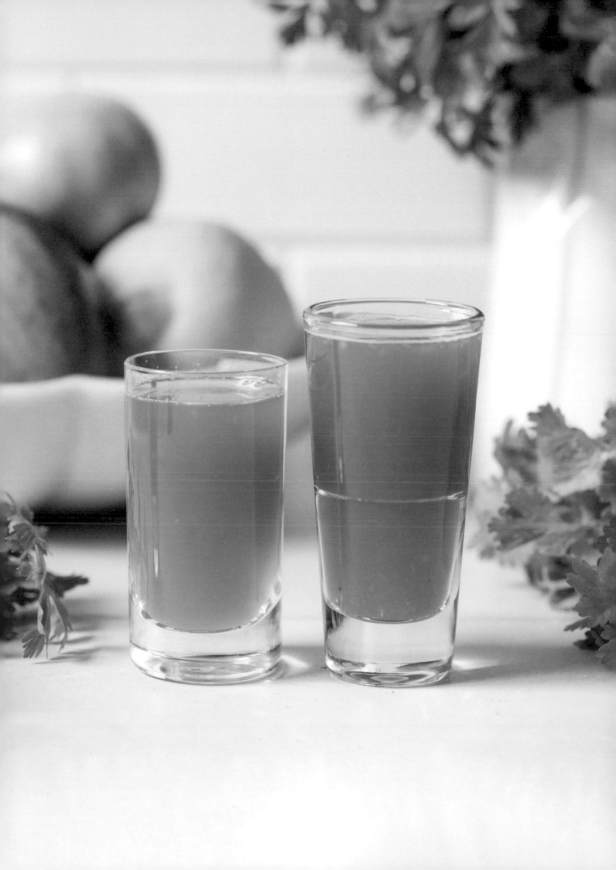

# 創傷、震驚和失落

這份激活飲可以支持任何情緒不安、情緒困擾或情緒壓力的狀況。當你有以下情況，你可以考慮使用它：

- 收到震撼的消息，或受到任何情緒上的打擊。
- 情緒起伏很大。
- 失去親人或寵物。
- 經歷任何形式的失去或失落感。
- 被診斷出患有慢性疾病或得知自己的健康有狀況。
- 生活受到所在地和世界上的事件影響。
- 正經歷家庭內部的情緒動盪或友誼受到考驗。

半杯新鮮或解凍的冷凍櫻桃，去籽

1 杯菠菜（緊實壓入量杯）

半顆蘋果

1 依照列出的順序，由上到下，將食材依序一次一樣放進榨汁機榨汁。

2 倒進玻璃杯即可飲用。

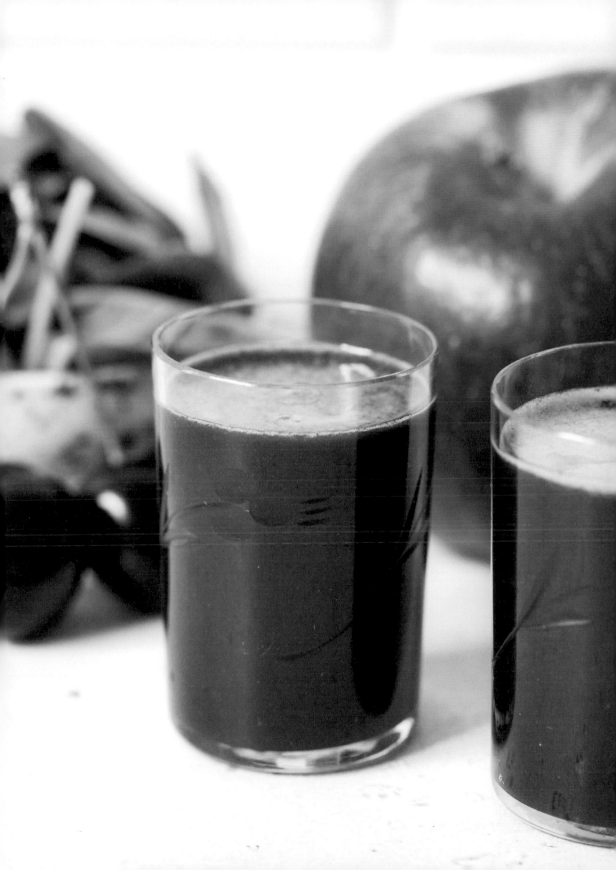

# 腎上腺之「戰或逃」

如果你有以下情況，你可以使用這份激活飲：

- 生活被壓力壓得喘不過氣，沒有機會好好放鬆休息。
- 持續性的長期壓力。
- 不管從什麼管道或人收到任何消息或資訊，你都會出現不由自主的生理反應。
- 正經歷任何類型的創傷後壓力症候群。
- 感覺自己就像坐雲霄飛車一樣，生活已經失控。
- 沉迷於刺激腎上腺素的活動或戲劇性事件。
- 一直把性當成逃避的方法。
- 不知不覺中依賴腎上腺素，例如間歇性斷食和／或使用咖啡因。

1 英吋新鮮生薑片

1 片小蒜瓣

2 湯匙新鮮或解凍的冷凍野生藍莓或 2 茶匙純野生藍莓汁或 2 茶匙純野生藍莓粉

半顆檸檬，去皮

1 杯新鮮歐芹（緊實壓入量杯）

半杯羽衣甘藍（緊實壓入量杯）

1 杯西瓜皮，切碎（自選）

1 依照列出的順序，由上到下，將食材依序一次一樣放進榨汁機榨汁。如果你是使用野生藍莓汁或野生藍莓粉，請等到所有食材榨完後再加入攪拌均勻。

2 倒進玻璃杯即可享用。

## 補充說明

- 如果你的所在地無法取得新鮮或冷凍野生藍莓、野生藍莓汁或野生藍莓粉，你可以用黑莓代替。雖然黑莓也是一個高抗氧化的食材選擇，但黑莓無法像野生藍莓一樣，擁有保護細胞免於受到有毒重金屬、化學物質、輻射和其他毒素侵害的效力。

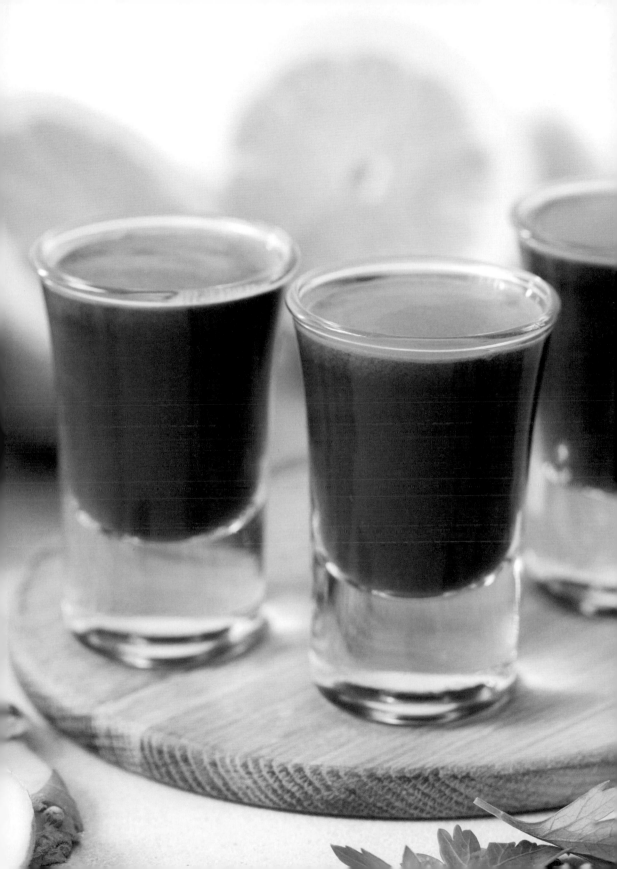

# 倦怠

如果你有以下情況，你可以使用這份激活飲：

- 感覺自己被逼到已超過極限。
- 需要充電。
- 感覺身體好像缺少什麼，或者覺得自己被淘空。
- 感覺付出太多，以至於覺得自己無法再給予。
- 過勞。
- 需要依靠咖啡因才能保持專注和提升精力。
- 覺得自己的大腦短路或快要抓狂。
- 對工作或身邊的人感到厭煩或厭惡。
- 覺得漸漸失去自己某些部分。
- 無法集中注意力，身心各個層面都感到筋疲力盡。

半英吋新鮮生薑片

半杯豌豆苗（緊實壓入量杯）

半杯苜蓿芽（緊實壓入量杯）

¼ 杯新鮮或解凍的冷凍火龍果（紅火龍果）
或 ¼ 杯葡萄柚，切碎、去皮

2 根新鮮中型蘆筍（¼ 杯，切碎）

半根西洋芹菜

1 依照列出的順序，由上到下，將食材依序一次一樣放進榨汁機榨汁。

2 倒進玻璃杯即可享用。

## 補充說明

- 如果你找不到或不喜歡苜蓿芽或豌豆苗，可以使用任何種類的芽菜或微型菜苗，如青花椰苗、三葉草苗、向日葵苗或羽衣甘藍苗。每一種芽菜都會為這個激活飲帶來不同的風味。若你選擇使用櫻桃蘿蔔芽或芥末菜芽，請注意它會讓這份激活飲變得很辣。

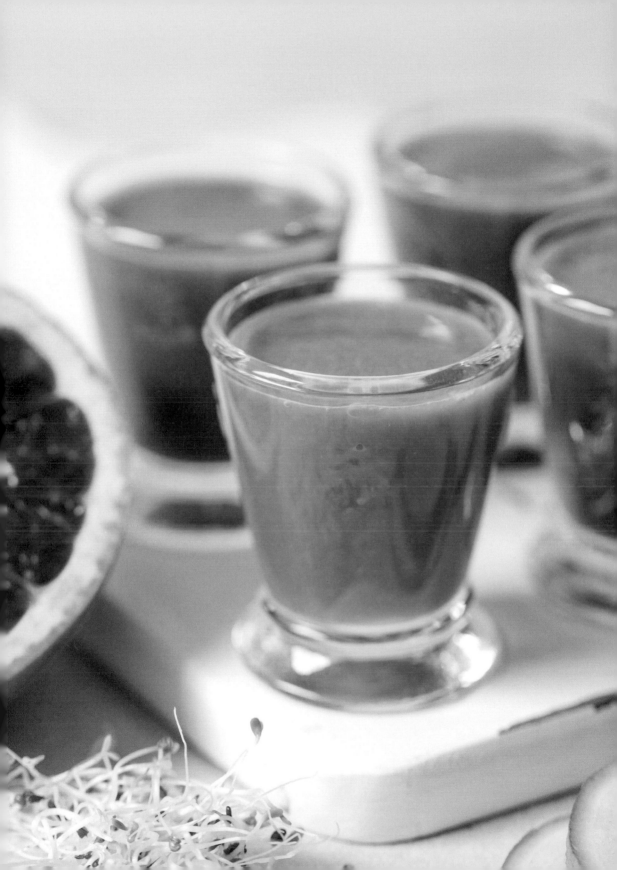

# 背叛和信任破碎

這份激活飲可以支持以下情況：

- 你覺得在情感上被調戲、被玩弄或不被認真對待。
- 你被告知身體背叛了你，並出現問題。
- 你感到被背叛、失望、被忽視、被看輕、被利用或被虐待。
- 你被操控，失去自主權。
- 你對信任的某人或某事失去信心，因而感到失望或不滿。
- 你覺得你讓你在乎的人失望。
- 你對某事投注心力，結果卻落空。

半英吋新鮮薑黃片

半杯新鮮或解凍的冷凍芒果

半顆萊姆，去皮

¼ 杯菠菜（緊實壓入量杯）

半根西洋芹菜

1/16 茶匙肉桂粉

1 依照以下的順序將食材放進榨汁機，薑黃、芒果、萊姆、菠菜和西洋芹菜。

2 撒上肉桂粉，或加入肉桂粉混合。

3 倒入玻璃杯中即可食用。

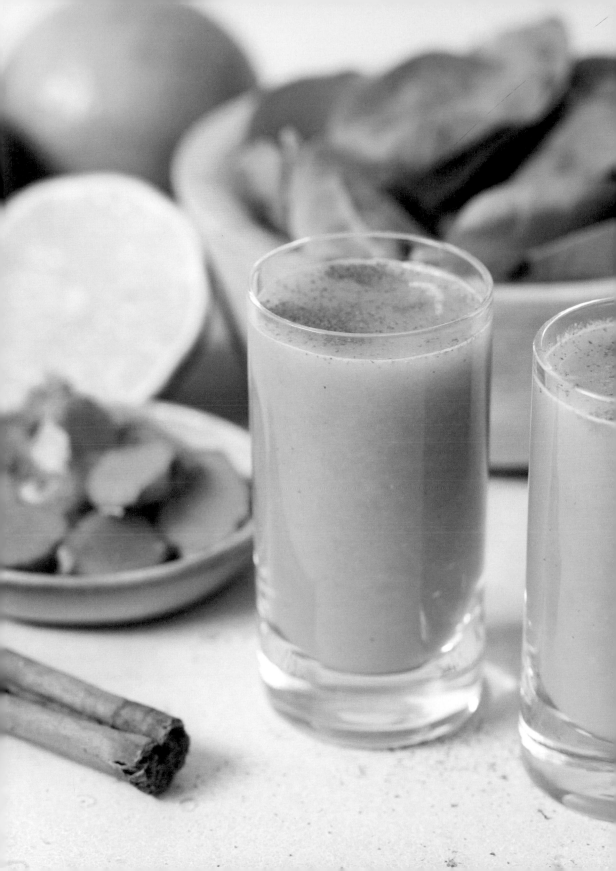

# 關係破裂

這款大腦激活飲適合以下情況：

- 正經歷任何型式的關係動盪，無論是否已分手或拆夥。
- 在任何關係中不斷出現爭論、爭吵或分歧的情況。
- 你遇到某種無法解決的情況，或和朋友或家人之間存在未竟事宜。
- 處於一段分分合合惡性循環的關係中。
- 某段關係中存在著根深蒂固或日益增長的怨恨。
- 你和某位夥伴間陷入爭論不休的局面。

半杯新鮮或解凍的冷凍草莓

半顆番茄或 ¼ 杯小番茄

¼ 顆檸檬，去皮

半杯新鮮歐芹（緊實壓入量杯）

半杯萵苣，例如綠葉萵苣或奶油萵苣切碎
（緊實壓入量杯）

半根西洋芹菜

1 依照列出的順序，由上到下，將食材
依序一次一樣放進榨汁機榨汁。

2 倒進玻璃杯即可飲用。

## 補充說明

- 如果你在此食譜中選擇新鮮草莓，請在使用前去除草莓上的綠蒂。*

---

\* 編注：草莓頂部可能會有來自農場水中的細菌，這些細菌卡在草莓和葉子之間，所以要完全去
除草莓綠蒂。參考《守護大腦的療癒食譜》，第 3 頁。

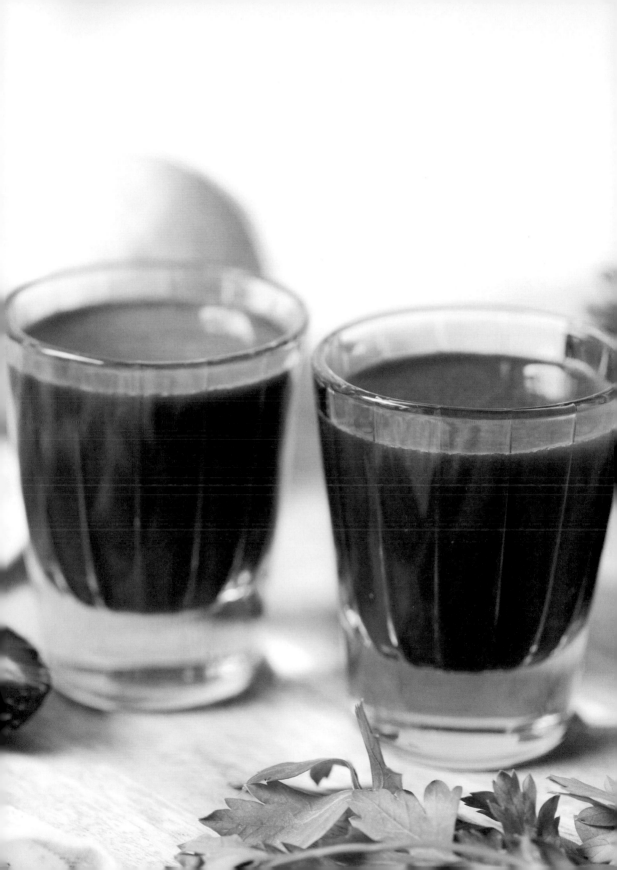

# 睡眠和養精蓄銳

如果你有以下情況，你可以試試這款激活飲：

- 小憩前。
- 想要快速充電。
- 覺得自己的能量一直很低。
- 在夜間睡眠中很容易被吵醒。
- 一覺醒來感覺沒有恢復活力（你可以在入睡前或起床後喝這款激活飲）。
- 當你消耗大量體力後想要恢復原氣。
- 另一種療癒方法是啜飲這款大腦激活飲，讓自己好好休息，閉上眼睛。即使你沒有睡著，你也會從中受益。

¾ 杯新鮮或解凍的冷凍芒果

⅛ 杯新鮮蒔蘿（緊實壓入量杯）

¼ 杯小黃瓜，切碎

半杯萵苣（最好是奶油萵苣），粗切碎（緊實壓入量杯）

半茶匙純楓糖漿（自選）

1 依照列出的順序，由上到下，將食材依序一次一樣放進榨汁機榨汁。

2 加入楓糖漿（如果有），攪拌。

3 倒入玻璃杯即可享用。

## 補充說明

- 選用 100% 楓糖製成的純楓糖漿，避免使用楓糖風味的楓糖漿，這是完全不同的產品，且含有對人體有害的成分。

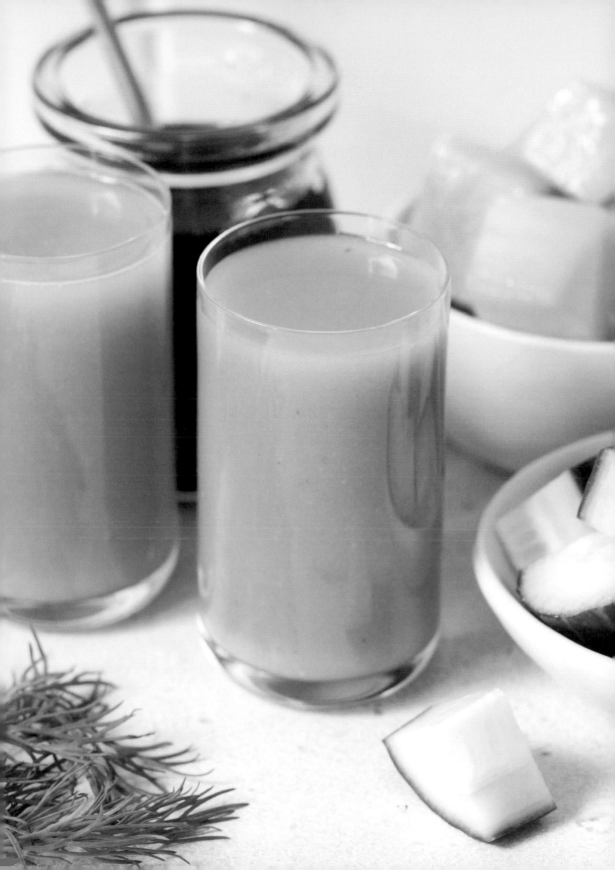

# 追求真相

這份激活飲在以下三個關於真相的領域可以支持你：

1. 真實表達自己。例如，當：
   ◦ 受到壓抑感到窒息
   ◦ 說話不受重視
   ◦ 在別人眼中可有可無
   ◦ 害怕談論某些事情
   ◦ 覺得自己正在做的某些事情對不起真正的自己

2. 接受真相。例如：
   ◦ 害怕接受某件事的真相
   ◦ 想知道某件事的真相
   ◦ 得知某件事的真相，但難以接受

3. 瞭解隱藏的真相。例如：
   ◦ 擴展對於周遭世界正在發生什麼事情的認知和理解
   ◦ 聽懂別人話裡的弦外之音，具有先見之明的洞察力
   ◦ 尋找隱藏的真相

1 英吋的新鮮生薑片

2 英吋的新鮮薑黃

1 片小蒜瓣

半杯新鮮羅勒（緊實壓入量杯）

半杯芝麻菜（緊實壓入量杯）

1 杯萵苣，例如綠葉萵苣或奶油萵苣粗切碎
（緊實壓入量杯）

1 顆柳橙，去皮

1 依照列出的順序，由上到下，將食材
　依序一次一樣放進榨汁機榨汁。

2 倒進玻璃杯即可飲用。

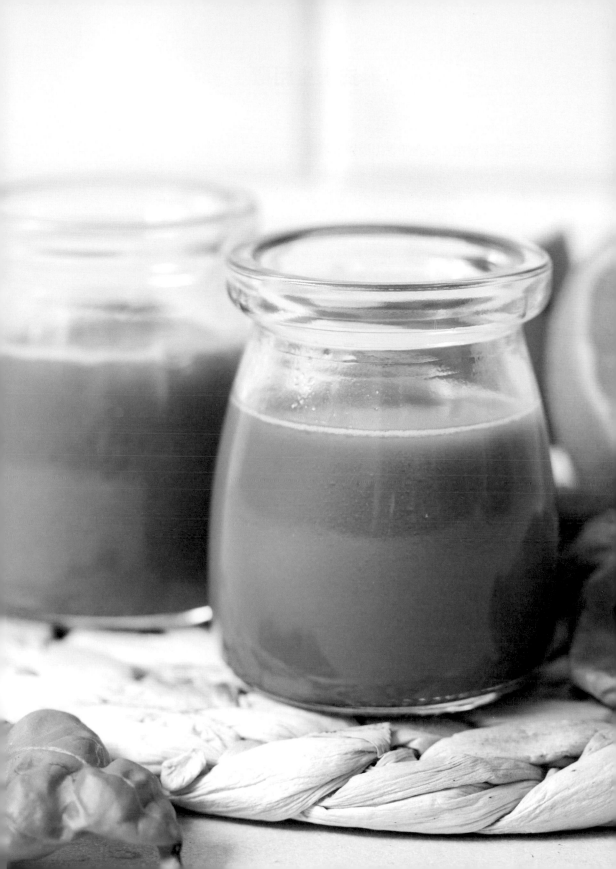

# 尋找人生目標

1-2 小杯

你可以嘗試這份激活飲，如果出現以下情況：

- 感覺若有所失，但不知道究竟失去什麼。
- 感到迷失或格格不入。
- 悲從中來。
- 永遠不滿足。
- 覺得自己的人生不該如此，或者沒有實現自己的使命。
- 覺得失去自由意志，或者要遵從自己的自由意志。
- 覺得自己一事無成。
- 人生失去方向。
- 覺得任何事情或所做一切都毫無意義。

¼ 杯新鮮或解凍的冷凍黑莓

¼ 杯新鮮或解凍的冷凍覆盆莓

¼ 杯新鮮或解凍的冷凍草莓

1 湯匙新鮮或解凍冷凍野生藍莓或 1 茶匙純野生藍莓汁或 1 茶匙純野生藍莓粉

¼ 杯新鮮歐芹（緊實壓入量杯）

1 依照列出的順序，由上到下，將食材依序一次一樣放進榨汁機榨汁。如果你是使用野生藍莓汁或野生藍莓粉，請等到所有食材榨完後再加入攪拌均勻。

2 倒進玻璃杯即可飲用。

## 補充說明

- 如果你在此食譜中選擇新鮮草莓，請在使用前去除草莓上的綠蒂。
- 如果你的所在地無法取得新鮮或冷凍野生藍莓、野生藍莓汁或野生藍莓粉，你可以在這個食譜中原有的 ¼ 杯黑莓中再多加 3 或 4 顆黑莓。

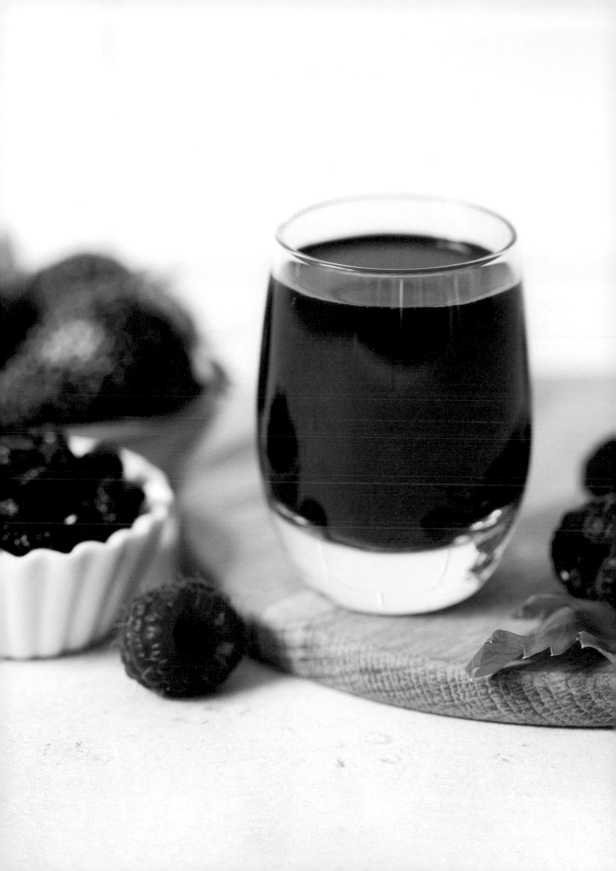

# 智慧和直覺

你可以使用這個強大的工具，如果你想：

- 提升直覺力。
- 從冥想中獲得最大啟發。
- 增強心靈感應能力。
- 試圖透過第三眼開啟洞察力，接收他人看不見的訊息。
- 與高層心靈更緊密的連結。
- 覺得自己缺乏直覺力或直覺力很差。
- 想從瑜伽、心靈成長課程或共修獲得最大啟發。
- 想從生活中的大小事領悟人生的大智慧。
- 尋找和自己與身邊人有關的答案。

1 湯匙新鮮或解凍冷凍野生藍莓或 1 茶匙純野生藍莓汁或 1 茶匙純野生藍莓粉

¼ 杯新鮮或解凍的冷凍黑莓

¼ 杯新鮮鼠尾草（緊實壓入量杯）

¼ 杯新鮮奧勒岡（緊實壓入量杯）

¼ 杯小麥草（或 2 茶匙解凍的冷凍小麥草汁）（緊實壓入量杯）

半杯新鮮黃櫛瓜，切碎

¼ 茶匙螺旋藻

1 依照以下的順序將食材放進榨汁機，野生藍莓、黑莓、鼠尾草、奧勒岡、小麥草和黃櫛瓜。如果你是使用野生藍莓汁或野生藍莓粉，或冷凍小麥草汁，請等到下一個步驟再放入。

2 撒上螺旋藻粉或放入螺旋藻粉攪拌均勻；放入野生藍莓汁或野生藍莓粉，攪拌均勻；放入解凍的冷凍小麥草汁（如果有）。

3 倒進玻璃杯即可飲用。

## 補充說明

- 如果你的所在地無法取得新鮮或冷凍野生藍莓、野生藍莓汁或野生藍莓粉，你可以在這個食譜中原本的 ¼ 杯黑莓中再多加 3 或 4 顆黑莓。

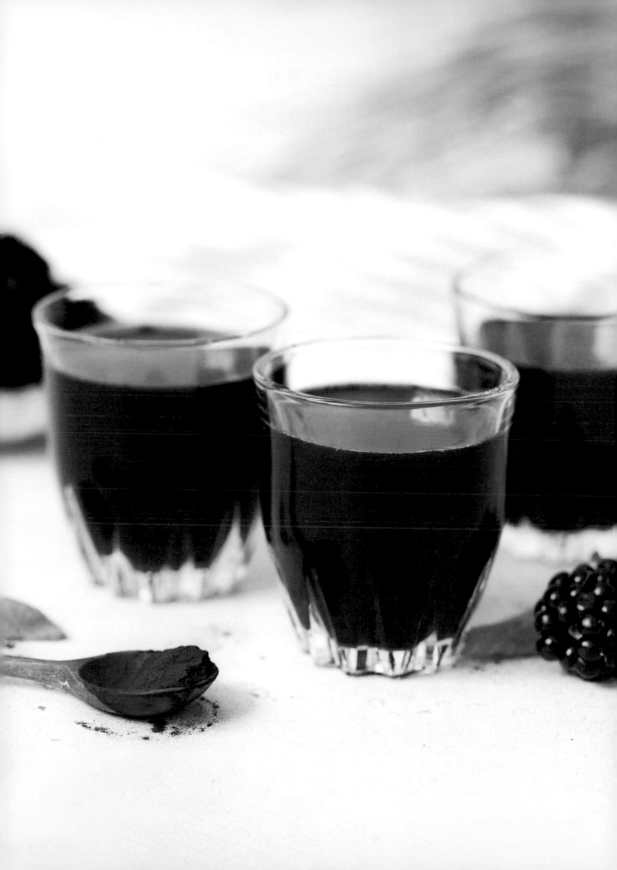

第四十三章

# 安東尼大腦激活淨化法

　　這些淨化方法對於現今這個世界來說是必要的，日常生活中的化學大戰，對我們的居家環境、學校、機構和社會的衝擊已經達到災難性的程度。當你開始使用這些淨化選項時，你是遵從自由意志，試圖淨化和保護你的器官，大腦不僅蘊藏生命中過去、現在和未來的知識，同時也保護你的靈魂。安東尼大腦激活淨化法不只是身體上的層面，因為當大腦中的有毒物質排除後，你的意識和潛意識之門即將被開啟，讓你在一個原本充滿毒素無法覺知的世界中體悟。

　　覺知悟道不是無所不知，而是可以心平氣和面對一切，因為你對大腦的思緒瞭若指掌，而我們無法掌控外在世界發生的一切。這些淨化法可以淨化你的大腦聖殿，將那些讓你頭腦無法清晰的毒素排除。你的直覺、心電感應、超自然的感應能力、千里眼等技能將會開始出現。你會很容易看清事物的本質，清晰表達自己，富有創造力，能在別人意識不到的微小之處看見不凡，喜悅由然而生。大腦中累積的毒素是某些產業刻意要毒害我們、束縛我們，讓我們沉淪。當你擺脫這些毒素時，你會打開你的第三眼成為一位覺知者。

　　大腦激活飲對身體方面有極大的好處和療效。透過大腦激活淨化法，你開始清除大腦中原本不該存在的毒素和有毒化學物質，並幫助大腦復原。這些抗病原體淨化法是專為我們日常生活遇到的各種狀況而設計的——從不足到倦怠到腦酸再到情緒性腦損傷，目的在消除各種不同的症狀。其中進階版和加強版更是讓人有機會從一百多種病症中康復。（關於長期的支持方法，特別是針對病原體的營養補充方法，請參考《守護大腦的激活配方》。）

　　你可以在任何時間選擇七種排毒法的任何一種，也可以像爬梯子一樣，從最簡單到最強效。所有安東尼排毒法都可以根據你的目標客製化，淨化的級別越高，消失的症狀也會越多。

# 排毒指引

## 選擇大腦激活療法

- 大部分大腦激活療法都有分 10 ／ 20 ／ 30 天等級的選擇，每一種都有詳細的說明。

- 淨化選項中會指示你每天是否可以自行決定要嘗試哪些激活飲，或者指示你每天選擇一種新的激活飲。

- 如果指引說明你可以每天自行選擇激活飲，這意味著你可以根據喜好嘗試所有的激活療法，決定權在你，你可以隨意變換各種激活飲，也可以重複。

- 如果指引說明每天選擇一種新的大腦激活飲，你可以選擇一個主題每天喝一種激活飲。舉例來說，一個 10 天的淨化療程，你可以從第四十二章中選擇暴露防護激活飲、轉換激活飲或安神激活飲的主題，然後每天選擇一款新的激活食譜，等到第 10 天結束時，你已經喝完所有主題中的 10 款激活飲。如果是 20 天或 30 天的淨化療程，你可以選擇二組到三組的大腦激活飲主題，每一次進行一組，在同一組中个需要按照編排順序喝激活飲，只要以每 10 天為一個單位進行所有的激活飲即可。

- 舉例來說，如果你選擇 30 天淨化療程，指引告訴你每天要選擇一款新的激活飲，這時你可以根據需要選擇轉換激活飲（順序不拘），接著是安神激活飲（順序不拘），最後則是暴露防護激活飲（順序不拘），直到你在 30 天內完成所有 30 款激活飲。

## 激活飲的次數

- 如果你選擇的淨化法指示每天要喝 2 次以上的激活飲，那麼在同一天都要喝同一款激活飲。換句話說，如果你選擇的療法需要每天喝 3 次，那麼這 3 次的激活飲必須是同一款。

### 喝激活飲的時間點

- 喝激活飲的時間必須和任何食物或飲料間隔至少 15 到 30 分鐘，無論是喝激活飲之前還是之後進食的時間間隔都相同。

- 這個準則適用於每種不同層級的大腦激活淨化法。你需要一些時間讓自己和每款激活飲產生共振，使療癒的震動頻率進入你的血液，讓你的身心靈接收它的頻率，你需要給自己一些時間好好感受它在你體內的作用。

- 舉例來說，包含其它安東尼療法的飲食流程可能如下：起床時先空腹喝一杯檸檬水，再等 15 到 30 分鐘喝芹菜汁，接著間隔 15 到 30 分鐘喝大腦激活飲，最後再等 15 到 30 分鐘再吃早餐。

- 當大腦激活淨化法需要每天喝好幾次激活飲時，每次至少需間隔 4 小時。（因為大腦在 4 小時之後會回復原來的模式，所以等 4 小時之後再喝一次。）例如，如果你每天要喝 3 杯激活飲，這 3 次的時間不能比上午 8 點、中午 12 點、下午 4 點的時間更密集。但你可以把間隔時間拉長 4 小時以上。舉例來說，上午 7 點、下午 1 點、下午 7 點。依此原則，安排適合自己喝激活飲的時間。

- 如果你有進行安東尼營養補充品治療方案，在進行大腦激活淨化法時，仍然可以**繼續補充**，但營養補充品不可和激活飲一起吃，要依據上述的原則錯開時間。

### 重複排毒

- 鼓勵你重複或不定期進行大腦激活淨化法，在不同回合之間間隔一段時間，然後再回到你選擇的淨化法。你可以重複進行同一個淨化法不限次數，或者進行進階版的淨化法，在任何時候，都可以自行選擇進行任何一種層級的淨化法。

### 缺少食材

- 如果你難以取得大腦激活飲中的某種食材——可以先用手邊僅有的食材。
- 至於食譜中有些食材的替代方案，如檸檬或檸檬水、芹菜汁和重金屬排毒

果昔，你可以參考個別食譜提供的秘訣。如果可以，試著不要依賴替代方案，特別是芹菜汁，最好用正確的食材進行排毒，以達到預期的健康目標。

## 排毒中斷

- 如果你在淨化期間有任何一天沒有喝大腦激活飲（和／或重金屬排毒果昔），當天還是要繼續遵循排毒指南，然後在這一輪排毒療程結束時，再額外增加一天淨化日。
- 如果因故中斷淨化過程，你要在淨化過程結束後再加三天淨化日。「中斷淨化」是指你攝取了一些淨化過程中需要避開的食物，例如早餐的脂肪基食物，像是堅果醬或出賣大腦的食物如蛋、乳製品或麩質。

## 所有淨化法需遵守的原則

- 如果你在淨化期間因某些原因需要抽血，記得詢問是否可以將抽血的時間安排在沒有進行淨化的期間，或者根據第四十章〈關於抽血〉中的抽血指引。
- 更多關於本書未提及的一般排毒的問題，請參考《3:6.9 排毒飲食聖經》。

## 針對兒童的調整方案

兒童也可以進行大腦激活淨化療法，但須遵循以下原則：

- 兒童可以不用喝檸檬水或萊姆水，同時也可以依照你認為適合的方式，減少孩子的芹菜汁飲用量。請參考第四十四章〈適合兒童的芹菜汁分量〉。
- 依據孩童的年齡和體重，可以喝少量大腦激活飲，即使只是 1 盎司或 1 茶匙。
- 如果你幫孩子選擇的淨化階段包括重金屬排毒果昔，請參考第四十四章〈重金屬排毒〉中的「兒童劑量調整」。

# 大腦激活淨化法七大階段

## 1. 入門大腦激活淨化法

將以下步驟納入你的日常飲食中：

- 每天喝一杯大腦激活飲（參考第四十二章食譜）。
- 選擇進行 10、20 或 30 天。
- 每天選擇喝一種大腦激活飲。
- 自選：根據需要，盡可能加入其它醫療靈媒工具和食譜。
- 每天至少喝 1,500 毫升的水（可以包括椰子水）。喝水的時間要與喝激活飲的時間至少間隔 15 到 30 分鐘。

## 2. 基本大腦激活淨化法

將以下步驟納入你的日常飲食中：

- 每天喝兩杯一樣的大腦激活飲（參考第四十二章食譜），間隔至少 4 小時。
- 選擇進行 10、20 或 30 天。
- 每天選擇喝一種大腦激活飲。
- 自選：根據需要，盡可能加入其它醫療靈媒工具和食譜。
- 每天至少喝 1,800 毫升的水（可以包括椰子水）。喝水的時間要與喝激活飲的時間至少間隔 15 到 30 分鐘。

## 3. 簡易大腦激活淨化法

將以下步驟納入你的日常飲食中：

- 每天喝兩杯一樣的大腦激活飲（參考第四十二章食譜），間隔至少 4 小時。
- 選擇進行 10、20 或 30 天。
- 每天選擇喝一種大腦激活飲。
- 每天一早醒來喝 500 到 1,000 毫升檸檬水或萊姆水（食譜參考第四十四章中製作檸檬水或萊姆水的正確比例）。

- 至少間隔 15 到 30 分鐘後，空腹喝一杯 500 到 1,000 毫升鮮榨芹菜汁（等到 15 到 30 分鐘後再喝你的第一杯大腦激活飲或吃早餐）。

- 自選：任何時候都可以喝重金屬排毒果昔（參考第四十四章食譜），但不可在吃完含有脂肪的餐點後喝。

- 至少在中午前不吃任何含有油脂的食物。

- 自選：若要達到更好的療效，請參考第二十八章和第三十章列出的出賣大腦的食物和食物化學物質，在淨化期間避開清單中的食物。例如蛋、乳製品、麩質、玉米、大豆、鮪魚、羊肉、豬肉等，這些出賣大腦的食物吃得越少，大腦激活飲的效果就越好。

- 盡可能在你的正餐和點心中，加入本書和《守護大腦的激活配方》、《守護大腦的療癒食譜》中的食譜。

- 每天至少喝 1,800 毫升的水（可以包括椰子水和早晨的檸檬水）。喝水的時間要與喝芹菜汁或激活飲的時間至少間隔 15 到 30 分鐘。

## 4. 中級大腦激活淨化法

將以下步驟納入你的日常飲食中：

- 每天喝三杯同樣的大腦激活飲（參考第四十二章食譜）間隔至少 4 小時。

- 選擇進行 10、20 或 30 天。

- 每天選擇喝一種人腦激活飲。

- 每天一早醒來喝 500 到 1,000 毫升檸檬水或萊姆水（食譜參考第四十四章中製作檸檬水或萊姆水的正確比例）。

- 至少間隔 15 到 30 分鐘後，空腹喝一杯 500 到 1,000 毫升鮮榨芹菜汁（等到 15 到 30 分鐘後再喝你的第一杯大腦激活飲或吃早餐）。

- 自選：任何時候都可以喝重金屬排毒果昔（參考第四十四章食譜），但不可在吃完含有脂肪的餐點後喝。

- 避開蛋、乳製品、麩質、玉米、大豆、鮪魚、羊肉和豬肉。

- 只使用本書和《守護大腦的激活配方》、《守護大腦的療癒食譜》中的食譜。

- 至少在中午前不吃任何含有油脂的食物。

- 如果午餐後有攝取油脂，要將分量限制在一份，最好是晚餐時間吃。如果你以蔬食為主，可以依照安東尼的食譜，吃一份植物性油脂如酪梨、堅果或堅果奶、種子類、椰子、椰子油、橄欖油。或者若你是根據安東尼的食譜中製作餐點，那麼每日一份動物性蛋白質如雞肉、草飼牛、火雞肉、鮭魚或沙丁魚也是可以的。

- 每天至少喝 1,800 毫升的水（可以包括椰子水和早晨的檸檬水）。喝水的時間要與喝芹菜汁或激活飲的時間至少間隔 15 到 30 分鐘。

## 5. 高效大腦激活淨化法

將以下步驟納入你的日常飲食中：

- 每天喝三杯同樣的大腦激活飲（參考第四十二章食譜），間隔最少 4 小時。

- 選擇進行 10、20 或 30 天。

- 每天選擇一種新的大腦激活飲，有系統地一次選擇一組（防護、轉換或安神，在同一組中飲用的順序不拘）。

- 每天一早醒來喝 1,000 毫升檸檬水或萊姆水（參考第四十四章中製作檸檬水或萊姆水的正確比例）。

- 至少間隔 15 到 30 分鐘後，空腹喝一杯 1,000 毫升鮮榨芹菜汁（等到 15 到 30 分鐘後再喝你的第一杯大腦激活飲或吃早餐）。

- 自選：任何時候都可以喝重金屬排毒果昔（參考第四十四章食譜），但不可在吃完含有脂肪的餐點後喝。

- 避開第二十八章和第三十章提及的所有食物和食物化學物質，包括咖啡因。

- 只使用本書配套書《守護大腦的激活配方》、《守護大腦的療癒食譜》中的食譜。

- 至少在中午前不吃任何含有油脂的食物。

- 如果午餐後有攝取油脂，要將分量限制在一份，最好是晚餐時間吃。如果

你以蔬食為主，你可以依照安東尼的食譜，吃一份植物性油脂如酪梨、堅果或堅果奶、種子類、椰子、椰子油、橄欖油。或者若是根據安東尼的食譜中製作餐點，那麼每日一份動物性蛋白質如雞肉、草飼牛、火雞肉、鮭魚或沙丁魚也是可以的。

- 每天至少喝 1,800 毫升的水（可以包括椰子水和早晨的檸檬水）。喝水的時間要與喝芹菜汁或大腦激活飲的時間至少間隔 15 到 30 分鐘。

## 6. 進階大腦激活淨化法

將以下步驟納入你的日常飲食中：

- 每天喝三杯同樣的大腦激活飲（參考第四十二章食譜），間隔最少 4 小時。
- 選擇進行 20 或 30 天。
- 每天選擇一種新的大腦激活飲，有系統地一次選擇一組（防護、轉換或安神，在同一組中飲用的順序不拘）。
- 每天一早醒來喝 1,000 毫升檸檬水或萊姆水（食譜參考第四十四章中製作檸檬水或萊姆水的正確比例）。
- 至少間隔 15 到 30 分鐘後，空腹喝一杯 1,000 毫升鮮榨芹菜汁（等到 15 到 30 分鐘後再喝你的第一杯大腦激活飲或吃早餐）。
- 每天喝一杯重金屬排毒果昔（參考第四十四章食譜）。（自選：每 10 天可休息 1 天不喝。）
- 避開第二十八章和第三十章提及的所有食物和食物化學物質，包括咖啡因。
- 只使用本書和《守護大腦的激活配方》、《守護大腦的療癒食譜》中的食譜。
- 完全避開所有脂肪基食物，包括植物性油脂（如堅果、種子類、酪梨）和動物性脂肪（如雞肉、魚肉和所有肉類）。
- 每天至少喝 1,800 毫升的水（可以包括椰子水和早晨的檸檬水）。喝水的時間要與喝芹菜汁或大腦激活飲的時間至少間隔 15 到 30 分鐘。

## 7. 強效大腦激活淨化法

將以下步驟納入你的日常飲食中：

- 每天喝三杯同樣的大腦激活飲（參考第四十二章食譜），間隔最少 4 小時。

- 選擇進行 30 天。

- 每天選擇一種新的大腦激活飲，有系統地一次選擇一組（防護、轉換或安神，在同一組中飲用的順序不拘）。

- 每天一早醒來喝 1,000 毫升檸檬水或萊姆水（食譜參考第四十四章中製作檸檬水或萊姆水的正確比例）。

- 至少間隔 15 到 30 分鐘後，空腹喝一杯 1,000 毫升鮮榨芹菜汁（等到 15 到 30 分鐘後再喝你的第一杯大腦激活飲或吃早餐）。

- 每天喝一杯重金屬排毒果昔（參考第四十四章食譜）。（自選：每 10 天可休息一天不喝。）

- 避開第二十八章和第三十章提及的所有食物和食物化學物質，包括咖啡因。

- 只使用本書和《守護大腦的激活配方》、《守護大腦的療癒食譜》中的食譜。

- 完全避開所有脂肪基食物，包括植物性油脂（如堅果、種籽類、酪梨）和動物性脂肪（如雞肉、魚肉和所有肉類）。

- 避開所有香氛蠟燭、古龍水、香水、含有香味的洗衣精、衣物柔軟精、空氣芳香劑、香氛、鬍後水、除臭劑、肥皂、身體噴霧、身體乳液、身體按摩油、美髮產品，以及薰香、車用空氣芳香劑等。

- 每天至少喝 1,800 毫升的水（可以包括椰子水和早晨的檸檬水）。喝水的時間要與喝芹菜汁或大腦激活飲的時間至少間隔 15 到 30 分鐘。

第四十四章

# 重金屬排毒

除了有毒重金屬本身可能造成的損害之外，事實上它們也是病毒的燃料——供給病毒養分，助長全身發炎並引發自體免疫性疾病——因此，排除金屬有助於降低病毒量，大量的病毒會導致神經系統症狀。清除重金屬可以讓大腦的電流和能量頻率自由流動，從而解決心理和情感上的困擾或是身心問題。當你拆解與清除干擾大腦的各種金屬時，你可以大幅減少病毒入侵，加速情緒傷害的癒合，減少大腦和腦神經發炎，解決腦力耗損和缺陷，並幫助緩解成癮的酸性大腦。

## 老化金屬與新金屬

我們經遺傳而承襲的重金屬是來自年代久遠的老化金屬，取決於血統來自世界哪個區域，可追溯到 2000 到 3000 年前。陳年的重金屬比近期暴露的重金屬具有更高的氧化率，幾世代前開採的有毒重金屬，其老化過程始於出土的那一刻。隨著金屬老化，氧化也開始了。當這些金屬進入並留在人體內部，接觸到氧氣、酸、熱、血氣、電流、外來化學物質等，開始變得非常不穩定。

剛開採的金屬與陳年金屬大不相同。剛出土的金屬雖然具有劇毒，但相對較穩定，因此它們的破壞性低於老化金屬。較新的金屬在體內不會快速分解，這一切取決於金屬遺傳多少世代以及個人體內金屬的含量。大多數人的體內都有代代相傳的陳年金屬和新金屬，最新的金屬暴露源是當孩子在兒科診所接受含有汞、鋁和銅的治療。汞和鋁很可能是在過去 50 到 70 年中開採出來後存放，最終被醫療業購買並放入藥品中。許多藥物都含有有毒重金屬，同時，一位孩子可能遺傳其世代祖先數百到數千年長期接觸到的有毒重金屬。例如，我們可能遺傳到 2,000 到 3,000 年前

的金屬，加上我們祖先在 300 到 400 年前接觸的金屬，像是水銀療法，以及我們家族中最近接觸的金屬。陳年金屬氧化速度更快，病毒鍾愛這些老化金屬，因為它們的不穩定性更容易取得與消耗。

重金屬代代相傳的一個原因是，除非出現明顯的中毒現象，例如來自裝滿水的鉛罐，否則醫學研究和科學並不會發覺它們存在於我們的體內。因此，人們並不認為重金屬對健康具有破壞性、危險性的威脅，且在下一代出生前，這些金屬並未從父母身上排除。有毒重金屬是人類健康至今不升反降的重要原因。


# 合金燃料

通常，引起自體免疫性疾病的病毒以一種或兩種金屬為食。在複雜的神經性自體免疫病例中，一種病毒可能以三種、四種或更多種金屬為食；或者兩種或多種病毒各自以多種金屬為食。以多種金屬為食的一種或多種病毒會產生金屬合併的強效廢物，一旦這種廢物從病毒中排出，就會引發許多神經和身體反應，尤其是在金屬老化的情況下。當病毒消耗兩種以上的金屬時，其產生的神經毒素會導致肌肉、神經、骨骼和器官損傷，因為這種有毒廢物會使細胞窒息，讓細胞無法獲得急需的養分以保持最佳的生存狀態，且細胞壁因暴露於強酸性和變性有毒廢物而分解。

不同的有毒重金屬重量也不同。銅、汞和鉛是屬於較重的金屬，所以以這些金屬為食的病毒排出的神經毒素和皮膚毒素的重量較重。神經毒素和皮膚毒素可能是重金屬和較輕金屬的混合物，而較重的金屬與較輕的金屬混合後，較重的金屬會壓下較輕的金屬，導致神經毒素和皮膚毒素沉澱在下肢。這就是為何有些人只有手腳或腿上出現濕疹（較重的皮膚毒素），而另一些人則是胸部出現濕疹（當皮膚毒素主要為較輕的金屬）。不寧腿症候群和雷諾氏症候群都是神經毒素沉積在腳、手、手臂和腿上的例子。

# 重金屬排毒如何發揮作用

　　若要排除大腦和身體中的重金屬，最好的方法就是重金屬排毒果昔和重金屬排毒法。這些方案是地球上去除重金屬和修復它們造成的損害最有效的方法，全世界有無數的人從原始版重金屬排毒果昔和原始版重金屬排毒法中治癒，現在你有更多的選擇。

## 重金屬排毒果昔的效力

　　讓我們從基礎開始。重金屬排毒果昔（完整食譜在本章後半段）包含五種關鍵成分：

- 野生藍莓（可使用冷凍或純野生藍莓粉）
- 螺旋藻（在網頁 www.medicalmedium.com 補充品目錄中可以找到效果最好的種類）
- 大麥苗汁粉（在網頁補充目錄中可以找到正確的種類）
- 新鮮香菜
- 大西洋紅藻

　　這些藥用成分可以將根深蒂固和到處漂浮的金屬，完全排出身體之外，而不是沿途掉落或根本毫無作用，這就是重金屬排毒果昔之所以獨特的原因，安全護送重金屬離開身體，而不是撿起又隨地放下，進而對神經系統或消化系統造成更多的壓力和傷害，也是它沒有副作用的原因之一，而且重金屬排毒果昔還具有治癒大腦組織的滋養成分。

　　（如果有輕微的反應，這不是傷害的跡象，而是不管這個人進行任何排毒方案，通常都會出現的反應，這意味著他們的體內已累積大量的毒素。重金屬排毒果昔和其他方案最大的區別在於，果昔最終可以清除這些毒素，終止這些反應。）

　　如果你熟悉醫療靈媒系列，你會記得在 24 小時內食用這五種食物，好讓它們一起完成排毒的任務。適用於去除全身不同部位的重金屬，當你特別針對大腦中的有毒重金屬時，最好的方式是混合這五種食物一起食用。

　　從大腦中去除重金屬的過程就像從地球上開採珍貴金屬一樣，雖然在採礦中，

通常必須去除或置換泥土和礦石才能提取金屬，但透過這種從大腦中提取的方法，主要是這五種食物中的植物化學物質會利用化學反應，小心翼翼地鬆動和收集金屬。當來自五種成分的化合物結合在一起，並與大腦天生的超能力結盟，果昔成分中的化合物便會將信息驅動到大腦的電網中，激活電網與大腦內的其他化合物一起合作，震動電網將金屬和廢物從腦組織中排出，然後由這五種成分組合的化合物收集帶走，這個過程可以確保腦組織安全無虞。這是重金屬排毒果昔中化合物的強效力量，也是這五種藥用成分的分工合作。即使缺少一種或兩種成分，其他的成分仍然可以和諧地發揮功效。

用一個更簡單的例子：大腦內全是出賣大腦的毒性物質，就像一塊骯髒的海綿，而重金屬排毒果昔中的植物化學物質就像可以從細胞中擠出重金屬；或是將果昔視為腦組織的祛痰劑，協助大腦咳出阻礙它的東西。

重金屬排毒果昔的優勢是，它不僅可以去除大腦中的有毒重金屬。雖然擺脫有毒重金屬是你使用這個食譜的首要目標，但它也有助於清除溶劑、殺蟲劑、輻射和其他出賣大腦的物質。

任何試圖從體內去除金屬的那些臨時或時尚的方法都無法確實做到。例如，小球藻即使黏上金屬也會掉落，還可能在大腦的另一個區域產生更大的問題。炭和沸石也無法達到要求，更多訊息請參考《守護大腦的激活配方》。

從大腦中去除所有金屬需要時間。排毒過程最重要是到達並根除嵌入金屬的碎片，這些碎片可能極微小、奈米級和更小的金屬簇。這不是一天兩夜就能排除的過程，即使某些症狀開始迅速緩解和消退，仍然可能需要時間才能清除所有有毒重金屬，最終達到症狀消失的結果。這些金屬碎片積累多年，形成更大的沉積物，但也難不倒這個重金屬排毒法。隨著腦組織開始清除金屬時，並非所有金屬都會立即排出。相反，金屬會開始從大腦深處浮出，這就是為何長期採取這種重金屬排毒方案非常重要的原因之一：我們可能帶有來自幾世代人更深、更不穩定和脆弱的老化金屬，它們不會很快從大腦中彈出，因為它們需要時間才能移到更接近大腦內的各個表面。比較穩定的新金屬較容易浮出，但如果它們是卡在大腦內部更深處，那麼還是需要一些時間才能將新金屬移到表面。

金屬透過氧化傳播：當它們腐蝕和膨脹時，它們的碎片徑流會擴散並相互反

應。重金屬汙染滲入周圍腦組織是本書列出的許多疾病和症狀的原因，為了解決這個問題，重金屬排毒果昔另一個重要的作用是處理腐蝕性金屬碎片。重金屬排毒果昔中五種關鍵成分的化合物會與腐蝕合金的金屬和汙染物結合，但這也需要時間和耐心；穩定和安全分散來自重金屬合金，如鋁加汞或銅在大腦中相互作用產生的腐蝕性碎片，這又是一個額外的清理過程。

每個人體內的有毒重金屬情況不同。有些人體內的金屬是在氧化的早期階段，還未產生相互作用，也就是沒有太多的氧化碎片，因此可以更快且更輕易排除。有些人體內的金屬已產生大量的相互作用——例如，大量的鋁、汞和銅，它們長時間相互反應，從而產生大量的氧化廢棄物。在這種情況下，重金屬排毒果昔的化學物質尚未可以分解與根除這些毒素前，重金屬排毒果昔化合物必須先拉出這些碎屑，然後將其打包移出，以防止擴散並造成更多的問題。腦霧、抑鬱、強迫症、記憶力減退和焦慮可能需要更長的時間才能痊癒，為了排出深入大腦的重金屬，你要重複使用重金屬排毒果昔。

每個人大腦內的合金組合不一樣：有哪些特定的金屬混合物、存在多少年、存在的數量、分布的方式以及氧化的速度全都因人而異。重金屬排毒果昔包含五個關鍵元素，可以解決各個面向，因此適合所有的人。

如果你無法備齊所有五種成分，也不要為此不做重金屬排毒果昔。與綠藻和其他來源不同，這些成分具有一定捕獲金屬的能力，且具有去除金屬的獨特效能。記住，只使用五種果昔成分中的三種或四種，可能意味著需要更長的時間才能看到成效或完全治癒。這些成分相互搭配效果很好，但結合所有五種成分更能有效根除體內的金屬。

## 野生藍莓和其他關鍵成分

深入瞭解重金屬排毒果昔的成分，有助於我們更瞭解該配方對我們的作用。除了該成分化合物集體的根除效力外，單項的成分也能讓我們受益無窮。

首先，野生藍莓會在大腦中引發淨化作用。野生藍莓含有數十種獨特且許多未被發現的抗氧化植物化合物。這些抗氧化化合物可以分解大腦內重金屬相互作用和大腦老化衍生的副產品所形成的碎片囊——就像牙醫去除牙齒上的牙菌斑一樣，而

野生藍莓本身也會追擊金屬。

　　記住，大腦中的重金屬會占據空間。即使它們還沒有氧化，即使是奈米或更小的尺寸，它們仍然會在一個不應該有任何有毒物質的地方占有一席之地，有時可能占據更大的空間。例如，汞通常會越滾越大，如果你在早期接觸過汞，也許是在嬰兒時期，往後又在生活中接觸到更多的汞，甚至每月都接觸一次，於是這些汞與早期的汞結合，累積成更大的沉積物。有時大腦中的金屬是緊密堆積，例如最微小的金屬斑點和微囊袋。無論大小，重金屬沉積物都會在大腦中形成凹陷的表面，一旦清除這些重金屬，大腦組織就需要進行修復。而野生藍莓的抗氧化植物化合物不僅能清除金屬，還能修復金屬留下的損傷，修復的方法是恢復腦細胞表面上的凹陷，從而刺激新的腦細胞生長。

　　隨著重金屬排出，你的大腦可以在騰出的空間中創造新的細胞，但這需要野生藍莓的幫助才能完成清除汙染的區塊，以便日後可以健全的生長。當傷害較小，癒合的過程很快即可達成。如果它是一個長年的金屬礦床，氧化廢物大量積累，那麼就需要長期致力於重金屬排毒果昔來淨化該區塊。大腦細胞因重金屬及其徑流而死亡，除非全部清理乾淨，身體才會意識到重新安全生長的可能性，該區塊才可能恢復生機。雖然這個清除和修復過程一直在進行中，但有些症狀可能會持續一段時間，因為即使去除了重金屬，大腦組織仍然在修復中。野生藍莓的抗氧化植物化合物可以快速促進腦細胞健康生長，促進癒合——這些抗氧化劑可以淨化腦組織儘快地修復。

　　一旦野生藍莓將重金屬及其碎片排出並帶入血液，螺旋藻、大麥苗汁粉和香菜中的其他化學物質可以協助將這些碎片安全地排出體外。多虧有野生藍莓，重金屬才不會再次在大腦中分散造成麻煩。這五種關鍵成分的化合物共同合作，將有毒重金屬安全排出體外；所有重金屬排毒食品都能馴服急進、不穩定、腐蝕、氧化的金屬碎片以及新金屬，避免它們在移動時對組織造成嚴重的傷害。

　　尤其是香菜、大麥苗汁粉和螺旋藻分工合作，在去除有毒重金屬方面發揮獨特且關鍵的作用。首先，香菜其中的一個任務是協助清除大腦中的金屬，另一個任務則是清除肝臟、其他器官和腸道中的重金屬——在金屬的氧化副產物和廢物進入大腦之前，儘早捕獲已經氧化和腐蝕的有毒重金屬。香菜的化合物不會附著在被野生

藍莓化合物捕獲的重金屬上，它們只會附著在離群的金屬上。

　　從金屬嵌入大腦到被排出體外的過程很長，因為沿途有很多障礙。高血脂、酸、血氣、藥物、化學毒素、慢性脫水和腎上腺素都是其中的一些障礙。金屬本身就含有劇毒，當我們試圖從大腦和體內根除這些合金時，我們不能單靠野生藍莓和香菜，必需加入大麥苗汁粉，它的作用與香菜相似，但它的傳播力更遠更廣，甚至可到達皮膚的外部，同時對氧化、不穩定的金屬具有強大的吸收力。

　　螺旋藻也有相似的能力，尤其對大腦和肝臟的效果更好。它能夠吸收大腦肝臟和腸道中的重金屬，這是它最大的優勢之一。螺旋藻中的色素使其呈現深藍綠色，這與玄學代表有形大腦的無形色彩不謀而和，有助於恢復連結有形和無形大腦的組織。螺旋藻的用途廣泛，可以清除其他果昔成分從大腦中挖出來的金屬，同時清除肝臟和腸道中原本要進入大腦的金屬。

　　你的系統同時存在這三種關鍵成分——香菜、大麥苗汁粉和螺旋藻——可以準確提供與野生藍莓搭配所需的配方，因為每個人體內的毒性含量不同，這會影響不同藥物的療效。大西洋紅藻是一種海洋植物，它的作用如同安全網，攔截從肝臟、膽囊和膽管排出即將進入腸道的金屬，同時還可以吸收將離開身體的金屬以協助腎臟，以免這些金屬困在腎臟中。大西洋紅藻如保安大隊，協助護送任何其他關鍵成分所承載（即被捕獲並附著在其上）的金屬，或其他殘留的金屬並將之排出體外。

　　重金屬排毒果昔中的關鍵成分還具有去除其他化學毒素和毒物的能力，包括輻射、殺蟲劑和芳香劑。

## 你的療癒目標

　　有些人對重金屬排毒果昔會有立即的反應，因為氧化碎片在腦組織中幾乎已經飽和，觸發長期惱人的症狀，在清除其中一些毒素後即可產生明顯的效益。有些人可能經歷了好幾年或數十年的重金屬氧化徑流，或者經歷更激進的合金相互作用，產生更嚴重的症狀。在這種情況下，進行必要的排毒也可能僅有些微立即的效果。

　　有些人大腦中的金屬尚未與其他金屬產生反應，因此將金屬排出後，很快就能體驗到不同之處。有些人在大腦不同區域的深處都有金屬，這意味著需要更長的時間排出金屬。

不管處於何種情況，最好堅持使用這五種成分，以達到感覺前後不同的效果。無論你給自己多少時間，你要知道，你的每一杯重金屬排毒果昔都會讓你越來越接近你的康復目標。

還有一個重點：當大腦從腦組織中清除金屬和氧化碎片時，此過程沒有一定會先從哪個區域開始，這並非系統性，一切取決於重金屬排毒果昔的植物性化合物首先落在哪個位置以及該處有多少金屬。你要關心的是：這些金屬是陳年的還是新的？是好幾世代遺傳下來的嗎？它們在大腦的深度？是大？是小？它們是什麼種類的金屬？

如果植物化學物質第一個到達大腦的區域含有較少量的金屬，那麼這些金屬和碎片的小斑點和囊袋就會被清除。久而久之，隨著越來越多的重金屬排毒果昔，這些成分的化合物將有機會到達更大的囊袋，開始分解、吸收和根除這些金屬。這也是定期（最理想的情況是每天）攝取果昔的另一個原因，以確保那些清除重金屬關鍵的營養物質可以到達需要的地方。

## 兒童劑量調整

兒童通常吃不下重金屬排毒果昔全配方的分量，你要為孩子找出適合他們的分量，想想他們平時一次喝下多少蘋果汁？240 毫升？300 毫升？還是 360 毫升？無論分量多少，都是適合孩子分量的重金屬排毒果昔。你可以相對減少食譜的分量：例如，將其減少一半或三分之二（確保將五種關鍵食材按比例分配），或者製作全分量的果昔並喝掉孩子喝不下的部分。

你的大腦有靈魂──這意味著在治癒和拯救你的生命方面，一切充滿可能性。

── 安東尼・威廉

# 重金屬排毒食譜

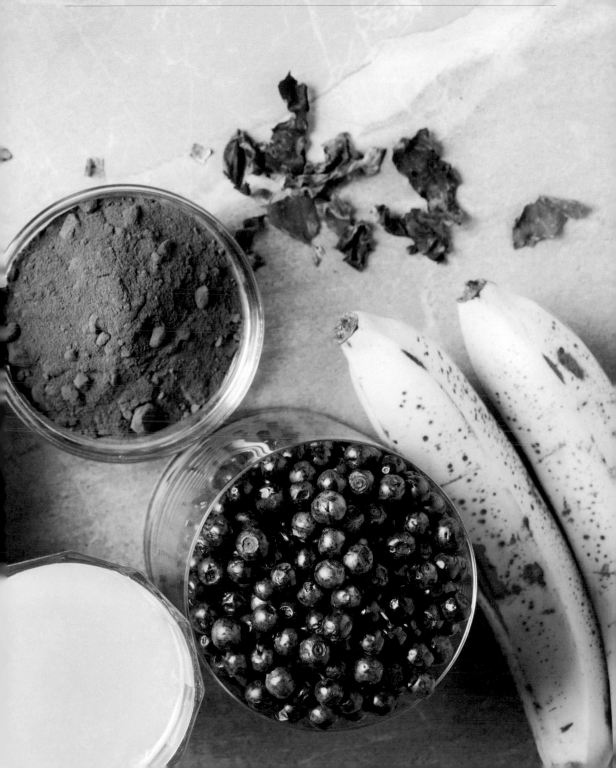

# 重金屬排毒果昔

1 人份

這款果昔綜合五種關鍵成分，是一組完美而強效的組合，可以安全排除人腦和體內的有毒重金屬，其效果顯著，宛如生命活泉，有助於扭轉多種症狀。

2 根香蕉

2 杯冷凍或新鮮野生藍莓或 60 毫升野生藍莓原汁或 2 湯匙野生藍莓粉

1 杯新鮮香菜（緊實壓入量杯）

1 茶匙大麥苗汁粉

1 茶匙螺旋藻

1 湯匙大西洋紅藻（Atlantic dulse）或 2 滴管大西洋紅藻滴劑

1 顆柳橙原汁

半杯至 1 杯水、椰子水或鮮榨柳橙汁（自選）

1 將香蕉、野生藍莓、香菜、大麥苗汁粉、螺旋藻和大西洋紅藻與一顆柳橙原汁用高速調理機混合至光滑。

2 如果需要稀釋，最多可再加 1 杯水即可享用。

## 補充說明

- 如果大麥苗汁粉和螺旋藻的味道對你來說太濃，可以從少量開始先適應，再逐步增量。

- 尋找野生藍莓（無論是新鮮、冷凍、粉狀還是純果汁），與人工種植的藍莓不同。

- 如果你的所在地無法取得新鮮或冷凍野生藍莓、野生藍莓汁或野生藍莓粉，你可以用黑莓替代。黑莓無法像野生藍莓可以根除與附著在有毒重金屬上，但黑莓的高抗氧化作用至少可以減緩重金屬的氧化速度，光是這點就很有幫助。

- 除了將柳橙汁加入果昔之外，你也可以選擇將柳橙去皮去籽，整顆加入調理機一起攪拌。

- 如果在果昔中使用椰子水，請確保椰子水不含任何香料或添加物，避免粉紅色或紅色的椰子水。

- 如果你不喜歡香蕉，你可以用馬拉多爾（Maradol）木瓜或芒果代替。

- 如果你無法備齊果昔的五種成分，千萬不要就此作罷，你可以用現有的任何幾種成分，繼續致力製作這五種關鍵成分的果昔。

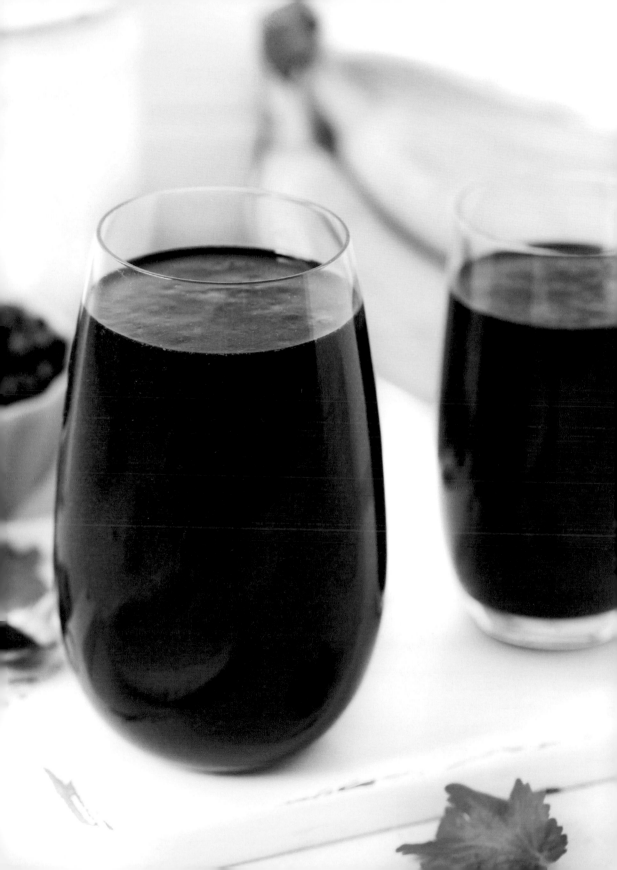

# 〔進階版〕重金屬排毒果昔

這款果昔使用五種關鍵成分，讓你更快去除有毒重金屬。

2 根香蕉

2 杯冷凍或新鮮野生藍莓或 60 毫升野生藍莓原汁或

2 湯匙野生藍莓粉

2 杯新鮮香菜（緊實壓入量杯）

2 茶匙大麥苗汁粉

2 茶匙螺旋藻

1 湯匙大西洋紅藻（Atlantic dulse）或 2 滴管大西洋紅藻滴劑

2 顆柳橙原汁

半杯至 1 杯水、椰子水或鮮榨柳橙汁（自選）

將香蕉、野生藍莓、香菜、大麥苗汁粉、螺旋藻和大西洋紅藻與二顆柳橙原汁用高速調理機混合至光滑。如果需要稀釋，最多可再加 1 杯水即可享用。

## 補充說明

- 這份果昔含有比常規重金屬排毒果昔更多的螺旋藻、大麥苗汁粉和香菜。如果你選擇這個進階版本，但發現大麥苗汁粉和螺旋藻的味道對你來說太濃，可以根據自己的喜好加入另一根香蕉、柳橙汁，或最多 2 茶匙生蜂蜜。

- 尋找野生藍莓（無論是新鮮、冷凍、粉狀還是純果汁），與人工種植的藍莓不同。

- 如果你的所在地無法取得新鮮或冷凍野生藍莓、野生藍莓汁或野生藍莓粉，你可以用黑莓替代。黑莓無法像野生藍莓可以根除與附著在有毒重金屬上，但黑莓的高抗氧化作用至少可以減緩重金屬的氧化速度，光是這點就很有幫助。

- 除了將 2 顆柳橙汁加入果昔之外，你也可以選擇將柳橙去皮去籽，整顆加入調理機一起攪拌。

- 如果在果昔中使用椰子水，請確保椰子水不含任何香料或添加物，避免粉紅色或紅色的椰子水。

- 如果你不喜歡香蕉，你可以用馬拉多爾（Maradol）木瓜或芒果代替。

- 如果你無法備齊果昔的五種成分，千萬不要就此作罷，你可以用現有的任何幾種成分，繼續致力製作這五種關鍵成分的果昔。

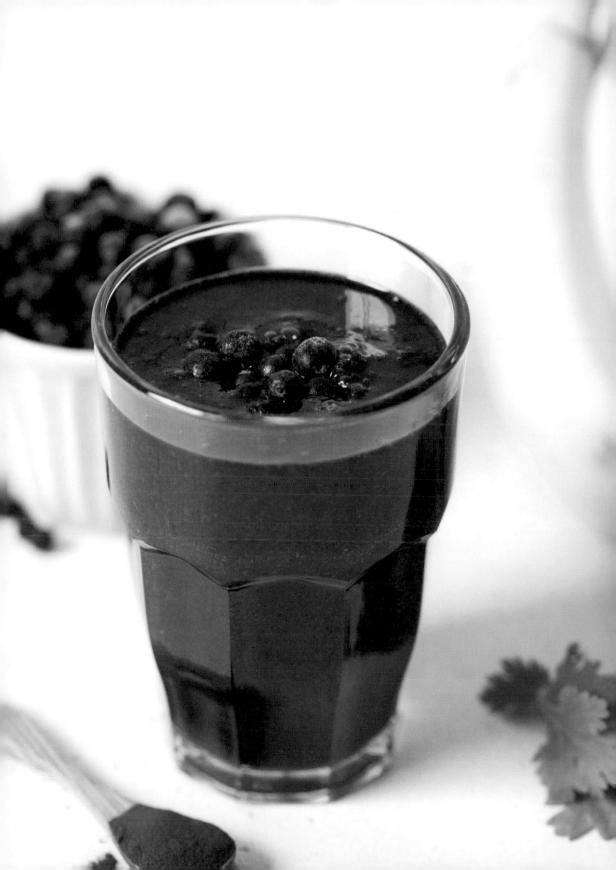

# 根除化學毒物果昔

根除化學毒物果昔有助於根除不同種類的化學毒物，加速有毒重金屬根除起並排出身體。

1 顆蘋果切碎

1 杯冷凍或新鮮野生藍莓或 30 毫升野生藍莓原汁或 1 湯匙野生藍莓粉

1 杯新鮮或冷凍芒果或 1 根新鮮或冷凍香蕉

1 杯新鮮歐芹（緊實壓入量杯）

1 顆櫻桃蘿蔔

1 茶匙芥末籽粉

1 杯水、椰子水或鮮榨蘋果汁或瓶裝有機無添加純蘋果汁

將所有配料加入調理機攪拌直到呈柔滑狀。如果需要稀釋稠度，最多加入 1 杯水、椰子水、新鮮蘋果汁或瓶裝有機無添加劑純蘋果汁即可享用！

## 補充說明

- 盡可能選擇紅皮蘋果，因為營養含量最高。
- 芒果是這款果昔的首選。如果你無法取得新鮮或冷凍芒果，香蕉是很好的替代品。
- 你可以使用任何顏色的櫻桃蘿蔔，包括紅色、黑色和紫色，但要避免使用白蘿蔔。
- 如果在果昔中使用椰子水，請確保椰子水不含任何香料或添加物，避免粉紅色或紅色的椰子水。
- 如果你選擇瓶裝巴氏殺菌蘋果汁，請選擇 100% 無添加任何成分，如糖、檸檬酸或防腐劑的有機蘋果汁。
- 如果你不喜歡芥末籽的味道，可自行選擇將芥末的分量減半到半茶匙，如果還是無法接受，你甚至可以再減量，不過，你的目標還是要逐漸增量至 1 茶匙的分量。
- 如果你不喜歡歐芹的味道，你可以選擇將歐芹的分量減半到半杯，如果還是無法接受，可以再減量，不過，你的目標還是要逐漸增量至 1 杯的分量。
- 如果你的所在地無法取得新鮮或冷凍野生藍莓、野生藍莓汁或野生藍莓粉，你可以用黑莓替代。雖然黑莓是一種高抗氧化劑替代品，但它在保護細胞免受金

屬、化學物質、輻射和其他毒素侵害的效力遠不及野生藍莓。

- 如果你買不到蘋果，可以用成熟的西洋梨代替。如果你無法取得蘋果或西洋梨，可以用柳橙取代。如果你無法取得柳橙，可以用木瓜。如果你買不到木瓜，可以用香蕉。如果你買不到香蕉，可以用芒果代替蘋果或西洋梨。
- 參考下一章〈安東尼重金屬排毒淨化法〉關於如何在日常生活中搭配飲用根除化學毒物果昔與重金屬排毒果昔，以達到最佳成效。

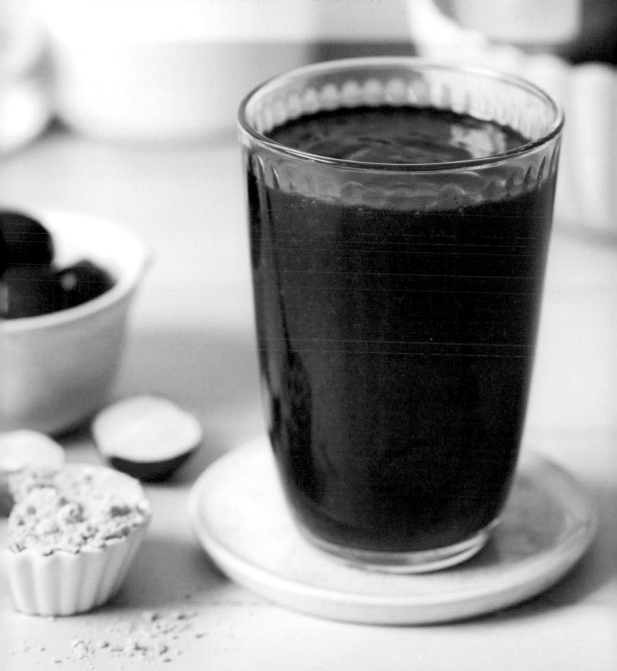

# 〔進階版〕根除化學毒物果昔

1 人份

進階版根除化學毒物果昔的效果比常規根除化學毒物果昔快，而且還可以抓住根除化學毒物果昔的「漏網之魚」。通常，重金屬排毒果昔除了負責金屬毒素外，還會去除其他毒素。進階版的根除化學毒物果昔在護送其他化學毒素排出大腦和身體的效果更強，這讓重金屬排毒果昔可以更快速、更輕鬆地去除金屬。

1 顆蘋果切碎

1 杯冷凍或新鮮野生藍莓或 30 毫升野生藍莓原汁或 1 湯匙野生藍莓粉

1 杯新鮮或冷凍芒果或 1 根新鮮或冷凍香蕉

1 杯新鮮歐芹（緊實壓入量杯）

1 顆櫻桃蘿蔔

2 杯切碎櫻桃蘿蔔葉

2 茶匙芥末籽粉

1 杯水、椰子水或鮮榨蘋果汁或瓶裝有機無添加純蘋果汁

將所有配料加入調理機攪拌直到呈柔滑狀。如果需要稀釋稠度，最多加入 1 杯水、椰子水、新鮮蘋果汁或瓶裝有機無添加劑純蘋果汁即可享用！

## 補充說明

- 盡可能選擇紅皮蘋果，因為營養含量最高。
- 芒果是這款果昔的首選。如果你無法取得新鮮或冷凍芒果，香蕉是一個很好的替代品。
- 如果你不喜歡果昔的味道，你可以選擇再加入一杯新鮮或冷凍芒果，或者一根新鮮或冷凍香蕉，以增加甜味。
- 你可以使用任何顏色的櫻桃蘿蔔，包括紅色、黑色和紫色，避免使用白蘿蔔。
- 為了獲得最佳效果，挑選新鮮的櫻桃蘿蔔葉。如果無法取得櫻桃蘿蔔葉，次佳的選擇為芥菜。雖然它們的功效不如蘿蔔葉，但仍然有許多益處。
- 如果在果昔中使用椰子水，請確保椰子水不含任何香料或添加物，避免粉紅色或紅色的椰子水。
- 如果你選擇瓶裝巴氏殺菌蘋果汁，請選擇 100% 無添加任何成分，如糖、檸檬酸或防腐劑的有機蘋果汁。
- 如果你不喜歡芥末籽的味道，可選擇將芥末的分量減半到 1 茶匙，如果還是無

法法接受，甚至可以再減量，不過，你的目標還是要逐漸增量至 2 茶匙的分量。

- 如果你不喜歡歐芹的味道，可以選擇將歐芹的分量減半到半杯，如果還是無法接受，你甚至可以再減量，不過，目標還是要逐漸增量至 1 杯的分量。

- 如果你的所在地無法取得新鮮或冷凍野生藍莓、野生藍莓汁或野生藍莓粉，你可以用黑莓替代。雖然黑莓是一種高抗氧化劑替代品，但它在保護細胞免受金屬、化學物質、輻射和其他毒素侵害的效力遠不及野生藍莓。

- 如果你買不到蘋果，可以用成熟西洋梨代替。如果你無法取得蘋果或西洋梨，可以用柳橙取代。如果你無法取得柳橙，可以用木瓜。如果你買不到木瓜，可以用香蕉。如果你買不到香蕉，可以用芒果代替蘋果或西洋梨。

- 參考下一章〈安東尼重金屬排毒淨化法〉關於如何在日常生活中搭配飲用進階版根除化學毒物果昔與進階版重金屬排毒果昔，以達到最佳成效。

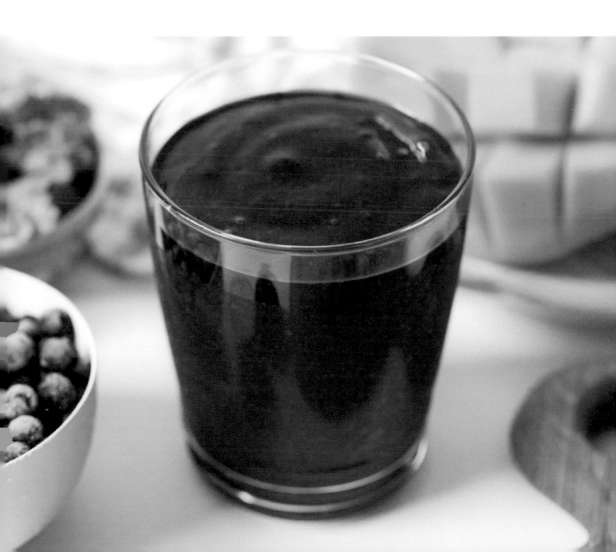

# 檸檬或萊姆水

1 人份

這份簡單的食譜可以讓你迅速補充水分，促進有毒重金屬和有毒化學物質從大腦和身體去除，讓檸檬或萊姆水成為你日常生活的一部分，不僅有助於體內保水，還能協助重金屬排毒果昔和其他排毒淨化工具根除體內的毒素和金屬。

半顆檸檬或 2 顆萊姆，現切

500 毫升（2 杯）水（室溫或冰水，非熱水）

1 將現切的檸檬或萊姆汁擠入水中，必要時過濾種子。

2 喝完檸檬或萊姆水後至少等 15 到 20 分鐘，最好是 30 分鐘，之後再喝芹菜汁或吃其他任何東西。

## 補充說明

- 如果你喜歡在起床後喝 1,000 毫升（4 杯）的檸檬或萊姆水，這是給自己額外補水和促進排毒的好方法，只需將食譜加倍即可。
- 這個食譜不可使用熱水，要使用室溫或冷水。
- 每天至少喝兩次或以上 500 毫升的檸檬水或萊姆水。最好的作法是一早醒來一次，下午一次，然後睡前一小時一次。
- 萊姆的大小和含汁量不盡相同。如果你的萊姆含汁量少，你可以按照食譜要求，每 500 毫升的水使用 2 顆萊姆，以達到足夠的含汁量；如果你的萊姆又大又多汁，你可能只需要半顆萊姆即可。
- 如果你喜歡，可以在早晨的檸檬或萊姆水中加入一茶匙生蜂蜜。
- 如果基於某種原因你不喜歡或無法取得檸檬或萊姆，你可以用生薑水代替或選擇白開水也可以。

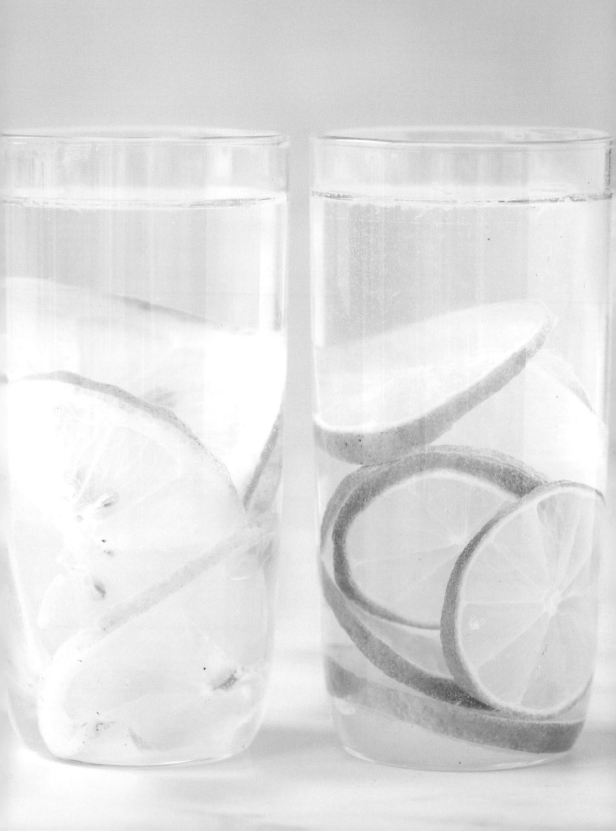

# 芹菜汁

如果飲用方法正確，這份簡單的草藥萃取汁具有令人難以置信的療效，可以澈底改善各種健康問題。這就是為何芹菜汁是安東尼排毒淨化和其他排毒淨化很重要的一部分。不管你想要治癒某種症狀或單純只是預防保健，這都是開始一天很好的方式。

1 把西洋芹菜

1 切除芹菜根莖大約 0.5 公分，並且把莖分開。

2 將芹菜洗淨。

3 將芹菜莖放入榨汁機中榨汁。如果需要，過濾榨汁中所有殘渣。榨好後立即空腹飲用，以達到最佳效果。之後至少等待 15 到 30 分鐘再吃其他東西。

4 如果你沒有榨汁機，你可以使用調理機做芹菜汁。方法如下：如果需要，先切除芹菜根莖大約 0.5 公分，把莖分開。將芹菜洗淨後，放在乾淨的砧板上，切成大約 1 英吋小塊狀。將切碎的芹菜放入高速調理機中攪拌至柔滑狀（過程中不要加水）。如有必要，可利用調理機的攪拌棒。打好後，過濾液化的芹菜汁（製作豆漿的過濾袋是很好的工具），立即空腹飲用，以獲得最佳效果，之後至少等 15 到 30 分鐘再吃其他的東西。

## 補充說明

- 不要在芹菜汁中加入其他成分，如檸檬、蘋果、薑或綠葉蔬菜。雖然這些都是很好的食物，但芹菜汁只有在單獨飲用時才能發揮最大療效。同時避免在芹菜汁中添加冰塊、水或任何補充品或粉末。

- 如果你不能立即喝完整份芹菜汁，最好的儲存方法是放入有密封蓋的玻璃罐中，然後放入冰箱冷藏。現榨的芹菜汁大約在 24 小時內都具有療效，且會因時間拉長而漸漸失去效力，因此建議在 24 小時內飲用完畢。如果你真的別無選擇，只能保存超過 24 小時，你還是可以提前榨汁，並在任何可能的情況下把它喝完。

- 如果你無法取得芹菜製作芹菜汁，也無法從當地果汁吧獲得新鮮純正芹菜汁，請不要絕望。在這種情況下，小黃瓜汁是理想的替代品，雖然它無法提供芹菜汁所具有的特定療效，但它也有特定的功效，例如細胞的水合作用以維持身體健康。喝法和芹菜汁一樣——只限純小黃瓜汁並空腹飲用。如果你既不能喝芹菜汁也不能喝小黃瓜汁，你可以選擇生薑水、蘆薈水和檸檬或萊姆水，不過，盡量不要養成用其他蔬果汁代替芹菜汁的習慣。
- 有關芹菜汁的更多資訊，包括兒童的使用劑量，請參閱下一頁。

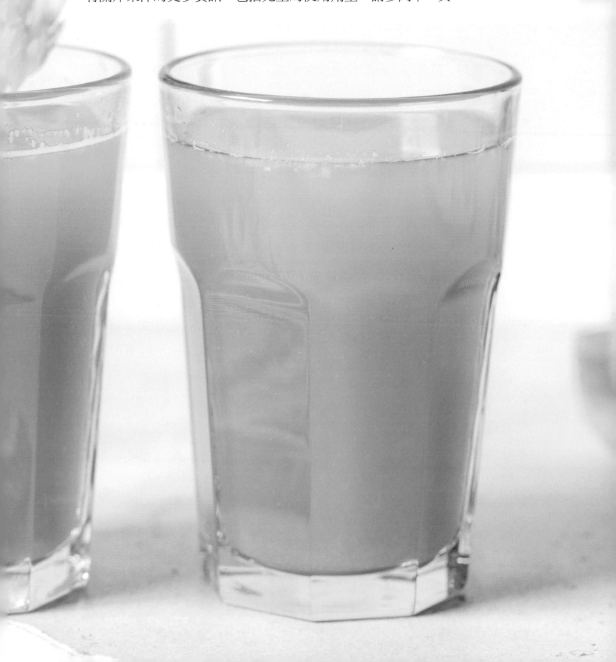

# 藥用芹菜汁

芹菜汁是一種強效的藥方，可以強化任何對你有益的療效，你可以在前一頁找到關於芹菜汁的食譜。

以下為使用芹菜汁的指南：

- 新鮮、原味、純正的芹菜汁。不添加冰塊、檸檬汁、蘋果醋、膠原蛋白或其他混合物。此外，儘管混合綠色果汁有益健康，但它們不能取代純芹菜汁。

- 芹菜汁就是榨芹菜汁。在不過濾芹菜纖維的情況下飲用芹菜汁不會產生相同的效果，請參考《3:6:9 排毒飲食聖經》關於〈榨汁與纖維之爭〉章節以瞭解更多的原因。

- 新鮮意味著現榨。使用重組芹菜汁粉製作的飲品沒有確實的效益，喝巴氏殺菌或 HPP（高壓巴氏殺菌）的芹菜汁也不會有確實的效益。任何榨汁機都可以用來榨芹菜汁，你也可以選擇從果汁吧購買新鮮的芹菜汁。為了獲得最佳的效果，現榨的芹菜汁最好。如果你不能在榨汁後立即飲用，例如，如果當天要喝的第二杯，那也沒關係。你可以將其冷藏在密閉容器中。

- 如果你要儲存芹菜汁，最多冷藏 24 小時還能保持療效。如果放入密封容器中，保存期限可長達 48 至 72 小時。不過，在 48 小時之後，芹菜汁的療效會開始減弱。盡量不要超過 24 小時，在那之前是療效最強的階段。

- 你可以將芹菜汁冷凍起來，儘管這不是最理想的選擇。但如果這是你唯一的選項，那就只好冷凍備用。當你要喝時再拿出來，一旦解凍後就要喝掉，且不要在解凍的芹菜汁中加水，不然會干擾其中的療效。

- 空腹喝新鮮的芹菜汁。如果你事先喝了一些水或檸檬水，至少要等 15 到 20 分鐘，最好是 30 分鐘後再喝芹菜汁。喝完芹菜汁後，至少等 15 到 20 分鐘，最好是 30 分鐘後再吃其他的東西。

- 如果你在當天晚些時候喝芹菜汁，請先讓你吃過的食物有足夠的時間消化。如果你上次吃的點心或正餐富含脂肪／蛋白質，至少等 2 個小時，最好是 3 個小時，然後再喝芹菜汁。如果你上一餐吃的是一些清淡的食物，例如水果、蔬菜、馬鈴薯或水果果昔，那你可以在吃完 60 分鐘後喝芹菜汁。

- 如果你正在服用醫生處方藥，那你可以在芹菜汁之前或之後服用，取決於藥物是空腹服用還是與食物一起服用。（注意，如果你的藥物應該與食物一起服用，芹菜汁不能算是食物。）如果你先服藥，請等待至少 15 到 20 分鐘，最好是 30 分鐘後再喝芹菜汁。如果你先喝芹菜汁，請等待至少 15 至 20 分鐘，最好是 30 分鐘後再服藥。如有任何其他問題或疑慮，請事先諮詢你的醫生。
- 當涉及到列表中的其他補充品時，請不要將它們與芹菜汁一起服用。雖然補充品搭配芹菜汁很好，但芹菜汁在單獨飲用時效果最好，至少等到喝完芹菜汁後 15 到 20 分鐘，最好是 30 分鐘後再服用補充品。
- 如果你對在生活中如何應用芹菜汁還有任何疑問，請參考《神奇芹菜汁》，這本書可以提供你所有的答案。

## 適合兒童的芹菜汁份量

關於兒童的芹菜汁計量，你可以參考以下表格。這些是建議的每日最低攝取量。你可以依照孩子的喜好增加或減少，不必擔心超過這些最低標準對孩子有害。

| 年齡 | 份量 |
| --- | --- |
| 6 個月 | 30 毫升／1 盎司或更多 |
| 1 歲 | 60 毫升或更多／2 盎司或更多 |
| 18 個月 | 90 毫升或更多／3 盎司或更多 |
| 2 歲 | 120 毫升或更多／4 盎司或更多 |
| 3 歲 | 150 毫升或更多／5 盎司或更多 |
| 4 到 6 歲 | 180～210 毫升或更多／6 到 7 盎司或更多 |
| 7 到 10 歲 | 240～300 毫升或更多／8 到 10 盎司或更多 |
| 11 歲以上 | 360～1,000 毫升／12 到 16 盎司 |

你的大腦具有超出當今醫學研究和科學未知的治癒能力。

—— 安東尼・威廉

第四十五章

# 安東尼重金屬排毒淨化法

　　賦予自己力量（Empowerment）是知道你可以做一些事情來改變你的生活，讓你的健康朝著夢想的方向發展。當你冒險進行這種淨化法時，你正深入探究過去自己為何疾病纏身的原因。當你找到如何促進健康的答案時，你就不再束手無策了。

　　如果你對這些淨化法躍躍欲試，意味著在某種程度上你已經掙扎很久，或許早已陷入絕境，導致沒有人知道你的處境，除非他們與你同病相憐。當我們走在如此艱難的道路上，光的力量會協助我們找到方向。你走到這一步不是偶然，在你的旅程中，有一股力量一路引導你，將你帶到今天這個位置。

　　去除有毒重金屬不僅是一種身體上的體驗，亦是一種心靈上的體驗，因為大腦中的有毒重金屬會在精神上折磨我們。一直以來，你都將重點放在症狀和困境上，是時候該放眼於面前的康復之道了。

　　當你進行重金屬排毒淨化時，你可能會體驗到各種感覺，可能是懷舊、似曾相識、短暫的悲傷或更完整的感覺，以及更多生動的夢境，特別是看似無意義的夢境，最終出現更多愉悅、平靜且甜美的夢境。當金屬被移除時，一種清晰、平靜、興奮和快樂的感覺會莫名地油然而生。每個人經歷的感覺都不同，取決個人體內的金屬含量、種類、在大腦中的位置，以及個人對各種不同化學物質毒性的反應。

　　這些抗病原體淨化法專為我們日常生活遇到的各種狀況而設計的——從不足到倦怠到腦酸再到情緒性腦損傷，目的在消除各種不同的症狀。其中進階版和加強版更是讓人有機會從一百多種病症中康復。（關於長期的支持方法，特別是針對病原體的營養補充方法，請參考《守護大腦的激活飲》中的〈補充品的重要性〉章節）。

　　你可以在任何時間選擇 7 種排毒法的任何一種，也可以像爬梯子一樣，從最簡單到最強效。所有安東尼排毒法都可以根據你的目標客製化，淨化的級別越高，消失的症狀也會越多。

# 重金屬排毒淨化指南

## 15 天或 30 天選項

- 以下每一種排毒淨化法，你可以自行選擇 15 天或 30 天的排毒週期。

## 重複排毒

- 你可以透過連續重複以下任何級別的排毒法來持續和長期進行全面的排毒。

- 當你連續重複重金屬排毒淨化法後，你可以重複相同的級別，或者在完成任何 15 天或 30 天的排毒期後，切換到更溫和或進階的級別。

- 你也可以在兩種排毒期之間休息一下。當你沒有進行重金屬排毒週期時，你仍然可以每天持續喝重金屬排毒果昔。

## 攝取果昔的時間點

- 如果你選擇的排毒選項包括重金屬排毒果昔和根除化學毒物果昔版本，請記住：不要將它們的順序顛倒。當這兩種果昔要在同一天飲用時，你要在上半天喝重金屬排毒果昔（常規或進階版），在下半天喝根除化學毒物果昔（常規或進階版）。

## 彈性替代選擇

- 這些排毒法中大都含有每日蘋果作為零食的選項。你可以切碎或混合這些蘋果，用成熟的西洋梨代替，請參考《守護大腦的療癒食譜》中的〈蘋果醬或西洋梨醬〉，或者如果必要，你可以選擇蘋果醬（只要不含添加劑）。如果你無法取得蘋果或西洋梨，可以用柳橙、木瓜、香蕉或芒果來代替蘋果或西洋梨。

- 相關成分替代更多的問題，請參閱個別食譜的補充說明。盡可能不要養成依賴使用替代選項的習慣，要盡所能使用正確成分以達到排毒的目標。

## 排毒中斷

- 如果你在排毒的任何一天錯過了重金屬排毒果昔和／或根除化學毒物果昔（常規或進階），你仍然可以繼續進行當天接下來的排毒指南，然後在該排毒週期結束後再延長一天。

- 如果你因某些原因中斷排毒過程，請在排毒週期結束後再延長三天。「中斷排毒」意味著吃了排毒階段中指名要避免的食物，無論是早上的堅果醬等脂肪基，還是雞蛋、乳製品或麩質等出賣大腦的食物。

## 所有排毒法一般注意事項

- 如果你在淨化期間因某些原因需要抽血，記得詢問是否可以將抽血的時間安排在沒有進行淨化的期間，或者根據第四十章〈關於抽血〉中的抽血指引。

- 對於本書未提及的任何一般排毒問題，你可以參考《3:6:9 排毒飲食聖經》書中更多的資訊。

## 兒童方案調整

兒童也可以進行重金屬排毒淨化法，不過請記住以下幾點：

- 兒童可以省略檸檬水或萊姆水，同時你可以根據孩子的需要減少芹菜汁的分量。相關兒童芹菜汁的用量指南，請參考第四十四章的表格。

- 參考第四十四章〈重金屬排毒〉中的「兒童劑量調整」。

- 進階版重金屬排毒果昔、根除化學毒物果昔和進階版根除化學毒物果昔的分量，取決於父母或照顧者自行衡量，分量大小依孩子的年齡而有所不同，你可以將分量降至 120 毫升或小於 1 湯匙，或者更少。

# 重金屬排毒淨化級別

## 1. 重金屬排毒淨化入門

將以下步驟添加到你的正常飲食習慣中：

- 每天喝原始版重金屬排毒果昔（第四十四章的食譜）；避免在含有脂肪的餐後直接飲用。
- 自選：根據需要盡可能多多搭配其他安東尼療法的工具和食譜。
- 一整天至少喝 1500 毫升的水（這個分量可包含椰子水）。
- 如果你很敏感或認為自己體內毒素很多，入門級是一個好的開始。你可以選擇將重金屬排毒果昔的五種主要成分分量減少 50%。一旦你適應後，你可以增量至食譜建議的分量。

## 2. 基本重金屬排毒淨化法

將以下步驟添加到你的正常飲食習慣中：

- 每天喝進階的重金屬排毒果昔（第四十四章的食譜）；避免在含有脂肪的餐後直接飲用。
- 自選：根據需要盡可能多多搭配其他安東尼療法的工具和食譜。
- 一整天至少喝 1800 毫升的水（這個分量可包含椰子水）。

## 3. 簡易版重金屬排毒淨化（淨化和治癒的效果與一般重金屬排毒淨化相同）

將以下步驟添加到你的正常飲食習慣中：

- 每天一早醒來先喝 500 至 1,000 毫升的新鮮檸檬水或萊姆水（食譜參考第四十四章中的關於適當檸檬或萊姆與水的比例）
- 間隔至少 15 到 30 分鐘後，空腹喝 500 到 1,000 毫升新鮮芹菜汁（然後再等待 15 到 30 分鐘後再喝果昔）。
- 喝原始版重金屬排毒果昔（第四十四章的食譜）作為早餐。
- 如果你在午餐前又餓了，你可以吃蘋果（如果你想吃，你可以多吃幾

顆）。你可以將蘋果切碎或攪拌成泥，參考《守護大腦的療癒食譜》的〈蘋果醬或西洋梨醬〉，或者搭配現成蘋果醬（只要不含添加劑），或者如果你不喜歡蘋果，你可以選擇成熟的西洋梨。

- 直到午餐時間都避免脂肪。
- 自選：為了達到更好的效果，請參閱第二十八章和第三十章中出賣大腦的食物和食品化學物質。開始刪除清單，檢視在排毒時要避免哪些食物。飲食中的雞蛋、乳製品、麩質、玉米、大豆、鮪魚、羊肉和豬肉等出賣大腦的食物越少，重金屬排毒果昔就越有效。
- 盡量整天至少喝 1,800 毫升的水（這個水量可以包括椰子水和早晨的檸檬水或萊姆水）。注意喝水和喝芹菜汁的時間要拉開，確保至少間隔 15 到 30 分鐘。

## 4. 中級重金屬排毒淨化法

將以下步驟添加到你的正常飲食習慣中：

- 每天一早醒來先喝 500 至 1,000 毫升的新鮮檸檬水或萊姆水（食譜參考第四十四章中的關於適當檸檬或萊姆與水的比例）。
- 間隔至少 15 到 30 分鐘後，空腹喝 500 到 1,000 毫升新鮮芹菜汁（然後再等待 15 到 30 分鐘後再喝果昔）。
- 喝進階版重金屬排毒果昔（第四十四章的食譜）作為早餐。
- 如果你在午餐前又餓了，你可以吃蘋果（如果你想吃，你可以多吃幾顆）。你可以將蘋果切碎或攪拌成泥，參考《守護大腦的療癒食譜》的〈蘋果醬或西洋梨醬〉，或者搭配現成蘋果醬（只要不含添加劑），或者如果你不喜歡蘋果，你可以選擇成熟的西洋梨。
- 直到午餐時間都避免脂肪。
- 自選：為了達到更好的效果，請參閱第二十八章和第三十章中出賣大腦的食物和食品化學物質。開始刪除清單，檢視在排毒時要避免哪些食物。飲食中的雞蛋、乳製品、麩質、玉米、大豆、鮪魚、羊肉和豬肉等出賣大腦的食物越少，進階版重金屬排毒果昔就越有效。

- 盡量整天至少喝 1,800 毫升的水（這個水量可以包括椰子水和早晨的檸檬水或萊姆水）。注意喝水和喝芹菜汁的時間要拉開，確保至少間隔 15 到 30 分鐘。

## 5. 高效能重金屬排毒淨化法

將以下步驟添加到你的正常飲食習慣中：

- 每天一早醒來先喝 500 至 1,000 毫升的新鮮檸檬水或萊姆水（食譜參考第四十四章中的關於適當檸檬或萊姆與水的比例）。
- 間隔至少 15 到 30 分鐘後，空腹喝 500 到 1,000 毫升新鮮芹菜汁（然後再等待 15 到 30 分鐘後再喝果昔）。
- 喝原始版重金屬排毒果昔（第四十四章的食譜）作為早餐。
- 如果你在午餐前又餓了，你可以吃蘋果（如果你想吃，你可以多吃幾顆）。你可以將蘋果切碎或攪拌成泥，參考《守護大腦的療癒食譜》的〈蘋果醬或西洋梨醬〉，或者搭配現成蘋果醬（只要不含添加劑），或者如果你不喜歡蘋果，你可以選擇成熟的西洋梨。
- 直到午餐時間都避免脂肪。
- 在一天的後半段，隨時飲用根除化學毒物果昔（第四十四章的食譜），只要不是在攝取脂肪基點心或餐後。
- 盡可能在你的正餐和點心中，加入本書和《守護大腦的激活配方》、《守護大腦的療癒食譜》中的無脂肪基食譜。
- 避免第二十八章和第三十章中提及的所有食品和食品化學品，包括咖啡因。
- 從午餐時間開始，最好在一天結束時，將脂肪攝取限制在一份（如果有的話）。如果你是攝取植物基脂肪，你可以在食譜配方中加入一份植物性脂肪，例如酪梨、堅果或堅果醬、種子類、椰子、椰子油、橄欖或橄欖油。如果你是攝取動物性產品，你可以在食譜配方中加入一份動物性脂肪，例如雞肉、草飼牛肉、火雞、鮭魚或沙丁魚。
- 盡量整天至少喝 1,800 毫升的水（這個水量可以包括椰子水和早晨的檸檬水或萊姆水）。注意喝水和喝芹菜汁的時間要拉開，確保至少間隔 15 到 30

分鐘。

## 6. 進階重金屬排毒淨化法

將以下步驟添加到你的正常飲食習慣中:

- 每天一早醒來先喝 500 至 1,000 毫升的新鮮檸檬水或萊姆水（食譜參考第四十四章中的關於適當檸檬或萊姆與水的比例）。

- 間隔至少 15 到 30 分鐘後，空腹喝 500 到 1,000 毫升新鮮芹菜汁（然後再等待 15 到 30 分鐘後再喝果昔）。

- 喝原始版重金屬排毒果昔（第四十四章的食譜）作為早餐。

- 如果你在午餐前又餓了，你可以吃蘋果（如果你想吃，你可以多吃幾顆）。你可以將蘋果切碎或攪拌成泥，參考《守護大腦的療癒食譜》的〈蘋果醬或西洋梨醬〉，或者搭配現成蘋果醬（只要不含添加劑），或者如果你不喜歡蘋果，你可以選擇成熟的西洋梨。

- 避免所有脂肪基食物，包括植物性脂肪（如堅果、種籽類、酪梨）和動物性脂肪（如雞肉、魚類和其他肉類）。

- 在一天的後半段，隨時飲用根除化學毒物果昔（第四十四章的食譜）。

- 盡可能在你的正餐和點心中，加入本書和《守護大腦的激活配方》、《守護大腦的療癒食譜》中的無脂肪基食譜。

- 避免第二十八章和第三十章中提及的所有食品和食品化學品，包括咖啡因。

- 盡量整天至少喝 1,800 毫升的水（這個水量可以包括椰子水和早晨的檸檬水或萊姆水）。注意喝水和喝芹菜汁的時間要拉開，確保至少間隔 15 到 30 分鐘。

## 7. 強力重金屬排毒淨化法

將以下步驟添加到你的正常飲食習慣中:

- 每天一早醒來先喝 1,000 毫升的新鮮檸檬水或萊姆水（食譜參考第四十四章中的關於適當檸檬或萊姆與水的比例）。

- 間隔至少 15 到 30 分鐘後，空腹喝 1,000 毫升新鮮芹菜汁（然後再等待 15 到 30 分鐘後再喝果昔）。
- 喝進階版重金屬排毒果昔（第四十四的食譜）作為早餐。
- 如果你在午餐前又餓了，你可以吃蘋果（如果你想吃，你可以多吃幾顆）。你可以將蘋果切碎或攪拌成泥，參考《守護大腦的療癒食譜》的〈蘋果醬或西洋梨醬〉，或者搭配現成蘋果醬（只要不含添加劑），或者如果你不喜歡蘋果，你可以選擇成熟的西洋梨。
- 避免所有脂肪基食物，包括植物性脂肪（如堅果、種籽類、酪梨）和動物性脂肪（如雞肉、魚類和其他肉類）。
- 在一天的後半段，隨時飲用進階版根除化學毒物果昔（第四十四的食譜）。
- 盡可能在你的正餐和點心中，加入本書和《守護大腦的激活配方》、《守護大腦的療癒食譜》中的無脂肪基食譜。
- 避免第二十八章和第三十章中提及的所有食品和食品化學品，包括咖啡因。
- 去除芳香劑、古龍水、香水、空氣清新劑、薰香和香薰蠟燭、洗衣粉、織物柔軟劑、鬍後水、除臭劑、香皂、身體噴霧、身體乳液、身體按摩油、護髮產品和汽車清新劑。
- 盡量整天至少喝 1,800 毫升的水（這個水量可以包括椰子水和早晨的檸檬水或萊姆水）。注意喝水和喝芹菜汁的時間要拉開，確保至少間隔 15 到 30 分鐘。

---

只要有正確的資訊，人類的大腦永遠都有機會可以治癒。

—— 安東尼・威廉

---

第四十六章

# 你是值得的

在新冠病毒出現之前，早已存在一種社交疏離的現象長達數十年，那就是慢性疾病和神經系統症狀的患者與社會的疏離感。

有些慢性症狀和疾病不會讓人們退縮。例如尿道感染、慢性鼻竇炎、甲狀腺失調、腳踝或膝蓋損傷、背部疼痛、腹脹、輕微濕疹、牛皮癬、痤瘡等皮膚病，除非症狀嚴重，不然這些疾病通常不會影響日常生活。人們可能會對自己的體重增加、掉髮或腹脹感到不舒服或沮喪，他們可能不想去海邊，但仍然可以繼續過生活，通常他們不會退出原有的社交活動。

但當涉及大腦、中樞神經系統和神經的問題時，情況就不同了。當神經系統症狀從輕度轉為中度時，人們往往會挑選要參加哪些與家人或朋友的社交活動。生活中若還要承受神經症狀的折磨，像是刺痛、麻木、疲勞、強迫症、癲癇、焦慮、憂鬱、頭暈、眩暈、腦霧、偏頭痛、飛蚊症等苦痛，這將會更難熬。當你感覺不舒服並飽受神經系統症狀之苦，和那些可能會挑戰你的人，不管是家人還是朋友，相處更是困難，而且還會消耗精力。如果你正經歷這些症狀，想盡辦法面對與處理，自然而然你會退出社交活動。

在你的生活中，可能有人會留意到你疏遠社交活動的情況，但不理解你只是感覺不舒服。如果你還沒有去看醫生，身邊人的擔憂可能會促使你去找醫生做檢查。對於神秘的神經症狀，身邊大多數的人都認為，「只要去看醫生，問題就能解決。」但事情並沒有這麼簡單。你要知道，你的症狀對其他人來說難以理解，因此可能會促使你進一步疏遠社交活動。

當神經系統症狀集中在大腦本身時，你的社交活動會開始減少。你的腦霧越嚴重，你就越不想與他人交流。因為當你與朋友交談時，朋友察覺到你的腦霧，可能會說一些話。很多時候，你會因此感到羞愧、挫敗和憤怒，因為你覺得被誤解。這

不是你的錯；你已經很難受了。當有人誤解你的腦霧，這更是雪上加霜。

另一方面，向親人和同事解釋你的症狀不一定會很順利，你可能會覺得誤解更深。不明原因的症狀妨礙你的正常生活，結果還讓你失去旁人無法理解的自由。通常，患有大腦相關神經系統症狀的人，必須謹慎安排要將時間與精力花費在與哪些人相處，與誰在一起比較不會費力？誰不會評論你：如果你對他們提及你的腦霧——腦霧、無法清晰表達、失眠、疲勞程度等症狀。

部分讓神經系統症狀變得神秘的原因是，除非神經系統症狀已經嚴重到出現生理上的問題，通常從外表看起來非常好，就像是沒有問題的樣子。

當神經系統症狀開始顯現時，人們往往會更退縮，因為知道自己有多少能耐。例如，如果某人出現神經疲勞，無法站著與他人交談，他們會說：「我得走了」來結束談話。在一般的情況下，患有神經系統症狀的人，必須先衡量自己為了完成所有事項所需的能量。例如，對於患有神經系統症狀的人來說，購物可能是一項艱鉅的任務，如果又在超市遇到人並交談，這可能讓你筋疲力盡。

大多數沒有親身體驗過神經系統症狀的健康專業人員無法理解這一點。他們認為神經系統症狀患者應該還有足夠的能量和體力前往醫生辦公室，在候診室等候看診，接受檢查和測試。如果醫生本身很健壯且沒有出現過神經系統症狀，患者甚至還會被醫生誤解。

當年輕人開始出現神經系統症狀時，這更是難以理解。有神經系統症狀的孩子經常被認為有行為問題或自閉症。有時候，兒童的行為問題與成人相關的神經系統症狀會同時發生。孩子可能無法表達他們的刺痛和麻木、疼痛和痛苦、頭暈、腦霧、無法接收信息並在表達自己時無法使用正確的詞語。如果一個孩子明顯看得出生病，但所有測試都沒有找出明確的原因，那麼這個孩子——甚至是青少年——可能會被告知他們的疾病是捏造的。

當十幾歲的青少年經歷身體疼痛、疲勞和腦霧時。醫生往往告訴他們這是心理問題，需要看精神科醫生。過去這種情況更常出現在成年人身上，特別是女性，她們會被告知是她們瘋了，在捏造疾病、無聊、懶惰，或只是為了引起關注。如今，這種成年人版本的問題似乎已經擴散到了青少年和兒童身上，但檢查結果一切正常。

對於任何年齡的人來說，神經系統問題越複雜，或者症狀越多樣化，患者的身體機能就越差。你別無選擇，只能退出社交活動。你選擇與之共處的人必須很瞭解你，否則你們的溝通將會減少。這就是為何你的社交圈會漸漸減少的原因。許多患有大腦相關神經系統疾病的人最終只與少數幾個人交談，而過去他們有 30 個之多。這些我們很少公開討論的部分，因為慢性疾病患者往往被掩蓋起來。慢性病患長期受到莫大的歧視。

此刻，我們正邁向一個神經系統症狀將比以往任何時候都更為普遍的年代。許多人出現神經系統症狀，將迫使世界改變。沒有神經系統症狀的人將占少數。大多數的人都會有神經系統症狀，這種情況已經開始了。在未來的五年中，我們將看到前所未有的慢性神經症狀激增。

在健康「還好」的人和「生病」的人之間仍然存在著一道牆。於新常態下，那些神經系統症狀不太嚴重的人似乎還能正常生活與工作，而神經系統症狀嚴重的人則不得不退出社交圈，與人保持距離。與往常一樣，健康「還好」和「生病」之間的界限非常細微，可能只是輕微和嚴重的腦霧之分，或者是輕微的神經系統症狀和嚴重影響生活的神經系統症狀。症狀嚴重程度的差異可能是可以打電話和不能打電話之間的區別；可能是可以開車和根本無法開車之間的區別。

有大腦和神經系統相關症狀的人，往往被貼上「敏感」的標籤。事實上，他們的確很敏感，因為他們正在為神經系統症狀奮鬥。然而，被別人稱為「敏感」，這種稱呼具有稍為的侮辱性。神經系統症狀往往被標籤為心理問題，卻不瞭解我們的心理健康源自於大腦和神經系統的身體健康。身邊的人往往認為神經系統症狀涉及心理問題，而不是真正的身體症狀。當你有神經系統症狀時，你肯定會經歷許多，你失去了自由，在生活中無法全然展現自己、玩鹿棋、盡情享受生活、與朋友打網球、健走、跳舞、運動和旅行。你被拒於門外，你失去朋友，與某些家人疏遠。由於失去這些自由造成的許多小傷口堆疊在一起，你可能會患上創傷後壓力症候群。心理因素可能會持續發展。但這與一開始面對的症狀無關，這意味著你的神經系統症狀不是因為你的心理造成的。任何因神經系統疾病而導致的任何創傷後壓力症候群或心理影響，都是從你本來就有的神經系統疾病發展出來的。這種理解很難得到證實和支持，所以記住以下幾點很重要：你比自己認為的更堅強，因為你能夠克

服、生存和適應你的症狀。這需要特殊的能力和深厚的力量。

---

當你從慢性疾病康復後，你可能會覺得自己像個異類。但你應該要好好
慶賀一下。

—— 安東尼・威廉

---

你可以把你的大腦想像成一艘小太空船在宇宙中飛行。你的神經元就像是數十億個在太空船內部通信的小小外星人。同時，太空船上有一位至高無上的存有觀察這一切——這就是你的靈魂。

—— 安東尼·威廉

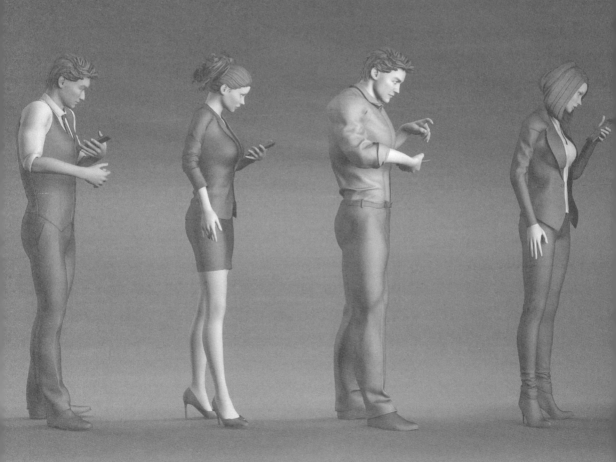

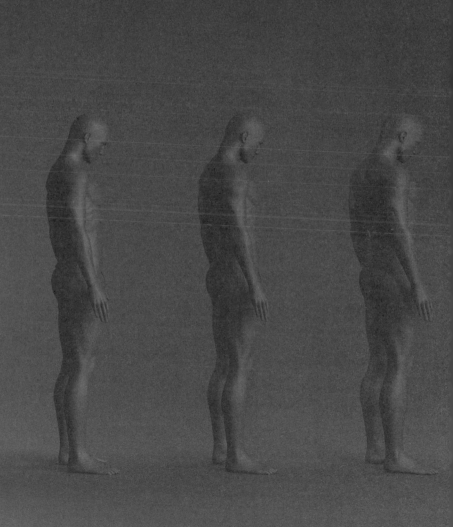

第七部

# 困惑的大腦

慢性疾病患者常常遭受歧視的原因之一，是對於不明究裡的外人來說，他們往往看起都「還好」或「正常」。但如果你曾經經歷過慢性疼痛或其他肉眼看不見的症狀，你就會知道許多外人都無法理解且毫無同理心，他們總是認為這些疾病全都是你自己想出來的。

—— 安東尼‧威廉

第四十七章

# 我們要互相照顧

今日，從身體出現某種症狀或疾病演變成慢性疾病已成為新常態。如今，我們的健康不是「還好」就是「重病」。每個人的身體或多或少都有小毛病，至少有一種症狀，無論他們是否稱之為「症狀」，或者他們沒有意識到自己的健康已經受到了威脅。

當你的健康「還好」時，你的生活還沒有走到完全停擺的一步。你還能和症狀共存並且處理任何健康上的問題，前提是你留意到這些症狀。「身體還好」和「生病」的人之間並沒有太多的灰色地帶。當你的健康狀況已經到了無法處理且快要失控的地步時，你一定心裡有數。當你想盡辦法試圖扭轉每下愈況的症狀，但病情卻越來越嚴重時，你知道自己在情緒和心理上已接近絕望。

由於每個人對痛苦的耐受度不同，以及每個人本身的差異性，健康「還好」和「生病」之間的界限因人而異。對某人來說會侷限他們生活品質的阻礙，對另一人來說並可能不是障礙，主要取決於個人的經歷。當你的健康「還好」時，生活如魚得水。當你真正生病後，你才知道大事不妙，生活將處處受阻。

當你飽受疾病折磨時，有時候那些從未經歷過四處求醫的人會批判你。對於一個健康「還好」的人，他們的參考標準可能僅限於自己的經驗，例如偶爾有些脹氣、三不五時長痘痘、偶爾頭痛、早晨用咖啡因解決腦霧、偶爾精神不振或體重稍微增加。對於真正生病的人來說，那些健康「還好」的人所經歷的症狀，根本就是不痛不癢，不管是輕微腹瀉、輕微肩痛、偶爾季節性情緒障礙、腳酸、偶爾頭痛、晨間短暫肌肉緊繃、一點鼻塞、偶爾陰道酵母菌感染、輕微便秘、偶爾感冒、一點焦慮、輕微甲狀腺症狀、賀爾蒙失調和輕微皮膚症狀。這些屬於健康「還好」的輕微或暫時性的症狀，雖然會讓人不舒服和不方便，但相較於那些真正生病的人所體驗到的嚴重、影響生活、改變想法的症狀簡直是天差地遠。

那些真正生病的人試過傳統醫學和另類療法，他們深知這種外人看不見的病痛之苦。可能是一段經年累月殘酷的旅程，只為了找到治癒和嚴重神經性疲勞、嚴重焦慮、長期心悸或顫動、心律不整、情緒強烈波動、重度憂鬱、持續腦霧、不明原因的癲癇、不明原因的全身疼痛、無法忍受的偏頭痛、苦不堪言的濕疹或乾癬、讓人無法動彈的脹氣或腹脹、嚴重的消化系統疾病、原因不明的下顎疼痛、刺痛與麻痺感、胸悶，以及肌肉無力而無法運動的解答。

當你看過無數醫生和專家，扣除保險外的醫療自行給付額不斷增加，同時醫生的診斷一直改變，或是根本連診斷都沒有，這一切對你的生活造成極大的困擾，維護健康變成你的全職工作。許多時候，就連起床都很困難。你看著其他人在生活中打拼，努力工作，完成他們每日的任務，但你的工作卻是整理醫院帳單和搞定健康保險相關事宜，到藥房領藥，以及開車去看不同的專家。有時甚至還要上醫院。這些苦差事可能占據你的一天、一年、你的一生，還有周遭親友的生活。

同時，你可能要面對那些來自健康「還好」的人的批評，好像這些症狀和四處求醫是你自找的，好像你沒有盡力改善健康或是你不夠積極。這些批評和懷疑你的慢性病痛的真實性，讓你除了要面對健康的挑戰之外，還要應付這些節外生枝的困擾。


## 自我照護與迫切照護

健康「還好」和「生病」之間明顯的區別在於能否進行自我照顧，而不是依賴迫切照護。

當你的健康「還好」時，看醫生、找教練或訓練師都是在進行「自我照護」，而不是因為你的症狀糟到必須對外求助。許多健康「還好」的人生活起居一切如常，疾病並沒有對他們的生活造成阻礙，或讓他們無法做自己想做的事，其中有些人會特別想好好照顧自己，於是進行自我照護，他們會去健身、三溫暖、護膚、冥想、喝咖啡、點香氛蠟燭、制定旅遊計畫、購物、看醫美、洗牙、做美甲、針灸、按摩、做呼吸訓練，參加各種聚會和社交生活。當出現輕微症狀時，他們會偶爾去

看功能醫學醫生，將那些溫和、偶發、暫時性的症狀納入自我照護行程的一部份，甚至特別針對這些症狀進行自我照護。你不會到處告訴別人：「我真的病得很嚴重，讓我無法隨心所欲做我想要做或需要做的事。」

真正生病的人需要的不止是自我照護，而是每天的生活都需要必要的照護，這樣他們才能在療癒旅程中持續下去。如果健康「還好」的人因為暴風雨而取消看診，他們仍然不會有太大的問題，或許會有點失望，或許可能會因為事情不如預期而產生焦慮或壓力，但他們的生活還是會繼續。真正生病的人則是截然不同，每一個支持他們的小事都至關重要。他們的焦點全在於如何在症狀和疾病中求存，他們正為了僅有的自由而奮鬥，為了曾經擁有的自由而奮鬥；為了可以在這場生存戰役中找到一絲喜悅而奮鬥；這些生病的人需要仰賴各種照護，以符合他們的需求，但這可不是從眾多豐富且有趣或是依照個人喜好來選擇的照護類型，生病的人真正需要的是關於存活的迫切照護。

生病會耗掉大把的時間和精力。對於那些健康「還好」的人而言，如果從未經歷過這種情況，他們可能很難理解。這就好像從未有過無家可歸經驗的人，開車經過一個住在帳篷的流浪漢，當你開車經過那個人時，你可能有先入為主的偏見，心想：「那只不過是一個住在帳篷的流浪漢」，然後又有其他的想法出現。然而，如果你留意那個人的人生，又會如何呢？如果你問自己，那個人怎麼會變成流浪漢？他上一次洗澡是什麼時候？他上一次吃東西是什麼時候？他如何上廁所？他的毯子有霉菌嗎？他的帳篷有沒有破洞？他能走路嗎？或者他有輕微的肺炎？他叫什麼名字？他需要什麼？他無家可歸多久了？

當一個健康「還好」的人遇到一個生病的人，他們的外表上看起來差不多。如果健康「還好」的人從未有過生病患者的體驗，他們可能也很難理解生病患者的心路歷程。例如他們生病多久了？狀況有多糟？他們能吃或不能吃哪些食物？他們還能洗澡嗎？他們可以運動嗎？他們的身心有多難受？他們看了多少不同的醫生？他們是否因為生病而失去朋友？他們是否因為生病而有創傷後壓力症候群？他們一天能工作幾個小時？諸如此類更多的事情。

很多時候，健康「還好」的人可能非常沉迷於自我照護，以至於任何與他們經驗無關的事就好像沒發生過或不存在。如果事情與他們的經歷不符，他們就當作無

關緊要或視而不見。一個沉迷於自我照護健康「還好」的人，如果曾經扭傷腳，他們就能理解別人扭傷腳的感受；如果他們曾經為花粉症所苦，他們也能對別人的花粉症感同身受。如果他們能夠將別人為了健康所學的知識應用在自己身上，他們就能理解這些事情的重要性。但當他們太沉迷於自我照護，以至於無暇關注與自己生活無關的事情時，這些健康「還好」的人往往會在無意中對生病的人造成情緒上的傷害。

當一個健康「還好」的人無法看見自己經驗以外之事，他們可能會評斷生病的人所做的選擇，或者為了治癒而採取的極端措施。一個重病的人可能已經在病痛中掙扎數年，四處求醫，花費無數的金錢，失去朋友和家人，甚至失去部分原來的自己。當這個人好不容易找到擺脫病痛的方法，找到一條康復之路，他卻可能被健康「還好」的人誤解。如果這個健康「還好」的人無法理解病人的艱辛，他們真正病情的嚴重程度，以及在萬念俱灰之下，為自己生命而戰究竟是什麼樣子，那麼他們就無法感受生病的人為了康復所經歷的過程，在這條路上，他們做了多少努力，使用哪些工具，以及做了什麼來達到康復的目標。

當你從慢性疾病康復後，你可能會覺得自己像個異類。但你應該要好好慶賀。那些健康「還好」的人要向從慢性疾病中康復的人看齊，大力表揚讚賞他們，讓其他人也能從中學習。

但事情並非如此發展。那些健康「還好」的族群未必會給予支持。健康「還好」的人可能不會留意到他人的康復，如果情況不適用在他們的身上，或者就算他們注意到了，也可能會也產生誤解甚至是不予置評。生病的人可能會發現，從一開始生病到如何復原都要面對這些評論。如果一個人沒有因苦難而學會謙卑，他們很容易對這些救命的知識一笑置之或漠視，直到這些健康「還好」的人自己生病了，才會意識到這些知識的重要性。

當健康「還好」的人身體漸漸走下坡，最後變成生病的人。通常就在這時候，他們才會有所體悟。他們所受的打擊讓他們對這個世界產生新的觀點，改變他們對生命和周遭世界的看法。

在這之前，健康「還好」的人可能會感到安全和有把握，因為他們已經控制或解決輕微或暫時性的症狀。他們很有信心，因為他們會尋求宣稱專精於先進自然療

法的功能醫師、從業人員或脊椎按摩師等協助。當他們找到這些健康照護專家時，他們會從這些專家那裡學習新知識，不過，由於他們的症狀還不是很嚴重，所以不會察覺到這些知識並非是疾病的解方。因為這些看似新穎又尖端的另類醫學新知可以部分或短暫解決他們的小毛病。

你可能會聽到：「這是針對你的微生物基因體（腸道菌叢），因為一切都是源自於腸道。」或是「這是一種治療方法和藥粉、綜合維生素、複合草藥，這些全部符合無糖飲食，多吃低脂蛋白質，保持生酮飲食。」或是「我們會採集一些糞便樣本，檢驗你的腸道菌群是否平衡，你要吃這種益生菌。」或是「我們會做一些血液檢測，看看你是否有營養不良的問題。」

當你第一次聽到這些建議時，你可能會很滿意，至少知道應該怎麼做。你認為自己可以做一些有益健康的小改變。這些建議都能增強你的信心，因為你算是健康「還好」的人。你還可以運動喝咖啡，身體依然強壯，而且現在你覺得自己是一位健康專家。

今日，有一群健康「還好」的人真的以為自己在健康方面是專家，他們可能曾經經歷過一些急性問題或疾病，或出現不明原因短暫的症狀，之後獲得幫助，學到一些看似最先進的資訊，讓他們好像已經克服疾病。突然間，他們就成了健康專家，在自己的網路平台提供建議給那些比他們嚴重的病患指導。

當你的健康「還好」時，你可以探索另類療法或嘗試新的理論或新的補充品，或研讀過去十年或二十年流傳至今的老技巧。你可能不知道，這些理論、補充品和老技巧等，患者都已嘗試過。流行的產品、時髦的機器，患者都已經試過，但他們的狀況還是持續走下坡。與此同時，健康「還好」的人在這些趨勢的理論中游刃有餘，甚至介紹給其他健康「還好」的人，重新炒熱這些老技巧和舊理論。但這些健康「還好」的人沒有意識到，隨著他們的健康狀況越來越差時，這些方法都派不上用場。最終才發現他們投注的心力或用來引導他人的這套理論並不管用。

在他們的健康惡化之前，對於一個健康「還好」的人來說，透過某個健康的技巧獲得好處並不會太難。其中許多人只是偶爾有輕微的症狀，隨後又自行好轉，只要睡個好覺、嘗試新的維生素方案、改善飲食、間歇性斷食、淋巴按摩、

桑拿、呼吸課程或運動課程都有幫助。另類健康醫療的世界充滿許多時髦的選擇。那些健康「還好」的人可以在這個童話般的世界自由探索，東湊西湊，抓住一些有趣的東西告訴別人，卻完全沒有想到健康「還好」的人與真正生病的人有很大的差別。

生病則是全然不同的領域。生病的人已經離開這片童話園地，他們是老手，嘗試過益生箘、魚油、乳清蛋白粉和其他蛋白粉、竹炭粉、油漱口、苦楝油、左旋肉鹼、綠藻（小球藻）、矽藻土、小蘇打粉、腸胃綜合粉末、膨潤土等黏土、沸石、富里酸、鹿茸、初乳、膠原蛋白、蛋白棒、MCT（中鏈脂肪酸）油、康普茶、巧克力、綠茶、蘋果醋、葉綠素、鹼性電解水機等其他方法。此外，生病的人也身經百戰，嘗試所有的治療方法，包括糞便移植療法、蜂針療法、尿療法、咖啡灌腸、頻率療法機、幹細胞療法、紫外線血液照射療法、臭氧、冷療等等。經驗豐富的病人都經歷過這些，也都嘗試過各種方法。

當這些健康「還好」剛開始出現初步的症狀時，他們可能會認為這個健康世界是他們的福星，在自信滿滿的醫療從業人員中發現一個接著一個的治療方法，但這些人本身卻沒有經過重大的健康危機。尋找治癒的方法都得從最基本面開始，當你病得越重，你就要更嚴格的篩選。

健康「還好」的人常常認為自己不可能患上慢性疾病。他們連想都不敢想，因為這太可怕了，而且他們相信自己的健康策略一定有效，他們還是持續運動健身，偶爾吃一些不該吃的東西，覺得自己的生活很平衡、行事中庸，跟著直覺過生活。他們相信：那些生病的人肯定不是我，我不會讓自己變成那樣。

然後，當你跨過真正生病的門檻時，一切就變了樣。這是一個攸關生死的世界。你的目標和跟那些健康「還好」的人不同，生活也開始轉變，甚至連你的人際關係也會改變，這一切可能會完全顛覆你對健康世界的看法。


## 優越感

當一個人從健康「還好」到「生病」，這不僅是對患者的挑戰，也是對身邊人

的挑戰。慢性疾病會把病人拖垮，同時也讓身邊的人精疲力盡。

如果是關心孩子的媽媽，情況可能大不相同。為了孩子，媽媽會不遺餘力為孩子做任何事。每天早上重新調整自己，彷彿每天都是嶄新的開始，充滿無限可能。大多數的媽媽為了孩子會全力以赴，充滿鬥志為孩子奮戰。

但當成年的你生病了，要在身邊找到有耐心的人可能很難。對健康「還好」的人來說，為了生存而奮鬥是一個沉重的負擔。有些健康「還好」的人抱持虛心且尊重的態度，相信別人的經歷是真的，有些健康「還好」的人則對患者保持距離，因為疾病會勾起他們的情緒，例如不安、恐懼、不適等，另一些健康「還好」的人則是誤以為這是他們的運氣和特權，不知道他們其實只是還沒有感染到夠多的病原體或接觸到生活中夠多的毒素，這可能會讓他們產生優越感，覺得這一切都是理所當然。他們沒有意識到自己同樣容易受到造成他人患上慢性疾病的威脅，而是以為自己比別人更好、更「積極」、更擅長自我照顧。

帶著這份優越感，健康「還好」的人覺得他們有權判定他人的痛苦和療癒故事是真是假。有時候，健康「還好」的人會認為他們經歷的輕微或暫時的症狀，與生病的人所經歷的痛苦是一樣的，所以他們無法理解為何生病的人沒有像他們那樣迅速恢復。例如，一個相對健康「還好」的人會偶爾出現輕微的頭痛。這時，如果有人告訴他們自己有長期持續頭痛的經驗，這個相對健康「還好」的人可能會自認為他們能理解，表示自己也有相同的經驗，然而，他們很難理解為什麼患有慢性頭痛的人無法從各種治療和技術中獲得緩解，因為他們完全不知道患者每天所經歷的痛楚。對這個相對健康「還好」的人而言，他可能會認為對方的頭痛純屬患者個人的問題。

再一次，健康「還好」的人用自己的經驗去評斷別人的：如果某人的故事和他們的經驗不符，他們還是無法理解或認同。有些健康「還好」的人身上帶著這種特質，總是很有自信，覺得自己比那些生病的人更懂得生命的恩賜與奧秘，無論是在精神上或是醫學上。你可能認為這個世界對慢性病患越來越有同情心和同理心，但事實剛好相反：我們對慢性病患缺乏同理心的現象有增加的趨勢。

# 流行的謊言

過去，那些健康「還好」的人很少會承認他們有症狀或健康出問題，由於他們的症狀不至於困擾他們的生活，生活品質不受影響，所以很容易隱藏。多數健康「還好」的人，他們的症狀外人不易發現，所以他們可以默不作聲。這對他們有利，因為生病既不酷也不時髦，甚至不被接受。生病的人往往會被其他人瞧不起。

在那個時代，病人其實也會隱藏自己的症狀和狀況，但比較困難，因為他們的健康問題已經影響他們的生活，生活品質連帶也被干擾。即使有明顯的症狀，他們也會不計一切去隱藏或設法偽裝，不然別人就會看輕他們。在當時就是要想盡辦法隱藏任何健康的問題。

如今，那些健康「還好」的人在社群媒體上談論健康相關事宜大受歡迎。甚至流行一種現象：一個健康「還好」的人會把他們從醫生、治療師或是網路上硬湊得來的資訊，變成一種「療效」，當成是自己的「成就」，在社群平台上大肆炫耀他們虛有其表的健康。這些社群平台網主會談論他們如何克服症狀，以證明他們是另類醫療專家，同時也證明他們知道該如何治療，他們有解答。於是引起了那些身患重症的人大感興趣，掀起一股熱潮。這些社群媒體在短時間人氣上升，最後他們的建議成為他們的謀生工具，變成了他們的職業。

在社群媒體的世界裡，為了維持追隨著的興趣，你需要不斷提供更多的內容。這導致謊言四起。一些健康「還好」的社群為了內容不擇手段投其所好，從其追隨者那裡獲得相關疾病或症狀的內容，然後開始編造故事，聲稱他們也有類似的症狀和相對應的解方，進而從中獲利。這些謊言只能繼續編下去，欺騙生病的人，讓他們以為終於有人和他們的處境一樣，因此他們相信這些平台網主所推廣的內容，或掏錢購買他們的商品。

這種社群媒體的新亂象，對那些真正生病，多種症狀纏身，努力尋找舒緩方法或治療的人而言非常不公平。這種只為了點閱率和販賣商品的操作，對那些長久以來渴望被認同、被信任、被認真對待的慢性病患而言，更是另一種新的剝削。

如果你真的飽受各種症狀病痛之苦，你可能會遇到這些陷阱，有人推銷一種潮流，表現好像他們也有類似的經歷。這時你要保持警覺，知道如何區分健康「還

好」和「生病」的人的區別，這樣才不會被利用。如今，我們很難分辨所看到的資訊，是不是被一個健康「還好」的人刻意美化或修改，只為了吸引你的注意。只要意識到這種事情層出不窮，而且越來越多類似的情況，你就會有所警惕，避免被欺騙。生病的人沒有精力或時間可以虛耗在這些無謂的遊戲，他們的時間有限，無暇用在這種樂趣式的自我照護。真正生病的慢性病患需要明智利用他們的時間，有效完成生活中必要的任務。讓他們陷入困境，誘導他們購買一些不符合他們最大利益的產品，這對他們一點幫助都沒有，但卻一再發生，所以請提高警覺。

## 尋找亞特蘭提斯

那些健康「還好」的人之所以難以理解生病的人是因為，即使他們或許已經體驗過傳統醫學的不足，但他們還沒經歷過另類療法、功能醫學、整合與全人醫學的限制。

例如，健康「還好」的人可能知道傳統醫生所開的胃藥（抗酸劑）沒什麼療效。但當他們聽到另類療法，例如喝一杯 ACV（蘋果醋），除去某些加工食品或進行間歇性斷食等建議就可以解決問題時，他們往往會相信。除非他們親眼看過身邊的人受苦，不然他們很容易受騙。他們只是上網搜尋另類療法，然後就覺得自己找到了深海底下被圓頂覆蓋的亞特蘭提斯。

這些健康「還好」的人對於另類醫學的信仰體系充滿信心，認為它是所有問題的解答與萬靈丹。如果他們聽到患者聲稱，他們沒有從另類醫學中得到預期的效果，或是另類醫學的效果有限等等，他們就會非常不以為然。健康「還好」的人沒有意識到，即使從業人員精通另類醫學所有的知識，也不代表他們擁有治療慢性疾病所有的工具或知識。

有些健康「還好」的人對他們的另類療法非常死忠，甚至會不顧一切的反擊。他們可能會隨時嘲諷任何不屬於另類醫學範疇的事物，這讓另類醫學有時很像狂熱的教派，全體人員總是口徑一致，行動一致，上下一心。即使其中有些小團體，例如一派相信植物飲食，一派相信動物蛋白質飲食，但他們還是有相同的

理念。（詳情請參考第十四章〈食物大戰〉。）這種心態可能會讓一些健康「還好」的人一有機會就質問、嘲弄，甚至霸凌那些真正生病，但在嘗試非另類醫學系統的人。

與此同時，有些健康「還好」的人，推崇另類醫學往往相信就算另類醫學讓他失望，傳統醫學也會有辦法彌補錯失，即使當初傳統醫學無法治癒他們的「小毛病」，他們對此仍然深信不疑。

無論是健康「還好」或「生病」的人都在尋找解答。健康「還好」可以參與各種過去、現在和未來的趨勢。由於他們並未處於絕望的情況，因此察覺不到自己的病況是否有改善。他們仍處於一種好玩有趣的心態，嘗試那些誘人又充滿謊言的時尚潮流。這些健康「還好」的人身上仍有足夠的儲備量和健康可以抵抗那些不只無效，實際上很可能會阻礙療癒的潮流健康陷阱。

健康「還好」的人之所以沒有察覺到潮流的健康陷阱正在妨礙他們的健康，是因為他們身處於一個「互相抵銷」的遊戲。他們在飲食方面可能做對一些事，讓他們依然保有強健的身體和充足的儲備量，以對抗那些他們誤以為有效，但實際上卻是在破壞健康的作法。事實上，健康「還好」的人完全迷失方向，而且完全不自知，因為他們還有足夠的儲備量，還算健康的身體，以及還懂得要遠離其它更恐怖有害健康的壞習慣。他們學會如何避開一些危害健康的常見威脅，所以他們可以維持某種平衡的狀態，即使他們不知道這是一種危機四伏的平衡。他們的身體正卯足全力，動用所有的力量和儲備量來維持平衡，但他們仍然在做一些不利於健康的舉動。

真正生病的人早就見怪不怪了，他們什麼都嘗試過，當他們喝蘋果醋或康普茶時，病情反而惡化。當你的身體儲備量非常低、免疫力低下、器官儲備量不足、神經系統受損，飽受病痛折磨時，你根本沒有本錢去嘗試這些有毒、時尚的另類趨勢。他們會說：「我試過生酮飲食，差點連命都沒了。」、「我喝過蘋果醋，結果胃生病了。」、「我試過康普茶，這讓我的病情反而加重。」、「我吞過小蘇打粉，之後腸道就再也沒有好過。」，或者「我做了糞便微生物基因體檢測和食物過敏測試，但治療反加劇我的症狀。」，或者「我做了超過五十次的高壓純氧治療，我的肺到現在都還會痛，而且我的慢性病還是沒有好。」生病的人

體內沒有足夠的儲備量去欺騙自己或參與這些流行一時的遊戲，他們面臨的可是一場攸關生死的賽事。

## 你才是專家

當健康「還好」的人開始探索另類醫學時，他們之所以覺得自己好像找到靈丹妙藥，其中一個可能的原因是他們直接從傳統醫學跳槽到另類醫學。他們原本可能遵循全球性的「標準」飲食，依賴大量的加工食品，且這輩子從未吃過任何補充品。當他們從依賴食用油、脂肪、鹽、咖啡因、穀類和乳製品的傳統醫學，轉向某種形式的另類醫學後，可能確實會有一些好處，但這絕不能跟從核心層面的治療相提並論。

很多真正生病的人早已經歷過這個階段，他們從傳統醫學轉到另類醫學，但仍然生病，即使他們從另類療法獲得一些改善，足以讓生活繼續，但他們仍然與症狀共處，且飽受病痛之苦。然而，醫療靈媒的療癒工具，例如重金屬排毒果昔、芹菜汁、單一飲食排毒法、密集療法、大腦激活療法、補充品方案、冥想，以及許多其他的工具，可以解決問題的核心，因為這些工具是從核心層面開始發揮療癒的作用。

那些健康「還好」的人可能會把心力投注在健身運動、紅外線三溫暖等日常活動，在飲食上通常比較寬鬆。他們可能會計算卡路里，但不時會有放鬆之夜，喝點小酒，再來個壽司之夜、墨西哥捲餅之夜等等。他們可能會遵循一些流行的健康飲食，例如加花生醬的燕麥片或酪梨吐司，但他們還是會放縱享受，可能在週五晚上喝一點新鮮果汁，但也會喝咖啡、冰咖啡，其他含咖啡因的飲品，以及吃巧克力和披薩。這些健康「還好」的人還有空間可以即時享樂，追求一時的滿足感。

相較之下，生病的人更致力於盡一切所能尋找答案。他們就是那群最終拿起《醫療靈媒》書籍的人，即使有許多唱反調的人從中破壞，他們依然全心全意遵循書中的引導。他們知道不要在芹菜汁裡加檸檬、膠原蛋白、蘋果醋、冰塊或是水，他們不會像健康「還好」的人，在健康食品商店裡購買不新鮮的芹菜汁或經高壓處

理的芹菜汁，因為這會破壞芹菜汁的營養。他們也不會一個禮拜才榨一次芹菜汁，然後加入檸檬汁或膠原蛋白粉或蛋白粉。他們也不會像健康「還好」的人，因為不習慣按照指示，所以搞不清楚什麼時候該喝芹菜汁。

　　健康「還好」的人活在自我滿足的世界，只喝短暫的芹菜汁，或只用兩種醫療靈媒的工具做重金屬排毒果昔，這樣身體不太可能會有明顯的變化。他們多半還會繼續飲用咖啡因，且他們本來也沒有太大的毛病，更何況他們還誤用醫療靈媒的工具。

　　真正生病的人更有可能成為健康專家。即使他們尚未完全康復，這不代表他們沒有豐富的經驗。真正生病的人嘗試過各種療法、方案和流行的另類醫學。一個開始採用醫療靈媒指南和療癒工具的患者，會非常認真全心投入。即便他們尚未完全復原，但這會是多年以來，第一次感受到症狀開始好轉，他們比那些在另類醫學裡嘗試，只做自己想做的，玩玩「均衡飲食」遊戲的人更是健康方面的專家。這些正在努力恢復健康的病人才是專家，他們知道每個細節都很重要，需要正確執行，這樣才能真正改變他們的生活。

第四十八章

# 科學武器化

　　科學的本質是謙遜的、人類對世界的研究，或者至少原本應該如此，這是科學最初的涵意與定義：一種不斷追求改進，甚至必須承認實驗失敗和假設有誤。科學的本質不可能是具體或絕對的。它是一種受到人類觀點限制的追求，旨在服務人類，在不斷的探索中，總會有下一個發現能改變過往的認知。

　　科學一度被大眾懷疑，特別是在一些醫療科學，例如水銀療法，不只無法減輕痛苦，反而製造更多傷害。不道德的實驗、目的和方法，在人類的歷史中都曾為科學帶來質疑。同樣，出現這些陷阱是因為科學是人類費盡心思的成果，這意味著就像任何人類所做的事一樣，都離不開人類的小我、貪婪、愚蠢，甚至是出自善意的錯誤和過失。

　　過去幾十年來，醫療科學的形象大翻轉。它被重新定位，過去的錯誤、過失、自大、貪婪、愚蠢等，全都是過去式（如果我們還真的有學到關於科學的過去）。今天，我們被教導科學是一種明確、具體、客觀、終極的解決之道，無所不能。我們把科學當成如神般的絕對創造者，一個更高的真理，而不是謙卑、人類對世界的研究。

　　我們甚至已經達到一個把「科學」這個詞武器化的地步。當有人說出「科學」時，對話就結束了，沒有辯論的空間。高舉「科學」這個詞作為武器來證明自己的觀點、打壓某人或支持自己理論的人，誤解了科學的本質。科學概念的完整性已被破壞。科學應該是批判性思考、有辯論的空間和抱持好奇心、開放的心態。但現在，對科學的批判性思考反而被貼上反科學的標籤。

　　歷史會重演。試圖掩蓋複雜的真相會產生反效果。科學並非完美無瑕，未來也是如此。現在，「科學」這個詞，甚至是科學機構，已經到了一個地步，在十年後，許多人會因醫學研究和科學研究而飽受痛楚、傷害、病痛或受傷，以至於

許多人對「科學」這個詞很感冒。隨著神經系統疾病在未來十年間的爆發，這將證明科學在很多方面都還有不足之處。若繼續使用「科學」這個詞作為武器，試圖阻止其他人前進，可能會使那些感覺自己受到科學不尊重的人對科學產生更強烈的過敏反應。我們即將來到一個歷史性的分裂點：（1）醫療研究和科學機構試圖在不改變的情況下，利用大學教育年輕的一代來挽救他們的形象；（2）早已離開校園較年長的一代會反抗，因為他們意識到科學並沒有讓他們從病痛與苦難中解脫。這種認知對你的保護非常重要，這樣你才能在場邊觀察這場戲，而不讓衝突破壞你的生活。

## 反覆實驗

在此我不是要否定醫療科技所帶來的進步，我只是想提醒大家，不要忽略世界上其他的病痛與痛苦。我們不應該羞辱那些受苦的人，只因為科學還未發達到足以減輕他們的負擔。

記住：科學是一個發明的過程。當你想到發明時，別忘了有多少想法是失敗的，而不是一舉成功？有多少無用的原型堆在發明家的工作室地板上，才有一個可以申請專利的設計？當這個發明問世後，又得經歷多少次修正與調整，才能改善或優化？我們還要知道，儘管科學會使用數學，但數學不是科學。科學是想法，而且往往是不正確的想法。科學是在接二連三的失敗願景中，始終抱持著希望，努力尋求正向的結果。就慢性病來說，目前並沒有太多完善的科學成果。有時候《醫療靈媒》的科學被傳統醫療科學採用，但正如下一章〈資料武器化〉中提及，這些資訊經常被誤用。

醫療研究與科學目前取得的成功主要集中在仰賴數學計算的領域，例如使用止痛劑或是輸送血液來穩定危急的狀況。醫學上的成功也來自於科學儀器，像是 MRI（磁振造影檢查）電腦斷層掃描與超音波掃描等設備。此外，一些外科手術可以挽救生命，我們學會了切除身體某部位並安裝新部位，就像修理車子一樣。但是，相較於慢性病的危機，這些成功只算是一小部分。

即使有效的發明也需要不斷的改進，醫學科學當然也不例外。任何科學的成功都伴隨著反覆實驗的失敗或嚴重的問題。例如，醫藥產業在止痛劑上的成功，隨之而來的是鴉片類藥物成癮的挫敗。隨著如 CT 掃描先進設備的成功，相對也增加我們的輻射暴露量，雖然我們擁有各種救命的外科醫療技術，卻無法保證手術一定能順利進行。

沒有人想被當成棋子或寵物一樣被訓練。然而，如果盲目地遵從科學，卻沒有明確的方向，我們可能在不知情的狀況下成為科學的寵物；我們可能在不知不覺中被利用，藉此維持甚至對我們沒有好處的科學形象。慢性病患者理當被看見與得到認同，因為科學至今對慢性疾病仍然無解，尤其是「慢性病患」這個族群正在快速擴大中，在未來幾年裡，隨著神經性症狀的增加，這個星球將會有越來越多的人口加入慢性疾病族群。


## 貶低大腦和身體

我們的社會已經到了一個貶低身體污名化的地步，且視為理所當然，這可是非比尋常。經過前人的努力，我們才能達到不應該貶低任何人身體的意識，但為什麼我們會看到在醫學上貶低身體的事件層出不窮？為什麼媒體、機構、組織和業界會接受，甚至繼續推動？

告訴你，你的基因是導致症狀的原因：這是在羞辱身體；告訴你，你的身體在對抗自己：這是在貶低身體，而且這不只是貶低身體，也是在貶低大腦；告訴你，這都只是你自己想出來的，是你自己製造的問題：這些都是對身體和大腦的羞辱。

當女性出現神經性系統症狀，且急診室無法解釋時，這個問題更顯得特別明顯。醫療行為的副作用會導致許多神經系統症狀，甚至造成嚴重的症狀：無法吞嚥、呼吸困難、四肢麻痺、手腳發軟、頭痛、皮膚變色等。當檢查結果和血液報告一切正常，找不出病因時，這個人就會被貼上「焦慮症」的標籤。「焦慮症」已經被診療體系武器化。以前就是如此，現在更是變本加厲：他們會說，不管這個人現在經歷什麼問題，都是自己幻想創造出來的。這就是我所謂的貶低大腦。通常，這

種「貶低」並非有意。那些聰明良善的從業人員以為他們說：「這些症狀是來自於你的焦慮症／基因／免疫系統等。」是在幫助別人。他們沒有意識到自己完全看不到症狀的根本原因。

當某人無法解釋的神經系統症狀被歸咎於焦慮症時，這是對大腦一般的羞辱。當這些無法解釋的神經系統症狀在新的醫療治療後不久出現，且很明顯是治療的副作用，但醫療人員仍然說，他們的焦慮是神經系統症狀的原因，即是更進一步在羞辱大腦。醫療行為導致身體生理上的問題，但卻再次貶低這個人，這簡直是貶低大腦和身體的最高層次。

對大腦的羞辱是醫療研究和科學的安全防護網。醫療科學和醫學大學被譽為希臘神話中的神，備受讚揚與推崇。數十年來，醫療科學領域投入數萬億美元在研究和建立各種機構。但當醫療業被要求履行職責提供解答時，他們不會實話實說：「在慢性疾病方面，我們的理解有限。」相反，他們假裝理解為何人們會長期生病或痛苦。

如果你是躺在醫院或家裡的床上，依靠急診室就診，諮詢各科專家，卻依舊得不到任何答案，這時你的症狀會被貼上一個「特發性」（意思就是「不明」）的標籤，然後他們會告訴你，是因為你的焦慮症引起的，這算是嚴重的版本。還有其他症狀較輕微，但仍然沒有答案的版本，那就是醫療業認為是你自己引起這些問題，無論是焦慮、脆弱的基因，或是身體的免疫系統失常而攻擊自己。

慢性病患飽受許多歧視的其中一個原因是，他們通常在外人眼中看起來很「健康」或「正常」。但如果你經歷過慢性疼痛或其他不明顯的症狀，你會知道人們是多麼缺乏理解與同理心，你也會知道，人們很容易把一切歸咎於全是腦袋出了問題。

我們難道不應該問：「那些數十億美元的研究和建設，是否有部分是在浪費資源？」或者：「為什麼我的小孩在醫院裡現在要裝鼻胃管，整個神經性癱瘓？是醫療措施引起的嗎？為什麼沒有答案？為什麼沒有人為此負責？」相反，我們只能責怪自己和貶低自己，而這些自我責怪與自我貶低阻礙了我們揭露更大的真相。

# 幕後機密的醫療產業

正如第一部〈大腦的故事〉提及，幕後有一個機密的醫療產業是連大多數醫生都被蒙在鼓裡。

這意味著我們生活在一個擁有兩種醫療體系的世界：一個是公眾的醫療產業，一個是幕後機密的醫療產業。就像善與惡，機密的醫療產業不為人知，而公眾的醫療產業對機密醫療產業所引發的任何問題應該保持在完全不知情的情況。

公開訓練、經過認證的病毒學家和神經學家並不知道有一群機密的病毒學家和神經學家為機密的醫療產業工作。例如，機密的醫療產業早在公眾的醫生知道 EB 病毒之前就已經知道它的存在。同樣的情況也出現在其他病毒上，包括流感、人類乳突病毒、人類免疫缺乏病毒、COVID 新冠肺炎病毒和帶狀皰疹病毒、巨細胞病毒、單純皰疹病毒第一型和第二型、人類皰疹病毒第六型等等。（再次補充說明，另類醫療體系目前都是公開的，至今尚未有幕後機密的另類醫療體系，不過終究還是會有，只是遲早的問題。）

簡單來說，你可能考上醫學院完成學業成為一名醫生，卻從不知道機密醫療產業的存在；你可能在你的領域執業二十年，卻從不知道有機密醫療產業一直在左右你的教育和你接收或沒接收到的資訊；你可能是一名退休醫生，歷練豐富經驗完整，現年八十五歲，在高爾夫球場上愜意享受你的退休生活，卻從不知道機密醫療產業的存在。

機密醫學產業誕生於二十世紀初期。它像一個私人俱樂部或秘密社團，就像醫學界的「骷髏會」。但醫學專業人員並不會主動申請成為會員，而是被挖角提供機密醫學的工作。通常，這種工作提供的條件非常誘人，讓人難以拒絕。在某些情況下，一旦被網羅後就無法拒絕。當他們進入機密醫學產業後，他們在工作上必須保密，不可以在公開的醫學會議上，一邊享受與其他醫生共進晚餐，一邊分享他們的研究心得。基本上，他們出賣的是自己的靈魂。

醫療界也有人涉足這兩個世界，他們就是機密與公眾醫療產業的中間人。他們位於高階的職位可以阻止公眾醫療產業取得資金，這樣才不會被發現機密醫療產業所造成的問題。意思是即使公眾醫療產業一些優秀的醫師、研究者和科學家們想解

決問題，他們也會受到阻撓不被允許，也得不到贊助讓公眾醫療產業做出任何能夠改善人們生活的真實改變，他們被牽制住了。有時，機密醫療產業會透漏資訊給某些公眾醫療產業，為其策劃即將引發的事件埋下伏筆。

公眾醫學研究和醫療科學關心的是公開的醫學研究與醫療科學；機密醫學研究和科學關心的則是機密的醫療醫學和科學。

公眾醫學研究和科學的進展已經到達一個瓶頸，他們可以修復骨折、進行現代救命的外科手術，但沒有更突破的進展，他們被綁住了。未來醫療界不再是關於解決疾病之迷，大部分的醫療研究和科學會被引導至一些無關痛癢的領域，而不是協助我們如何活得更久，也不再會有太多研究是針對人們真正的需要。

這並不是說在醫療研究和科學領域中沒有立意良善的人。我很榮幸曾經和許多公眾醫療業善良並富有同理心的醫生與專業人員共事，有些人立志為人類服務，但整個醫療體系卻把許多的健康專家視為理所當然，將他們當成棋子試圖在龐大的棋盤中利用他們。


## 值得被聽見的聲音


我們把科學當成神，卻把質疑科學研究的誠信與完整性的人當成傻子，這樣我們永遠無法進步。

科學總是處於領先群雄，不容置疑的地位，每一個世代，科學總是展現出無法動搖的氣場：似乎不管在哪個領域，它總是最即時、最先進，永遠處於巔峰不可一世的狀態。

即使這代表著科學總是不斷修正人們曾經以為的最新科學新知，每個新發現都會取代過去的發現。我們被引導去相信，尤其是今天，當談到慢性疾病時，科學已經找到解決的方法。例如，當某種新藥問世後，我們被告知一切應該沒有問題，因為這是醫學和科學研究得來的成果。但我們沒有看見的是，大多數這些製藥商製造出來的藥品，根本沒有安全到可以上市，而那些獲准上市的藥物，大部份也因為危險的副作用而被召回或下架。

同時，公眾醫學的研究和科學，仍然不知道為什麼我們會生病。當你離開大學，以為醫學研究和科學，也就是公眾醫療產業擁有所有的答案，因此，如果有一天你生病了，你肯定會認為一定有解決的方案。這正是為何一個敗壞的系統會持續腐敗下去的原因。我們應該被告知，醫學研究和科學並沒有關於人們為何會生病的所有答案；我們應該被告知，他們的藥物和措施都只是實驗性；我們應該被告知真相。當你真正生病了，你必須自己去發掘真相。

　　基於某個原因，在此之前，任何對科學的懷疑就像是一種褻瀆。但當某種全新的醫療處理或藥物問世後，我們就會認為它是可靠、堅不可摧，即使在多年後，這些醫療處理在過程中傷害許多人。但我們從小就被灌輸這些想法，如果我們未曾經歷過會影響生活的慢性疾病，我們就不會知道科學的基礎有多麼薄弱。當我們從大學畢業時，如果我們沒有慢性疾病，我們就會堅信科學擁有一切的答案。

　　醫療研究和科學不會把數十億美元的經費放在大肆宣傳他們錯誤的地方讓每個人知道。相反的，他們提供經費給大學，確認畢業生在離開學校時都知道：科學才是神，而且不會犯錯，真正的上帝根本不存在。他們用錢掩蓋錯誤，改寫歷史，漠視受傷人們的心聲。

　　數十年來，鴉片濫用的危機一直被掩蓋著。因為醫療研究與科學不知道人們為什麼會有慢性疾病，這導致許多人對鴉片上癮。現在情況已嚴重到成為主流醫學的眼中釘，你會不時聽聞這些事件。之所以引起這麼多的關注，是因為數百萬人失去了生命。即使到了這種地步，我們的焦點依然還是在鴉片上癮，而不是醫療研究和科學根本不知道人們為什麼會飽受病症的折磨。

　　這些內容學校都沒有教。我們離開學校時認為醫學研究和科學已經擁有所有的答案。我們沒有被教導關於醫學接連犯的錯誤，也沒有強調「科學不斷在自我更正」，因為之前的科學研究或成就已經過時，不是造成傷害人類的災難就是完全不合理。又或許打從一開始它就是不合理的。

　　別忘了，研究和科學曾經相信在油漆和石油中加入鉛是安全的，將垃圾倒入太平洋是安全的（現在仍在進行中）；放血療法是安全的；對焦慮症患者進行腦葉切除手術是安全的；家裡使用石棉是安全的；甚至認為使用 DDT 和吸菸是安全的。這些例子是否讓你看得更清楚了呢？

# 神經科學：一隻等待骨頭的狗

神經科學的進展並非如表面所見的那樣。

有些科學的確很先進，以神經外科為例，我們可以看到結果、成果和進展，雖然這個領域仍然在犯錯，仍然需要更多的發展和不斷改進，但神經外科（就像其它外科手術一樣）已經有大幅的創新和進展。**這種使用技術和外科技術能用來切除腫瘤或修復動脈瘤的神經外科**，不應該與那些趨勢和流行的非手術神經科學相提並論。

神經科學跟大腦外科手術不一樣。當我們在討論神經科學時，我們談論的是一個理論的信仰系統，有時可以在少數因身體損傷的患者身上看到成效，但卻不知道這個成效是怎麼來的。研究人員會在患者身上放置二極體，試圖記錄電流模式，找出這個模式與該人的情緒或經驗之間的關聯性，這與先進的測謊器非常相似。

科學總是有辦法，讓我們覺得好像隨時會有重大的突破，終於能夠確定為什麼我們會生病。尤其是神經科學，這讓我想到「一隻等待骨頭的狗」的比喻：神經科學總是挑起我們期待他們會有重大、有價值的發現，但事實上，我們的期待一次又一次的落空了。

在神經科學領域中探討理論，與某人因嚴重的腦霧而失去工作去看醫生，這完全是兩回事。神經科學大概還需要一百年的時間才會找出人們為何會有腦霧，但這個答案不會來自於神經科學研究或一群大學教授。除非，神經科學能夠在大腦中發現有毒重金屬和有毒化學物質，找出這些金屬和化學的來源，並且找出大腦中病毒性發炎與其原因。否則，這一切都只是一場遊戲。

許多人失去生活品質，被迫與慢性病症共存，在傳統和另類醫學領域中四處求醫，直到精疲力盡、家財散盡。然後，一篇文章或一部紀錄片，或一個聲稱在神經科學方面取得進展的研究出現，會引起許多播客（podcast）醫生開始大談神經科學，討論相關研究和某些技術表面的好處。如果你的健康「還好」，那麼追蹤這些資訊的發展可能蠻有趣，或許你會看見一線希望，各種關於大腦如何運作的想法確實很吸引人。但如果你生病了呢？當你患有神經性疲勞只能躺在床上，這些研究對你就沒有吸引力，它們就像是一根永遠吃不到的虛幻骨頭。你需要的是個實際且能

夠做到與有效的正確答案。

　　神經科學仍然只是理論。在所有術語之下，他們真正想表達的是「我們只是推論大腦的模式變化」。科學語言會傾向於掩蓋或粉飾未知的領域和各種落差，專業術語會讓人覺得可能有一個他們不知道，永遠無法理解的領域，但專家已經完全掌握這方面的資訊。你不會在這本書裡看到任何誤導的神經科學術語，因為我想讓你知道，你是很聰明的，可以瞭解關於大腦和神經系統的運作。

　　過去三十至四十年以來，關於神經科學的論述一直很受歡迎，但人們依然生病。甚至在更早之前，我們都被告知「科學是我們的救星」，但每個人仍然生病，甚至比以往更嚴重。神經科學大受歡迎，流行的術語和技巧讓人們以為真的有答案。這根骨頭在我們的眼前晃了數十年，我們一直流口水卻從未有過真實咀嚼的滿足感。


# 從臥床到重生

　　醫療研究可以盡情鑽研任何神經科學，但隨著時間流逝，患有嚴重的阿茲海默症和帕金森氏症的患者仍然擠爆醫生診問。甚至大腦科學權威的醫生和家人，也可能受到阿茲海默症、失智症、帕金森氏症、憂鬱症、自體免疫性疾病，或任何書中提及的其他疾病與症狀的影響。

　　隨著時間推移，越來越多的人踏上尋找之旅，尋找克服疾病的各種方法。最終，隨著我們不斷邁向這個世紀，這些健康上的挑戰將成為全世界人類的共通點。那些到處尋找答案，嘗試所有方法，走遍每一個地方，最後找到讓他們成功離開病床方法的患者們，將會為他們的醫生和所愛的人指引方向。

---

*我們把科學當成神，卻把質疑科學研究的誠信與完整性的人當成傻子，*
*這樣我們永遠無法進步。*

*—— 安東尼·威廉*

---

第四十九章

# 資料武器化

人們都想每天晚上躺在床上，知道世上安然無事，數著跳過柵欄的羊，伴隨著寧靜，心平氣和安心的入眠。但他們沒有意識到，繼續沉睡並不能保護他們，只會阻止他們保護自己和家人。

保護自己很重要的一環是要知道，就像科學其他領域的**數據**一樣，醫學中的科學**數據**可能被曲解、汙染和操控。這就是為何試圖跟上傳統與另類醫學的資訊，可能讓人非常困惑與矛盾的原因之一。就如同科學，「**數據**」這個名詞也可能被當成武器，任何被貼上「**數據**」的標籤其可信度立即增加。我們被教導成對**數據**深信不疑，把數據視為完美的法則。意識到數據需要我們審查的概念，這的確需要勇氣；承認我們可能被一個理想化的信仰系統的教條蒙蔽雙眼，需要強大的意志力。當你在黑暗中待太久，強光就會刺痛你的雙眼。

**覺醒**意味著大腦徹底轉變，代表要克服固有的想法。慢慢地，你開始適應調整自己對世界的看法。一切並不像它們表面看起來的那樣，這將引發一股覺醒的浪潮，開始席捲生活的各個面向。

## 最初、最原始源頭

在閱讀本書時，你可能會留意到，書中沒有引用或提及來自無效的科學研究。你不需要擔心這裡的資訊會像其他健康類書籍一樣，被證明有誤或被取代，因為所有我在這裡分享的健康資訊都是來自一個純淨、未經篡改、先進、誠實、未被收買、最初、最原始的源頭：慈悲高靈。沒有什麼比慈悲心更具有療癒的力量，這是來自上天的賜予。

醫療靈媒科學已經流傳數十年，不斷協助醫學深入瞭解慢性疾病。例如，在另類醫學關於導致慢性症狀的信仰體系中，特定的病毒在過去並不是首要關注的重點。醫療靈媒科學理論處於病毒學、病毒意識和病症與疾病是如何由病原體、有毒重金屬、除蟲劑、除草劑和許多其他毒素引起等研究的前端，這是最原始的來源，我只是一個傳遞者。就像任何一個看了這本書並從中學習的人一樣，我也要學習任何從上天那裡獲得的新知。

科學研究並非總是看似的那樣，如果你跟隨研究軌跡，你會發現大多數所謂的醫生網紅或健康新知類的網紅指出的「研究」，實際上稱不上是研究，它們只是論文、文章，是某人針對某個題目所提出的意見，而不是實際、客觀、嚴謹的研究。「科學武器化」已經讓我們將只是理論的論文作為武器，而這些論文並不是真正的研究。

世界上很少有研究能夠得出任何確定性的結論：99.9%的研究都沒有確定的結論。這不是科學的失敗，這就是科學的本質。在慢性疾病中，百分之百的研究都沒有結論。然而，研究論文是從不確定的研究中發展出來的理論而撰寫的。這些學術性論文實際上只是醫療人員試圖從不確定的研究中發表他們的意見。

然而，這些研究論文卻被引用在其他研究論文和文章中，彷彿它們是科學來源。我們看到一系列被灌水的論文和文章，每一篇都比前一篇更離譜，完全偏離原始的研究，更何況那些原始研究的本身一開始就沒有結論。

更複雜的情況是：有些研究論文的作者在使用被灌水的引用時，他們同時也把其他出處的資訊不做任何說明就放入他們的文章裡。於是，科學論文最終變成一堆錯誤信息和剽竊內容的大雜燴，並被當成正規的研究流傳下來。對於正在閱讀有關該主題的健康專業人員來說，他們沒有意識到自己正在閱讀的論文究竟是第四次翻版還是第十次翻版，而且這些論文的數據全都被扭曲了。

這是一個武器化的系統，試圖指向一份出版物並宣稱「這是科學」。一篇文章以其他類似的論文作為根據撰寫出來，並在網上發布，看起來似乎具有可信度，只因為文章做了相關的引述。很少有人會說：「你所引用的研究完全沒有結論。」也很少人會說：「你還抄襲一些不在你引用的論文中的信息。」這是新流行的把戲，從任何地方獲取你想要的信息，盜用它，假裝你是從別處發現的，然後插入某篇甚

至不是學術研究的文章引述，再用一、兩個跟主題相關的關鍵字。只有那些仔細審查數據和引用的人才會知道這之間的區別。更有可能的是沒有人會查看、舉發或糾正這個錯誤。

這就是為什麼只有非常少的慢性病患能夠痊癒：拜這些錯誤資訊所賜。在科學武器化的出版遊戲中，一些有興趣的人偶然發現醫療靈媒科學。當他們在寫論文時，他們把一些關鍵的醫療靈媒資訊放入他們的文章中，但沒有註明引用來源，也沒有提供完整的解釋和可用的工具給讀者，讓他們的健康可以好轉。相反，他們還引用與他們剽竊的資訊毫無關聯的研究。這種將各種資訊混合、竄改、曲解的系統，百分之百注定會失敗。

當一個年輕成人因神經性疾病而癱瘓時，他們無法從正在閱讀的健康文章中追溯到醫療靈媒資訊這個原始的出處，因為作者沒有引述註明。他們不知道去哪裡可以找到提供他們答案和讓他們有機會療癒的書。相反，這個十八、九歲的年輕人將過著在敗壞的論文中自行過濾資訊的人生。沒有人對這種涓滴效應或系統所建立的腐敗負責；沒有人對那位年輕人在未來的十年或二十年，甚至一生因神經性症狀受苦負責。

若要拯救慢性病患者，我們需要誠實。如果研究的結果為不確定，那麼一開始就要註明。任何要以這篇不確定的研究撰寫論文的人，應該只寫關於這個研究的內容，而不要偷偷插入其他盜用的信息。

但為什麼不是這樣運作呢？因為引用文獻就像是進入這個體系的門票。引用無結論的研究就像是讓未成年人進入酒吧的假駕照；引用文獻讓論文作者獲得一定的尊重。如果這位撰寫詐騙論文或假身份文章的人剛好有一些可信度，那麼就更容易被大眾接受。一些由產業贊助、從一開始就帶有偏見，最後依然沒有結論的研究，結果卻被當成武器，在論文中或文章中引用，讓那些名字後面掛有專業頭銜的醫護人員撰寫含有錯誤資訊的文章。

## 社交媒體科學

這種情況在社交媒體上更是變本加厲。一個在社交媒體上擁有大量追隨者，銷售保健品，每個月花費數百萬美元經費投放廣告的社交媒體醫生，可以把這種情況提升到另一個層面。在他們的文章和視頻中，大家都知道，他們已經知道網上看到的醫療靈媒訊息可以治癒他人，他們非但不會註明來源的出處，反而引用其他人的論文，把這個引用當成自己的假身分證來推動自己的業務。這種做法不但無法將他的跟隨者引導至真正有幫助的原始出處，反而繼續這種詐欺的行為，藉此在他們的五分鐘視頻和大規模廣告活動中銷售他們的保健品和其他商品。

每個人都誤認為「引用就是可靠的科學來源」，把「引用」當成具有某種意義，好像可以說服你在生活中做出決定。有些人比較理智，他們經驗豐富，知道要追蹤和分析別人所引用的來源出處。那麼對於剛從學校畢業的人呢？他們才剛從課堂上學到引用是神，引用就是事實。他們認為引用萬無一失。這是現代科學武器化的 部分。沒有控管建檔，認定理論論文只是論文，不是研究，也沒有任何代碼標記，說明「這只是一篇文章，不是實際的研究」。

這種不受監管的科學文獻武器化背後的目的是為了龐大的金錢收益。他們從一個純粹的來源剽竊資料，刻意更改它，然後又刻意引述不相關的文章為產品背書，只為了銷售他們的商品，故意篡改一個單純原始來源的資訊並非在造福慢性病患。

企業賺錢並沒有錯，問題在於誤導病人讓他們迷失方向，而且隱瞞實情。然而，來自上天關心慢性病患的資訊，才能讓患者有痊癒的機會。醫療靈媒提出的資訊一經醫療研究和科學證實後，立即被一些社群媒體醫生和銷售補充品的健康網紅竊取，因為這些嶄新的題材可以讓他們的追隨者留下深刻的印象。


## 「因為是科學」

歷史上有很多例子證明科學可用於善或惡，如今，在健康與醫療產業裡，科學對慢性病患而言並未發揮完全的效能。我並不反對科學，而是因為科學的監管機制

並不完善，因此在治療慢性疾病方面，優質善良的科學被忽視，邪惡的科學卻受到關注。

科學並不是一個統一、有共識的體系，儘管我們常常被誤導相信它是。科學也存在各種派系之爭，某個機構提出的科學研究可能會被另一個機構反對，某個權威發表的研究可能會被另一個權威反駁。而在這些爭鬥之下，慢性病患者就成了這些派系之爭的炮灰。

醫療靈媒的資訊在此刻比以往任何時候都更加必要，因為我們即將面臨急速上升的神經系統疾病浪潮。這波浪潮已在眼前，幾乎已經到了。在接下來的五年，甚至更長的時間，患有慢性疾病的人口會暴增，而且主要為神經症狀、生殖障礙、血栓、血液疾病和癌症，況且那些任意創造不負責任的醫療行為則會助長這波浪潮。

年輕的一代被教導「科學」是一個封閉、定義明確的名詞，擁有絕對的權威。正如之前提及，當爭論出現時，你只要丟出「科學」這個詞就可以反將對方一軍。這個名詞已經被武器化到可以結束對話、結束爭論。你甚至沒有機會說：「什麼科學？在哪裡？拿出數據來看一下；有哪些科學研究報告？我們可以好好分析一下；讓我們來看一下，這些科學研究的來源出處」，以上這些都不會發生。相反，只要丟下「因為科學指出」或「看數據」之類的說詞，你就可以離開現場，辯論結束了，另一方立刻被判有罪。只要你先丟出「科學」或「數據」這些擋箭牌，你就贏了。

現在甚至到了搬出「我的教授說」來結束辯論。年輕的一代被教導成把教授當成科學，只要是教授說的，一定有科學根據，所以甚至不用再引述任何研究，直接搬出教授就行了。如今，人們不再學習如何辯論、如何剖析數據、如何進行公開的對話。也許對某些科學或資訊領域來說，這些並不重要。當有爭辯關於火箭燃料或資訊工程時，只要搬出「因為科學說」或「我的教授說」就可以終結討論。但對於生病，甚至即將死亡的議題，這又是完全另一回事了。

當探討的主題是關於慢性病患得不到答案；關於人們長期生病，以至於生活毫無品質而言，甚至死亡；關於慢性病患的人數以前所未有的速度增加中，我們當然有自由可以提出「科學」或「數據」，但我們不應該被教導以這些字眼來終結對話。如果一些資訊可以拯救慢性病患的生命，我們不應該只因為這些資訊尚未被科

學證實而忽視。如果鋅可以拯救感染現代瘟疫病毒的人，那就不應該因「科學尚未證明有效」的聲明來阻止使用鋅。科學只是尚未研究到這個部分，如果科學真的研究到這個階段，我們也要密切留意他們的研究數據，以確保研究是符合道德標準的方式執行。

「因為科學」這樣的回答對於慢性疾病來說是不夠的。正如我一直強調，這是優良的科學嗎？資金來自哪裡？樣本規模是否多樣化？涵蓋的範圍是否夠廣？數量是否夠多？控制組是否符合道德標準？是否考慮足夠的因素？測量工具是否夠先進？結果分析和數字是否有差異？這個研究是否進行得很匆促？是否存在偏見？是否有某些具有影響力的意見領袖介入施壓？這個研究的進行時程是否很長，以至於讓人在這一生中看不到結論，但每個人卻將尚未成熟的結論作為他們想聽到的證據？有些科學研究在這樣的質疑下仍然經得起考驗，但大多數都會漏洞百出，例如：收回扣、小樣本規模、控制不當、企業影響力介入、檯面下操作、權力鬥爭、不道德的動機、倉促草率得出的結果等。

## 對引言的操控

我們所謂的「科學」往往是我們在網站上粗略閱讀，並盲目信任的文章和標題。如果這就是我們收得科學知識的方式，我們最好知道它是如何運作的。網絡已被多個層面操縱，其中一個做法是將文章和研究的日期往回調，甚至刪除它們的發表日期。這樣做有什麼好處呢？這讓網上出版物所發布的信息，看起來早已是醫療研究和科學界的共識。例如，有人剽竊醫療靈媒的資訊，將其放入一篇文章中，再找一篇多年前相關關鍵詞的研究並引用它，並且將文章的日期回溯到 10 或 15 年前，或者根本不標明日期。

還有一些標註最近日期的文章，其中作者為了掩飾他們竊取來自醫療靈媒的資訊，故意引述過去的研究和論文，讓人誤以為這是行之多年公認的科學事實。再次重申，他們所引述的文章和他們實際公布的資訊不符。他們找到一些相關的關鍵字，希望任何查閱引用的人會被這些關鍵字誤導，被「科學」誤導，以為這個參考

文獻是相關的資訊。


## 醫療靈媒科學

當你閱讀《醫療靈媒》資訊時，有時候它與你之前聽到的資訊剛好相反，有時候它與其他資料的來源類似，但仍然存在一些微妙且關鍵的差異。

醫療靈媒資訊之所以有些和其他來源相反，原因在於這些資訊在醫療靈媒系列叢書發表之前，根本沒有人知道這些知識。

有些醫療靈媒資訊看似與其他資源相似的原因在於，我在出版《醫療靈媒》系列叢書之前，已經花了三十多年的時間，向成千上萬的人傳授這些先進的醫療和靈性資訊，其中許多人是健康領域的專業人員，他們為了自己和家人的健康，或是他們最棘手的病例前來尋求協助。

我教導過的人包括早期接觸自然醫學另類療法的醫生。請記住，在早期，另類醫學並不像現在這樣興盛，當時另類醫學的圈子很小，任何對另類醫學有興趣的人都會被社會視為局外人。另類療法運動當時尚未興起，以至於許多慢性病患找不到答案，甚至不知道他們有超越傳統醫學手術、藥物或兩者的方法可以選擇。

由於當時另類醫療領域的規模很小，很難找到太多的另類醫療資訊，所以醫療靈媒的資訊更顯突出。隨後，由於醫療靈媒資訊效果顯著，因此逐漸成為基礎的資訊。人們意識到，他們找到關於痊癒重要的信息。醫療靈媒的工具也成為基礎工具，許多慢性疾病患者發現這些基礎工具的療效，進而協助推動確立這些資訊在健康界的地位。

多年來，許多慢性病患、醫生、護士，和其他健康醫療相關的執業者，從我的講座和我運用慈悲高靈所做的個人指引，學到許多資訊，並將其散播到其他地方。例如，出自醫療靈媒來源的資訊包括：長新冠症狀是由 EB 病毒引起的；有毒重金屬會引起慢性疾病和心理健康問題；EB 病毒會被重新激活；EB 病毒會造成神經性症狀；EB 病毒有多種變種；帶狀皰疹病毒有多種變種；EB 病毒是造成神經性萊姆病的病毒之一；功能遲滯、充滿毒素的肝臟會導致體重增加；有毒重金屬會引起濕

疹和乾癬；早上起床第一件事喝檸檬水可以幫助沖出肝臟和身體的毒素；危險的防蚊噴霧劑就在我們的社區；各種芳香劑的毒素毒性越來越強，會危及我們的健康；我們對腎上腺素已經成癮。以下也是醫療靈媒的資訊：殺蟲劑中的有毒重金屬會造成帕金森氏症；有毒重金屬會導致焦慮症和憂鬱症；EB 病毒會引起纖維肌痛、橋本氏甲狀腺炎、風濕性關節炎和多發性硬化症；帶狀皰疹病毒和單純皰疹病毒第一型會造成顳顎關節疾病和磨牙；帶狀皰疹會引起貝爾氏麻痺（顏面神經失調）；水痘病毒和帶狀皰疹病毒不是相同的病毒，它們是兩種不同的病毒；迷走神經問題可能會引起莫名的噁心、焦慮、吞咽困難、胸悶、恐慌症、頭暈、眩暈、喉嚨緊繃、心悸還有腸道問題，如胃輕癱；鏈球菌會造成青春痘、尿道感染、間質性膀胱炎、慢性過敏、慢性鼻竇炎和腸道細菌滋生；在早上的時間避開所有的脂肪和油脂可以讓肝臟排毒和修復，另外，還有更多的例子。

不過，在大規模的多方傳播和轉述下，醫療靈媒的資訊可能被竄改和扭曲。而其他來源的資訊在傳遞中可能會混淆醫療靈媒的資訊，並加入誤導的訊息，因此你聽的醫療靈媒健康訊息可能會有所偏差。你會看到醫學研究科學使用醫療靈媒科學的一些片段（卻不引述出處），然後將其扭曲，最後這些資訊對人們毫無幫助。

例如，有人會因為醫療靈媒的資訊意識到小球藻不好，因此選擇服用其他也是不好的替代品，例如活性炭。但是，正如第二十九章〈出賣大腦的補充品〉中提及，我不建議內服活性炭。另一個例子是，你會聽到關於大腦發炎的資訊，也就是，你會聽到病原體引起的病毒性神經發炎，其原始來源是醫療靈媒科學，如果人們可以學會如何擺脫引起發炎的病毒，這將有很大的幫助。然而，醫學研究將病毒性神經發炎的想法與自體免疫理論混為一談，將責任歸咎於人體自身的免疫系統。

試圖拼湊出有關健康的真相就像玩釘上驢子尾巴的遊戲，只能靠運氣。你被蒙上眼睛，拿到一小段資訊，然後被理論和觀點迷得團團轉，完全搞不清楚狀況。有些人將尾巴釘在驢子圖像附近，但仍然不夠精準。有些人則將驢子尾巴釘在房間的另一片牆上，就好比當人們提出高脂高蛋白質飲食是解決大腦營養不足的答案。是的，我們有大腦營養不足的問題，但高脂高蛋白質飲食絕不是解決的方法，相反，它與之背道而馳。只有當你摘下眼罩，你才能看到整個場景的真相。

在這本書和它的配套書《守護大腦的激活配方》與《守護大腦的療癒食譜》，

以及其他醫療靈媒系列的書籍中，你終於能夠把所有真相的片段與來源拼湊起來。那些從症狀和疾病治癒的人們知道，來自慈悲高靈的訊息是真理，這裡包含完整的真相，沒有重新包裝，也不是意圖欺詐的假科學或回收後再利用的理論，讓你誤以為它是給予慢性病症全新的學說。

# 為將來做好準備

這本書裡的資訊永遠都有效，可以隨時協助你。同時也適用於我們的後代，隨時可以協助他們。

這個星球充滿各種挑戰。病原體、大腦背叛者毒素、甚至旨在阻止我們獲取治療資訊的監管阻礙，這意味著我們將再次依靠書中的文字力量來保護自己和家人。甚至可能有一天，沒有人可以在不受管控或不受責罰的情況下種植自己的果樹或葉菜。

我們已經習慣依賴網路獲取資訊。我們有許多快速上網的途徑，以至於現在似乎沒有人會依賴書架上實際、具體的家庭工具書來維護自己的健康福祉和生活，人們只是從網路上擷取一些可能隨時會消失的片段花絮。

我們以為網際網路會永遠存在。但事實上，未來可能會出現網路故障，可能會被禁止，未來幾年後，網路可能會受到監管，如果不符合那些阻攔和審查網路的人的議程，你將無法從網路上獲取所需的資訊。未來可能會有關於在網上獲取健康資訊的規定，因為透過網路即可獲取治療方法，這樣會讓製藥業和醫療界失去權力、金錢和利益。未來可能會制定禁令，以防止人們在網路上獲取可以拯救生命的健康資訊。如果醫療靈媒的資訊或任何有助於改善我們生活的有用資訊被禁止，我們只好繼續依靠讓我們生病的醫療體制。

如果我們能夠保持身體健康，這些產業的利潤就會減少；如果人們能夠避免感染，強化免疫系統，學會如何審慎面對某些醫療方式，那麼尋求傳統醫療治療的人口就會減少。這就是為什麼這些產業要利用網路，訓練我們不再閱讀實體書籍，在將來，我們也無法到自家個人的書架上尋找答案，我們沒有這類的藏書。未來的世

代將被教導成只能依賴某些可能隨時會被法規監控或取走的東西。

　　這還不包括其他可能威脅網路的因素，例如太陽閃焰或其他導致網絡崩潰的事件。如果全球整個網路停擺，我們就沒有任何可以依賴的東西了。

　　這就是為什麼這些來自高層傳遞的永恆信息要集結成書：為了你、你的家人與後代。不管現在或是未來，如果這些信息隨時可得，人類的大腦就永遠有機會痊癒。

# 醫療靈媒之源起

　　至高之靈，來自上帝慈悲之聲，我稱之為慈悲高靈，在我四歲時進入我的生活，教我如何看到人們病痛的真正原因，並將這些訊息傳遞給世人。一直以來，慈悲高靈清晰且準確地在我耳邊說話，就好像一位朋友站在我身邊，讓我了解周圍每個人的症狀。另外，慈悲高靈從小就教我人體掃描，就像超級核磁共振掃描儀，可以揭示人體內所有阻塞、疾病、感染、病症部位和過去的問題。

　　作為慈悲高靈的使者，我的工作是繼續將先進的治療信息帶入醫療和健康社群。這意味著出版書籍和播客，在社交媒體上發布和曝光，以及任何其他可以接觸到慢性病患者的方式。本書中的信息來自慈悲高靈觀察數億長期遭受痛苦的人，然後解讀他們所面臨、感受或受創於不同變數、狀況和心理的健康狀態。慈悲高靈廣泛收集人們在地球上遇到的各種疾病，以及運用各種方法傳達這些資訊，好讓所有慢性病患者都能驗證並有機會應用這些信息治癒自己。

　　很多時候，當我坐在辦公桌前接收你在這些頁面中看到的信息時，我會進入一個光球，將我暫時帶離個人的世界和周圍的環境，以便我可以清晰聽到慈悲高靈的聲音，並看到高靈顯示的任何願景。有一天，當我坐著等待抄寫高靈關於飲食失調的資訊時，我問：「祢在哪裡？」慈悲高靈說：「我來了。我只是打開資料庫，讀取地球上超過十億人飲食失調的資訊，這樣我才能提供全方位的訊息，協助所有飲食困難的人。我希望它是全面的，所以要包含每一個人。」

　　慈悲高靈看到這個星球上人類的狀況，深入瞭解其中的來龍去脈，以及如何利用我們這個星球現有的資源。我們聽到你們的心聲，知道你面臨的困境，而且不希望你再經歷了。我畢生的使命是將這些信息傳遞給你們，好讓你可以穿越這片混亂的海洋——當今健康時尚和趨勢的雜音和論點——以恢復健康並按照自己的方式駕馭生活。

　　人們常說：「你的天賦真神奇！」有些人甚至稱我為先知。我總是回答：「這不是給我的天賦，這是我對人們的責任，這是給你的禮物。」如果有人有登

山的天賦，那麼他們真的很有天賦，他們擅長攀登，甚至要冒著生命危險挑戰自己，這份天賦使他們的靈魂得到滿足。當其他人對此抱以敬畏之心時，登山者是為了自己而爬山，無論是證明他們可以做到並實現那個偉大的目標，還是證明他們比以前更卓越。這與我的天賦不同，聽到聲音並不會帶給我任何滿足感，這不是為了我個人的目標。我聽到的聲音是給每一個人，以及任何想聽且正在受苦的人。我的滿足感是來自當有人生活因此改變或有人因此痊癒，這種滿足感是知道某人已從身體或精神上的痛苦中解脫了。

你不必喜歡我，不喜歡我傳遞的信息，不喜歡我傳遞信息的方式，甚至不相信賦予我的聲音，我仍然是一個訊息傳遞者。我壓根就不想聽到聲音，即使在我開始聽到聲音後，我仍然不想聽到它，最終我無法逃避且不得不接受它永遠不會消失。我知道這些信息始終存在，可以讓慢性病患者從失去希望、疾病和絕望的深淵走出來——並將他們帶入療癒的光中。被冠上「聽到聲音的人」的歧視一直是我一生的挑戰，但這與慢性病患者在生活中所經歷的歧視相比簡直是微不足道。我承諾並致力於為慢性病患者提供支持，只要我人還在，將不斷傳遞來自慈悲高靈的信息。

我的任務是讓那些想瞭解自己身體症狀的人清楚明白——不是因為他們的身體虛弱或有缺陷，而是因為生活在地球上確實有各種因素會妨礙他們的生活品質。能量是一種寶貴的資源，許多患有慢性疾病的人都是氣虛能量不足。如果有人善用他們僅存的任何能量，專注學習這些來自上天的信息，成果肯定是指日可待。我的任務是為那些不再相信其他健康領域的人提供協助，讓他們在僅存的信心中向前邁進。

如果你想瞭解更多關於我的起源，你可以在《醫療靈媒：慢性和難解疾病背後的秘密以及健康的終極之道》中找到我的故事。

國家圖書館出版品預行編目資料

守護大腦的飲食聖經 / 安東尼.威廉(Anthony William)著；
郭珍琪, 吳念容, 徐意晴(朵媽), 徐向立(朵爸)譯. -- 初版. --
臺中市：晨星出版有限公司, 2023.07
　　面；　公分. --（健康與飲食；151）
譯自：Medical Medium Brain Saver

ISBN 978-626-320-486-7（平裝）

1.CST: 健腦法 2.CST: 健康飲食

411.19　　　　　　　　　　　　　　　112007918

健康與飲食 151

# 守護大腦的飲食聖經

| | |
|---|---|
| 作者 | 安東尼‧威廉（Anthony William） |
| 譯者 | 郭珍琪、吳念容、徐意晴（朵媽）、徐向立（朵爸） |
| 主編 | 莊雅琦 |
| 執行編輯 | 張雅棋 |
| 網路編輯 | 黃嘉儀 |
| 美術排版 | 曾麗香 |
| 封面設計 | 張雅棋 |
| 校對 | 莊雅琦、張雅棋、黃嘉儀 |

可至線上填回函！

| | |
|---|---|
| 創辦人 | 陳銘民 |
| 發行所 | 晨星出版有限公司 |
| | 407台中市西屯區工業30路1號1樓 |
| | TEL：（04）23595820 |
| | FAX：（04）23550581 |
| | health119@morningstar.com.tw |
| | 行政院新聞局版台業字第2500號 |
| 法律顧問 | 陳思成律師 |
| 初版 | 西元2023年7月15日 |
| 讀者服務專線 | TEL：（02）23672044 /（04）23595819#212 |
| 讀者傳真專線 | FAX：（02）23635741 /（04）23595493 |
| 讀者專用信箱 | service@morningstar.com.tw |
| 網路書店 | http://www.morningstar.com.tw |
| 郵政劃撥 | 15060393（知己圖書股份有限公司） |
| 印刷 | 上好印刷股份有限公司 |

定價799元

ISBN 978-626-320-486-7

MEDICAL MEDIUM BRAIN SAVER

Copyright © 2022 Anthony William

Originally published in 2022 by Hay House Inc.